国家卫生健康委员会"十四五"规划教材

全国中等卫生职业教育教材

供医学检验技术专业用

微生物检验技术

第 4 版

主　编　崔艳丽

副主编　孙运芳　秦　艳

编　者　（以姓氏笔画为序）

王红梅（桂林市卫生学校）　　　　张佳伦（菏泽医学专科学校）

王美兰（山东省莱阳卫生学校）　　林　静（成都铁路卫生学校）

厉彦翠（山东省临沂卫生学校）　　周武松（烟台市莱阳中心医院）

朱　伟（安徽省淮北卫生学校）　　赵　琪（烟台毓璜顶医院）

伍绍航（珠海市卫生学校）　　　　钟芝兰（广西医科大学附设玉林卫生学校）

刘东平（云南省临沧卫生学校）　　洪湘辉（广东省潮州卫生学校）

江伟敏（阜阳卫生学校）　　　　　秦　艳（山西省长治卫生学校）

孙运芳（山东医学高等专科学校）　徐丽丹（黑龙江护理高等专科学校）

杜彬彬（海南卫生健康职业学院）　崔艳丽（山东省莱阳卫生学校）

李　婷（安徽省淮南卫生学校）

人民卫生出版社

·北京·

图书在版编目（CIP）数据

微生物检验技术 / 崔艳丽主编 . —4 版 . —北京：
人民卫生出版社，2023.1（2025.5重印）

ISBN 978-7-117-34387-9

Ⅰ. ①微… Ⅱ. ①崔… Ⅲ. ①病原微生物–医学检验
–中等专业学校–教材 Ⅳ. ①R446.5

中国版本图书馆 CIP 数据核字（2022）第 258512 号

人卫智网	www.ipmph.com	医学教育、学术、考试、健康， 购书智慧智能综合服务平台
人卫官网	www.pmph.com	人卫官方资讯发布平台

微生物检验技术
Weishengwu Jianyan Jishu
第 4 版

主　　编：崔艳丽
出版发行：人民卫生出版社（中继线 010-59780011）
地　　址：北京市朝阳区潘家园南里 19 号
邮　　编：100021
E - mail：pmph @ pmph.com
购书热线：010-59787592　010-59787584　010-65264830
印　　刷：人卫印务（北京）有限公司
经　　销：新华书店
开　　本：850×1168　1/16　印张：29
字　　数：617 千字
版　　次：2002 年 7 月第 1 版　　2023 年 1 月第 4 版
印　　次：2025 年 5 月第 5 次印刷
标准书号：ISBN 978-7-117-34387-9
定　　价：89.00 元
打击盗版举报电话：010-59787491　E-mail：WQ @ pmph.com
质量问题联系电话：010-59787234　E-mail：zhiliang @ pmph.com
数字融合服务电话：4001118166　E-mail：zengzhi @ pmph.com

修订说明

为服务卫生健康事业高质量发展,满足高素质技术技能人才的培养需求,人民卫生出版社在教育部、国家卫生健康委员会的领导和支持下,按照新修订的《中华人民共和国职业教育法》实施要求,紧紧围绕落实立德树人根本任务,依据最新版《职业教育专业目录》和《中等职业学校专业教学标准》,由全国卫生健康职业教育教学指导委员会指导,经过广泛的调研论证,启动了全国中等卫生职业教育护理、医学检验技术、医学影像技术、康复技术等专业第四轮规划教材修订工作。

第四轮修订坚持以习近平新时代中国特色社会主义思想为指导,全面落实党的二十大精神进教材和《习近平新时代中国特色社会主义思想进课程教材指南》《"党的领导"相关内容进大中小学课程教材指南》等要求,突出育人宗旨、就业导向,强调德技并修、知行合一,注重中高衔接、立体建设。坚持一体化设计,提升信息化水平,精选教材内容,反映课程思政实践成果,落实岗课赛证融通综合育人,体现新知识、新技术、新工艺和新方法。

第四轮教材按照《儿童青少年学习用品近视防控卫生要求》(GB 40070—2021)进行整体设计,纸张、印刷质量以及正文用字、行空等均达到要求,更有利于学生用眼卫生和健康学习。

前　言

　　《微生物检验技术》是全国中等卫生职业教育规划教材之一,是医学检验技术专业的一门重要专业课程,可供中职医学检验技术专业师生及相关人员使用。

　　本教材全面落实党的二十大精神进教材要求,根据全国中等卫生职业教育专业核心课程的教学标准要求修订编写。修订坚持"三基五性"的原则,结合中职学生的认知规律、临床微生物检验的工作任务和岗位能力需求及临床微生物检验技术的发展情况,在充分研讨分析了第3版教材的基础上,对教材内容进行了调整优化及更新。新修订教材突出了"检验技术"的属性,体现了专业知识的系统逻辑性、专业技能的实用性及知识、技能与素养的一体化,注重培养学生的学习能力、动手操作能力、实践创新能力及综合素养。

　　本教材以技术技能型人才培养目标的要求为宗旨、以临床微生物检验岗位的实际工作过程为主线来构建内容。本书主要有七个方面特征:①模块化,教材内容根据临床微生物检验岗位的工作任务分为五篇,包括微生物检验概论、细菌检验、真菌检验、病毒检验、临床微生物检验自动化与质量保证。②理实一体化,将第3版教材的实训项目融入了相应章节的理论内容中,教材后不再单独设置实验模块,以便于开展理实一体的教学模式。每一项目的学习主线是先通过创设情境、设置案例提出学习任务,然后在任务引领和启发引导下开展做中教、做中学,在实践中掌握理论知识,并运用理论指导实践,最终解决问题,完成任务,达成了知识与技能的有机统一与协同提升,培养了学生会灵活运用知识和技能解决实际问题的能力。③德技一体化,在案例导学和知识拓展的模块中设置思政案例,可在知识和技能的学习中潜移默化地提升素养。④可视化,在编写教材中制作了大量的图片及适当的表格,采用图文并茂的形式编排,便于学生理解和记忆。⑤数字化:以纸质教材为载体,制作了PPT、自测题数字资源,实现线上、线下相结合的学习方式,便于学生对所学知识进行巩固和深化。⑥学考对接,每一章节中设有与全国临床检验技士考核大纲相对接的测试题,为学生今后的执业资格考试打下一定的基础。⑦在本教材的最后设有附录,可为老师和学生提供方便的参考素材。

　　教材编写过程中,在各医药院校编写同类教材专家们的帮助下,编委们勠力同心顺利完成了编写任务,在此,衷心感谢同行专家及全体编委们!

　　本教材内容首次尝试理实一体、德技并修的构建模式,书中定有不当之处,期望同仁们提出批评指正。

崔艳丽

2023 年 9 月

目　录

第五篇　临床微生物检验自动化与质量保证

第二十章　微生物检验的微型化与自动化　397

第二十一章　微生物检验的质量保证　404

附录　411

第一章 | 微生物及微生物学检验

01章 数字资源

知识目标：

1. 掌握：微生物的概念、类型及特点；微生物学检验的主要任务及基本原则。
2. 熟悉：微生物的分类和命名。
3. 了解：微生物与人类的关系；微生物学检验的发展。

能力目标：

能运用微生物学检验的基本原则。

素养目标：

具有探究及坚韧不拔的学习精神及传染病防控的责任担当和奉献精神。

第一节 微 生 物

一、微生物的概念及特点

案例导学

　　实验室检出了一种病毒，该病毒在电镜下观察呈现典型的冠状病毒形态，专家称之为新型冠状病毒。

请思考：

1. 病毒是何种生物？该类生物有哪些特点？该类生物还包括哪些种类？
2. 为明确诊断，实验室需进行哪方面检验？其检验的原则和任务是什么？
3. 检验工作者在传染病的防控中需要具备哪些责任担当和职业素养？

（一）微生物的概念

微生物是一类个体微小、结构简单、肉眼不能直接看到、必须借助于光学显微镜或电子显微镜放大数百倍至数万倍才能观察到的微小生物。

（二）微生物的特点

微生物除了生物所共有的生命特征外，还具有其本身的特点。

1. 个体微小，结构简单　微生物的个体极其微小，通常用 μm（如细菌）或 nm（如病毒）作为测量单位。比如 1 000 个葡萄球菌连接起来仅有 1mm 左右长，一滴腐败的牛奶中可含有约 50 亿个细菌。微生物结构简单，多为单细胞（如细菌），或个体结构较为简单的多细胞（如真菌），甚至无细胞结构，仅有核酸和蛋白质衣壳（如病毒）。

2. 繁殖迅速，代谢旺盛　微生物繁殖方式简单，绝大多数为无性二分裂繁殖，其繁殖速度非常快，如细菌一般 20~30min 繁殖一代，经 48h，可产生 2.2×10^{43} 个后代，故由微生物引起的某些疾病在短时间内会造成严重的感染。然而，人工培养细菌时，由于受各种条件的限制（如营养物质的消耗、代谢废物的积累等），细菌也不可能无限制地成倍繁殖。

微生物的代谢速率是其他任何生物所不及的，如大肠埃希菌在适宜的条件下，每小时可消耗相当于自身重量 2 000 倍的糖，而人体则需要 40 年之久。因此在培养保存微生物时，要定时转种，补充营养，以维持微生物的生长。

微生物代谢的中间产物更是多种多样，均可用于生产各种工业产品，如酸、生物碱、醇、糖类、脂类、蛋白质、氨基酸、维生素、抗生素等，不同的产物也可作为鉴定微生物的指标。

3. 适应性强，容易变异　微生物对环境条件尤其是"极端环境"具有强大的适应能力，例如某些微生物具有极强的抗热、抗寒、抗盐、抗酸、抗碱、抗干燥、抗缺氧等特性。

微生物很容易发生变异，而且在短时间内可出现大量的变异后代。如常见的耐药性变异，给临床药物治疗带来困难。若利用变异降低其毒力可制备疫苗。

4. 种类繁多，分布广泛　在自然界中微生物资源极为丰富，约占地球生物总重量 60%，其种类非常多，目前已经知道的有 10 万种以上，在江河、湖泊、海洋、土壤、空气、矿层及人类、动植物体表和与外界相通的腔道都有种类不同、数量不等的微生物存在。

二、微生物的分类及命名

（一）微生物类型

微生物按其结构和组成可分为三大类型，包括原核细胞型微生物（图1-1）、真核细胞型微生物（图1-2）及非细胞型微生物（图1-3）。三大类型微生物的特征见表1-1。

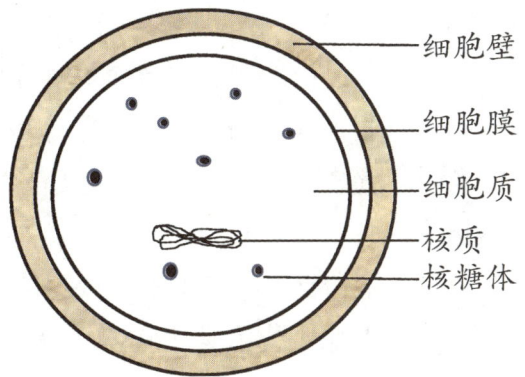

图1-1　原核细胞型微生物（细菌）

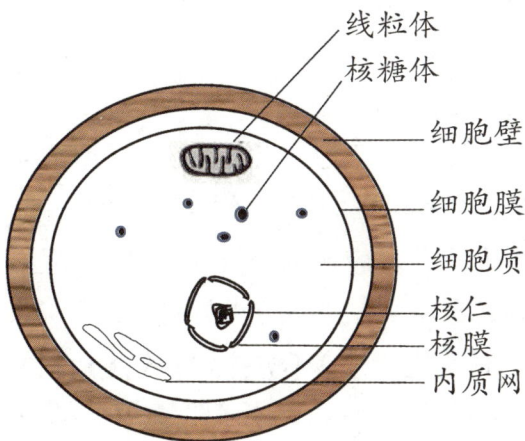

图1-2　真核细胞型微生物（酵母菌）

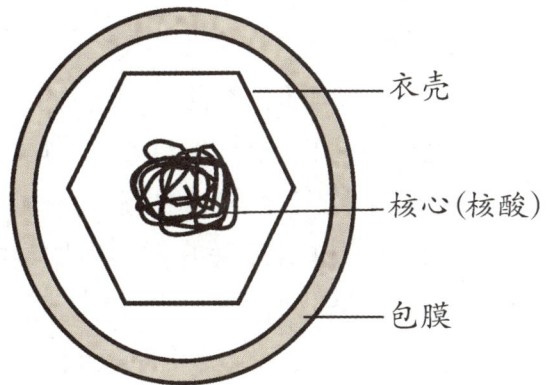

图1-3　非细胞型微生物（病毒）

表1-1　微生物的类型及特征

类型	特征	种类
原核细胞型微生物	核为裸露DNA，无核膜、核仁，无完善细胞器	细菌、放线菌、支原体、衣原体、立克次体和螺旋体
真核细胞型微生物	有核膜、核仁、较完善细胞器	真菌
非细胞型微生物	无细胞结构，能通过滤菌器，无产能的酶系统，需在活细胞内寄生	病毒

（二）微生物分类

1. 分类等级　微生物的分类等级与其他生物相同，依次为界、门、纲、目、科、属、种，种是最基本的分类单位。在两个等级之间，可添加次要的分类等级，如亚门、亚纲、亚属、亚种等。群和组不是正式分类等级，任何等级中均可使用。临床微生物检验中常用的分类单位是科、属、种。

（1）种：生物学性状基本相同的微生物群体构成一个菌种。现代分类学上规定种内菌株的DNA同源性≥70%或16SrRNA序列同源性达90%以上。

（2）属：性状相近、关系密切的若干菌种组成一个属。

（3）科：性状相近、关系密切的若干菌属组成一个科。

（4）亚种或变种：从自然界分离到的微生物纯种，如果与典型种之间存在某些特征的差别，而这些特征又是稳定遗传的，则可将其称为典型种的变种。如枯草芽孢杆菌的黑色变种。

（5）型：自然界存在差异较小的同种微生物，不足以分为新的亚种时，可以细分为不同型。如霍乱弧菌依其生物学性状不同分为古典生物型和埃尔托（El Tor）生物型，亦可根据抗原结构不同分为多个血清型。

（6）菌株（品系）：来源不同的同种微生物，称为菌株。菌株是微生物分类和研究工作中最基础的操作实体。具有某菌种典型特征的菌株称为标准菌株，标准菌株是菌种分类、鉴定命名的参比依据，也可作为质量控制的标准。

2. 微生物分类方法

（1）表型特征分类法：有传统分类法和数值分类法。①传统分类法：主要根据形态结构、生理生化特征、抗原性等生物学特征分析、对比各菌间相似度以确定其亲缘关系，划分种属；②数值分类法：20世纪60年代，随着计算机的开发应用而发展了数值分类法，它是利用计算机对细菌的各种生物学特征按照"等重要原则"进行分类处理，即将一系列细菌的大量表型特征（一般需选择50项以上的生理生化特性）不分主次，放在相同的地位上进行比较，确定其相似率而分种，一般种的水平相似率>80%，并根据各种细菌的亲缘关系定属。目前使用的半自动及全自动细菌鉴定系统多采用数值分类法原理鉴定细菌。

（2）遗传学分类法：是测定DNA（G+C）mol%或核酸同源值或16SrRNA碱基序列，以确定其DNA分子同源程度或rRNA的相关性，从而判定种系关系。

知识拓展

微生物分类系统

细菌的分类系统有多种，伯杰（Bergey）分类系统是目前国际上普遍采用的分类系统。《伯杰氏鉴定细菌学手册》于1923年问世，每4~5年修订一次，1984年，因其内容中既包括细菌的鉴定，又包括了详细的细菌分类资料，故将原《伯杰氏鉴定细菌学手册》改为《伯杰氏系统细菌学手册》，分类体系按16SrRNA系统发育进行编排。

真菌分类在我国普遍采用Ainsworth分类系统，将真菌依据营养体的形态及孢子的类型分为5个亚门：鞭毛菌亚门、接合菌亚门、子囊菌亚门、担子菌亚门和半知菌亚门。

（三）微生物命名

微生物命名国际上多采用"拉丁文双命名法"。以细菌为例，一个细菌的名称由两个斜体拉丁字组成，前一字是属名，首字母大写；后一字为种名，均为小写。中文的命名次序与拉丁文相反，如 *Staphylococcus aureus*，前一字是葡萄球菌，后一字是金黄色，其中文名称为金黄色葡萄球菌。拉丁文命名中，属名也可不将全文写出，只用第一个字母代表，如 *Staphylococcus aureus* 可写为 *S.aureus*。

三、微生物与人类的关系

绝大多数微生物对人类和动物、植物是有益的，而且有些还是必需的。只有少数微生物可引起人类和动、植物的病害。

1. 微生物在物质循环中的作用　微生物参与自然界中的物质循环，如土壤中的微生物能将死亡动物和植物的蛋白质转化为含氮的无机化合物，供植物生长需要，而植物又为人类和动物所利用，可以说没有微生物，植物就不能新陈代谢，而人类和动物也将无法生存。

2. 微生物在生产实践中的应用　在农业方面，人类广泛利用一些微生物制备微生物饲料、微生物农药等。在工业方面，微生物在食品（酿造等）、皮革、化工（污水处理等）等领域的应用越来越广泛，尤其是在医药工业方面，几乎所有的抗生素都是微生物的代谢产物，另外还可利用微生物来制造一些维生素、酶制剂、细胞因子和疫苗等药物。

3. 微生物对人体的作用　在人的体表和与外界相通的腔道中有许多微生物，这些微生物正常情况下是无害的，为正常菌群，可以帮助我们拮抗病原体、消化食物、抗肿瘤和提供人类必需的营养物质（如大肠埃希菌能合成维生素 B、维生素 K 等多种维生素和氨基酸）。

少数微生物能引起人类或动、植物的病害，这些具有致病性的微生物称为病原微生物。有些微生物在正常情况下不致病，而在特定条件下可引起疾病，称为条件致病性微生物。

4. 微生物的污染　正是由于微生物无处不在，可使药品、食品、生活用品被污染而导致其变质，引起人体中毒、染病、致癌或死亡。另外，环境中的微生物可导致检验标本的污染，因而影响检验结果的判断。我们应根据工作要求，建立无菌环境（如无菌间、生物安全柜等），严格进行无菌操作，杜绝微生物污染带来的危害。

第二节 微生物学检验

一、微生物学检验的概念

微生物学检验是应用医学微生物学的基础理论和技能,及时、准确地对临床标本作出病原学诊断和抗菌药物敏感性报告,为临床感染性疾病的诊断、治疗和预防提供科学依据的一门应用型学科。

二、微生物学检验的发展

(一)显微镜的发明

早在远古时代,人类虽然未观察到微生物,但早已利用微生物进行工农业生产和疾病预防。五六千年前我国夏禹时代已有酿酒的记载,我国明隆庆年间已广泛使用人痘接种预防天花。但直到 17 世纪,荷兰人列文虎克发明了显微镜,人类才第一次观察到了微生物,认识了这一"自然界的秘密",才标志着微生物学实验研究阶段的开始。

知识拓展

微生物学的开山祖——列文虎克

荷兰人列文虎克(Antonie van Leeuwenhoek,1632—1723),16 岁时在一家杂货店当学徒,受杂货店旁眼镜店的影响,对磨镜片产生了兴趣。于是利用业余时间刻苦学习,精心磨制镜片,立志要制造一个放大物品的仪器。凭着"铁杵磨针"般坚韧不拔的执着精神,经过无数次的失败后,最终制成了一台放大 266 倍的显微镜,并用它观察牙垢、唾液、雨水等,惊奇地发现了许多能游动的小生物,且用文字和图画记载了看到的小生物(细菌)的不同形态,为微生物学研究打开了大门,被誉为微生物学的开山祖。

(二)传染因子的确立

19 世纪 60 年代法国科学家巴斯德论证了有机物的发酵和腐败都是由微生物引起的,并不是发酵或腐败产生微生物,通过他的著名"曲颈瓶"试验否认了生命起源的"自然发生说"。巴斯德为防止酒类变质,创用了加热灭菌法,后被称为巴氏消毒法,这一方法使得新生产的葡萄酒和啤酒长期保存。

英国外科医生李斯特在巴斯德创用的加热灭菌法的影响下,创用了苯酚喷洒手术室和煮沸手术用具,创立了无菌的外科手术操作方法,以防止术后感染,为防腐、消毒及无菌操作打下了基础。

德国学者郭霍创用了固体培养基,从环境和患者标本中分离出细菌并纯培养。还创立了染色方法和实验性动物感染方法,为发现各种传染病的致病因子提供了实验手段,他还提出了著名的郭霍原则:①在同样的疾病中可发现同一种病原体;②这种病原体可在体外获得纯培养;③将纯培养接种易感动物可发生相同疾病;④从人工感染的实验动物体内可重新分离到该菌的纯培养。在这法则的指导下,人们相继分离出了许多细菌性疾病的病原体。

（三）病毒的发现

俄国学者伊凡诺夫斯基发现了烟草花叶病病原体是比细菌还小、能通过细菌滤器、光学显微镜下不能看到的微生物,称之为滤过性病毒。这是人类发现的第一种病毒——烟草花叶病毒。

（四）抗生素的发现和应用

1929 年,弗莱明发现青霉菌能抑制葡萄球菌的生长,并发现了青霉素,后经英国病理学家弗劳雷、德国生物化学家钱恩对青霉素进一步研究改进、提纯,并成功地用于医治人类疾病,三人共获诺贝尔生理学或医学奖。青霉素的发现,使人类找到了一种具有强大杀菌作用的药物,结束了传染病几乎无法治疗的时代。1949 年,瓦克斯曼在他多年研究土壤微生物所积累资料的基础上,发现了链霉菌产生的链霉素。此后陆续发现的新抗生素越来越多,为感染性疾病的临床治疗带来了一次重大革命。

知识拓展

弗莱明——开启了传染病可治的时代

1928 年 9 月,弗莱明发现一个被霉菌污染的培养基,霉菌周围一圈的葡萄球菌都被杀死了。当时的卫生条件很差,培养基被污染这种情况其实很常见,大部分的研究员都会把污染的培养基丢掉,只有弗莱明没有放弃,他小心翼翼地提取了培养基里的霉菌,将它们进一步纯化培养进行研究实验,发现这些霉菌其实就是青霉菌,它们的分泌物可以杀死导致人类疾病的葡萄球菌,他试着提纯这种杀菌物质(1929 年,他将这种未知的物质命名为青霉素)。后经英国病理学家弗劳雷、德国生物化学家钱恩进一步研究改进、提纯,得到了纯化的青霉素,并最终成功用于传染病的治疗。弗莱明凭着善于观察、严谨细致、不断探究的科学精神为医学发展作出了巨大贡献。

（五）分子生物学发展

随着科学技术的不断发展,开创了分子生物学检测方法,通过检测微生物的核酸等,将微生物的检测水平提高到 pg 甚至 fg 水平。

目前,系列的商品化试剂盒和自动化仪器的使用,使微生物常规检验的速度有了很大的提高。微生物检验技术正不断向着更准确、更微量、更迅速的方向发展。

三、微生物学检验的任务及基本原则

（一）微生物学检验的任务

1. 诊断病原微生物 探讨各种病原微生物的鉴定程序,选择最佳检验方法,为临床提供快速、准确的病原学诊断。

2. 筛选抗菌药物 执行国际标准操作程序和方法,进行抗菌药物敏感性检测,为临床合理用药提供依据。

3. 研究病原微生物流行特征 研究病原体特征,了解病原体的变迁规律、耐药性和新种的出现等,了解其流行病学特征,制定预防病原体流行的措施。

4. 监控院内感染 研究医院内感染的特点、实验室监测和控制措施。对医院环境、医疗器械、医护人员等进行微生物检验,对院内消毒、灭菌的质量进行监测,以监控院内感染。

5. 评价检验方法 评价分析实验方法及临床意义,优化组合检验手段,提高诊断特异性,降低检验成本。

（二）微生物学检验的基本原则

1. 确保临床标本可靠 结合临床表现,正确采集、运送和处理适当部位的合理标本,了解送检标本的临床背景和抗生素等药物的使用情况,可作为选择检验程序、方法和药敏试验的参考。

2. 全面了解机体正常菌群 正确区分人体的正常菌群、条件致病菌,才能正确评价检验结果的临床意义。

3. 微生物定性、定量和定位分析 分析微生物检验结果,首先应定性,即判断是致病菌还是条件致病菌,如果分离出致病菌,不论其数量多少均有意义。如果分离出条件致病菌,则要参考其数量,此为定量。有的标本还要进行定位分析,若细菌来自血液等无菌部位,排除污染的情况,则无论微生物的种类是什么,数量多少均具有临床意义。在分析检验结果时,还要结合患者的病情,考虑结果是否符合临床症状。

4. 主动与临床沟通 加强与临床联系,了解患者临床信息,以选择合理的检验程序和方法,指导临床医护人员合理采集标本,告知耐药情况并参与患者临床抗感染治疗方案的制订,提供专业咨询,促进检验与临床的有机融合。

5. 保证检验质量 严格执行检验前、中、后各环节（包括人员操作、试剂、设备、检验流程等）的质量控制,确保结果可靠并提供快速准确的信息。

（崔艳丽）

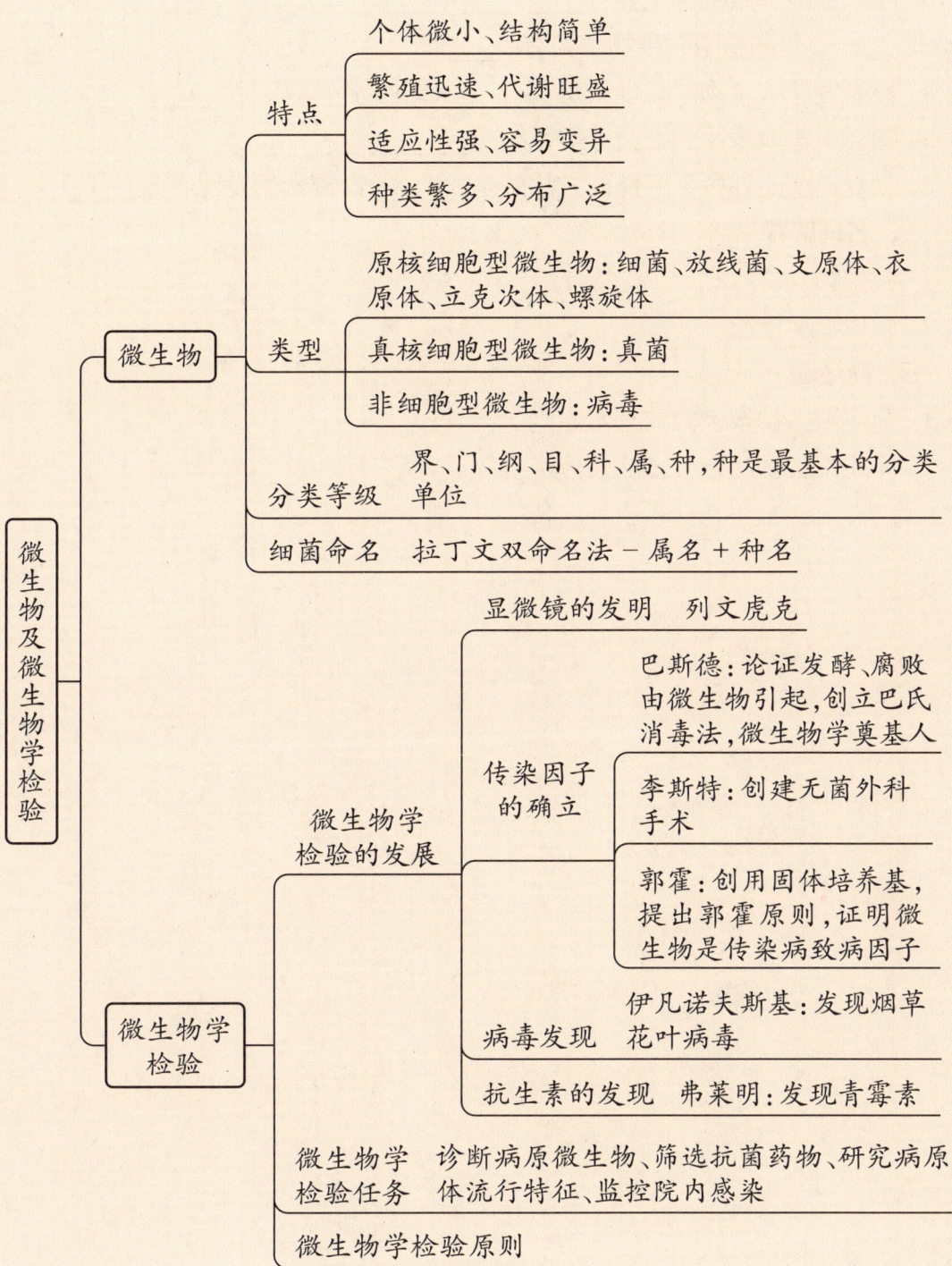

特点
- 个体微小、结构简单
- 繁殖迅速、代谢旺盛
- 适应性强、容易变异
- 种类繁多、分布广泛

微生物
- 类型
  - 原核细胞型微生物:细菌、放线菌、支原体、衣原体、立克次体、螺旋体
  - 真核细胞型微生物:真菌
  - 非细胞型微生物:病毒
- 分类等级　界、门、纲、目、科、属、种,种是最基本的分类单位
- 细菌命名　拉丁文双命名法－属名＋种名

微生物及微生物学检验

微生物学检验

微生物学检验的发展
- 显微镜的发明　列文虎克
- 传染因子的确立
  - 巴斯德:论证发酵、腐败由微生物引起,创立巴氏消毒法,微生物学奠基人
  - 李斯特:创建无菌外科手术
  - 郭霍:创用固体培养基,提出郭霍原则,证明微生物是传染病致病因子
  - 病毒发现　伊凡诺夫斯基:发现烟草花叶病毒
  - 抗生素的发现　弗莱明:发现青霉素

微生物学检验任务　诊断病原微生物、筛选抗菌药物、研究病原体流行特征、监控院内感染

微生物学检验原则

思考与练习

一、填空题

1. 微生物的特点有_____、_____、_____、_____。
2. 微生物的类型有三类,包括_____、_____、_____。

3. 原核细胞型微生物主要有____、____、____、____、____、____,真核细胞型微生物主要有_____,非细胞型微生物主要有_____。

4. 最先发现微生物的科学家是_____。微生物学奠基人是_____。

5. 国际上普遍采用的细菌分类系统是_____。

6. 创立无菌的外科手术操作方法的是_____,青霉素的发现者是_____。

二、名词解释

1. 微生物

2. 微生物学检验

三、简述题

1. 简述微生物学检验的基本原则。

2. 简述微生物的分类方法及分类等级。

第二章 | 微生物感染与免疫

02章

02章 数字资源

知识目标：

1. 掌握：微生物的致病因素、毒力组成和毒素的生物学作用；感染的类型；医院内感染的监测与控制方法。
2. 熟悉：感染的来源；医院内感染常见的微生物。
3. 了解：机体抗感染免疫的特点；医院内感染的流行病学特点。

能力目标：

1. 能正确采集和处理医院内感染监测对象标本。
2. 能正确选择医院内感染的监测方法进行医院内感染监测。

素养目标：

1. 具有检以求真、验以求实的检验精神。
2. 具有高度的院内感染防控意识和责任担当。

感染是指在一定的条件下，微生物侵入宿主体内生长繁殖，产生毒性产物，与机体相互作用并引起机体不同程度的病理变化过程。能够感染宿主并引起疾病的微生物为致病性微生物或病原微生物。

第一节　微生物的致病性

微生物的致病性是指微生物引起疾病的能力，主要由三个致病因素决定，即毒力、侵入数量及侵入门户。不同的微生物具有不同的致病性，与其毒力强弱、侵入数量的多少及侵入门户的适当性等有关。

一、毒　力

毒力是指病原微生物致病性的强弱程度，一般采用半数致死量（LD_{50}）或半数感染量（ID_{50}）作为测量毒力的指标，即在规定的时间内，通过一定的途径，能使一定体重或年龄的某种实验动物半数死亡或感染需要的最小微生物量或毒素量。构成毒力的物质基础主要包括侵袭力和毒素。

（一）侵袭力

侵袭力是指病原微生物突破宿主的皮肤、黏膜等防御屏障，侵入机体并在体内定居、繁殖和蔓延扩散的能力。构成侵袭力的物质基础主要有黏附素、荚膜和侵袭性酶类等。

1. 黏附素　黏附素是指存在于微生物表面具有黏附作用的物质，有菌毛黏附素和非菌毛黏附素两类。菌毛黏附素主要在革兰氏阴性菌菌毛上；非菌毛黏附素主要是细菌表面的成分，如革兰氏阳性菌的膜磷壁酸和革兰氏阴性菌的外膜蛋白。

2. 荚膜　荚膜是存在于微生物表面的一层黏液性物质，具有抗吞噬和抵抗体液中杀菌物质的作用。有些微生物表面有类似荚膜的物质，如 A 群链球菌的 M 蛋白、伤寒沙门菌的 Vi 抗原和大肠埃希菌 K 抗原等，均具有抗吞噬作用。

3. 侵袭性酶　是微生物合成的胞外酶，其本身一般不具有毒性，但能协助微生物在机体内繁殖、扩散。常见的主要有以下几种：

（1）透明质酸酶：能分解细胞间质透明质酸，使细胞间隙扩大，有利于微生物及毒素在组织间扩散。乙型溶血性链球菌和产气荚膜梭菌可产生此酶。

（2）胶原酶：能分解肌肉组织中的胶原蛋白，使肌肉软化、崩解，有利于微生物在肌肉组织中扩散。

（3）链激酶（SK）：即链球菌溶纤维蛋白酶。能激活血浆中溶纤维蛋白酶原为溶纤维蛋白酶，溶解血块或阻止血浆凝固，利于微生物扩散。溶血性链球菌能产生此酶。

（4）链道酶（SD）：即脱氧核糖核酸酶。能水解组织细胞坏死时释放的 DNA，使黏稠的脓液变稀，有利于微生物扩散。溶血性链球菌能产生此酶。

（5）血浆凝固酶：能使血浆中的可溶性纤维蛋白原转变为固态的纤维蛋白，使血浆凝固，沉积在菌体表面，保护细菌不被吞噬，有利于细菌在局部繁殖。金黄色葡萄球菌能产生此酶。

（6）IgA 蛋白酶：分解黏膜表面的免疫球蛋白（sIgA），破坏黏膜的防御功能，利于细菌的侵袭、扩散。

（二）毒素

毒素是微生物在代谢过程中合成的毒性产物，可引起人和动物中毒。

1. 分类　细菌毒素按其来源、性质和作用不同，可分为外毒素和内毒素两大类，两种毒素的区别见表 2-1。

表 2-1　外毒素与内毒素的主要区别

区别要点	外毒素	内毒素
含义	由多数革兰氏阳性菌和少数革兰氏阴性菌合成并分泌至菌体外的毒性蛋白质	革兰氏阴性菌细胞壁中的脂多糖组分
来源	革兰氏阳性菌、少数革兰氏阴性菌	革兰氏阴性菌
存在部位	多由活菌分泌至菌体外	为细胞壁上脂多糖,菌体裂解后释放
化学成分	蛋白质	脂多糖
稳定性	不稳定,60~80℃ 30min 被破坏,易被酸及蛋白水解酶灭活	稳定,160℃ 2~4h 被破坏,耐强碱、强酸、强氧化剂
毒性作用	强,有菌种特异性和组织选择性(如破伤风痉挛毒素和霍乱肠毒素),引起特殊临床表现	较弱,无菌种特异性和组织选择性,毒性效应相似,引起相似临床表现,如发热、白细胞增多、微循环障碍、休克等
免疫原性	强,刺激机体产生抗体(抗毒素),经0.4% 甲醛脱毒后仍保留免疫原性而成为类毒素,可作为疫苗用于免疫接种,预防毒素性疾病	弱,不能被甲醛脱毒形成类毒素

2. 外毒素的主要生物学作用　外毒素根据对宿主细胞的亲和性及作用靶点等,可分为神经毒素、细胞毒素和肠毒素三大类。具体见表 2-2。

表 2-2　外毒素的种类和作用机制

类型	细菌	外毒素	作用机制	疾病与症状
神经毒素	破伤风梭菌	痉挛毒素	阻断抑制性神经递质甘氨酸的释放	破伤风:骨骼肌强直性痉挛
	肉毒梭菌	肉毒毒素	抑制胆碱能运动神经释放乙酰胆碱	肉毒中毒:肌肉松弛性麻痹
细胞毒素	白喉棒状杆菌	白喉毒素	抑制细胞蛋白合成,导致细胞坏死	白喉:呼吸道黏膜表面灰白色假膜、肾上腺出血、心肌损伤等
肠毒素	霍乱弧菌	肠毒素	激活肠黏膜腺苷酸环化酶,升高细胞内cAMP 水平,使肠黏膜分泌亢进	霍乱:腹泻、呕吐
	金黄色葡萄球菌	肠毒素	作用于呕吐中枢	食物中毒:呕吐(为主)、腹泻

3. 内毒素的主要生物学作用　内毒素的作用主要以下几种：

（1）发热反应：人体对细菌内毒素极为敏感，极微量（1~5ng/kg）内毒素就能引起体温上升。引起发热的机制是：内毒素作为外源性致热原（即热原质）作用于中性粒细胞、巨噬细胞、血管内皮细胞等，使之释放内源性致热原（IL-1、6 和 TNF-α），作用于宿主下丘脑的体温调节中枢引起发热。

（2）白细胞反应：当内毒素进入血液后，血液循环中的中性粒细胞数骤减，与中性粒细胞移动并黏附到毛细血管壁有关，数小时后，由内毒素诱生的中性粒细胞释放因子刺激骨髓释放中性粒细胞进入血流，白细胞数量显著增加。但伤寒沙门菌内毒素使白细胞总数减少。

（3）内毒素血症与内毒素休克：内毒素进入血流导致内毒素血症，表现为高热、低血压、弥散性血管内凝血（DIC）、出血等，严重可导致以微循环衰竭和低血压为特征的休克，为内毒素休克。其作用机制主要有：①内毒素刺激巨噬细胞、中性粒细胞、内皮细胞、血小板、补体系统等，产生 IL-1、6、8 和 TNF-α、组胺、5- 羟色胺、前列腺素、激肽等生物活性物质，造成小血管扩张、通透性增加、功能紊乱而导致微循环障碍，临床表现为微循环衰竭、低血压、缺氧、酸中毒等，最终导致患者休克；②内毒素能活化凝血系统，使血小板凝聚及纤维蛋白原转变为纤维蛋白，造成 DIC，由于血小板与纤维蛋白原大量消耗，进而产生出血倾向。

知识拓展

大剂量抗生素——一把双刃剑

脑膜炎奈瑟菌对青霉素非常敏感，于是医生在治疗脑膜炎奈瑟菌引起的感染时，往往首选青霉素。但在给重症脑膜炎患者用大剂量青霉素治疗时，却出现了意外，不少患者发生了休克而死亡。经过分析研究发现，由于重症患者体内的病原体数量多，于是医生意欲加大抗生素剂量"一举歼敌"。这样虽然可使大量脑膜炎奈瑟菌迅速死亡，同时大量内毒素也会一次性释放，因而引发了内毒素休克，加速了患者的死亡。找到休克的原因后，医生在用大剂量的抗生素治疗时，也会加用激素类药物，降低血管对某些血管活性物质的敏感性，使微循环血流动力学恢复正常，改善休克状态，从而渡过"休克"难关。

二、侵入数量

具有毒力的病原微生物还需要有足够的数量才能致病。一般是病原微生物毒力越强，引起感染所需的数量越少，反之则越多。如毒力强大的鼠疫耶尔森菌，在无特异性免疫的机体中,只需几个病原体侵入就可造成感染,而毒力弱的某些引起食物中毒的细菌,常需要摄入数亿个细菌才能引起急性胃肠炎。

三、侵 入 门 户

具有一定毒力及足够数量的病原微生物,还要经适当的侵入途径,到达一定的组织和器官才能致病。根据侵入门户的不同,微生物感染类型有以下几种:

1. 呼吸道感染　主要通过吸入污染病原微生物的飞沫或尘埃感染。如结核分枝杆菌、流行性感冒病毒、新型隐球菌等。

2. 消化道感染　主要通过进食污染的食物或水感染。如肠道杆菌(沙门菌、志贺菌等)、肠道病毒(脊髓灰质炎病毒、柯萨奇病毒等)、黄曲霉菌等。

3. 皮肤黏膜、创伤感染　主要经皮肤黏膜或创伤、破损处感染。如破伤风梭菌、狂犬病毒等。

4. 接触感染　经直接或间接接触而感染。如淋病奈瑟菌、HIV、皮肤癣菌等。

5. 血液感染　主要通过输血或注射引起感染,多见于病毒如 HBV、HIV 等。

6. 虫媒感染　以节肢动物为媒介而引起的感染。如鼠疫耶尔森菌(鼠蚤传播)、流行性乙脑病毒(三带喙库蚊传播)等。

7. 垂直感染　一般是指病毒通过胎盘或产道由亲代传播给子代的感染。如 HBV、HIV 等。

第二节　感染的发生与发展

📖🔍 **案例导学**

患者,男,38 岁,因出差有不洁饮食,于 3d 前回来后突然发热(38.7℃),腹痛,腹泻,大便每天 10 余次,为少量脓血便,以脓为主,伴里急后重,无恶心和呕吐,粪便常规检查:WBC(+++),RBC(+++)。

请思考:

1. 根据侵入门户,该患者发生的是哪种类型的感染?

2. 按照病情缓急,该感染为哪种类型的感染?

3. 根据感染部位,该感染属于哪种类型的感染?

一、感染的来源

（一）外源性感染

外源性感染是指病原微生物来自宿主体外，如来自患病和携带病原微生物的人或动物及外环境。

（二）内源性感染

内源性感染是指病原微生物主要来自体内的正常菌群或少数以潜伏状态存在于体内的病原微生物。临床治疗中大量使用抗菌药物导致菌群失调以及各种原因导致机体免疫功能下降时，均易导致内源性感染。如老年人、肿瘤患者、艾滋病患者、器官移植和使用免疫抑制剂者常易发生内源性感染。

二、感染的发生与发展

感染的发生、发展和结局是机体同病原微生物相互作用的复杂过程。根据两者力量对比，可出现隐性感染、显性感染和带菌状态等不同感染类型和不同临床表现。

（一）隐性感染

当机体的免疫力较强，或侵入的病原微生物数量较少、毒力较弱，感染后对机体损害较轻，不出现或出现不明显的临床症状，称为隐性感染或亚临床感染。隐性感染后，机体常可获得特异性免疫力，能抵抗相同病原微生物的再次感染。

（二）显性感染

当机体免疫力较弱，或侵入的病原微生物数量较多、毒力较强，感染后对机体损害较重，出现明显的临床症状，称为显性感染。

1. 根据病情缓急不同分为急性感染和持续性感染。

（1）急性感染：发作突然，病程较短，一般是数日至数周，病愈后，病原体从机体内消失。如甲型肝炎病毒、霍乱弧菌等。

（2）持续性感染

1）慢性感染：病程较长，常持续数月至数年。胞内菌和病毒往往引起慢性感染，如结核分枝杆菌、HBV 等。

2）潜伏感染：见于病毒感染。原发感染后，病毒长期潜伏在组织内，不表现症状也不易检出病毒。在机体抵抗力降低等条件下，潜伏的病毒被激活，出现感染急性发作，此时可检测出病毒，如单纯疱疹病毒引起唇疱疹。

3）慢发病毒感染：见于病毒感染。病毒感染后，潜伏期长，可达数年以上，一旦症状出现，疾病呈亚急性进行性加重甚至死亡，如麻疹病毒引起的亚急性硬化性全脑炎。

2. 根据感染部位和性质分为局部感染和全身感染。

（1）局部感染：病原微生物侵入机体后，局限在一定部位生长繁殖引起局部病变，如化脓性球菌所致疖、痈等。

（2）全身感染：病原微生物或其毒性代谢产物向全身播散引起全身性症状的感染。临床上常见的全身感染有下列几种情况：

1）毒血症：指病原微生物只在机体局部生长繁殖，不进入血流，仅其产生的外毒素进入血流，引起特殊的中毒症状，如白喉等。

2）菌血症：指病原微生物侵入血流，但未在血流中生长繁殖，只是短暂地一过性通过血液循环到达体内适宜部位后再进行繁殖而致病，如伤寒。

3）败血症：指病原微生物侵入血流，大量繁殖，并产生毒性产物，引起全身中毒症状，如高热、白细胞增多、肝脾肿大等，如鼠疫耶尔森菌、炭疽杆菌可引起败血症。

4）脓毒血症：指化脓性病原体侵入血流，大量繁殖，并通过血流扩散至机体的其他组织或器官，产生新的化脓性病灶，如金黄色葡萄球菌引起的脓毒血症，可导致肝脓肿等。

5）内毒素血症：指病灶或血液中革兰氏阴性菌死亡后释放出大量内毒素进入血流，引起中毒症状。

（三）带菌状态

带菌状态是指在显性或隐性感染后病原微生物并未立刻消失，在体内继续留存一定时间，与机体免疫力处于相对平衡的状态，称为带菌状态。处于带菌状态的人称为带菌者，有健康带菌者和恢复期带菌者。带菌者没有临床症状但会间歇排出病原微生物，是重要的传染源。伤寒、白喉等病后常会出现带菌者。

三、抗感染免疫

病原微生物侵入人体的过程中，机体会产生抗感染免疫，以抵御病原微生物及其有害产物，维持生理功能的稳定。

（一）非特异性免疫

非特异性免疫又称天然免疫，主要包括屏障结构（皮肤黏膜屏障、血脑屏障、胎盘屏障）、吞噬细胞、NK 细胞、体液中的抗微生物物质（补体、溶菌酶、细胞因子）等。

（二）特异性免疫

特异性免疫又称获得性免疫，是机体与病原微生物及其产物等抗原成分接触后产生抗体或致敏淋巴细胞而发挥的免疫。

1. 体液免疫　主要由 B 细胞介导，产生抗体，抑制微生物黏附、调理吞噬、中和外毒素等，参与抗胞外菌的感染。

2. 细胞免疫　主要由 T 细胞介导，包括细胞毒性 T 细胞（CD8$^+$CTL）和辅助性 T 细胞（CD4$^+$Th）。效应 CTL 可特异性直接杀伤靶细胞。效应 Th1 细胞能分泌 IL-2、IFN-γ、TNF-β 等细胞因子，激活并增强巨噬细胞对靶细胞的杀伤能力及 NK 细胞的杀伤作用,有利于对胞内菌的清除,同时引发迟发型超敏反应,参与抗胞内菌感染。

第三节　医院内感染

医院内感染又称为医院感染或医院获得性感染,是指患者在住院期间发生的感染或在医院内获得而在出院后发生的感染。医院内感染已经成为当今医院面临的突出公共卫生问题之一。

知识拓展

医院内感染警钟长鸣

某卫生院的38名剖宫产患者中,共有18名发生手术切口感染。经调查,该事件是由于手术器械灭菌不合格导致的手术切口感染。调查发现,该院在院内感染防控方面存在严重问题:该院手术器械等清洗不彻底,存有血迹;对部分手术器械及物品的灭菌效果未实施有效监测;外科手消毒剂不达标;忽视院内感染管理,制度不健全;医务人员院内感染防控意识淡薄,知识欠缺。类似医院内感染的事件,不仅增加了患者的痛苦和经济负担,甚至付出了生命的代价。因此,作为医护人员要强化责任意识,时刻保持高度的责任心,积极、严谨地参与医院内感染的监测与控制工作,扎实做好医院内感染预防与传染病防治工作。

一、医院内感染常见的微生物

引起医院内感染的微生物主要是条件致病性微生物,其中细菌占90%以上,且以革兰氏阴性杆菌为主。此外,病毒、真菌、衣原体及原虫等也可导致医院内感染。从医院内感染患者体内分离的细菌,大多具有耐药性,而且部分还是多重耐药。医院内感染常见微生物见表2-3。

表2-3　医院内感染常见微生物

种类	病原微生物
革兰氏阳性球菌	肠球菌、金黄色葡萄球菌、凝固酶阴性葡萄球菌、链球菌属等
革兰氏阴性杆菌	大肠埃希菌、克雷伯菌属、不动杆菌属、肠杆菌属、变形杆菌属、沙雷菌属、铜绿假单胞菌属、嗜血杆菌属、军团菌属等
厌氧菌	类杆菌、梭杆菌、丙酸杆菌、消化球菌、产气荚膜梭菌等

种类	病原微生物
其他细菌	单核细胞增生李斯特菌、结核分枝杆菌等
病毒	流感病毒、肝炎病毒、轮状病毒、水痘病毒、单纯疱疹病毒等
真菌	白念珠菌、新型隐球菌、曲霉菌、毛霉菌等

二、医院内感染的危险因素

医院内感染的发生必须具备三个基本条件,即感染源、传播途径和易感人群,当三者同时存在并相互联系就构成感染链,导致感染。

（一）感染源

感染源是指病原微生物自然生存、繁殖及排出的环境或宿主(人或动物)。主要包括住院患者、医护人员、探视者及陪护人员、医院环境以及未彻底消毒灭菌的医疗器械、导管、血液制品等。

（二）传播途径

传播途径是指病原微生物从感染源传到新宿主的途径和方式。主要的传播途径有接触、呼吸道、消化道、注射、输血、生物媒介等。

（三）易感人群

易感人群是指对感染性疾病缺乏免疫力而易感染的人。医院是易感人群相对集中的地方,主要有:①婴幼儿、老年人、营养不良者及重症住院患者;②接受各种药物治疗(化疗、放疗、免疫抑制剂、皮质激素等),使机体免疫力严重下降者;③接受外科手术及侵入性操作(介入治疗、导管插管等),使天然屏障受到破坏者。

（四）医院内感染的其他危险因素

医院内感染的其他危险因素有:①医务人员对医院内感染的严重性认识不足;②医院内感染管理制度不健全;③医院布局不合理和隔离措施不健全;④消毒灭菌及监测不严和无菌技术操作不当;⑤诊疗技术与侵入性检查和治疗,如器官移植、血液透析、侵入性治疗、激素应用。

知识拓展

"超级细菌"——抗菌药物使用不当的后果

1961 年,英国发现首例"超级细菌",即"耐甲氧西林金黄色葡萄球菌(MRSA)",具有广谱的耐药性。自 20 世纪 80 年代后期,该菌成为全球发生率最高的医院内感染病原体之一。在我国,细菌耐药情况也很严重。据统计,高达84%~95%的金黄色葡萄球菌对青霉素耐药。细菌耐药的增长与滥用抗菌药物密切相关。作为一名检验工作者,应以严谨科学的态度进行微生物的鉴定及药敏试验,防止耐药菌株的形成及传播,担负起防控院内感染的职责。

三、医院内感染的监测与控制

临床微生物学实验室在医院内感染监测中的任务主要有5项:①病原学诊断;②药物敏感试验(耐药菌株检测);③环境、器械监测;④感染源追踪(细菌分型);⑤医院感染问题的研究和宣传教育及培训活动。

(一)医院内感染监测的对象及方法

1. 重点科室的监测　包括手术室和ICU、新生儿病房、血液透析室、消毒供应中心、血库、临床注射治疗室和临床实验室等。

2. 空气中细菌监测

(1)采样及送检时间:选择消毒处理后与进行医疗活动之前期间采样,采样后必须尽快对样品进行相应指标的检测,送检时间不得超过6h,若样品保存于0~4℃时,送检时间不得超过24h。

(2)采样及检查方法:①采样高度,与地面垂直高度80~150cm;②布点方法,室内面积≤30m²,设一条对角线上取3点,即中心一点、两端各距墙1m处各取一点;室内面积>30m²,设东、西、南、北、中5点,其中东、西、南、北点距墙1m;③采样方法,用9cm直径普通营养琼脂平板暴露空气5min后送检培养;④细菌菌落总数计算公式如下:

$$空气细菌菌落总数(CFU)/m^3 = \frac{50\,000N}{AT}$$

A:平板面积(cm²);T:平板暴露时间(min);N:平均菌落数(CFU/平板)。

3. 物体表面细菌监测

(1)采样时间:选择消毒处理后4h内进行采样。

(2)采样面积:被采表面<100cm²,取全部表面;被采表面≥100cm²,取100cm²。

(3)采样方法:用5cm×5cm的标准灭菌规格板,放在被检物体表面,用浸有无菌生理盐水采样液的棉拭子1支,在规格板内横竖往返各涂抹5次,并随之转动棉拭子,连续采样4个规格板面积,剪去手接触部分,将棉拭子放入装有10ml生理盐水采样液的试管中送检。门把手等小型物体则采用棉拭子直接涂抹物体的方法采样。采样试管做10倍递减稀释后培养。

(4)接种与培养:取1ml稀释液进行倾注平板法接种与培养。

（5）细菌菌落总数检查,计算公式如下:

$$物体表面细菌菌落总数（CFU/cm^2）= 平板上平均菌落数 \times \frac{采样液稀释倍数}{采样面积（cm^2）}$$

4. 医护人员手细菌监测

（1）采样时间:在接触患者、从事医疗活动前进行采样。

（2）采样面积及方法:被检人五指并拢,将浸有无菌生理盐水采样液的棉拭子在双手指曲面从指根到指端来回涂擦各两次（一只手涂擦面积约 $30cm^2$）,并随之转动采样棉拭子,剪去手接触部位,将棉拭子放入装有 10ml 采样液的试管内送检。采样试管做 10 倍递减稀释后培养。

（3）接种与培养:取 1ml 稀释液进行倾注平板法接种与培养。

（4）细菌菌落总数检查,计算公式如下:

$$手细菌菌落总数（CFU/cm^2）= 平板上平均菌落数 \times \frac{采样液稀释倍数}{30 \times 2}$$

5. 医疗用品细菌监测

（1）采样时间:在消毒或灭菌处理后,存放有效期内采样。

（2）采样量及采样方法:可用破坏性方法取样的医疗用品,如输液（血）器、注射品和注射针等均参照《中华人民共和国药典》无菌检查法规定执行。对不能用破坏性方法取样的特殊医疗用品,可用浸有无菌生理盐水采样液的棉拭子在被检物体表面涂抹采样,被采表面 $<100cm^2$,取全部表面;被采表面 $\geq 100cm^2$,取 $100cm^2$。

（3）无菌检查:按《中华人民共和国药典》无菌检查法规定执行。

6. 使用中消毒剂与无菌器械保存液细菌监测

（1）采样时间:采取更换前使用中的消毒剂与无菌器械保存液。

（2）采样量及采样方法:在无菌条件下,用无菌吸管吸取 1ml 被检样液,加入 9ml 稀释液中混匀,对于醇类与酚类消毒剂,稀释液用普通营养肉汤即可。对于含氯消毒剂、含碘消毒剂、过氧化物消毒剂,需在肉汤中加入 0.1% 硫代硫酸钠。对于氯己定、季铵盐类消毒剂,需在肉汤中加入 3%（W/V）吐温 -80 和 0.3% 卵磷脂。对于醛类消毒剂,需在肉汤中加入 0.3% 甘氨酸。对于含有表面活性剂的各种复方消毒剂,需在肉汤中加入 3%（W/V）吐温 -80,以中和被检样液的残效作用。接种培养后进行细菌菌落总数检查。

（3）结果分析:平板上有菌生长,证明被检样液有残存活菌,若每个平板菌落数在 10 个以下,仍可用于消毒处理（但不能用于灭菌）,若每个平板菌落数超过 10 个,说明每毫升被检样液含菌量已超过 100 个,即不宜再用。

2012 年我国颁布的医院空气、物体表面和医护人员手卫生标准见表 2-4。

表 2-4　各类环境空气、物体表面、医护人员手细菌菌落总数卫生标准

环境	范围	空气平均菌落数		物体表面/（CFU·cm⁻²）	医护人员手/（CFU·cm⁻²）
		CFU/皿	CFU/m³	物体表面/（CFU·cm⁻²）	医护人员手/（CFU·cm⁻²）
Ⅰ类	层流洁净手术室	符 GB50333 要求	≤10	≤5.0	≤5.0
	层流洁净病房	≤4.0（30min）		≤5.0	≤5.0
Ⅱ类	普通手术室、产房、婴儿室、早产室、普通保护性隔离室、供应室无菌区、烧伤病房、重症监护病房	≤4.0（15min）	≤200	≤5.0	≤5.0
Ⅲ类	儿科病房、妇产科检查室、注射室、换药室、治疗室、供应室清洁区、急诊室、化验室、各类普通病房和房间	≤4.0（5min）	≤500	≤10.0	≤10.0
Ⅳ类	传染病科及病房	≤4.0（5min）	—	≤15.0	≤15.0

7. 消毒灭菌效果的监测

（1）高压蒸汽灭菌效果的监测

1）生物监测：利用耐热的非致病性细菌芽孢——嗜热脂肪杆菌芽孢（ATCC7593 或 SSIK31 菌片）作指示菌，以测定热力灭菌的效果。本菌芽孢对热的抗力较强，其热死亡时间与病原微生物中抵抗力最强的肉毒杆菌芽孢相似。指示菌含菌量为 $5×10^5$~$5×10^6$CFU/片，此菌在 121℃ ±0.5℃ 饱和蒸汽中存活时间≥3.9min，杀灭时间≤19min。生物监测具体方法是：将两个嗜热脂肪杆菌芽孢菌片分别放入灭菌小纸袋内，置于标准试验包中心部位。放入灭菌柜室内，上、中层中央和排气口处各放置一个标准试验包，若为手提式高压蒸汽灭菌器则放入底部。经一个灭菌周期后，在无菌条件下，将其取出，投入溴甲酚紫葡萄糖蛋白胨水培养基中，56℃培养48h，观察培养基颜色变化。培养基不变色，判定为灭菌合格。培养基由紫色变为黄色时，判定为灭菌不合格。目前生物监测为医院最准确的灭菌效果监测方法。

2）工艺监测：又称程序监测。根据安装在灭菌器上的量器（压力表、温度表、计时表）、指示针、报警器等，指示灭菌设备工作正常与否。此法能迅速指出灭菌器的故障，但不能确定待灭菌物品是否达到灭菌要求。此法作为常规监测方法，每次灭菌均应进行。

3）化学监测：利用化学指示剂在一定温度与作用时间条件下受热变色或变形的特点，以判断是否达到灭菌所需参数。化学指示卡在 121℃ 经 20min 或 130℃ 经 4min 后，

化学指示条变色。但是通过观察化学指示胶带或化学指示卡的颜色的变化仅判定是否经过灭菌,用于区分待灭菌与已灭菌物品。

(2)紫外线杀菌效果监测:常用物理监测法(紫外线强度计)和生物监测法。生物监测法指示剂为枯草杆菌黑色变种芽孢(ATCC9372),含菌量为 $10^5 \sim 10^6$ CFU/片。根据对照菌片和照射菌片的回收菌数,计算一定时间的杀菌率,要求试验微生物杀菌率达到99.9%以上。

(3)化学消毒剂及其消毒效果的监测

化学消毒剂消毒效果的监测常用微生物指示法。①细菌:金黄色葡萄球菌(ATCC6538)、大肠埃希菌(ATCC25922)、枯草杆菌黑色变种芽孢(ATCC9732);②真菌:白念珠菌(ATCC10231);③病毒:乙型肝炎病毒表面抗原(HBsAg),纯化抗原(1.0mg/ml)。

化学消毒剂消毒效果有多种监测方法。①中和试验;②消毒剂定性消毒试验;③消毒剂定量消毒试验;④消毒剂杀菌能量试验;⑤HBsAg 抗原性破坏试验。

消毒效果评价标准:对细菌和真菌的杀灭率≥99.9%,可判为消毒合格。对 HBsAg,将检测方法灵敏度 10^4 倍或 5×10^4 倍(载体试验)的 HBsAg 抗原性破坏。对枯草杆菌黑色变种芽孢全部杀灭,可判为灭菌合格。在实际应用中消毒效果评价以有机物保护试验的最低浓度和最短时间为该消毒剂达到实用消毒所需的浓度和时间。

(二)医院内感染的控制

医院内感染的控制是建立在监测的基础上,对各种危险因素采取有效的控制措施,降低医院内感染的发生率。控制措施主要有以下几方面:①加强医护人员的医德和专业教育;②诊疗过程中必须严格执行无菌操作;③隔离预防,切断传播途径;④合理使用抗菌药物;⑤建立控制医院内感染制度。

(朱 伟)

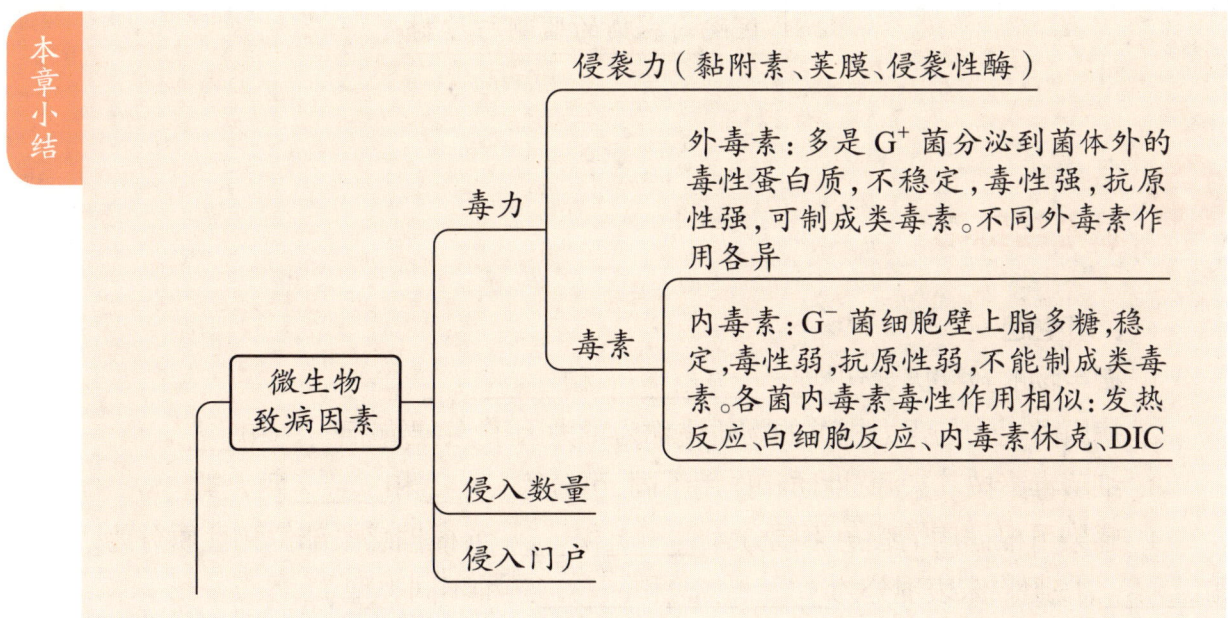

本章小结

微生物致病因素
- 毒力
  - 侵袭力(黏附素、荚膜、侵袭性酶)
  - 毒素
    - 外毒素:多是 G$^+$ 菌分泌到菌体外的毒性蛋白质,不稳定,毒性强,抗原性强,可制成类毒素。不同外毒素作用各异
    - 内毒素:G$^-$ 菌细胞壁上脂多糖,稳定,毒性弱,抗原性弱,不能制成类毒素。各菌内毒素毒性作用相似:发热反应、白细胞反应、内毒素休克、DIC
- 侵入数量
- 侵入门户

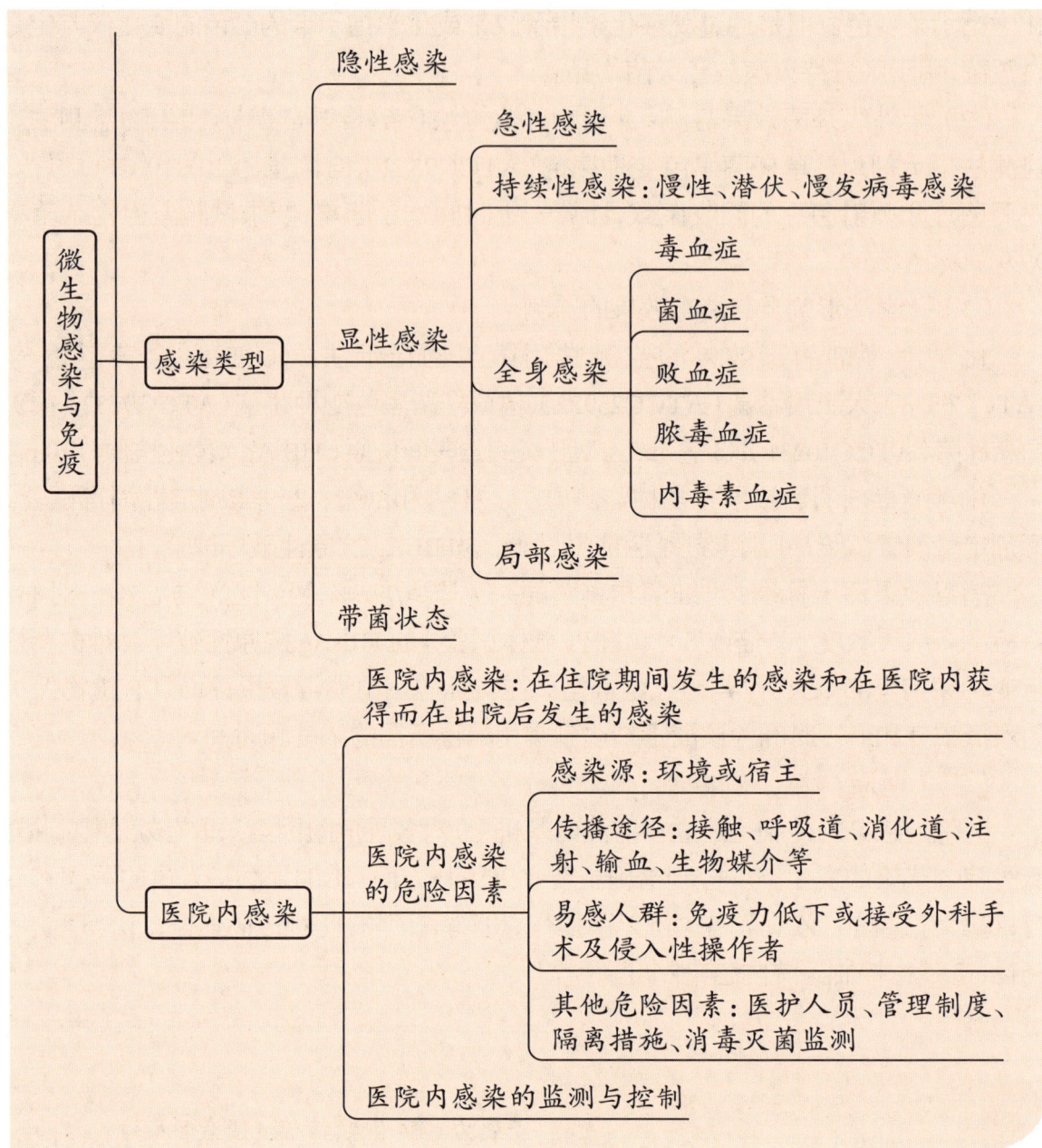

```
微生物感染与免疫
├─ 感染类型
│   ├─ 隐性感染
│   ├─ 显性感染
│   │   ├─ 急性感染
│   │   ├─ 持续性感染：慢性、潜伏、慢发病毒感染
│   │   ├─ 全身感染
│   │   │   ├─ 毒血症
│   │   │   ├─ 菌血症
│   │   │   ├─ 败血症
│   │   │   ├─ 脓毒血症
│   │   │   └─ 内毒素血症
│   │   └─ 局部感染
│   └─ 带菌状态
└─ 医院内感染
    ├─ 医院内感染：在住院期间发生的感染和在医院内获得而在出院后发生的感染
    ├─ 医院内感染的危险因素
    │   ├─ 感染源：环境或宿主
    │   ├─ 传播途径：接触、呼吸道、消化道、注射、输血、生物媒介等
    │   ├─ 易感人群：免疫力低下或接受外科手术及侵入性操作者
    │   └─ 其他危险因素：医护人员、管理制度、隔离措施、消毒灭菌监测
    └─ 医院内感染的监测与控制
```

❓ 思考与练习

一、填空题

1. 微生物的致病因素包括_____、_____和_____。

2. 病原微生物与毒力相关的物质统称为毒力因子，主要包括____和____。

3. 细菌毒素按其来源、性质和作用不同，可分为_____和_____两大类。

4. 感染可根据病情缓急不同分为_____和_____，根据感染部位和性质分为_____和_____，按照临床表现分为____、____和_____三种不同类型。

5. 高压蒸汽灭菌效果监测包括＿＿、＿＿和＿＿三种。生物监测指示菌为＿＿。

二、名词解释

1. 败血症
2. 毒血症
3. 菌血症
4. 脓毒血症
5. 内毒素血症
6. 医院内感染

三、简述题

1. 列表比较外毒素与内毒素的特性。
2. 简述内毒素的主要生物学作用。
3. 简述高压蒸汽灭菌效果的生物监测方法。

第三章 | 微生物与环境

学习目标

知识目标：

1. 掌握：消毒与灭菌的基本概念；常用的物理消毒灭菌方法；常用的化学消毒剂和影响化学消毒剂作用的因素。
2. 熟悉：微生物的分布。
3. 了解：生物因素对细菌的影响。

能力目标：

1. 会检查水、空气、咽喉部、物体表面及皮肤细菌分布。
2. 能用高压蒸汽灭菌器、干烤箱、紫外线灯、消毒剂等进行消毒灭菌。

素养目标：

1. 具有无菌观念及严谨细致和规范科学的检验态度。
2. 具有通过实践创新以解决实际问题的意识。

第一节 微生物的分布

微生物广泛分布于自然界及人体，熟悉微生物的分布情况，一方面有助于感染性疾病的预防与诊断，另一方面对培养无菌观念、严格无菌操作，选择有效的消毒灭菌方法，避免感染或污染的发生，从而达到消毒灭菌和消灭传染病的目的，具有重要意义。

一、在自然界的分布

（一）土壤中的微生物

土壤具备微生物生长繁殖的良好条件，如水、无机盐、有机物、适宜的 pH 与气体等，微生物种类多且数量大。土壤中的微生物主要分布于距地表 10~20cm 处,大部分是天然生存的微生物群,参与自然界的物质循环,对人类有利。土壤中的病原微生物主要来源于患病的人和动物排泄物、尸体等,如产气荚膜梭菌、破伤风梭菌、炭疽杆菌等,这些细菌形成芽孢,能在土壤中存活多年,可引起创伤感染,导致气性坏疽、破伤风及皮肤炭疽等疾病,故受伤时应立即采取清创等必要的措施进行预防和治疗。

(二)水中的微生物

水中亦具备微生物生长繁殖的条件,有天然生存的微生物群。水中的病原微生物主要来源于患病的人和动物排泄物,如霍乱弧菌、伤寒沙门菌、志贺菌、甲型肝炎病毒、钩端螺旋体等,可引起消化道传染病。故加强粪便管理,保护水源,注意饮食卫生,是控制和消灭消化道传染病的关键措施。

(三)空气中的微生物

空气中缺乏微生物生长所需的水分和营养物质,并受日光照射,故空气中微生物种类和数量较少。空气中的病原微生物主要来源于人及动物呼吸道的飞沫及地面飘扬起来的尘埃,如结核分枝杆菌、白喉杆菌、冠状病毒及铜绿假单胞菌等,常引起呼吸道传染病和伤口感染。另外,空气中的微生物也可造成培养基、医药制剂、病房及手术室等污染。为了避免感染或污染的发生,手术室、病房、制剂室及微生物实验室等都要经常进行空气消毒;微生物检验工作,则需要在无菌室进行,并严格遵守无菌操作。

二、在人体的分布

(一)正常菌群

指寄居在正常人体的体表及与外界相通的腔道中,正常情况下对人体有益无害的微生物群,称为正常菌群。人体各部位常见的正常菌群见表 3-1。

表 3-1 人体各部位常见的正常菌群

部位	常见菌种
皮肤	葡萄球菌、痤疮丙酸杆菌、类白喉棒状杆菌、铜绿假单胞菌、白念珠菌、非致病性分枝杆菌等
眼结膜	葡萄球菌、干燥棒状杆菌、非致病性奈瑟菌等
外耳道	葡萄球菌、类白喉棒状杆菌、铜绿假单胞菌、非致病性分枝杆菌等
口腔	葡萄球菌、链球菌、肺炎链球菌、非致病性奈瑟菌、乳酸杆菌、类白喉棒状杆菌、螺旋体、梭形杆菌、白念珠菌、放线菌、类杆菌等
鼻咽腔	葡萄球菌、链球菌、肺炎链球菌、非致病性奈瑟菌、流感杆菌、铜绿假单胞菌、大肠埃希菌、变形杆菌等
胃	正常一般无菌

部位	常见菌种
肠道	大肠埃希菌、产气肠杆菌、变形杆菌、铜绿假单胞菌、葡萄球菌、肠球菌、类杆菌、破伤风梭菌、产气荚膜梭菌、双歧杆菌、乳酸杆菌、白念珠菌等
尿道	大肠埃希菌、葡萄球菌、拟杆菌、阴道棒状杆菌、白念珠菌等
阴道	大肠埃希菌、葡萄球菌、乳酸杆菌、双歧杆菌、白念珠菌等

（二）正常菌群的生理作用

正常菌群与人体相互制约，又相互依存，对保持人体生态平衡和内环境的稳定等方面起着重要作用，正常菌群对人体主要有以下生理作用：

1. 生物拮抗作用　是指正常菌群阻止外来致病菌的入侵和定植。其作用机制如下：

（1）生物屏障作用：正常菌群在体表和腔道表面构成一道生物屏障，可阻止外来细菌的入侵。

（2）产生对致病菌有害的代谢产物：如人体内寄居的大量厌氧菌，可产生乙酸、丙酸、丁酸及乳酸等酸性产物，降低了环境中的 pH 与氧化还原电势，使不耐酸的细菌和需氧菌受到抑制；大肠埃希菌产生的大肠菌素能抑制志贺菌的生长；口腔中的唾液链球菌以及阴道中的乳酸杆菌等可产生 H_2O_2，对其他细菌有抑制或杀伤作用。

（3）营养竞争：一定生存环境中的营养资源是有限的，正常菌群优先利用营养资源，大量繁殖而处于优势地位，不利于外来致病菌的生长繁殖。

2. 营养作用　正常菌群可参与机体部分营养物质的代谢，促进其消化和吸收，有的菌群还能合成人体所必需的维生素，供机体利用。如大肠埃希菌能合成维生素 K、维生素 B，乳酸杆菌、双歧杆菌可合成叶酸和维生素 B 等。

3. 免疫作用　正常菌群作为抗原可促进机体免疫系统的发育和成熟，也可刺激免疫系统发生免疫应答，产生抗体等免疫效应物质，对具有共同抗原的致病菌有抑制和杀灭作用。

4. 抗肿瘤作用　某些正常菌群可使体内的致癌物质转化为非致癌物质，抑制肿瘤生长。如乳酸杆菌和双歧杆菌的抗肿瘤作用可能与其能降解亚硝酸铵，并能激活巨噬细胞、提高吞噬能力有关。

由于人体正常菌群的分布，因此，在采集微生物检验标本时，需要注意：①避免正常菌群污染；②若从有正常菌群存在的部位采集标本培养细菌时，需结合临床综合分析，分辨是致病菌还是正常菌群。

（三）正常菌群的病理意义

在某些条件下，当正常菌群与人体间的生态平衡被打破，原来不致病的正常菌群也能引起疾病，称为条件致病菌或机会致病菌。其致病条件如下：

1. 寄居部位改变　正常菌群由原寄居部位转移到其他部位即可引起感染。如大肠埃希菌从原寄居的肠道进入泌尿道,引起尿路感染,或因外伤、手术等进入腹腔、血液时,可引起腹膜炎或败血症等;甲型链球菌从原寄居的口腔随拔牙或鼻插管的创伤进入血流,可引起亚急性细菌性心内膜炎。

2. 机体免疫功能低下 肿瘤患者、艾滋病患者及经放射治疗或应用大剂量皮质激素者,可造成机体免疫功能降低,正常菌群中的某些细菌则大量繁殖引起感染。

3. 菌群失调 正常菌群中微生物的种类和数量发生大幅度变化称菌群失调,严重的菌群失调所导致的疾病称为菌群失调症。菌群失调的主要原因是长期大量使用广谱抗生素,使正常菌群被抑制或杀灭,原处于数量劣势且耐药的菌群乘机大量繁殖而引起感染。如金黄色葡萄球菌、某些革兰氏阴性杆菌、白念珠菌等,在菌群失调时可分别引起假膜性肠炎、尿路感染、鹅口疮等。

三、微生物分布检查

器材准备:普通琼脂平板、血琼脂平板、无菌生理盐水、75% 乙醇、2% 碘酒、灭菌平皿、无菌瓶、无菌吸管、无菌试管、无菌棉拭子、无菌空三角瓶等。

(一)水中细菌检查

1. 采集标本 以自来水的取样为例:先用 75% 乙醇棉球擦拭消毒水龙头,再打开水龙头放水 5~10min,关小水流,用无菌空三角瓶接取水样 200ml。

2. 接种与培养 以无菌操作方法用灭菌吸管吸取 1ml 充分混匀的水样,注入灭菌平皿中,倾注约 15ml 已融化并冷却到 45℃ 左右的营养琼脂培养基,并立即旋摇平皿,使水样与培养基充分混匀,待冷却凝固后,翻转平皿,使底面向上,置于 36℃ ±1℃ 温箱培养 18~24h。

3. 观察结果 培养基内有菌落形成,计数菌落数,即为 1ml 水样中的菌落总数。

(二)空气中细菌检查

见第二章微生物感染与免疫。

(三)咽喉部、口腔中细菌检查

1. 采集标本 分别用无菌生理盐水浸湿后的灭菌拭子在咽喉部、口腔中采集标本。

2. 接种与培养 将采集的咽拭子标本分别涂抹接种于血琼脂平板及普通琼脂平板的某一边,涂抹约为平板面积的 1/5,再分别用灭菌接种环分区划线至平板表面用完为止,盖好皿盖,置于 36℃ ±1℃ 温箱培养 18~24h。

3. 观察结果 培养基上有菌落、菌苔。描述菌落特征,做细菌形态学检查。

(四)物品表面细菌检查及手部皮肤细菌检查

见第二章微生物感染与免疫。

第二节　消毒与灭菌

微生物多为单细胞,易受外界环境的影响,在环境条件适宜时,可生长繁殖;若环境条件不宜或剧烈改变,则发生代谢障碍,生长受到抑制,甚至死亡。故可利用不利的环境条件,抑制或杀死微生物,防止微生物污染或感染。

知识拓展

李斯特——在实践中创新,开创无菌外科手术

约瑟夫·李斯特(1827—1912),英国人。19世纪初期,外科手术后因伤口感染导致的病死率很高,作为外科医生的李斯特感到非常痛心,决心解决这一问题。他仔细研读巴斯德的有关著作,在巴斯德采用加温处理杀死污染微生物、防止酒类发酵变酸的启发下,1865年8月12日,他进行了第一次实验,尝试用苯酚稀溶液喷涂仪器和伤口,并把用苯酚浸过的敷料覆盖伤口,结果获得了出乎意外的成功。后来,李斯特每次做手术前,都将苯酚溶液喷洒在室内以及手术器械、纱布等物上,并用苯酚溶液洗手,患者伤口化脓明显减少,手术病死率也大幅度下降。由于他提倡外科医生术前洗手、手术器械消毒等,显著降低了医院交叉感染和病死率,创建了医院消毒灭菌和无菌操作的方法。

一、基 本 概 念

1. 消毒　杀灭物体上病原微生物的方法,但不一定能杀灭细菌芽孢或非病原微生物。用于消毒的化学药品称为消毒剂,消毒剂一般在常用浓度下只对细菌的繁殖体有效。

2. 灭菌　杀灭物体上所有微生物(包括病原微生物、非病原微生物和细菌芽孢)的方法。凡进入机体的器械、注射用具等都要求灭菌,保证绝对无菌。实验室培养基、接种工具等都需要灭菌。

3. 防腐　防止或抑制微生物生长繁殖的方法。用于防腐的化学药物称为防腐剂。使用同一种化学药品,在高浓度时为消毒剂,低浓度时为防腐剂。

4. 无菌和无菌操作　无菌是指不存在活的微生物。无菌操作是指防止微生物进入机体或物体的操作技术。如外科手术、注射、微生物实验等操作时,必须要严格无菌操作防止微生物的入侵。

二、物理消毒灭菌法

利用物理因素杀灭或抑制微生物生长繁殖的方法。常用的有热力、紫外线、辐射、滤过、干燥和低温等。

（一）热力灭菌法

高温可使菌体蛋白变性、凝固,导致细菌死亡,故最常用于消毒灭菌。热力灭菌法分干热灭菌法和湿热灭菌法两大类。同一温度下,湿热的杀菌效果比干热好,原因是:①蛋白质在有水分的环境中更容易发生变性和凝固;②湿热的穿透力比干热强,可使被灭菌的物品温度迅速上升;③湿热蒸汽与物体接触后,凝固成水可释放出潜热,也可迅速提高物品的温度。

1. 干热灭菌法　是通过脱水、干燥和蛋白变性而杀死微生物。一般细菌繁殖体经干燥 80~100℃ 1h 可被杀死,芽孢则需经干燥 160~170℃ 2h 可被杀死。

（1）焚烧:直接点燃或在焚烧炉内焚烧,灭菌彻底,仅适用于废弃的污染物品或死于传染病的动物尸体。

（2）烧灼:直接用火焰烧灼灭菌。适用于微生物实验中使用的接种环、试管口等耐高温器材的灭菌。

（3）干烤:将物品置于干烤箱内灭菌。一般加温至 160~170℃ 经 2~3h,灭菌结束后,应关闭电源,待温度降至 60℃ 左右时再开启箱门,以免高温的玻璃器皿因骤冷而破裂。此法适用于瓷器、玻璃器皿、金属等在高温下不变质、不损坏、不蒸发的物品的灭菌。

2. 湿热消毒灭菌法　以高温的水或水蒸气为导热介质,提高物品温度而使蛋白质变性,以达到灭菌目的。

（1）煮沸法:将消毒物品浸于水中,加热至 100℃ 经 5~6min,可杀死细菌的繁殖体,细菌芽孢则需煮沸 1~2h 才被杀灭。本法适用于食具、饮水、手术器械和注射器等的消毒。若在水中加入 2% 碳酸氢钠可提高沸点至 105℃,既可促使细菌芽孢死亡,又可防止金属器材的生锈。

知识拓展

预真空压力蒸汽灭菌器

由于高压蒸汽灭菌所需的时间较长,近年来,在此基础上又研发了一种新型的预真空压力蒸汽灭菌器。即先将灭菌器内冷空气迅速彻底抽出,再注入蒸汽,使灭菌物品包内外的温度均匀一致,灭菌温度可达 132~134℃,灭菌时间只需 2~4min,是目前国内各医院供应室普遍使用的消毒灭菌设备。

（2）高压蒸汽灭菌法：是目前使用最广泛、最有效的灭菌方法。本法是利用高压蒸汽灭菌器产生高温的水蒸气进行灭菌。高压蒸汽灭菌器是一个密闭、耐高压的蒸锅，在蒸汽不外溢的情况下，随着灭菌器内压力的增高，温度也逐渐升高。当压力为 103.4kPa（1.05kg/cm^2）时，温度达到 121.3℃，维持 15~30min，即可杀灭包括细菌芽孢在内的所有微生物。该法适用于手术器械、敷料、生理盐水、普通培养基、玻璃制品等耐高温、耐湿物品的灭菌。朊粒（朊病毒）对热力有比较强的抵抗力，需 202kPa、134℃，维持 1h 以上才能将其彻底杀灭。

（3）间歇灭菌法：将需灭菌物品置于阿诺流通蒸汽灭菌器或普通蒸笼中，100℃ 加热 30min，以杀死细菌繁殖体，但不能杀死细菌芽孢，然后取出物品置于 37℃ 温箱过夜，使芽孢发育成繁殖体。重复此过程 3 次，即可达到灭菌的目的。本法适用于一些不耐高温的物品灭菌，如含糖、血清或鸡蛋的培养基。

（4）巴氏消毒法：由巴斯德创立而得名，是采用较低的温度杀死物品中的病原微生物，同时又不破坏其营养成分和气味。消毒方法有两种：一种是于 61.1~62.8℃ 加热 30min；另一种是于 71.7℃，加热 15~30s。主要用于牛奶、酒类的消毒。

（二）辐射消毒灭菌法

1. 紫外线　紫外线有效杀菌波长为 200~300nm，其中以 250~270nm 的杀菌力最强。紫外线的杀菌原理：细菌 DNA 吸收紫外线后，同一股 DNA 上相邻的胸腺嘧啶通过共价键结合成二聚体，改变了 DNA 的分子构型，从而干扰 DNA 的复制和转录，导致细菌变异或死亡。利用紫外线灯消毒时，有效距离为紫外灯管周围 1.5~2m 内，照射时间一般 30~60min 为宜。

紫外线穿透力弱，普通玻璃、薄纸、布、水蒸气、尘埃等均能阻挡紫外线，故一般用于手术室、传染病房、烧伤病房、婴儿室、无菌制剂室、无菌实验室等场所的空气消毒，或用于物品的表面消毒（图 3-1）。杀菌波长的紫外线对人体皮肤、眼睛有损伤作用，使用时应注意保护。

日光中的紫外线也有杀菌作用，故将衣服、被褥放在日光下曝晒 2h 以上，可杀死大部分微生物。

2. 电离辐射　主要包括 X 射线、γ 射线和高速电子等。其杀菌机制可使细菌细胞内的水分被电离成 H$^+$ 和 OH$^-$，这些游离基是强烈的氧化剂和还原剂，可破坏细菌核酸、酶和蛋白质，使微生物死亡。电离辐射可用于塑料注射器、导管、手套等不耐热的一次性医用塑料物品的消毒与灭菌，亦可用于食品、药品和生物制品

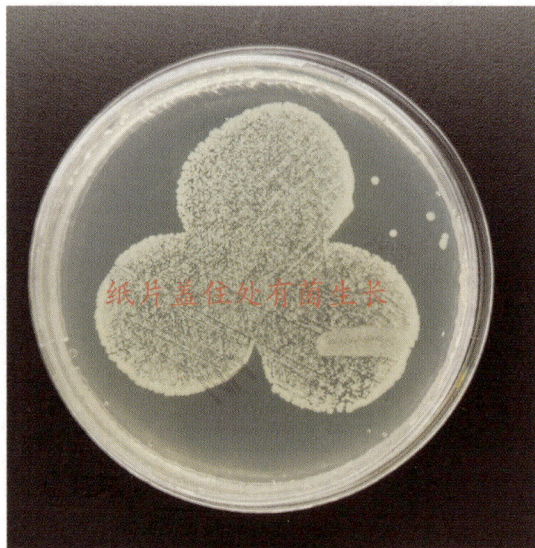

纸片贴住处有菌生长

图 3-1　紫外线杀菌结果示意图

等的消毒。

（三）滤过除菌法

滤过除菌法是用机械性阻留的方法将液体或空气中的细菌除去,小于滤菌器孔径的物质能通过,大于孔径的细菌等被阻留。液体除菌用滤菌器,空气除菌用生物洁净技术的空气过滤器进行。主要用于不耐高温的血清、抗生素、药液等液体以及空气的除菌,但不能除去病毒和支原体。

（四）干燥和低温

1. 干燥　可使细菌脱水、盐类浓缩和菌体蛋白变性,从而阻碍细菌生长繁殖和代谢,产生抑菌或杀菌的作用。将细菌迅速冷冻干燥可维持生命数年之久。常用干燥方法保存菌种、食品、药材等。

2. 低温　可使细菌的新陈代谢减慢,故常用作保存菌种。当温度回升至适宜范围时,又能恢复生长繁殖。为避免解冻时对细菌的损伤,可在低温状态下真空抽去水分,此方法称为冷冻真空干燥法,该法是目前保存菌种的最好方法,一般可保存微生物数年至数十年。

三、化学消毒灭菌法

化学消毒剂对细菌和人体细胞都有毒性,故只能外用,不能内服,主要用于物品表面、环境和体表的消毒。其作用机制是:①使菌体蛋白质变性或凝固;②干扰细菌的酶系统和代谢;③损伤细菌的细胞膜。

（一）常用消毒剂的种类与用途

消毒剂种类多,用途各异,在实际应用中可根据高效、低毒的原则选用(表3-2)。

表3-2　常用消毒剂的种类、浓度及用途

类型	名称及使用浓度	用途
含氯消毒剂	"84"消毒液(次氯酸钠)	环境(1:100)、蔬果(1:600)等消毒,不能与洁厕灵(HCl)同时使用,否则两者反应可形成有毒的气体(Cl_2)
	10%~20%漂白粉(次氯酸钙)	环境、水质净化、蔬果消毒
	0.2~0.5ppm氯	饮水及游泳池水消毒
氧化剂类	3%过氧化氢(双氧水)	皮肤、黏膜、创口消毒
	0.2%~0.5%过氧乙酸	环境、塑料、玻璃浸泡消毒,皮肤消毒(洗手),对金属有腐蚀性
	0.1%高锰酸钾	皮肤、尿道、蔬果消毒

类型	名称及使用浓度	用途
醛类	10% 甲醛	物品表面、标本浸泡,HEPA 滤器消毒
	2% 戊二醛	内镜、精密仪器消毒
酚类	3%~5% 苯酚(石炭酸)	地面、器具浸泡消毒
杂环类	800~1 200mg/L 环氧乙烷	手术器械、塑料等的消毒
碘类	2.5% 碘酒	皮肤消毒,刺激皮肤,涂后用乙醇擦拭
	0.3%~0.5% 碘伏	皮肤消毒
醇类	70%~75% 乙醇	皮肤、体温计浸泡消毒
季铵盐类	0.05%~0.1% 苯扎溴铵(新洁尔灭)	皮肤、黏膜消毒、外科洗手
双胍类	0.02%~0.05% 氯己定(洗必泰)	皮肤、黏膜消毒、外科洗手

(二)影响消毒剂作用的因素

消毒剂的作用效果受多种因素的影响,掌握并利用这些因素可提高消毒灭菌的效果。

1. 消毒剂的性质、浓度和作用时间 各种消毒剂的性质不同,对微生物的作用效果也不同;同一种消毒剂的浓度越大,杀菌效果越强,但乙醇除外(乙醇 70%~75% 的浓度消毒效果最好);消毒剂在一定浓度下,作用时间愈长,消毒效果愈好。

2. 微生物的种类、状态和数量 微生物对消毒剂的敏感性高低排序大致如下:真菌、细菌繁殖体、有包膜病毒、无包膜病毒、分枝杆菌、细菌芽孢。75% 乙醇可杀死一般细菌繁殖体,不能杀灭芽孢。微生物数量越多,消毒所需时间越长。

3. 温度与酸碱度 一般情况下,温度越高,消毒剂的作用效果越好。消毒剂的杀菌作用还受酸碱度的影响,如新洁尔灭的杀菌作用是 pH 愈低,杀菌所需药物浓度愈高;含氯消毒剂在酸性条件下,杀菌活性最高;戊二醛水溶液呈弱碱性,不具有杀芽孢的作用,只有在加入碳酸氢钠后才发挥杀菌作用。

4. 环境中有机物质的存在 血清、脓液等环境中存在有机物,其中的蛋白质、油脂类物质包绕在菌体外可妨碍消毒剂的穿透,对细菌产生保护作用而降低消毒效果。此外,有机物质还可通过与消毒剂发生化学反应或与消毒剂产生中和作用,降低消毒剂的浓度及其杀菌效果。

四、生物因素对细菌的影响

一些生物因素也可对细菌产生杀菌作用,如噬菌体、细菌素、中草药等。在此主要介绍噬菌体。

（一）噬菌体的生物学性状

噬菌体是感染细菌、真菌等微生物的病毒。此类病毒感染细菌后能引起细菌裂解，故称噬菌体。噬菌体属病毒，具备病毒的一般特点：体积微小，结构简单，只含有一种核酸（DNA 或 RNA），严格活细胞内寄生，以复制方式进行增殖，是非细胞型微生物。

在电镜下噬菌体有三种外形：蝌蚪形、线形和微球形。大多数噬菌体呈蝌蚪形，由头部和尾部两部分组成（图 3-2）。噬菌体头部的形状常为六棱柱体，外壳为蛋白质，内含一种核酸。其尾部为噬菌体与细菌接触的器官。

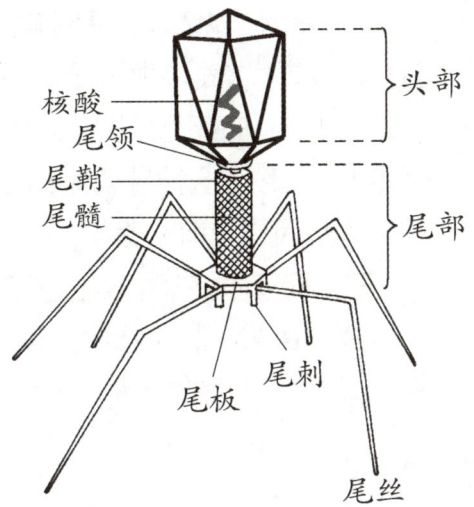

图 3-2　噬菌体结构模式图

（二）噬菌体和宿主菌的关系

噬菌体感染细菌时，先通过尾刺或尾丝等特异地吸附到敏感细菌表面受体上，然后借助于一种溶菌酶类物质，先将细菌细胞壁溶解一小孔使尾鞘插入，噬菌体头部的核酸很快注入进细菌的细胞，导致细菌发生感染。细菌被感染后可出现细菌裂解或形成溶原性细菌两种结果（图 3-3）。

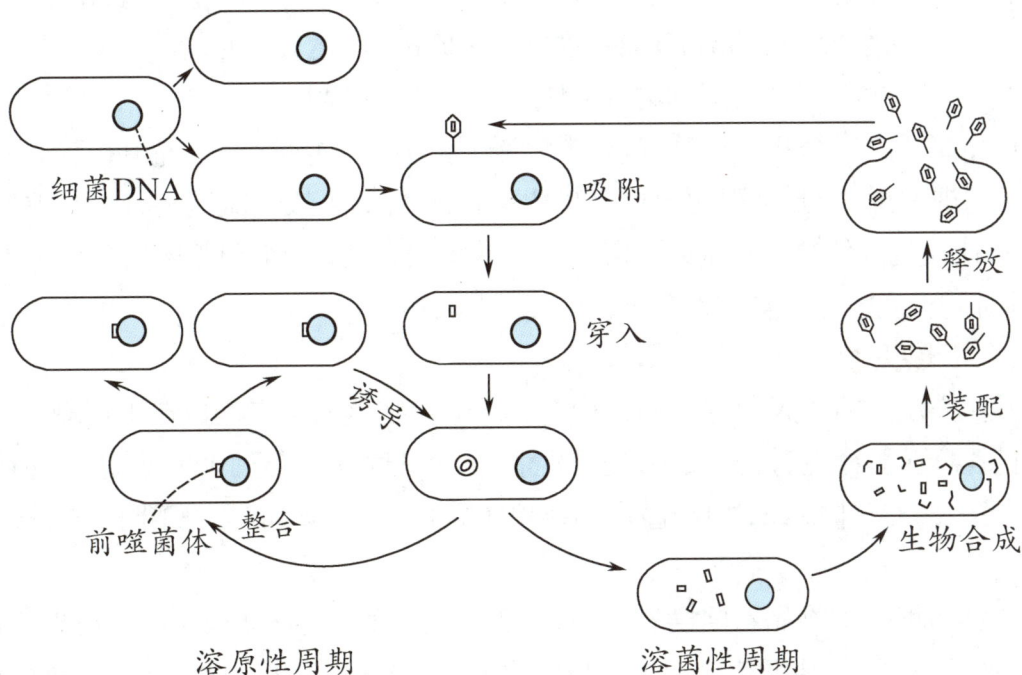

图 3-3　噬菌体与细菌的相互作用

1. 细菌裂解　噬菌体核酸进入细菌细胞后，细菌细胞即停止合成自身成分，转而按照噬菌体核酸所提供的遗传信息合成噬菌体子代核酸和蛋白质，在细菌细胞内装配成为完整成熟的子代噬菌体，当增殖到一定程度，宿主细胞发生裂解，释放出子代噬菌体，这种噬菌体称为毒性噬菌体。毒性噬菌体裂解细菌后，在培养细菌的平板上出现无菌生长的噬菌斑，在液体培养基中可导致混浊的菌液变澄清。

2. 溶原性细菌　有些噬菌体感染细菌后，将其基因整合于细菌基因组中，成为细菌基因组的一部分，这种噬菌体称为溶原性噬菌体或称温和噬菌体。整合在细菌基因组上的噬菌体基因称为前噬菌体，带有前噬菌体的细菌称为溶原性细菌。

（三）噬菌体在医学和生物学中的应用

噬菌体在医学和生物学中的有多种应用。①细菌的鉴定与分型（噬菌体具有严格的寄生性）；②分子生物学研究的重要工具（基因载体工具）；③用于细菌性感染的治疗。

五、消毒灭菌试验

器材准备：普通琼脂平板、普通液体培养基、75% 乙醇、2% 碘酒、高压蒸汽灭菌器、干烤箱、无菌小镊子、无菌纸片、葡萄球菌或大肠埃希菌、蜡样芽孢杆菌。

（一）高压蒸汽灭菌

1. 操作方法　先向高压蒸汽灭菌器的外筒内加水，把需灭菌的物品放入内筒内，不能太挤，盖好盖并将螺旋拧紧，打开排气阀开始加热，水沸腾后，排气阀开始排出气体，待筒内冷空气完全排出后，关上排气阀。此时筒内压力逐渐上升，至压力表显示压力达到 103.4kPa 时，温度为 121.3℃，调节热源，维持 15~30min 可达灭菌目的。灭菌完毕，关掉热源，待压力下降到零时，打开排气阀排出残气，方可开盖取物。

2. 注意事项　①待灭菌的物品放置不宜过紧；②必须将冷空气充分排除，否则锅内温度达不到规定温度，影响灭菌效果；③灭菌完毕后，不可放气减压，否则会因瓶内外的巨大压差，使瓶内液体冲掉瓶塞而外溢甚至导致容器爆裂，须待灭菌器内压力降至与大气压相等后才可开盖。

（二）干热灭菌

1. 操作方法　将需灭菌的物品经清洗、晾干、包装之后整齐摆放在干烤箱内，不宜过挤，关闭两层箱门，通电，打开风扇，使升温和鼓风同时进行，至 100℃ 时停止鼓风，使温度继续升至 160℃，维持 2h，关闭电源。待箱内温度自然下降 40℃ 以下时，方可开启箱门取物。

2. 注意事项　①物品不要摆放太挤，以免妨碍空气流通；②灭菌物品不要接触干烤箱内壁的铁板，以防包装纸烤焦起火；③灭菌时人不能离开；④灭菌结束后不能忘记关掉电源；⑤待温度降到与室温相差不多时，方可开门取物，否则冷热空气交替，玻璃器皿容易炸裂或发生烫伤事故。

（三）煮沸消毒试验

1. 操作方法

（1）取普通液体培养基 6 支，分别做好标记。2 支接种大肠埃希菌，2 支接种蜡样芽孢杆菌,2 支不接种细菌,作为阴性对照。

（2）取接种大肠埃希菌、蜡样芽孢杆菌、阴性对照培养基各 1 支,放入 100℃ 煮沸 5min 后取出,另一支不煮。

2. 培养　将所有培养基置于 36℃ ±1℃ 温箱培养 18~24h。

3. 观察并描述各管中细菌的生长情况。

（四）紫外线杀菌试验

1. 操作方法

（1）取普通琼脂平板 1 个,密集划线接种大肠埃希菌。

（2）用无菌小镊子把灭菌的纸片贴于平板表面中央部分。

（3）打开平皿盖,置于紫外线灯下约 20~30cm 处照射 30min。

（4）除去纸片,盖好平皿盖,将纸片焚烧。

2. 培养　置于 36℃ ±1℃ 温箱培养 18~24h。

3. 观察并描述结果并分析试验现象。

（五）皮肤消毒试验

1. 操作方法

（1）每两名学生用 1 个琼脂平板,平板底部用记号笔划分 5 区,标明序号。

（2）两人用未消毒手指分别在 1、2 格内按手印。然后用 2% 碘酒、75% 乙醇消毒手指,再分别涂抹 3、4 格,余下第 5 格作为空白对照,盖上平皿盖。

2. 培养　置于 36℃ ±1℃ 温箱培养 18~24h。

3. 观察并描述试验结果。

（王红梅）

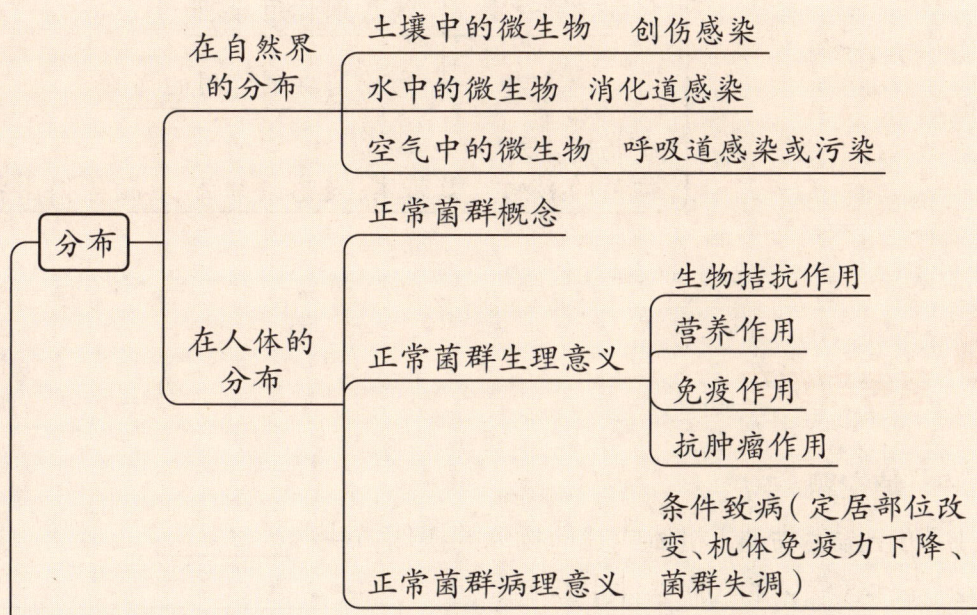

```
                    ┌─ 基本概念    消毒、灭菌、无菌、无菌操作
                    │
                    │                          ┌─ 干热:焚烧、烧灼、干烤
                    │                          │   (160~170℃ 2~3h)
                    │                          │
                    │                          │         ┌─ 煮沸:100℃经5~6min
              微    │                          │         │   可杀灭繁殖体
              生    │                          │   热力 ─┤
              物    │                          │         │   高压蒸汽灭菌:121.3℃,
              与    │            ┌─ 物理消毒灭菌┤         ├─ 15~30min 杀灭所有微
              环    │            │              │   湿热 ─┤   生物
              境    │            │              │         │
                    │            │              │         ├─ 间歇灭菌:100℃,30min→
          ┌─────────┤            │              │         │   37℃,24h 重复3次,达到
          │         │            │              │         │   灭菌的目的
          │         │            │              │         │
          │         │            │              │         └─ 巴氏消毒:61.1~62.8℃,
          │         │            │              │            30min;71.7℃,15~30s
          │   消    │            │              │            牛奶酒类消毒
          │   毒    │            │              │
          │   灭 ───┤            │              │         ┌─ 紫外线:穿透力弱,适用于空气和
          │   菌    │            │              │         │   表面消毒
          │         │            │              │   辐射 ─┤
          │         │            │              │         └─ 电离辐射:不耐热的一次性医用
          │         │            │              │            塑料物品的消毒与灭菌
          │         │            │              │
          │         │            │              ├─ 滤过除菌:不耐高温的血清、抗生素、药
          │         │            │              │   液等物品以及空气的除菌
          │         │            │              │
          │         │            │              └─ 干燥和低温
          │         │            │
          │         │            │              ┌─ 常用消毒剂种类
          │         │            ├─ 化学消毒灭菌┤
          │         │            │              ├─ 消毒剂作用原理
          │         │            │              │
          │         │            │              └─ 影响消毒剂作用的因素
          │         │            │
          │         │            └─ 生物因素对
          │         │               细菌的影响  噬菌体:是感染细菌、真菌等微生物的病毒
```

🔴**?** **思考与练习**

一、填空题

1. 防止微生物进入机体或其他物体的操作方法称_____。
2. 条件致病菌的致病条件主要有_____、_____、_____。

3. 目前使用最广泛、最有效的灭菌方法是_____。

4. 适用于传染病房、手术室、实验室等室内空气和物品表面的消毒方法是_____。

5. 目前保存菌种的最好方法是_____。

6. 常用于皮肤消毒的消毒剂有_____、_____等。

7. 同一种消毒剂浓度越大，杀菌效果越强，但_____除外，其消毒最佳浓度为_____。

8. 接种环的灭菌常用_____，牛奶的消毒常用_____，饮用水的物理消毒方法常用_____。

二、名词解释

1. 正常菌群

2. 菌群失调

3. 条件致病菌

4. 灭菌

5. 消毒

6. 无菌操作

三、简述题

1. 简述常用物理消毒灭菌方法及应用。

2. 简述正常菌群的生理意义和病理意义。

第四章 | 实验室生物安全

04章

04章 数字资源

学习目标

知识目标：

1. 掌握：实验室生物安全的概念；二级生物安全水平实验室（BSL-2）的设备要求和个体防护；实验室生物安全的操作规范要点。
2. 熟悉：实验室生物安全防护及生物安全的意义；临床微生物实验室的布局要求；暴露的处理。
3. 了解：病原微生物的分类管理。

能力目标：

能正确选择穿戴个体防护器材及正确处理实验室发生的暴露。

素养目标：

1. 具有生物安全防护意识。
2. 具有防止实验室安全事故发生的高度的责任心和规范科学的工作态度。

从传染性非典型性病原体肺炎到新型冠状病毒感染疫情，让人们深刻认识到了生物安全的重要性。实验室生物安全更是生物安全的重要内容之一，是提高实验室检测能力的基础，实验室感染事件可造成病原体传播，危害公众健康。

第一节　实验室生物安全概述

案例导学

某中医院一名实验室技术人员违反"一人一管一抛弃"的操作技术规程，在操作中重复使用吸管造成交叉污染，导致 5 名接受治疗者感染艾滋病病毒，造成重大医疗事故。

请思考：

1. 什么是实验室生物安全？

2. 为避免实验室生物安全事故的发生，检验工作者应具备怎样的职业素养？

一、概　　念

（一）实验室生物安全的概念

1. **实验室生物安全**　是指在从事病原微生物实验活动中，应避免病原微生物对实验室工作人员和相关人员的危害、对环境造成污染，以及为了保证实验研究的科学性，还要保护被实验因子免受污染。实验室生物安全涉及微生物学、传染病学、流行病学、实验动物学、生物工程等领域。

本章实验室是指从事可能造成生物危害的病原微生物实验的场所，常见有临床检验实验室、公共卫生实验室、传染病监测实验室及研究教学用实验室等。

2. **生物安全实验室**　也称生物安全防护实验室，是通过防护屏障和管理措施，能够避免或控制被操作的有害生物因子的暴露和释放，达到生物安全要求的实验室。

建立生物安全实验室的目的是保证实验室工作人员及相关人员不受实验因子的伤害，保护环境和公众健康，同时保护实验因子不受外界污染，为研究病原微生物提供安全科学的研究平台。

（二）实验室相关感染

1. **实验室相关感染**　即实验活动中工作人员和相关人员发生实验因子的感染。实验室生物安全要求避免发生实验室相关感染。

实验室相关感染发生的主要原因有气溶胶吸入、皮肤或黏膜破损后接触、锐器伤、误食、动物抓咬等，其中气溶胶是尤其需要重视的感染因素。

2. **气溶胶**　是悬浮于气体介质的粒径一般为 $0.001\sim100\mu m$ 固态或液态微粒形成的相对稳定分散体系，无色无味，不易发觉。实验室的许多操作如离心后立即打开盖子、离心时试管破裂、研磨组织、超声波粉碎、灼烧接种环、打开或打碎干燥菌种安瓿瓶、吸管吹吸混匀、倾倒液体、打开有培养物的平皿或容器等都能产生不同程度的微生物气溶胶，并随空气扩散污染，当工作人员吸入后可以引起实验室相关感染。

二、我国实验室生物安全发展现状

我国的实验室生物安全工作起步晚，但已制定相关行业标准及立法进行规范，严格监督检查，在实践中不断改进，逐步完善。

鉴于严重急性呼吸综合征（SARS）的高传染性和高病死率，2002 年 12 月 3 日卫生部颁布了行业标准《微生物和生物医学实验室生物安全通用准则》(WS233—2002, 2003年8月1日施行),又于2003年4月专门颁布了《传染性非典型性肺炎实验室暂行管理办法》,起到了保障实验室安全的作用。

2005年12月28日,卫生部颁布《可感染人类的高致病性病原微生物菌(毒)株或样本运输管理规定》。针对该类菌(毒)株或样本的运输管理,列出了详细、操作性强的具体规定。

2006年1月11日,卫生部公布《人间传染的病原微生物名录》,对人间常见病原微生物进行分类,规定不同实验室操作的生物安全实验室等级,对运输包装分类提出明确要求。

2006年6月1日,卫生部颁发的《医疗机构临床实验室管理办法》施行,对临床检验实验室的生物安全作出明确的要求和规范。

随着各项法律法规、行业标准的完善,我国相关从业人员对实验室生物安全越来越重视,生物安全意识明显提高,生物安全知识逐渐丰富,生物安全习惯基本养成,为迅速应对疫情暴发后的各种挑战打下安全基础。

三、实验室生物安全的意义

做好实验室生物安全,建立生物安全实验室有着十分重要的意义。

(一)实验室生物安全是保障国家生物安全的需要

要从保护人民健康、保障国家安全、维护国家长治久安的高度,把生物安全纳入国家安全体系。在新的国际政治、经济和军事形势下,生物威胁不仅包括新发传染病、动植物疫病、生物事故,还包括生物战(恐怖袭击)。生物安全实验室为病原微生物的研究提供安全平台,能提高对具有潜在威胁的、国内没有的病原微生物的检验能力,是保障国家生物安全、国防安全的第一道防线。

(二)实验室生物安全是医院感染控制的需要

医院感染是医疗过程中发生的最常见的不良事件之一,据WHO估计全球有数以亿计的患者发生医院感染,导致住院时间延长,医疗费用增加,抗菌药物耐药性上升,并发症、后遗症发生率提高,甚至有造成死亡的情况。医院工作人员是医院感染的高危人群,保障实验室生物安全,对控制医院感染、减轻医疗负担有重要意义。

(三)实验室生物安全是传染病预防和控制的需要

在医学科学飞速发展的今天,人类仍然面临着传染病的威胁,除了结核病、艾滋病、乙肝病毒等传染病,像埃博拉出血热等尚无特效治疗药物的传染性疾病也在不断出现。WHO建立的全球传染病突发预警与应对网络离不开生物安全实验室的建设。实验室生物安全可以有效提高我国乃至全球对突发传染病的预警和应对能力。

（四）实验室生物安全是经济全球化发展的需要

我国因非洲猪瘟、疯牛病、口蹄疫、禽流感等动物疫病造成的经济损失数以百亿计,有的是人兽共患病,一旦传播给人造成流行,后果更是不堪设想,因此加强出入境检疫及动、植物防疫都需要生物安全实验室提高检验检疫能力,这是经济全球化发展的需求。

第二节　病原微生物危害度分类管理

一、病原微生物危害度分级

我国《实验室生物安全通用要求》根据病原微生物对个体和群体的危害程度将其危害度进行分级,评价标准和等级划分与WHO《实验室生物安全手册》第4版基本一致,危害程度由Ⅳ级向Ⅰ级递减(表4-1)。

表4-1　病原微生物危害度分级

等级	危害程度	标准内容
Ⅰ级	低个体危害 低群体危害	通常不会导致人和动物致病的微生物
Ⅱ级	中等个体危害 有限群体危害	能引起人或动物发病,但对健康工作者、群体、家畜或环境不会引起严重危害的病原微生物。实验室暴露可能会引起严重感染,但具备有效治疗和预防措施,并且传播风险有限
Ⅲ级	高个体危害 低群体危害	能引起人类或动物严重疾病,但通常不会在个体间传播,具备有效治疗和预防措施
Ⅳ级	高个体危害 高群体危害	能引起人类或动物非常严重的疾病,一般不能治愈,容易直接或间接或因偶然接触在个体间传播,缺乏有效治疗和预防措施

二、病原微生物分类

我国《病原微生物实验室生物安全管理条例》将病原微生物按照危害程度分四类,第一类危害程度最高,第四类危害程度最低,其中第一、二类病原微生物统称为高致病性病原微生物(表4-2)。

表 4-2　病原微生物分类

类别	标准内容
一类	能够引起人类或者动物非常严重的疾病的微生物,以及我国尚未发现或者已经宣布消灭的微生物
二类	能够引起人类或者动物严重疾病,比较容易在人与人、动物与人、动物与动物间传播的微生物
三类	能够引起人类或者动物疾病,但一般情况下对人、动物或者环境不构成严重危害,传播风险有限,实验室感染后很少引起严重疾病,并且具备有效治疗和预防措施的微生物
四类	通常情况下不会引起人类或者动物疾病的微生物

第三节　病原微生物实验室分级和设备要求

一、实验室生物安全防护水平分级

实验室的生物安全水平(biosafety level,BSL)根据所操作微生物不同危害度等级及采取的防护措施分为四级,一般以 BSL-1、BSL-2、BSL-3、BSL-4 表示,BSL-1 级防护水平最低,BSL-4 级防护水平最高。二级以上级别的医院临床微生物实验室的防护设施一般要求达到 BSL-2 标准。

(一)一级生物安全水平(BSL-1)实验室

BSL-1 实验室为基础实验室,可用来进行涉及我国危害程度第四类的病原微生物(也包括一些可能对儿童、老年人或免疫缺陷患者造成感染的条件致病菌)的教学、研究等工作。操作的对象微生物危害度很低,遵循标准化操作规程可以进行开放操作,对健康成人不会造成感染。

(二)二级生物安全水平(BSL-2)实验室

BSL-2 实验室安全设备和设施适用于操作我国危害程度第三类(少量第二类)的病原微生物。这些病原微生物可能通过不慎摄入以及皮肤、黏膜破损或传染性气溶胶而发生感染,对个体具有中等危害度,能引起人类不同程度的感染,如沙门菌属、志贺菌属等。BSL-2 实验室当具备一级屏障设施,如穿戴口罩、隔离衣和手套等防护下,可以在开放实验台上进行标准化的操作。应具备生物安全柜和密封的离心管,以防止泄漏和气溶胶产生。

医疗机构中的临床微生物实验室,因接触可能含有病原微生物的临床标本,且这些标本需检测多种病原微生物,感染性未知,故应达到二级生物安全水平实验室要求。

病原微生物危害分类相对应的生物安全水平、实验室类型与任务、实验室操作防护要求以及主要安全设备的要求见表4-3。

表4-3　实验室生物安全防护水平分级

生物安全水平	微生物危害分类	实验室类型任务	操作防护要求	安全设备要求
BSL-1	四类	基础实验室，基础的教学、研究	微生物学操作技术规范（GMT）	不需要，开放试验台
BSL-2	三类	基础实验室，初级卫生服务、诊断、研究	微生物学操作技术规范（GMT），一级屏障设施（防护服、隔离衣和手套），加生物危害标志	开放试验台，需要生物安全柜、离心机安全杯罩用于防护可能生成的气溶胶；需要高压蒸汽灭菌器、化学消毒装置等消毒设施
BSL-3	二类	屏障实验室，特殊的病原微生物诊断、研究	在二级生物安全防护水平上增加二级屏障（特殊防护服、准入制度、围护结构、通风设施）	生物安全柜和其他所有实验室所需防护、消毒等基本设备
BSL-4	一类	高度屏障实验室，危险生物因子研究	在三级生物安全防护水平上增加气锁入口、出口淋浴、污染物品的特殊处理	Ⅲ级生物安全柜或Ⅱ级生物安全柜、正压防护服、双开门高压灭菌器（穿过墙体）、可过滤空气的通风装置

二、病原微生物实验室设计、安全设备和个体防护

二级以上级别的医院临床微生物实验室的防护设施一般要求达到BSL-2标准，有的临床微生物实验室检测特殊病原微生物，如结核分枝杆菌，应达到BSL-3标准，在此主要介绍BSL-1和BSL-2实验室的设计、安全设备和个体防护。

（一）临床微生物实验室布局要求

临床微生物实验室属于BSL-2实验室，布局必须符合生物安全规定，能有效预防实验室获得性感染，保护工作人员健康，防止交叉感染，至少划分3大区域。

1. 清洁区　为未被病原微生物污染的区域，包括办公室、会议室、休息室、培养基配

制室与试剂储藏室等,此区域禁止带入细菌检验标本。

2. 半污染区　为可能被病原微生物污染的区域,如缓冲间、工作服放置室、走廊等。

3. 污染区　为已被病原微生物污染的区域,用于接收临床标本,进一步接种、分离培养、鉴定和药敏试验及结果报告等工作,可根据微生物检验工作进行布局。

（1）标本接收区:应空间宽敞,可配备Ⅱ级生物安全柜,标本信息登记系统等。

（2）操作工作区:可根据工作流程进行细分,按标本来源分为痰培养区、血培养区等;按检查对象分细菌培养区、真菌培养区等。操作区最好根据操作流程顺序按单一方向设置布局,应便于清洁、移动和换位,尽量减少操作人员来回走动,如标本接收、接种、培养、分离鉴定、药物敏感试验、结果报告等,单向工作流程可使样本在传输中受污染的危险降低。

注意应该设专用水池分别供洗手、革兰氏染色和特殊检查用。用于标本处理(如细菌染色)的水池与工作人员洗手用的水池不能混用。

（3）其他功能区:工作区还应有废物存放及消毒处理、菌株保存、文件存放的区域(报告、参考书籍、操作规程、制度和教学材料等)。

（二）安全设备和个体防护

1. BSL-1实验室

（1）实验室门口应设立挂衣装置,个人便服与工作服应分开放置。

（2）每个实验室应设洗手池,宜设置在靠近出口处。洗手龙头应为自动感应式、长手柄式或脚踏式,并配备消毒洗手皂液。

（3）对高压蒸汽灭菌器、离心机安全罩没有要求。必要时应配备生物安全柜和消毒灭菌设备。

（4）工作人员在实验时应穿工作服,离开时须脱下。工作服须定期清洗消毒。

（5）工作人员手上有皮肤破损或皮疹时应戴手套。

（6）在执行可能有微生物或其他危险材料溅出的程序时应戴防护眼镜。

2. BSL-2实验室

（1）满足BSL-1实验室的设计和建造要求。

（2）实验室门宜带锁并可自动关闭,门上应有可视窗及国际通用的生物危害警告标志。

（3）实验室无须特殊的通风设备,可采取窗户自然通风,同时安装防虫纱窗。

（4）安全防护设施应当包括生物安全柜、离心机安全杯罩、洗眼器(安装在靠近出口处的洗手池附近)、应急喷淋装置。生物安全柜外排风管应该独立设置。

（5）应设置各种消毒设施,如高压蒸汽灭菌器(应选择立式或台式排气)、化学消毒装置、废物存储器等,对废弃物进行处理。

（6）工作人员实验时必须穿着合适的防护服,离开实验室时必须脱下。定期清洗消毒。

（7）实验时应戴口罩、手套，必要时戴帽子。一次性手套不得重复清洗和再次使用，手套用完后，应先消毒再摘除，随后必须洗手。

（8）当微生物的操作不可能在生物安全柜内进行而必须采取外部操作时，为防止感染性材料溅出或雾化危害，须戴面部保护装置，如护目镜、面罩、个体呼吸保护用品或其他防护设备。

第四节　生物安全实验室操作技术规范

严谨的实验室操作技术规范是实验室生物安全的基础，可以保护操作者免受感染和实验室环境及操作对象免受污染。实验室应将生物安全程序纳入标准操作规范或生物安全手册，工作人员在进入实验室之前要阅读规范并按照规范要求操作，接受有关潜在危险的知识培训，掌握预防暴露以及暴露后的处理程序，并每年定期培训。本节主要介绍BSL-1 和 BSL-2 实验室的操作技术规范。

一、实验室准入要求

1. 实验室的门应保持关闭。

2. 实验室入口处应贴有国际通用的生物危害警告标志，其下部应注明实验室的生物安全等级、实验室名称、负责人姓名和联系电话等有关信息（图4-1）。

3. 禁止非工作人员进入实验室，参观实验室等特殊情况须经实验室负责人批准后方可进入。

4. 进入动物房应当经过特殊批准，禁止将无关动物带入实验室。

二、实验室操作技术规范

（一）安全操作指导原则

1. 禁止在实验室工作区进食、饮水、吸烟、化妆、处理角膜接触镜及储存食物等。

2. 实验室应保持清洁整齐，物品分区，严禁摆放与实验无关的物品，预防污染。

3. 所有实验操作要按尽量减少微小液滴和气溶胶产生的方式来进行。

4. 严禁将实验材料置于口内，严禁舔标签。

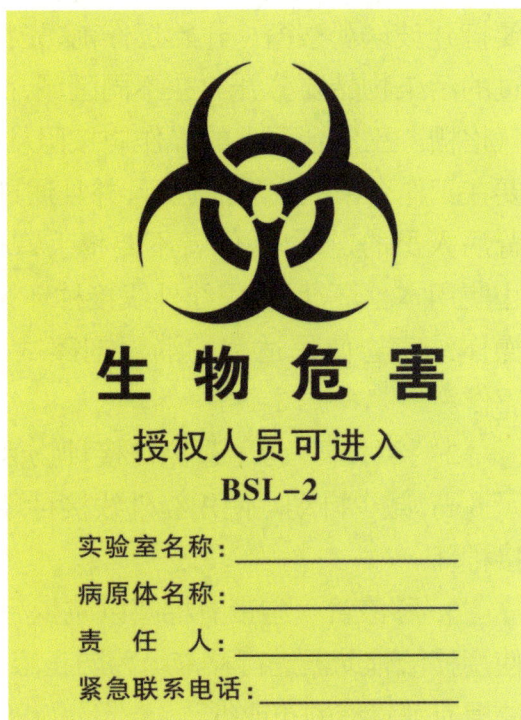

图 4-1　生物危害警告标志

以移液器吸取液体,严禁口吸。

5. 应限制使用皮下注射针头和注射器。除了进行肠道外注射或抽取实验动物体液外,不能用皮下注射针头和注射器进行移液或用作其他用途。尽可能应用一次性注射器,用过的针头禁止折弯、剪断、折断、重新盖帽,禁止用手从注射器上取下针头。用过的针头必须放入防穿透的锐器盒中。

6. 非一次性利器必须放入锐器盒中并运送到特定区域进行高压灭菌。禁止用手处理破碎的玻璃器具。装有污染针、利器及破碎玻璃的容器在丢弃之前必须高压灭菌。

7. 实验室必须制定并严格执行处理溢出物的标准操作规程。出现溢出、暴露事故以及明显或可能暴露于感染性物质时,必须向实验室负责人报告,并如实记录并保存有关溢出、暴露及处理等情况。

8. 所有培养物、废弃物在运出实验室之前必须进行高压灭菌。污染的液体排放前也必须进行消毒处理。需运出实验室灭菌的物品应遵循国家相关规定,必须放在专用密闭防漏的容器内储存、运输。实验室的文件纸张只有保证未受到污染的情况下方可带出。

9. 每天工作结束后应消毒工作台面,具有潜在危害性的材料溢洒溅出后要随时消毒。

10. 在处理完感染性实验材料和动物以及其他有害物质后,消毒手套后脱掉并消毒洗手。离开实验室前都必须消毒洗手。

(二)常用设备的安全使用

1. 生物安全柜　应确认生物安全柜正常运转时才能使用。使用生物安全柜时,不要打开玻璃观察窗。开始工作前,先将工作所需物品放入工作台后部,洁净物品和使用过的污染物品要分开放在不同区域,而且尽量少放器材或标本,不可挡住柜内前面的空气格栅。工作台面上的操作应按照从清洁区到污染区的方向进行。在柜内所有工作都要在工作台中央或后部进行,并且通过玻璃观察窗能看到柜内的操作。尽量减少操作者背后人员的走动,操作者不要将手臂频繁进出生物安全柜以免破坏定向气流。柜内禁止使用本生灯,可使用红外线接种环灭菌器灭菌接种环。操作前后风机至少运行5min,操作结束应使用适宜的消毒剂擦拭生物安全柜的台面和内壁,不可在柜内进行文字工作。

2. 接种环　为了避免被接种物洒落,接种环的直径应为2~4mm、完全封闭、长度小于6cm,减少抖动。使用红外线接种环灭菌器灭菌接种环,可避免爆溅,建议使用一次性接种环。

3. 移液管　应带有棉塞以减少污染,严禁用嘴向含有感染性物质的溶液中吹吸,应使用移液辅助器进行移液。为防止感染性物质从移液管中滴出而扩散,工作台面应放一块浸有消毒液的布或纸。

4. 离心机　离心机放置的高度以便于操作者能看见离心杯并便于进行更换转头、

放好离心管拧紧转头盖等各项操作为宜。操作病原微生物时,装载、平衡、密封和打开离心杯必须在生物安全柜内进行或用离心机安全杯罩。每次离心后需清除离心杯转头和离心机内的污染物。离心转头和离心杯应每天检查有无腐蚀点和极细的裂缝,以确保安全。

5. 组织研磨器 使用玻璃研磨器时需戴上手套,并在手里再垫上一块柔软的纱布。操作感染性物质时,组织研磨器应该在生物安全柜内操作和打开。

6. 振荡器、匀浆器和超声波破碎仪 当使用振荡器、匀浆器和超声波破碎仪处理感染性物质时,应有防护装置,在生物安全柜内操作。

（三）感染性物质的操作规范

1. 感染性物质的操作

（1）标本采集:必须由掌握相关专业知识和操作技能的工作人员遵循生物安全操作规范进行标本采集,并根据可能含有病原微生物的危害程度而采取相应的个人防护。标本容器应加盖,贴上标签标记,应有样品名称、采集时间等必要信息,连同检验申请单一起送交临床实验室。

（2）标本运送:标本应采取防止污染工作人员、患者及环境的方式在医疗机构内运送。装标本的容器应坚固,不易破碎,无泄漏。标识明确,申请单不能卷绑在容器外,应单独放在防水袋中。为避免意外泄漏或溢出,应将容器直立于固定的架子上,放在盒子等二级容器内运送。

（3）标本接收和打开:需要大规模接收标本的实验室应当设有专门的空间。接收人员应对收到的所有临床标本进行核对,检查标本管有无破损和溢漏,根据病原微生物的危害等级,按照国家规定在相应生物安全水平的实验室中的生物安全柜内打开,并备好消毒剂随时处理可能的标本撒漏。对合格标本应及时处理,包括标本编号、离心等。应建立不合格标本的拒收程序,记录不合格标本的原因、处理措施并签名。

（4）血清分离:操作时应戴手套并注意眼睛和黏膜的防护。应在离心后静置一段时间后再开盖小心吸取血清,避免气溶胶的污染。可重复使用的移液管使用后应浸没在消毒液中灭菌处理,一次性移液管或吸管应一标本一丢弃,不得重复使用。

（5）感染性物质冻干管的开启和储存:冻干管的开启应在生物安全柜中进行。首先清洁外表面,在管上靠近棉花或纤维塞的中部用砂轮锉一划痕,用一团乙醇浸泡的棉花将管包起来以保护双手,然后从锉痕处打开。将顶部小心移去并按污染材料处理。缓慢向管中加入液体来重悬冻干物,避免出现泡沫。

感染性物质冻干管应当储存在液氮上面的气相、低温冰箱或干冰中。取出时应注意眼睛和手的防护,避免因裂痕或密封不严出现破碎或爆炸。

2. 暴露的处理

（1）锐器伤及其他损伤:受伤人员应立即停止工作,脱防护服,清洗双手和受伤部位,如有伤口,应当在伤口旁从近心端向远心端挤压,尽可能挤出损伤处的血液,再用洗手液和流动水冲洗,禁止进行伤口的局部挤压。受伤部位的伤口冲洗后,使用消毒剂如75%乙醇或者0.5%碘伏进行消毒,必要时进行进一步医学处理。上报实验室负责人,应记录受伤原因及相关微生物并保留完整相关记录。

（2）潜在感染性物质的食入:应立即脱防护服并进行医学处理,报告食入材料的特性和暴露细节,并保留完整的医疗记录。

（3）潜在危险性气溶胶释放:所有人员必须立即撤离现场,并及时通知实验室负责人和生物安全负责人,暴露者接受医学咨询。应张贴"禁止进入"的标志,待气溶胶排出、粒子沉降（约1h）后方可入内。清除污染时应穿戴适当的防护装备。

（4）潜在感染性物质溢出:处理溢出的人员必须穿防护服,戴手套、口罩,必要时需对面部和眼睛进行保护。首先用布或纸巾覆盖,由外围向中心倾倒合适浓度的消毒剂,作用一定时间（约30min）后,将布、纸巾以及破损物品清理掉,玻璃碎片应用镊子或硬的厚纸板等工具清理置于锐器盒中,严禁直接用手,以免刺破皮肤。然后再用消毒剂擦拭污染区域。用于清理的布、纸巾、抹布及厚纸板应放在盛放污染性废弃物的容器内,污染的文件（包括记录）复制后,将原件丢入放污染物废弃物的容器。

（5）离心管破碎:如果正在运行时非封闭离心桶的离心机内盛有潜在感染性物质的离心管发生破裂,应关闭电源,离心机停止后密闭离心桶约30min,待气溶胶沉降后方可开盖;若离心机停止时发现离心管破碎,应立即盖上离心机,密闭30min后再进行下一步操作。所有操作都应戴结实手套（如厚橡胶手套）。玻璃碎片应用镊子等工具清除,所有破碎的离心管、玻璃碎片、离心桶、十字轴和转子都应放在无腐蚀性、已知对相关微生物具有杀灭活性的消毒剂内,消毒30min。未破损的带盖离心管可以放在另一装有消毒剂的容器内,然后回收。离心机内腔应用适当浓度的消毒剂反复擦拭,然后用水清洗并干燥。清理时所使用的材料都应按感染性物质处理。在可封闭的离心桶内离心管破碎时,所有密闭离心桶都应在生物安全柜内开盖、处理。

3. 感染性物质的运输　为了确保感染性物质运输过程中人与环境的安全,国际组织和国家相应主管部门均制定了感染性物质运输管理规范。从事疾病预防控制、医疗、科研、教学、生物制品生产的单位以及菌（毒）种保藏机构,因工作需要,可以申请运输高致病性病原微生物菌（毒）种或样本。

（1）申请:相关单位、机构应在感染性物质运输前向省级卫生行政部门提出申请,并提交申请材料,运输高致病性病原微生物菌（毒）种或样本需有不少于2人护送。

（2）包装:必须根据规定对运输物质进行包装,并安排专人进行护送。感染性物质运输要求按内层、中层、外层3层进行包装。装样品的内层容器应密闭、防水、防渗漏,贴指示内容物的标签;中层容器同样要求防水、防渗漏,能保护内层不会因破损、被刺穿而将内容物泄漏在中层包装中,在内层容器和中层容器之间应填充适宜的吸收材料,确保意外泄漏时能吸收内层容器中的所有内容物;第三层为刚性外包装,主要保证样品在运输过程中的安全性。

4. 感染性废弃物的处理 感染性废弃物是指丢弃的感染性或潜在感染性的物品,如手套、口罩、试管、平皿、吸管等实验器材以及废弃的感染性实验样本、培养基等。感染性废弃物必须在实验室内清除污染后再丢弃处理。高压蒸汽灭菌是清除污染时首选的方法,所有感染性废弃物应装入可高压灭菌的黄色塑料袋,并置于防渗漏的容器内进行高压灭菌,然后在运输容器内运输至焚烧炉焚烧处理,并做好记录。

每个工作台可放置盛放废弃物的容器,应不易破损且有生物危害标记。实验过程产生的感染性废弃物,宜置于盛有适宜浓度消毒液的容器中浸泡,浸泡时间根据消毒剂的种类与特点确定,然后进行高压灭菌或焚烧处理。污染的或可能污染的玻璃碎片、注射针等锐器应置于锐器盒内,按以上原则处理。

(赵　琪)

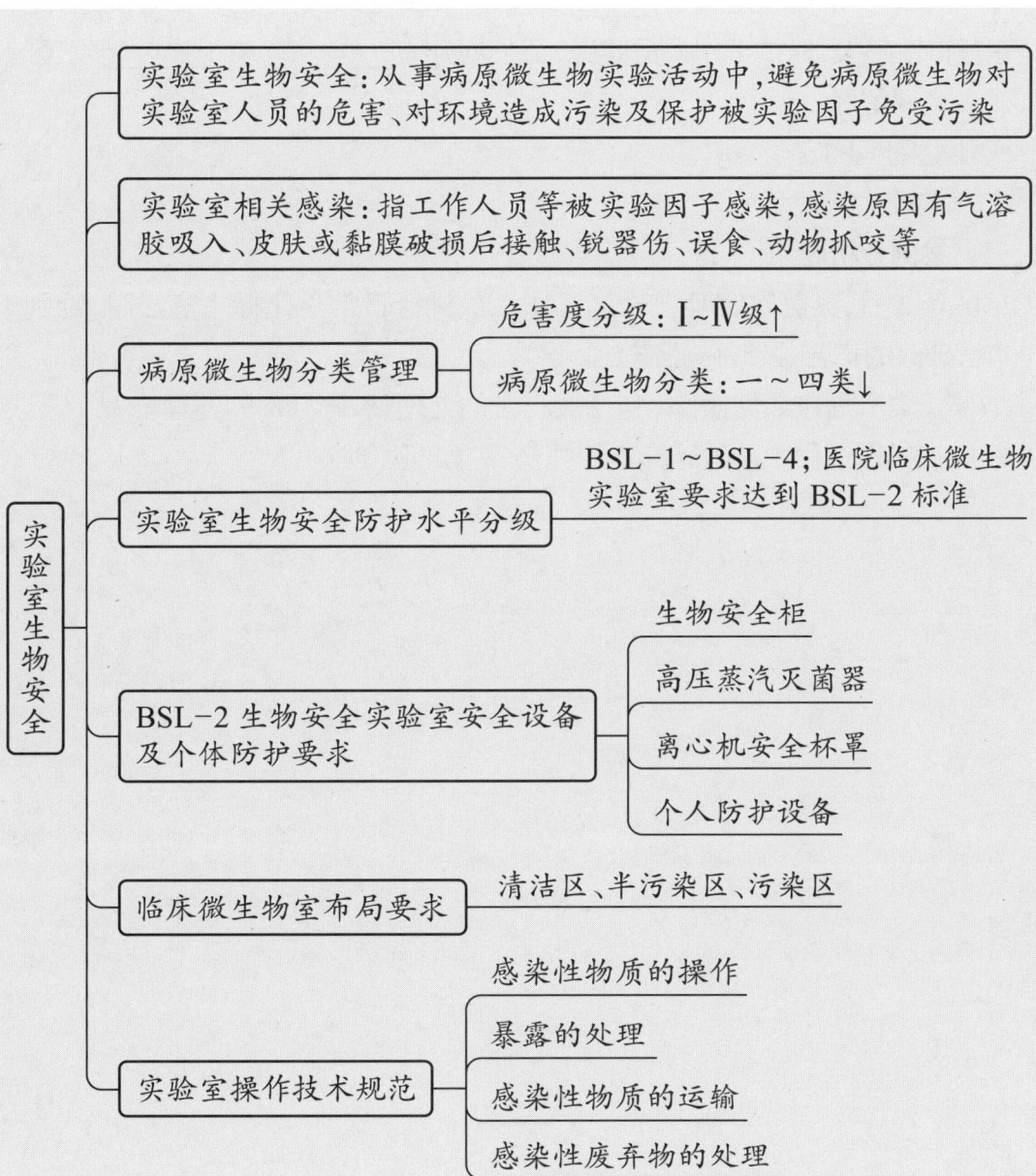

一、填空题

1. 实验室相关感染发生的主要原因有____、____、____、误食、动物抓咬等,其中____是尤其需要重视的感染因素。

2. BSL-2实验室生物安全设备主要有____、____、____、____等。生物安全设备最主要的防护屏障是_____。

3. 实验室的生物安全水平分级防护水平最高的是____。二级以上级别的医院临床微生物实验室的防护设施一般要求达到____标准。

4. 临床微生物实验室属于_____实验室,布局必须符合生物安全规定,能有效预防实验室获得性感染,保护工作人员健康,至少划分为_____、_____、_____三区。

二、名词解释

1. 实验室生物安全

2. 气溶胶

三、案例分析题

2016年5月,某医院实验室一名工作人员进行日常生化标本离心时,听到离心机中有样本管破碎的声音,及时停止离心。

1. 停止离心后应如何操作(包括离心机的处理、破碎标本的处理等)?

2. 如在操作过程中被破碎样本管扎伤,应如何处理?

第五章 | 细菌检验基本技术

05 章 数字资源

学习目标

知识目标：

1. 掌握：临床标本的采集、送检及处理原则；细菌基本形态与结构及其意义；革兰氏染色与抗酸染色法的原理、方法与结果判断；细菌生长繁殖的条件、方式与规律；细菌接种与培养方法、细菌在培养基中的生长现象；细菌鉴定常用生化反应的原理、方法及应用；K-B法药敏试验的原理、方法及应用。
2. 熟悉：L型细菌的主要生物学特征；细菌培养常用的培养基及器材；细菌免疫学鉴定和药敏鉴定试验的方法。
3. 了解：常见细菌变异现象；细菌主要合成代谢产物及医学意义；细菌不染色标本检查的方法和用途。

能力目标：

1. 会正确采集、处理常见临床微生物检验标本。
2. 会操作并运用细菌检验的基本技术鉴定细菌。

素养目标：

1. 具有良好的医患沟通能力、团队协作、责任担当及严谨细致的职业素养。
2. 具有生物安全防护意识、劳动意识及吃苦耐劳的精神。

第一节 标本的采集与处理

对临床感染性疾病进行病原检查,须通过采集患者的标本,运用系统的检验方法,及时、快速、准确地对临床标本作出病原学诊断及抗菌药物敏感性试验,为感染性疾病的诊断、治疗和预防提供科学依据。标本质量的好坏直接影响检验结果的正误,不当的标本可导致假阴性、假阳性结果的出现,因此在标本采集、送检、保存等各个环节都要规范操作,严格控制,以确保检验结果准确可靠。

案例导学

患者,女,42岁,因骤然高热(>39℃)来院就诊。伴头痛、头晕、恶心、呕吐、心率加快、脉搏细速、呼吸急促、意识障碍等临床症状。血常规:白细胞20×10^9/L,中性粒细胞89%,淋巴细胞11%;尿常规与粪便常规均未发现异常。临床医生初步怀疑患者为败血症。

请思考:

1. 应采集何种标本进行微生物学检验? 如何正确采集该标本?

2. 采集标本前应与患者和临床医生如何沟通?

3. 为避免标本污染或自身感染在采集与处理标本过程中应当如何防护?

4. 对于采集的标本应做哪些基本的微生物学检验? 在实践检验的劳动中应具备哪些职业素养?

一、血液、骨髓标本的采集

正常人的血液及骨髓中是无菌的,当细菌侵入血液或骨髓时就会引起菌血症、败血症、脓毒血症。血液标本的细菌检查是诊断菌血症的基本而重要的方法,若从患者血液中检出细菌,一般视为病原体。血液感染病死率较高,危害严重。急需微生物检验工作者正确地进行血液标本的采集与检查,及时准确地报告结果,以满足临床医生诊断与治疗的需要。

(一)采集指征

患者出现以下一种或几种临床表现时,可成为血培养的重要指征:①发热(≥38℃)或低温(≤36℃),以间歇弛张型多见,革兰氏阴性杆菌(如大肠埃希菌)引起的感染可见双峰热;②寒战;③白细胞增多(>10.0×10^9/L,特别是有"核左移"时);④粒细胞减少(<1.0×10^9/L);⑤血小板减少;⑥皮肤、黏膜出血等。如链球菌感染的猩红热、伤寒沙门

菌感染的玫瑰疹、立克次体感染的斑丘疹等。另外,昏迷、血压下降、呼吸加快及关节疼痛、肝脾肿大等也应采集血液标本。

对新生儿可疑菌血症,不仅应做血培养,还应同时做尿液和脑脊液培养。老年菌血症患者可能不发热或体温不降低,如伴有身体不适、心肌痛或卒中,可能是感染性心内膜炎的重要指征,亦应进行血培养检测。

(二)采集时间和频度

1. 只要怀疑血液细菌感染,应立即采集,尽可能在抗菌药物治疗前,于发热初期或寒战时进行采集。已使用抗菌药物而又不能中止使用的患者,选择在下次用药前采集,并选用能中和或吸附抗菌药物的培养基。

2. 对间歇性寒战或发热的患者,细菌通常在寒战或发热前 1h 入血,故应在寒战或体温高峰到来之前 0.5~1h 采集。超过发热峰值后,病原体会逐渐被机体免疫系统清除,从而降低检出率。

特殊感染患者血培养标本采集要求如下:

(1)可疑急性发热性菌血症、败血症患者,应在使用抗菌药物之前,在 24h 内从不同部位采集 2~3 份(一次静脉采血注入多个培养瓶中应视为单份血培养)血液标本培养。

(2)可疑细菌性心内膜炎患者,在 1~2h 内,自 3 个部位采集 3 份血标本培养,如果 24h 后阴性,再采集 2 份血标本培养。

(3)不明原因发热患者,先采集 2~3 份血标本,每次采血最少间隔 3h,24~36h 后,估计体温升高之前,再采集 2 份血标本进行培养。

(4)可疑菌血症但血培养持续阴性时,应改变血培养方法,以获得罕见或苛养的微生物。

(5)入院前 2 周内接受抗生素治疗的患者,连续 3d,每天采集 2 份血标本进行血培养。

(三)采集部位

通常采血部位为肘静脉,"双瓶(需氧瓶、厌氧瓶)双侧(左右两侧)"采血培养。婴幼儿可从颈动脉采血。疑似细菌性心内膜炎时,以肘动脉或股动脉采血为宜。疑为细菌性骨髓炎或伤寒患者,在病灶处或髂前(后)上棘处严格消毒后抽取骨髓注入培养瓶内做增菌培养。

(四)采集方法

1. 消毒

(1)血培养瓶消毒:用 75% 乙醇消毒血培养瓶盖待其干燥。

(2)皮肤消毒:以静脉穿刺点为中心,从穿刺点向外画圈消毒,至消毒区域直径达 3cm 以上。先用 75% 乙醇擦拭静脉穿刺部位 30s 以上,再用 2.5%~3% 碘酊作用 30s 或 10% 碘伏 1~2min,而后用 75% 乙醇脱碘,待乙醇挥发干燥后采血。消毒后的采血部位严禁用手触摸,对碘过敏的患者,用 75% 乙醇消毒 1min,待干燥后采血。

2. 采集　以无菌操作方法抽取血液后,直接分别注入已消毒的硫酸镁葡萄糖肉汤(需氧培养)和硫乙醇酸钠肉汤(厌氧培养)培养瓶中,轻轻颠倒混匀,以防血液凝固。应先将标本接种到厌氧瓶中,再注入需氧瓶,严禁将空气注入厌氧瓶中。疑为沙门菌引起的肠热症可注入胆汁葡萄糖肉汤。

(五)采集量

采血量一般以血液与增菌培养液的体积比例为 1∶5~1∶10 为宜,以稀释血液中的抗生素、抗体等杀菌物质。通常情况下,成人 8~10ml/ 瓶,儿童 1~5ml/ 瓶,婴儿 1~2ml/ 瓶。骨髓标本一般采集 1~2ml,立即注入增菌培养液内并轻轻摇匀。

若患者已用过抗菌药物,增菌液中要加入一定量的拮抗剂,以利于细菌生长,提高阳性检出率。目前常用的拮抗剂有 4 种:①硫酸镁,拮抗多种抗生素;②青霉素酶,拮抗青霉素;③对氨基苯甲酸,拮抗磺胺类药;④聚茴香脑磺酸钠(SPS),拮抗氨基糖苷类及多黏菌素类抗生素。

(六)标本的运送与保存

血液或骨髓标本采集后应立即注入已消毒的血培养瓶中送检,1h 内运送至细菌室放入培养箱。如不能立即送检,宜室温保存,不得超过 2h。血培养瓶在接种前、接种后均不得冷藏或冷冻,否则会导致某些病原微生物在低温下死亡。

无血培养瓶送检的血液,宜用 0.25~0.5g/L 聚茴香脑磺酸钠(SPS)抗凝剂抗凝送检,不得使用 EDTA 或枸橼酸钠抗凝。

(七)血液标本的验收

1. 检查培养瓶数量是否合适,一般不同部位 2~3 瓶,并检查是否有渗漏、破裂或明显污染。

2. 检查瓶子上的标签与申请单是否相符。

3. 检查血液标本是否适量,血液是否凝固。

对于不合格血培养标本应注明原因退回,并立即与临床医师联系,要求重新留取标本,并做记录。

二、脓液、痰液标本的采集

(一)脓液标本的采集

化脓性感染的病原体可来自病灶周围的正常菌群,也可来自体外环境。脓液标本的微生物学检验能快速确定病原体的种类和药敏情况,为临床治疗提供有效的保障。

1. 采集指征　局部组织或器官有化脓性感染表现,应进行细菌培养。

2. 采集时间　应该在患者使用抗菌药物之前采集标本。已经使用抗菌药物者,停药 1~2d 后采集的标本,才可能避免残余抗菌药物对检验结果的影响。

3. 采集方法

（1）开放性脓肿与脓性分泌物：先以无菌盐水冲洗病灶表面，用2支无菌棉拭子采取溃疡深处或边缘部的分泌物，置无菌试管内送检。2支棉拭子分别用于细菌培养和涂片染色。在化脓组织与正常组织交界处的脓汁含活菌较多，采集此处标本可提高阳性率。开放病灶仅需做需氧培养。

（2）封闭性脓肿：采集时，先用75%乙醇消毒局部皮肤或黏膜表面后，用注射器抽取，将脓液注入无菌小瓶内送检。疑为厌氧菌感染时，应于床边接种或将针头刺入无菌橡皮塞（隔绝空气）内送检，也可以直接置厌氧运送培养基内送检。

（3）大面积烧伤的创面分泌物：出现新鲜渗出物后，用无菌棉拭子用力采集，置无菌试管内（标明采集部位）送检。

（4）男、女尿道、生殖道分泌物：通常由专科医师取材送检。

4. 标本的运送与保存

（1）采集后的标本应在室温2h内送检，若不能及时送检，可置于4℃冰箱保存，但保存时间不能超过24h。

（2）厌氧培养标本，最好采集完毕后做"床边接种"，也可置于厌氧运送培养基内室温下保存，但保存时间不能超过24h，切不可置冰箱存放。

（3）采集疑似对低温敏感的细菌（如淋病奈瑟菌、脑膜炎奈瑟菌）感染的标本，立即接种于35℃预温的培养基中，或将标本35℃保温运送至实验室。

5. 标本验收

（1）容器、标签检查：检查容器是否符合要求及标签信息是否完整。

（2）标本量：标本需适量，足够涂片和接种培养。

（3）标本采集时间：采集时间超过允许最长保存时间者应拒收。

（4）涂片染色镜检：发现较多上皮细胞，提示标本已被污染，不适合再做培养。

（二）痰液标本的采集

痰液是气管、支气管和肺泡所产生的分泌物。人类上呼吸道有正常菌群定居，而下呼吸道尤其在肺泡中正常情况下几乎是无菌的。正常人无痰或仅有少量泡沫样痰或黏液痰。患气管支气管炎、肺炎、肺脓肿和肺水肿等呼吸系统疾病时，痰量可增多，痰液可呈脓性改变。及时准确地采集合格痰液标本、检出其中的病原体对呼吸道感染性疾病的诊断和治疗具有重要意义。

1. 采集指征　①咳嗽、咳痰：咳出的是脓性痰或铁锈色痰；②咯血：鲜血和痰中带血等；③呼吸困难：呼吸急促或哮喘，常伴有胸痛；④发热：伴白细胞增高，尤其是中性粒细胞增高、C反应蛋白（CRP）或降钙素原（PCT）明显增高；⑤胸部影像学检查：有感染表现。

2. 采集时间　最好在应用抗菌药物之前采集，一般以晨痰第二口痰液为好；支气管扩张症患者清晨起床后进行体位引流，可采集大量痰标本；普通细菌性肺炎，痰液标本送检每天 1 次,连续 2~3d;怀疑分枝杆菌感染者,应连续收集 3d 清晨痰液送检或收集 24h 痰液送检。

3. 采集方法

(1)自然咳痰法:以晨痰最佳。用清水漱口数次或用牙刷清洁口腔,再用力咳出气管深部痰液,吐入无菌带盖、干燥不吸水的容器中,痰液量≥1ml,立即送检。如果痰少或无痰,可用雾化吸入加温 45℃ 左右的 10%NaCl 液,使痰液易于排出。

(2)小儿取痰法:用弯压舌板向后压舌,将无菌棉拭子深入咽部,小儿受到刺激咳嗽时,可咳出肺部或气管分泌物,以棉拭子旋转蘸取。对咳痰少的幼儿,可轻压胸骨上部的气管,使其咳嗽,促进痰液的排出。将痰液收集于无菌容器内送检。

(3)特殊器械采集法:支气管镜采集法、支气管肺泡灌洗法等,均由临床医生按相应操作规程采集,放无菌容器内送检。

4. 标本的运送和保存

(1)痰液标本采集后应立即送检,室温保存不能超过 2h,选用运送培养基运送和保存标本,也不应超过 48h,因有些细菌(如肺炎链球菌、流感嗜血杆菌)很容易自溶或死亡,而影响培养结果。同时混入的口咽部非致病菌过度生长,也使检出率明显下降。

(2)不能立即送检的,则应置于冰箱中 4℃ 保存,不能超过 24h。

(3)采集疑似烈性呼吸道传染病(如肺炭疽、肺鼠疫)患者的标本,须加强生物安全防护。

5. 标本验收　检查容器是否为无菌、密闭、无渗漏及标签信息外,检查标本是否足量、合格。

(1)合格标本:肉眼观察呈黄色、灰色、铁锈色、浑浊、稠厚、混有团块或血性的标本为合格标本;固定染色后普通显微镜观察,或以相差显微镜直接观察湿片,痰标本中含白细胞、脓细胞和支气管柱状上皮细胞较多,来自颊黏膜的扁平鳞状上皮细胞较少。以白细胞 >25/ 低倍镜视野,而鳞状上皮细胞 <10/ 低倍镜视野,或鳞状上皮细胞和白细胞比例小于 1:2.5,为合格标本。

(2)不合格标本:肉眼观察痰标本呈水样或唾液样、无色透明、有灰白片状物或黑色小点、明显混有食物渣滓、灰尘颗粒;显微镜观察痰涂片,白细胞 <10/ 低倍镜视野,鳞状上皮细胞 >25/ 低倍镜视野。

三、尿液、粪便标本的采集

(一)尿液标本的采集

1. 采集指征　有下列情况之一者,应进行尿培养。①有典型的尿路感染症状;②肉眼脓尿或血尿;③尿常规检查表现为白细胞或亚硝酸盐阳性;④不明原因的发热,无其他局部症状;⑤留置导尿管的患者出现发热;⑥膀胱排空功能受损;⑦泌尿系统疾病手术前。

2. 采集时间　应尽量在未使用抗生素之前采集,注意避免消毒剂污染标本,采集晨尿标本,保证尿液在膀胱内停留 4h 以上。

3. 采集方法

（1）中段尿采集法:患者睡前少饮水,清晨用肥皂水清洗尿道口及周围皮肤,再用清水冲洗,收集中段尿 10~20ml 于专用的无菌容器中,加盖后立即送检。疑为尿道炎时,应收集最初 3~4ml 尿液送检。该方法是留取尿液标本最常用的方法。

正常中段尿含菌量≤10^3CFU/ml。革兰氏阴性杆菌 >10^5CFU/ml 或革兰氏阳性球菌 >10^4CFU/ml,考虑尿路感染的可能。

（2）膀胱穿刺法:主要用于厌氧菌培养。将耻骨联合上皮肤消毒后,以无菌注射器做膀胱穿刺采集尿液后 10~20ml 后,排出注射器内的空气,立即将针头插入无菌橡皮塞内隔绝空气送检。该法是评估膀胱内细菌感染的"金标准"。

（3）肾盂尿采集法:用于确定尿菌是否源自肾盂或输尿管,标本由临床医师采集。

（4）集尿法:将 24h 尿液留置于洁净容器内,取沉淀部分送检。主要用于结核分枝杆菌检查。

（5）导尿法:是较好的无菌采集尿液的方法,用 0.25% 碘伏等消毒剂消毒尿道口局部,用导尿管收集中段尿液 10~20ml 立即送检。也是反映膀胱感染情况的方法,但应注意此法容易引起逆行性感染。

4. 标本的运送和保存　尿液是细菌生长的良好环境,采集后应立即置于无菌带盖容器中送检,及时接种,室温下保存时间不能超过 2h,4℃ 冷藏时间不能超过 8h,放置时间过长会导致感染菌和杂菌过度生长,影响诊断的准确性。疑为淋病奈瑟菌感染患者的尿液标本不能冷藏保存。

当同一份尿液标本中同时检出三种或三种以上细菌时,标本污染的可能性大,需重新留取标本检查。

（二）粪便标本的采集

1. 采集指征　对粪便或直肠拭子（但必须有可见的粪便标本）进行细菌学检查的目的主要是确定感染性腹泻和食物中毒的病原体。当患者出现腹泻并伴随下列临床表现时应进行粪便的细菌学检查:

（1）排便次数≥3 次 /d,粪便性状异常（稀便、水样便、黏液脓血便等）。

（2）排便时有腹痛、里急后重、肛门灼痛等症状。

（3）发热、恶心、呕吐及全身不适等症状。

2. 采集时间　应尽可能在发病急性期和抗生素治疗前进行采集,以提高致病菌的检出率。一般每天采集 1 份标本,连续 3d,共采集 3 份标本。如怀疑是沙门菌感染引起的肠热症时,可于发病 2 周后采集粪便标本。

3. 采集方法

（1）自然排便法:自然排便后,挑取带有黏液、脓血部分的粪便（2~3g）,液状粪便取其絮状物 2~3ml，置无菌容器或保存液或增菌培养基中送检。如不能及时送检，应按 1：10 的比例与磷酸盐甘油缓冲液（pH7.0）充分混合后保存。注意粪便标本不能被尿液、钡餐和卫生纸污染。

（2）直肠拭子法：无粪便或排便困难者、幼儿，采用直肠或肛拭子采集。用盐水浸湿的拭子插入肛门约 4~5cm（儿童约 2~3cm）处轻轻转动，擦取直肠表面的黏液后取出，置于卡－布（Cary-Blair）运送培养基或磷酸盐甘油缓冲液（pH7.0）中送检。直肠或肛拭子标本须先增菌 2~6h 后转种，粪便标本直接接种 SS、麦康凯等选择培养基上。

4. 标本的运送和保存　粪便标本应立即送检，不能超过 2h。若不能立即送检，应放入卡－布运送培养基中运送和保存，但不能超过 72h。采用磷酸盐甘油缓冲液保存的标本不应超过 24h。疑似霍乱弧菌感染标本，按高致病性微生物运送要求，应用碱性蛋白胨水运送保存。疑似被艰难芽孢梭菌感染的标本，应放入厌氧运送系统中送检，4℃ 保存不超过 24h。

5. 标本的验收　检查申请单信息、标本采集信息、标本容器等。出现以下情况应拒绝接受标本，并及时与临床医师联系，说明原因，要求重新留取标本送检。①粪便标本放置时间超过 2h；②成形粪便或粪便标本混有尿液；③粪便标本量过少、干涸或保存不当；④直肠拭子未置于运送培养基中。

四、脑脊液标本的采集

正常人体脑脊液是无菌和无色透明的，当病原体通过血－脑屏障侵入中枢神经系统时可引起感染，如化脓性脑膜炎、结核性脑膜炎等。因此，除非脑脊液受到污染，任何细菌的检出均代表感染。通过对脑脊液标本的微生物学检验，能及时准确地找出病原体，为临床诊断和治疗提供依据。

（一）采集指征

1. 发热等全身性感染症状。
2. 头痛、喷射状呕吐、颈项强直的脑膜刺激症状。小儿前囟饱满等颅内压升高症状。
3. 神经麻痹症等。

一般由结核分枝杆菌、隐球菌、病毒等引起的非化脓性脑膜炎起病缓慢、症状较轻，而由结核分枝杆菌以外的细菌引起的化脓性脑膜炎大多起病急骤、症状明显、病死率较高。一岁以下的婴幼儿临床症状不明显，仅有发热或体温过低、抽搐或伴有呕吐。

（二）采集部位

脑脊液标本的采集主要由临床医生操作，一般采用腰椎穿刺法，特殊情况下可采用小脑延髓池或脑室穿刺术。

（三）采集量

严格无菌操作采集脑脊液 3~5ml，置于 3 个无菌试管中，每管 1~2ml。第一管用于化学和免疫学检查（如蛋白质、葡萄糖等），第二管用于微生物学检查，第三管用于细胞计数和分类计数。

（四）标本的运送和保存

标本采集后应在 15min 内送检，最迟不能超过 1h。若培养脑膜炎奈瑟菌、肺炎链球菌、流感嗜血杆菌等苛养菌时，因易产生自溶酶及对寒冷和干燥敏感，应将标本置于 35℃ 条件下保温、保湿、立即送检，不可置于冰箱保存，以免影响细菌的检出率。

（五）标本的验收

1. 检查容器是否破裂、渗漏或有明显污染，标签信息与申请单是否相符。

2. 标本量是否足够，如果用于细菌检查，标本量不少于 1ml，若用于真菌和分枝杆菌检查，标本量不少于 2ml。

3. 是否延迟送检或环境温度低时是否采取保温措施。

第二节　细菌形态学检验

细菌形态学检查是细菌检验技术中最基本的方法，利用显微镜对细菌的大小、形态、排列、结构和染色性等特点进行观察分析，可对细菌进行初步识别和分类，为进一步做培养和鉴定提供依据。有时通过形态学检查即可得到初步诊断，如痰液中的抗酸杆菌、脑脊液中的脑膜炎奈瑟菌等，为临床早期诊断和治疗提供依据。细菌形态学检查方法主要包括染色标本和不染色标本的检查。

一、显微镜的使用及细菌形态与结构检查

器材准备：普通光学显微镜、细菌染色标本片（葡萄球菌、链球菌、脑膜炎奈瑟菌或淋病奈瑟菌、大肠埃希菌、炭疽杆菌、霍乱弧菌或水弧菌、肺炎链球菌（荚膜）、破伤风芽孢梭菌（芽孢）、伤寒沙门菌（鞭毛）、香柏油、擦镜纸、二甲苯等。

（一）显微镜油镜的使用

1. 使用方法

（1）采光：将显微镜平放于实验台上，低倍物镜对准聚光器，眼睛移至目镜，通过升降聚光器、缩放光圈获得适宜亮度。当用低倍镜或高倍镜检查未染色标本时，应适当缩小光圈，下降集光器，使光度减弱；当用油镜检查染色标本时，光线宜强，可将集光器上升到最高位置，把光圈完全打开。

（2）固定标本片：将载玻片标本置于载物台上，用标本夹固定，移动推进器并将欲检查的标本部分移至物镜正下方。

（3）低倍镜观察：先用低倍镜找到标本的位置，并移至视野中心。

（4）滴油：在载玻片上滴加 1 滴香柏油，旋转物镜回旋器，使油镜镜头对准标本，并将聚光器升高，光圈放大。眼睛从侧面观察油镜镜头，并慢慢转动粗调螺旋使镜头下降并

浸于香柏油中,当镜头几乎接触玻片时停止转动。

（5）调焦:注视目镜,一边观察视野,一边慢慢转动粗调螺旋,使镜头缓缓上升(或载物台缓慢下降)直至视野中看到模糊物像时,再换用微调螺旋,缓缓旋动直至出现清晰物像,选择涂片分布均匀的视野观察结果。若调节过程中镜头离开香柏油,则重复上述操作,并注意不要压碎玻片,损伤镜头。

（6）清理:观察结束后,将镜筒升高,从载物台上取下标本玻片,按三步法擦拭镜头:先用干净擦镜纸拭去镜头上的镜油,再用擦镜纸蘸少许二甲苯拭去镜头上残油,最后用干净擦镜纸拭去残留的二甲苯。

2. 油镜的维护　①搬动显微镜时,应一手稳托镜座,一手紧握镜臂,将显微镜平放于实验台上,轻拿轻放,以防显微镜碰撞或摔坏;②显微镜的镜头应保持清洁,勿使油污或灰尘附着。当镜头不干净时,用擦镜纸轻轻擦拭,若有油污,则将擦镜纸蘸少许二甲苯擦拭镜头;③使用完显微镜后,应将物镜转成"八"字形,即物镜不与载物台垂直,同时下降聚光器,避免物镜与聚光器碰撞。关闭电源、套上镜罩或放入镜箱内防尘;④不能随意拆卸显微镜的任何部件,以防损坏;⑤平时放置显微镜时,应注意保持通风、干燥、防晒、防霉,避免与有腐蚀性的物品接触。

（二）细菌的大小与形态

1. 细菌大小　细菌个体微小,通常以微米(μm)作为测量单位(1μm=1/1 000mm)。需用显微镜油镜放大1 000倍左右才能看到。不同种类的细菌大小不一,同种细菌也可因菌龄或环境因素的变化出现差异。一般球菌的直径约为1μm,中等大小杆菌(如大肠埃希菌)长2~3μm,宽0.5~0.7μm,大杆菌(如炭疽杆菌)长3~10μm,宽1.0~1.5μm,小杆菌(如布鲁氏菌)长0.6~1.5μm,宽0.5~0.7μm。

2. 细菌形态　细菌的基本形态有三种:球菌、杆菌和螺形菌(图5-1)。

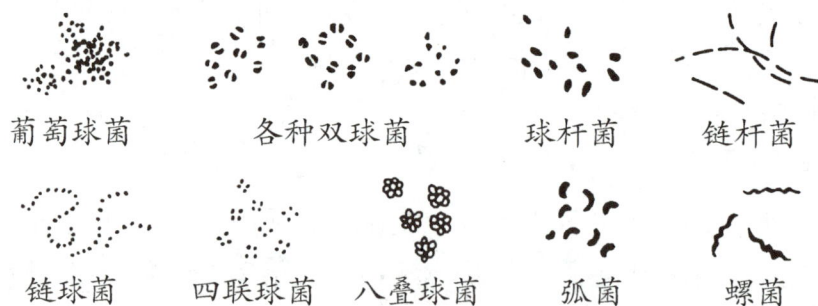

葡萄球菌　　各种双球菌　　球杆菌　　链杆菌

链球菌　　四联球菌　　八叠球菌　　弧菌　　螺菌

图5-1　细菌的基本形态

（1）球菌:菌体一般呈球形,某些近似肾形、矛头状或半球形。按球菌繁殖时分裂平面和分裂后菌体排列方式的不同可分为:①双球菌;②链球菌;③葡萄球菌;④四联球菌和八叠球菌。

（2）杆菌:菌体多数呈直杆状。各种杆菌的长短、粗细及排列差别很大。①球杆菌:菌体短小,两端钝圆,近似椭圆形;②棒状杆菌:菌体末端膨大呈棒状,如白喉棒状杆菌;

③单杆菌；④双杆菌；⑤链杆菌；⑥分枝杆菌。

（3）螺形菌

1）弧菌：菌体只有一个弯曲，呈弧状或逗点状，如霍乱弧菌。

2）螺菌：菌体有数个弯曲，呈S形或海鸥展翅状，如幽门螺杆菌。

细菌在适宜条件下生长8~18h时形态较为典型，幼龄与衰老的菌体或环境中含有不利于细菌生长的因素（如抗菌药物、抗体、过高盐分等）时，细菌的形态常会出现如梨形、丝状等不规则形态变化，有时难以鉴别。所以在观察细菌的形态特征时，应留意菌体因自身或环境因素等所引起的变化。

（三）细菌的基本结构

细菌的结构分为基本结构和特殊结构两部分。基本结构是所有细菌都具有的结构，由外向内依次为细胞壁、细胞膜、细胞质和核质（图5-2）。

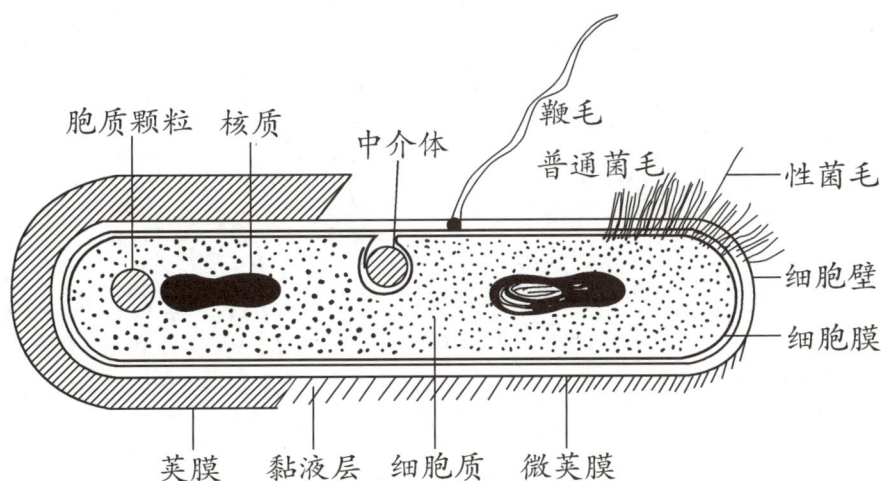

图 5-2　细菌结构模式图

1. 细胞壁　位于细菌细胞最外层，紧贴于细胞膜之外，是一种无色透明、坚韧而富有弹性的结构。一般于光学显微镜下不易看到；用电子显微镜可直接观察，或先经高渗溶液处理，使胞质膜与细胞壁分离后再经特殊染色后，光学显微镜下可见。

（1）化学组成与结构

1）革兰氏阳性菌（G$^+$菌）细胞壁：由肽聚糖和磷壁酸组成。①肽聚糖（黏肽）：是G$^+$菌细胞壁的主要组分，也是原核细胞所特有的成分。G$^+$菌的肽聚糖由聚糖骨架、四肽侧链和五肽交联桥三部分构成三维框架结构（图5-3A）。聚糖骨架是由N-乙酰葡萄糖胺、N-乙酰胞壁酸交替间隔排列，经β-1,4糖苷键连接而成。四肽侧链由L-丙氨酸、D-谷氨酸、L-赖氨酸、D-丙氨酸四种氨基酸组成，连接在聚糖骨架的胞壁酸上。五肽交联桥由5个甘氨酸组成，起连接相邻聚糖骨架上的四肽侧链的作用。②磷壁酸：为G$^+$菌细胞壁特有的成分。磷壁酸穿插于肽聚糖层之中，按其结合部位不同分为壁磷壁酸和膜磷壁酸，两种磷壁酸分子长链一端游离于细胞壁外。壁磷壁酸另一端与细胞壁的肽聚糖连接,是 G$^+$ 菌重要的表面抗原,可用于细菌的血清学分型;膜磷壁酸另一端与细胞膜外层的糖脂连接,是黏附因子,与细菌的致病性有关(图5-4A)。

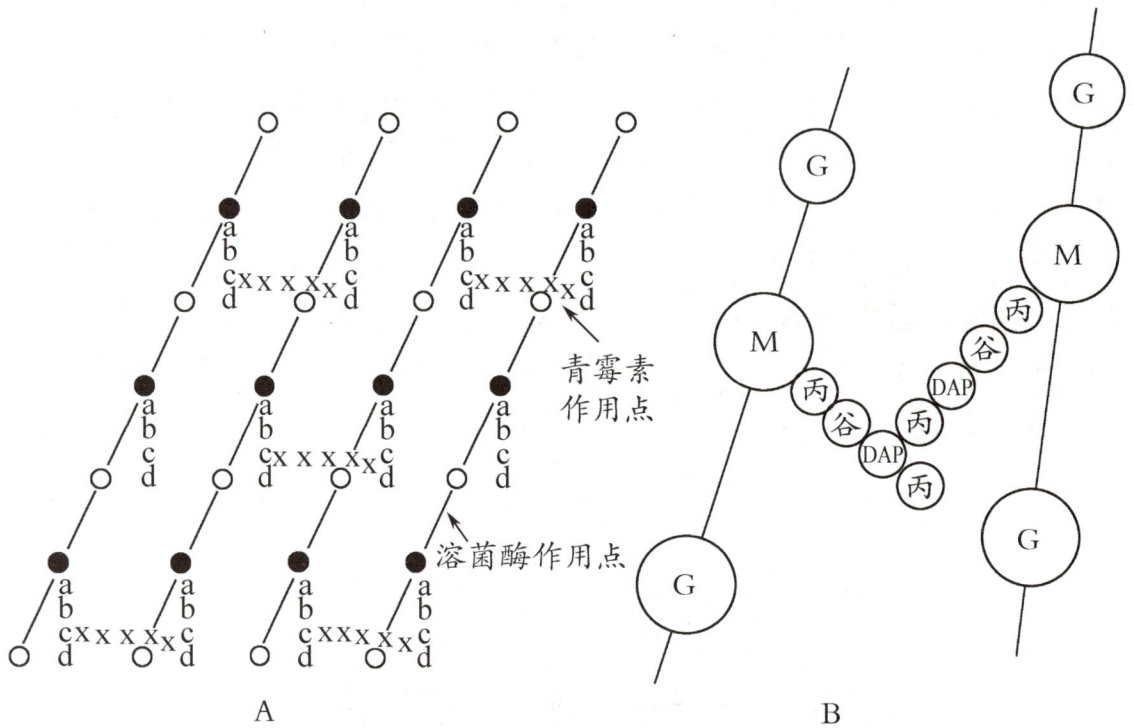

●: N-乙酰胞壁酸;○: N-乙酰葡萄糖胺;
a: L-丙氨酸;b: D-谷氨酸;c: L-赖氨酸;
d: D-丙氨酸;x: 甘氨酸;
——: β-1,4糖苷键。

DAP: 二氨基庚二酸;
M: N-乙酰胞壁酸;
G: N-乙酰葡萄糖胺。

图5-3　细菌细胞壁肽聚糖结构模式图
A. 金黄色葡萄球菌(G$^+$菌);B. 大肠埃希菌(G$^-$菌)。

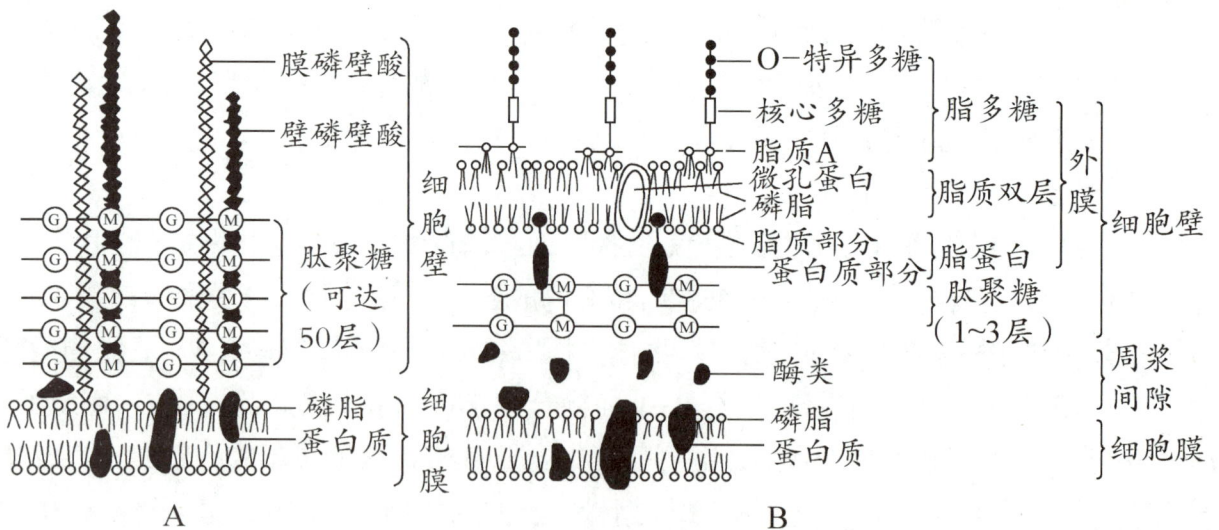

图5-4　两类细菌细胞壁结构模式图
A. 革兰氏阳性菌;B. 革兰氏阴性菌。

2）革兰氏阴性菌（G⁻菌）细胞壁：由肽聚糖和外膜组成。①肽聚糖：由聚糖骨架、四肽侧链两部分组成。其中四肽侧链的第三位氨基酸为二氨基庚二酸（DAP），DAP与相邻四肽侧链末端的 D- 丙氨酸直接连接，形成二维平面网状结构（图5-3B）；②外膜：为 G⁻ 菌细胞壁特有的成分。位于细胞壁肽聚糖的外侧，由内向外包括脂蛋白、脂质双层和脂多糖三部分，其中脂多糖由脂质A、核心多糖、特异多糖三部分组成，为 G⁻ 菌的内毒素。①脂质A：为内毒素的毒性部分，无种属特异性；②核心多糖：具有属的特异性，同一属细菌的核心多糖相同；③特异多糖：位于脂多糖最外层，是 G⁻ 菌的菌体抗原（O抗原），具有种的特异性（图5-4B），可用于细菌的血清学分型。

G⁺菌和G⁻菌的细胞壁结构有着显著的不同（表5-1），导致这两类细菌在染色性、免疫性、毒性和对药物的敏感性等方面均有很大的差异。如 G⁺ 菌对溶菌酶、青霉素和头孢菌素敏感，但 G⁻ 菌却不敏感。主要原因是细菌在细胞壁合成的过程中，青霉素能抑制四肽侧链和五肽交联桥的连接，溶菌酶能破坏肽聚糖中的 N- 乙酰葡萄糖胺和 N- 乙酰胞壁酸间的 β-1,4 糖苷键，因而 G⁺ 菌对青霉素和溶菌酶敏感。G⁻ 菌细胞壁肽聚糖由于缺乏五肽交联桥，故其对青霉素和头孢菌素不敏感；由于其外膜的屏障保护作用，导致溶菌酶不能作用于聚糖骨架，使其对溶菌酶也不敏感。

表5-1　革兰氏阳性菌和革兰氏阴性菌的细胞壁及特性比较

细胞壁与特性	革兰氏阳性菌	革兰氏阴性菌
厚度	厚，20~80nm	薄，10~15nm
坚韧度	强	弱
肽聚糖组成	聚糖骨架、四肽侧链、五肽交联桥	聚糖骨架、四肽侧链
肽聚糖层数	多，可达50层	少，1~3层
磷壁酸	有	无
外膜	无	有
菌体抗原	壁磷壁酸	脂多糖外层的特异多糖
毒性	活菌释放外毒素	菌体裂解释放内毒素（脂多糖）
青霉素	敏感	不敏感
溶菌酶	敏感	不敏感

（2）主要功能

1）维持细菌固有形态，抵抗低渗环境：细胞壁可承受细菌细胞内各种营养物质所形成的高渗透压，细菌细胞内可达25个大气压，使其生活在低渗透压环境中也不易吸水胀破。细胞壁的坚韧性主要取决于肽聚糖。

2）物质交换作用：通过细胞壁上的微孔结构允许小分子物质自由通过，具有选择通透性和阻挡作用，与细胞膜一起共同完成细胞内外物质交换。

3）屏障作用：防止抗菌药物等有害物质渗入。

4）免疫作用：细胞壁上有多种抗原决定簇，决定着细菌的免疫原性，可诱发机体的免疫应答。可用已知抗血清检测细菌抗原，对细菌进行鉴定和分型。

5）致病作用：G^-菌细胞壁上的脂多糖是具有致病作用的内毒素；G^+菌细胞壁上的膜磷壁酸具有黏附作用，介导细菌与宿主细胞黏附；某些细菌表面的一些蛋白质（如A群链球菌的M蛋白）具有抗吞噬作用。此外，细菌的细胞壁还与细菌对药物的敏感性、静电性等特性有关。

（3）L型细菌：即细胞壁缺陷型细菌。在人工诱导（如少量青霉素、头孢菌素、溶菌酶的存在或培养时缺乏DAP）或自然状态（如紫外线）下，细菌的细胞壁缺失或丧失，成为L型细菌。G^+菌细胞壁完全缺失时，常呈多形态，称为原生质体，因菌体内渗透压高，只能在较高渗透压环境中生长。G^-菌因细胞壁含肽聚糖少，有外膜保护，且内部渗透压较G^+菌低，其细胞壁缺失时多呈圆球体，称为原生质球，可在高渗或非高渗环境中存活。

L型细菌的主要生物学特性有以下几种：

1）多形性：L型细菌因缺失细胞壁，故呈现高度的多形性，常见的有球状、杆状或丝状（图5-5A），且大多呈革兰氏阴性。

2）高渗生长性：L型细菌因缺乏细胞壁，不能耐受普通培养环境中的低渗透压而吸水胀破死亡，但在含10%~20%的人或马血清的高渗培养基中能缓慢地生长，2~7d可形成中间较厚、周围较薄的荷包蛋样细小菌落（图5-6），也可呈颗粒状或丝状菌落。

3）可返祖：将L型细菌在脱离诱导剂后继续培养仍可形成细胞壁，恢复为原来细菌的形态与特征（图5-5B）。故L型细菌只有在形态染色、生长特点及返祖试验符合上述情况时才能确定。

4）可致病：L型细菌仍有一定的致病性，可引起多种组织的间质性炎症，感染呈慢性迁延、反复发作的特点，临床上常见有尿路感染、骨髓炎、心内膜炎等，并常在应用某些抗

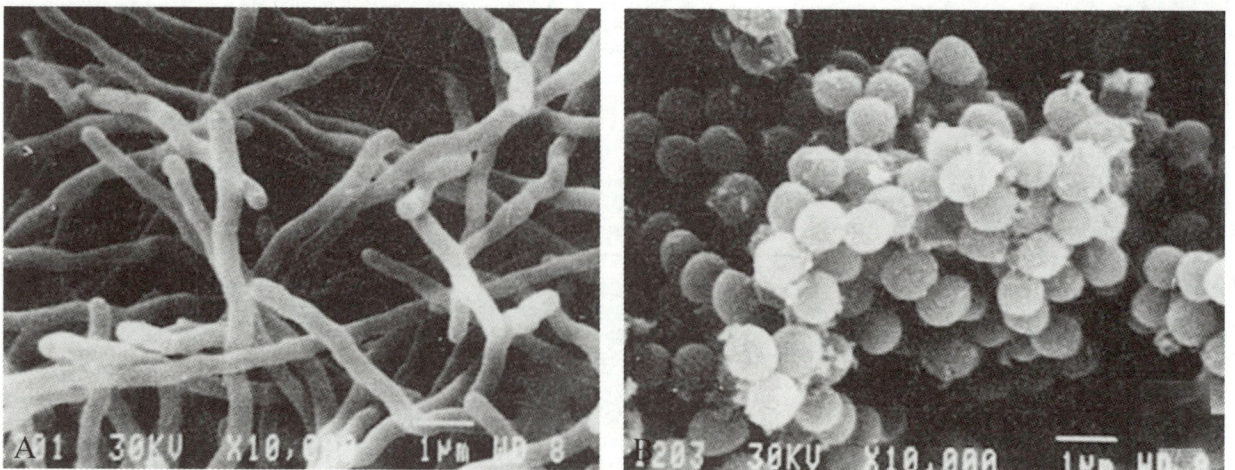

图5-5　L型葡萄球菌
A. 临床标本分离出的丝状L型细菌扫描电镜；B. 丝状L型菌落恢复后扫描电镜。

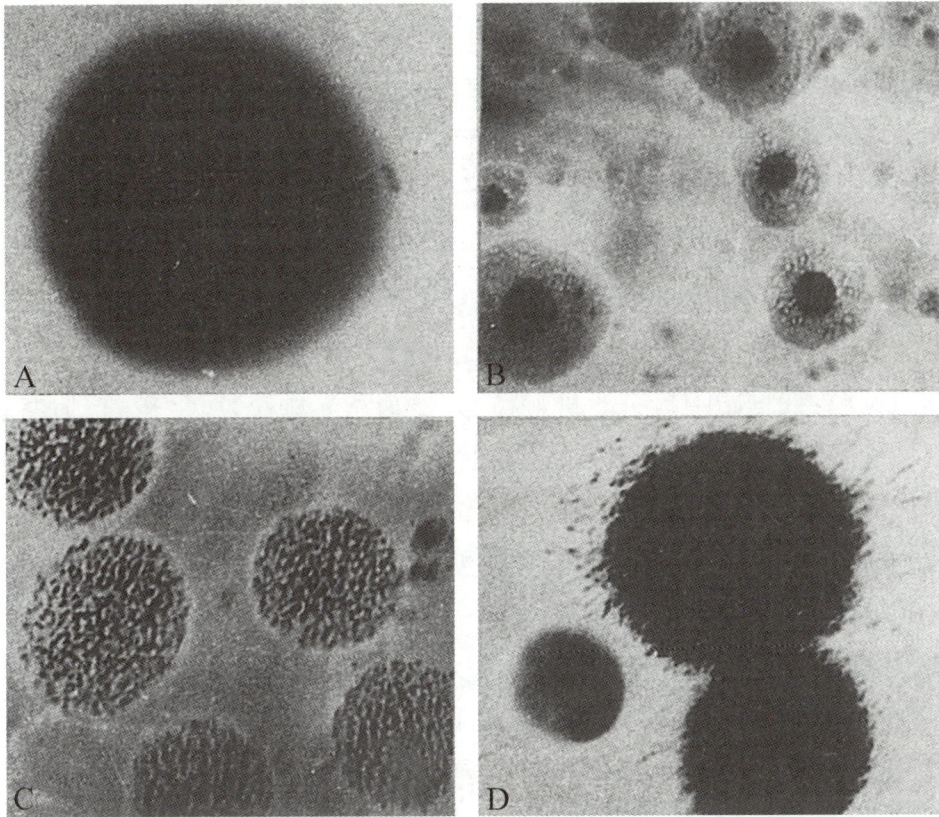

图 5-6　L 型细菌菌落
A. 原细菌型菌落；B. 荷包蛋样 L 型细菌菌落；C. 颗粒型 L 型细菌菌落；D. 丝状型 L 型细菌菌落。

菌药物治疗中发生,但常规细菌学检查结果常呈阴性。因此,当临床上遇有明显症状而标本常规细菌检验为阴性者,应考虑 L 型细菌感染的可能性。

2. 细胞膜　细胞膜位于细胞壁内侧,紧密包绕着细胞质,是一层柔软、有弹性、半渗透性的生物膜。主要组成为脂质双层,其中间镶嵌有多种蛋白质。细菌细胞膜不含胆固醇,是其与真核细胞的区别点之一。

（1）主要功能

1）物质转运作用:通过被动扩散或主动摄取的方式,选择性通透物质,以控制细胞内外物质的转运与交换。

2）呼吸作用:细胞膜上有多种呼吸酶,参与细菌的呼吸过程,与能量的产生、储存和利用有关。

3）生物合成作用:细胞膜上有多种合成酶,参与了细胞壁等的合成。

4）分泌作用:分泌胞外酶等。

（2）中介体（又称中间体）:是细胞膜向胞质内陷折叠成的囊状结构。它扩大了细胞膜的表面积,增强了细胞膜的生理功能,增加了呼吸酶的含量,可为细菌的生命活动提供大量的能量。中介体还与细菌的分裂、细胞壁的合成和芽孢的形成有关。中介体多见于革兰氏阳性菌。

3. **细胞质** 是由细胞膜包裹的无色透明的胶状物质,其成分有水、蛋白质、核酸、脂类及少量的糖和无机盐等。细胞质内含有多种酶,是细菌细胞代谢的重要场所。细胞质中还含有多种重要结构。

(1)核糖体:又称核蛋白体,由RNA和蛋白质组成,是细菌合成蛋白质的场所,数量可达数万个。细菌核糖体的沉降系数(70S,由50S和30S亚基组成)与人体核糖体的沉降系数(80S,由60S和40S亚基组成)不同,某些药物如红霉素、链霉素能与细菌的核糖体50S和30S结合,干扰其蛋白质的合成,导致细菌死亡,但对人体核糖体无作用。

(2)胞质颗粒:细胞质中含有多种颗粒,大多为营养颗粒,包含多糖、脂类、磷酸盐等。胞质颗粒不是细菌的恒定结构,一般细菌在营养丰富时胞质颗粒较多,能源缺乏时胞质颗粒减少或消失。白喉棒状杆菌细胞质中有一种颗粒,含有大量的RNA和多偏磷酸盐,嗜碱性强,经特殊染色后,着色较深,与菌体颜色不同,称为异染颗粒,位于菌体两端,又称极体,有助于白喉棒状杆菌的鉴别。

(3)质粒:是细菌染色体外的遗传物质,为环状闭合的双链DNA分子。质粒并非细菌生命活动所必需,但它携带某些遗传信息,能控制细菌某些特定的遗传性状,如F质粒(致育质粒)控制性菌毛的产生、R质粒(耐药性质粒)控制细菌某些耐药性等。质粒能独立进行复制并随细菌分裂繁殖而转移到子代细胞,也可通过转导或接合方式传递给另一个细菌。质粒结构简单,易导入细胞中,常作为基因转运载体用于基因工程。

4. **核质** 细菌属于原核细胞,无核膜和核仁等,仅有染色质(染色体),故称核质(核区或拟核)。细菌染色体是由一条闭合环状的双链DNA分子反复回旋、卷曲盘绕而成的松散的网状结构,呈球形、棒状或哑铃形。核质含有细菌全部基因,控制细菌的生命活动。

(四)细菌的特殊结构

细菌特殊结构是某些细菌才有的结构,包括鞭毛、荚膜、菌毛和芽孢等。

1. **鞭毛** 是某些细菌菌体表面附着的细长呈波状弯曲的丝状物。所有弧菌、螺菌,约半数杆菌及极少的球菌有鞭毛。

(1)观察:鞭毛纤细,直径约为12~18nm,不能直接在光学显微镜下观察,可通过以下几种方式观察:①经特殊鞭毛染色,使其增粗并着色后可在光学显微镜下看到(图5-7);②用电子显微镜直接观察鞭毛(图5-8);③运用压滴法或悬滴法通过暗视野显微镜观察细菌的运动方式,推断鞭毛的有无;④在半固体培养基中观察细菌是否有扩散生长现象,推断鞭毛的有无。

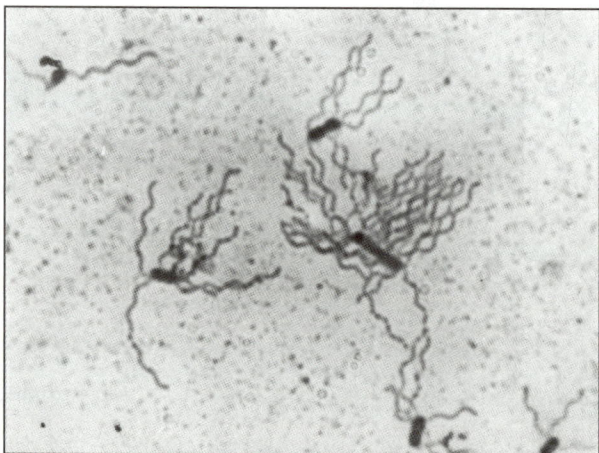

图5-7 伤寒沙门菌鞭毛

（2）类型：依据鞭毛的数目、生长位置的不同，将鞭毛菌分为四种（图5-9）。①单毛菌：菌体一端有单根鞭毛，如霍乱弧菌；②双毛菌：菌体两端各有一根鞭毛，如空肠弯曲菌；③丛毛菌：菌体一端或两端有数根成丛的鞭毛，如幽门螺杆菌；④周毛菌：菌体周身遍布鞭毛，如伤寒沙门菌。

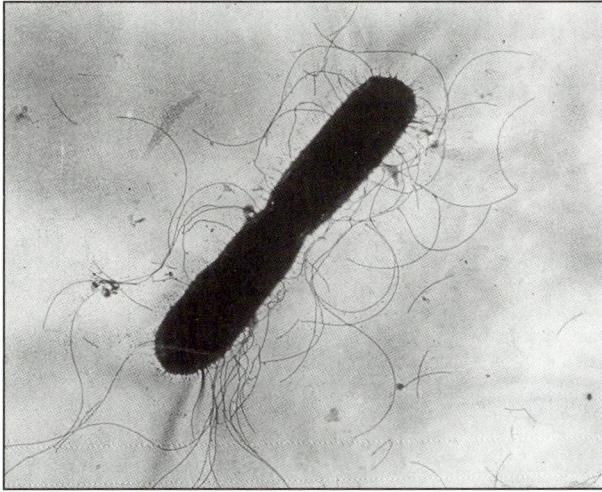

图5-8　破伤风梭菌的周身鞭毛
（透射电镜 ×16 000）

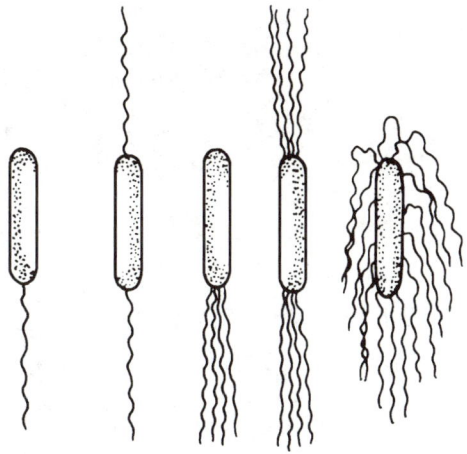

图5-9　细菌鞭毛类型模式图

（3）作用和意义

1）运动作用：鞭毛是细菌的运动器官。单毛菌在液体环境中能主动、自由游动，速度迅速。

2）与致病有关：某些细菌的鞭毛具有黏附性和侵袭力，如霍乱弧菌借助鞭毛运动穿过黏液层到达小肠黏膜上皮细胞表面，发挥侵袭力作用。

3）有免疫原性：鞭毛抗原（H抗原）可刺激机体产生相应的H抗体。

4）鉴定作用：可依据细菌鞭毛的有无、类型及鞭毛抗原的不同来鉴别细菌。

2. 菌毛　是某些细菌菌体表面的比鞭毛短、直、细的丝状物。存在于大多数革兰氏阴性菌和少数革兰氏阳性菌。

（1）观察：必须用电子显微镜才能观察到。

（2）类型：根据菌毛功能的不同分为普通菌毛和性菌毛。

（3）作用和意义

1）普通菌毛：遍布菌体的表面，可达数百根，可增强细菌的侵袭力。①黏附作用：能与宿主细胞表面的特异性受体接合；②与致病性有关：通过介导细菌黏附定居于细胞表面，发挥侵袭力作用。

2）性菌毛：比普通菌毛长而粗，约1~4根，中空呈管状，由F质粒编码产生，又称F菌毛。具有接合作用，是两细菌之间传递遗传物质（质粒）的通道，细菌致育性质粒、耐药性质粒及毒力质粒的基因均可通过这种方式在细菌间转移。表面有性菌毛的细菌通常称

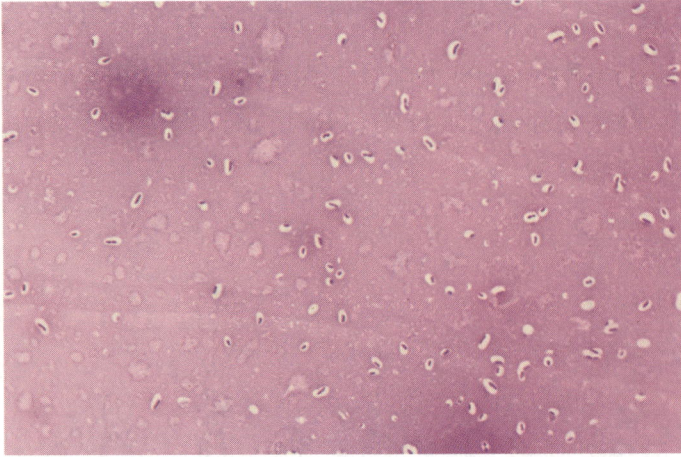

图 5-10　肺炎链球菌荚膜（负染色）

为雄性菌（F$^+$），无性菌毛者称为雌性菌（F$^-$）。

3. 荚膜　某些细菌细胞壁外包绕着一层黏液性物质。当其厚度大于 0.2μm 时称为荚膜，小于 0.2μm 时称为微荚膜。

（1）观察：①革兰氏染色和负染色法，荚膜不易着色，在光学显微镜下可见菌体周围有一肥厚的透明圈（图 5-10）；②特殊染色法，可将荚膜染成与菌体不同的颜色。

（2）形成条件与化学成分：荚膜形成需要具备一定的条件，并具有不同的化学成分。①形成条件：细菌荚膜的形成受遗传和环境的影响，一般在机体内或营养丰富的培养基中易形成荚膜，在普通培养基上荚膜不易长成，已失去荚膜的细菌通过动物体内培养时荚膜常得以恢复；②化学成分：多数细菌的荚膜为多糖，如肺炎链球菌；少数细菌的荚膜为多肽，如炭疽杆菌。

（3）作用和意义

1）保护作用：荚膜具有抵抗吞噬细胞的吞噬及抵抗杀菌物质（溶菌酶、抗菌药物等）的杀伤作用；荚膜储存一定水分，也有抗干燥的作用。

2）与致病有关：因荚膜的保护作用，增强了细菌的侵袭力，若细菌失去荚膜，其致病能力也随着减弱或丧失。

3）有免疫原性：荚膜抗原可刺激机体产生抗体，相应抗体与荚膜结合，可使其失去抗吞噬的能力，故可用荚膜抗原制备疫苗来预防疾病。

4）鉴定作用：①依据有无荚膜可鉴别细菌；②同一种细菌还可根据荚膜组分的不同利用荚膜抗血清做荚膜肿胀试验来进行分型，如肺炎链球菌可根据荚膜多糖成分的不同分为多个型别。

4. 芽孢　是某些细菌在一定环境条件下，细胞质脱水浓缩，在菌体内形成一个具有多层膜状结构、通透性低、不易着色、折光性强的圆形或椭圆形小体。

（1）观察：①革兰氏染色法，不易着色，在光学显微镜下可见菌体内有发亮的小体；②特殊染色法（芽孢染色），可使之着色。

芽孢的大小、形状和在菌体中的位置随菌种不同而异（图 5-11、图 5-12）。

（2）形成条件：芽孢形成条件有芽孢基因和外界环境。营养物质（碳源、氮源或某些生长因子等）缺乏时容易形成芽孢；有些细菌在有氧环境中形成芽孢，如炭疽杆菌；有些细菌在无氧环境中形成芽孢，如破伤风梭菌。芽孢形成后，其菌体成为空壳，失去繁殖能力，并逐渐自溶崩溃，芽孢也脱出游离于环境中。

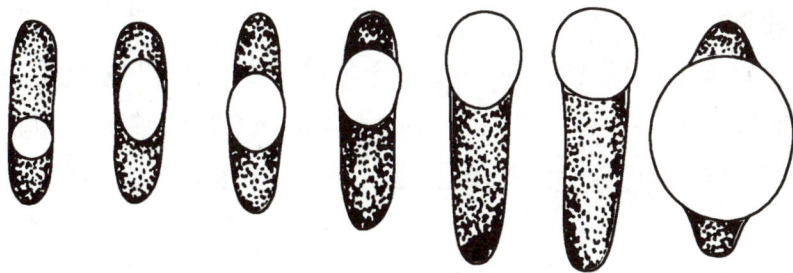

图 5-11　细菌芽孢的形状与位置

（3）特性

1）保留原菌的活性：芽孢带有完整的核质和酶系统，保持着原菌的全部生命活性。

2）为细菌的休眠体：芽孢内缺少水分，代谢过程缓慢，分裂停止，是细菌为适应不良环境而形成的休眠体。

3）可转为繁殖体：如芽孢遇到适宜环境条件，可吸水膨大，出芽发育成能生长繁殖的繁殖体。一个细菌只能形成一个芽

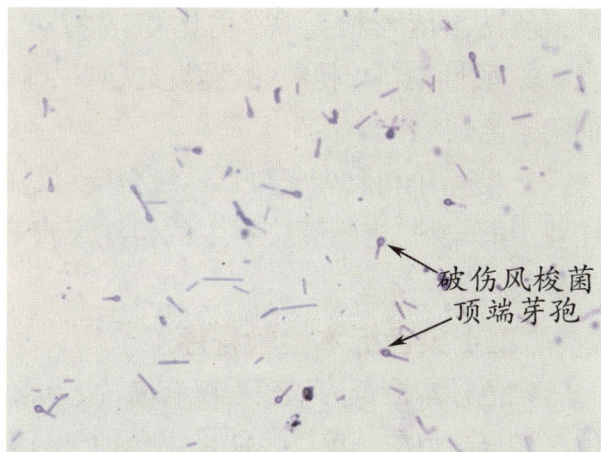

图 5-12　破伤风梭菌芽孢

孢，而一个芽孢也只能发育成一个繁殖体，故芽孢的形成不是细菌的繁殖方式。

（4）作用和意义

1）抵抗力强：芽孢对热、干燥、化学消毒剂以及辐射等理化因素有强大的抵抗力，原因主要有：①芽孢壁厚且通透性低，杀菌物质不易渗入；②芽孢含水量少，蛋白质受热不易变性，并含有大量的吡啶二羧酸，提高了芽孢的耐热性。一般细菌繁殖体在 80℃ 水中迅速死亡，而有的细菌芽孢可耐 100℃ 沸水数小时，杀灭芽孢最有效的方法是高压蒸汽灭菌法。被炭疽杆菌芽孢污染的草原，传染性可保持 20~30 年。

2）可成为潜在病原：芽孢并不直接引起疾病，但条件适宜时发芽成为繁殖体，大量繁殖后可导致疾病的发生。

3）判断灭菌效果的指标：常以杀死芽孢作为灭菌彻底的指标。

4）鉴定作用：根据芽孢的大小、形态及在菌体中的位置可对细菌进行鉴别。

二、染色标本检验

细菌是无色半透明的微小生物，在光学显微镜下不能观察清楚。若将细菌染色后，细菌可与周围环境形成鲜明对比，在普通光学显微镜下能清楚看到细菌的大小、形态、排列、染色性，有助于对细菌进行鉴别，因此染色标本的检查已广泛用于细菌的鉴定。

（一）常用染料

用于细菌染色的染料大多是人工合成的含苯环或苯的有机物，苯环上有色基和助色基，色基使染料带颜色，如—NO_2（硝基）和—$N=N$—（偶氮基）等；助色基决定染料与被染物之间的亲和性但不显色，如—NH_2（碱性）和—OH（酸性）等。常用染料有以下几种：

1. 碱性染料　亚甲蓝、结晶紫和碱性复红等，色基带正电，易与带负电的被染物结合着色。多数细菌等电点（pI）在 2~5，在碱性以及弱酸性环境中都带负电荷，易被碱性染料着色，故细菌学检查中常用此类染料。

2. 酸性染料　伊红、酸性复红、刚果红等，色基带负电，不易与细菌结合，故不常用于细菌染色。

3. 复合染料和荧光染料　复合染料是碱性与酸性染料的复合物，如瑞士染液中的伊红亚甲蓝染料、吉姆萨染料中的伊红天青等。荧光染料常用异硫氰酸荧光素、金胺"O"荧光染料等。

（二）染色标本检验程序

染色标本检查的一般程序有涂片、干燥、固定、染色、镜检五步。其中染色方法有单染色法和复染色法。单染色法是用一种染料染色，细菌涂片染色后呈同一颜色，可观察到形态、大小及排列等特点，但不能显示不同细菌染色特性。复染色法是用两种或两种以上染料进行染色，将不同细菌或同一细菌的不同结构染成不同颜色。复染色法不仅可以观察细菌的形态、大小、排列及结构，还可观察不同细菌的染色性，据此可以鉴别细菌，故又称鉴别染色法。临床常用的复染色法主要有革兰氏染色和抗酸染色。

1. 革兰氏染色法　革兰氏染色法（Gram staining）是 1884 年由丹麦病理学家 C.Gram 创立的，至今仍是最重要细菌染色法，亦是最常用的鉴别染色法。

器材准备：大肠埃希菌和葡萄球菌培养物、革兰氏染色液（结晶紫染液、卢戈碘液、95% 乙醇、稀释苯酚复红液）、生理盐水、酒精灯、接种环、载玻片、染色架、染色缸、洗瓶、吸水纸、显微镜、擦镜纸、香柏油、二甲苯等。

（1）涂片：根据所用标本不同，涂片的方法亦有差异。

1）固状标本或固体培养物（菌落）：先于玻片上滴加生理盐水，再取标本涂片，涂片厚度要适中，以透过菌膜可看清书本上的文字为宜。具体操作是：①将接种环在酒精灯火焰上烧灼灭菌，冷却后，取 1~2 环无菌的生理盐水于洁净无油的载玻片中央；②接种环再次灭菌，冷却后，按无菌操作法取待检标本或菌落少许，与生理盐水混合，涂成直径 1cm 的圆形或蚕豆大小的半透明菌膜；③接种环灭菌后，放回原处。接种环取标本前应从环到棒端灭菌，取标本后应从棒到环端灭菌。

2）液状标本或液体培养物：可直接涂于玻片上。

（2）干燥：涂片后最好在室温下自然干燥，但需要时间较长。也可将玻片的菌膜向上，置火焰上方热而不烫处微微加热以加速干燥，切记勿接触火焰，防止高温引起细菌变形。

（3）固定：最常用的方法是火焰固定。将干燥好的玻片菌膜向上，在酒精灯的外焰中以钟摆速度来回通过3次，以手背触及玻片不烫手为宜。固定的目的：①杀死细菌，并使菌体蛋白质凝固，形态固定；②改变细菌对染料的通透性，以利于着色；③使菌体牢固黏附在玻片上，水洗时不易冲掉。

（4）染色：滴加染料的量以覆盖菌膜为宜。

1）初染：滴加结晶紫染液，初染1min，用细流水从菌膜旁冲洗至无浮色，控掉积水。

2）媒染：滴加碘液，媒染1min，用细流水冲洗至无浮色，控掉积水。

碘液为媒染剂，可与结晶紫结合形成大分子复合物，使结晶紫染料固定于菌体内而不易被脱色。也可通过加热促进染料着色（如抗酸染色）。

3）脱色：滴加95%乙醇，脱色约0.5min，摇动玻片使其均匀脱色，可以补加乙醇，直至菌膜无紫色脱出为止，用细流水冲洗，控掉积水。

脱色剂的作用机制是影响细菌蛋白质的电离程度，改变其电荷的性质和数量，从而影响细菌与染料的结合程度，使已着色的细菌脱去颜色。常用的脱色剂有醇类、酸类和碱类等，其中95%乙醇是最常用的脱色剂。

4）复染：滴加稀释苯酚复红或沙黄，复染0.5~1min，用细流水冲洗，控掉积水，干燥后镜检。

脱色的细菌再以复染液进行染色使其重新着色，并与初染颜色形成鲜明的对比。常用的复染染料有稀释苯酚复红和沙黄（与紫色对比）以及亚甲蓝和苦味酸（与红色对比）等。复染液颜色不宜过深（常须进行稀释），染色时间不宜过长，以免复染颜色遮盖初染的颜色。

（5）镜检：用普通光学显微镜油镜观察细菌基本形态、大小、排列、染色性及一些特殊结构（荚膜、芽孢）。

（6）结果判断：观察结果并记录，见表5-2。

表5-2　革兰氏染色结果

菌名	菌体形态	颜色	革兰氏染色性
大肠埃希菌			
金黄色葡萄球菌			

1）紫色：革兰氏阳性菌（G$^+$菌），如金黄色葡萄球菌（图5-13）。

2）红色：革兰氏阴性菌（G$^-$菌），如大肠埃希菌（图5-14）。

（7）结果分析：革兰氏染色原理，主要有以下3种学说：

1）细胞壁渗透学说：结晶紫初染和碘液媒染后，在菌体内形成了不溶于水的结晶紫与碘的复合物。G$^+$菌细胞壁结构较致密，肽聚糖层厚，脂质少，乙醇脱色时不易渗入菌体，

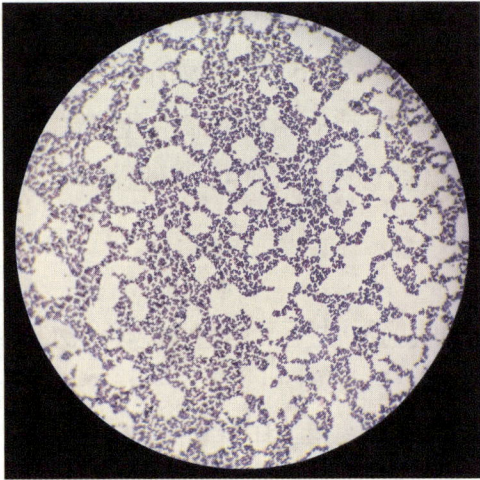

图 5-13　G⁺ 菌

并能使细胞壁脱水,间隙缩小,通透性下降,阻止结晶紫－碘复合物从胞内渗出,保留紫色。而 G⁻ 菌细胞壁结构较疏松,肽聚糖层薄,脂质多,易被乙醇溶解,使细胞壁通透性增高,菌体内的结晶紫－碘复合物易被乙醇溶解逸出而脱掉紫色,复染后呈红色。目前认为,细菌细胞壁结构的差异是染色性不同的主要原因。

2)等电点学说:与细菌所带的电荷量有关。G⁺ 菌等电点(PI 为 2~3)比 G⁻ 菌(PI 为 4~5)低,在相同 pH 染色环境中,G⁺ 菌所带负电荷多,与带正电荷的结晶紫染料结合较牢固,不容易被乙醇脱色,保留紫色。而 G⁻ 菌所带负电荷少,与带正电荷的结晶紫染料结合不牢固,容易被乙醇脱色,复染后呈红色。

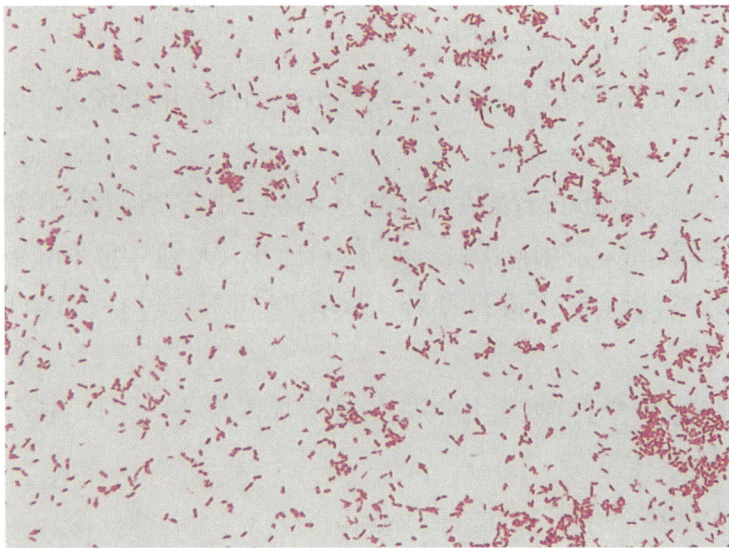

图 5-14　G⁻ 菌

3)化学学说:与细菌胞质中核糖核酸镁盐有关。G⁺ 菌含有大量的核糖核酸镁盐,可与结晶紫－碘结合形成大分子复合物,不易被乙醇脱出,保留紫色。而 G⁻ 菌含核糖核酸镁盐较少,结晶紫－碘不能与之结合成大分子复合物,易被乙醇脱出,复染后呈红色。

(8)革兰氏染色的实际意义

1)鉴定细菌:通过革兰氏染色可将细菌分为 G⁺ 菌和 G⁻ 菌,便于初步鉴定细菌,缩小检验范围,有助于进一步选择检验方法。

2)选择药物:G⁺ 菌和 G⁻ 菌的细胞壁存在较大差异,导致对抗生素和化学药物的敏感性也不同。如大多数 G⁺ 菌对青霉素、溶菌酶和头孢菌素等敏感,而 G⁻ 菌对青霉素不敏感,但对链霉素、庆大霉素和氯霉素等敏感。

3）了解细菌的致病性：大多数 G⁺ 菌以外毒素致病，而 G⁻ 菌则以内毒素致病。

（9）影响因素

1）操作因素：①影响革兰氏染色的关键步骤是脱色，染色结果的准确性与脱色时间的长短有直接关系；②涂片太厚会使菌体分布、染色不均匀；③干燥时过热会导致菌体变形，排列异常等；④水洗后没有甩干，菌膜上留有水分过多，造成染液稀释从而影响染色效果；⑤水洗时，水流直接冲在菌膜上导致菌膜脱落。

2）染液因素：①染液放置过久可能会因水分蒸发、沉淀等原因而影响浓度。如卢戈碘液放置过久或被光照射后容易失去媒染作用；结晶紫与草酸铵混合溶液放置时间过久，容易出现沉淀降低其浓度；②95% 乙醇可能会因瓶盖密封不良而挥发导致浓度降低。一般染液新配制后应先用已知的革兰氏阳性菌和革兰氏阴性菌做对照实验以鉴定染液质量。

3）细菌因素：不同时期的细菌标本或培养物，染色结果会有所差异。一般幼龄细菌或正常生长状态下的细菌形态、染色较为典型，衰老、变异或死亡的细菌染色性会发生改变。细菌染色应选用新鲜标本或培养 18~24h 的细菌培养物。

2. 齐－内（Ziehl-Neelsen）抗酸染色法

器材准备：晨痰或卡介苗（BCG）标本、抗酸染色液（苯酚复红液、3% 盐酸乙醇、碱性亚甲蓝溶液）、接种环、酒精灯、染色缸、染色架、玻片夹等。

（1）涂片：用接种环取痰液或 BCG 标本涂片。取 0.01ml 涂成大小为 1.0cm×1.0cm 的薄涂片或取 0.1ml 涂成 2.0cm×2.5cm 的厚涂片。

（2）干燥：分为自然干燥和加热促进干燥，通常使用后者。

（3）固定：方法同革兰氏染色。

（4）染色

1）初染：滴加苯酸复红液 2~3 滴，在火焰上方加热至冒蒸汽，维持 5~10min，若染液蒸发减少，应补加染液，以免干涸，待标本冷却后用细流水冲洗。

2）脱色：滴加 3% 盐酸乙醇脱色 0.5~1min，用细流水冲洗。

3）复染：滴加碱性亚甲蓝复染 1min，用细流水冲洗，干燥后镜检。

（5）镜检：用普通光学显微镜油镜观察其基本形态、大小、排列、染色性。

（6）结果判断：观察结果并记录，见表 5-3。

1）红色：抗酸菌。

2）蓝色：非抗酸菌、背景。

表 5-3　抗酸染色结果

菌名	菌体形态	颜色	抗酸染色性
结核分枝杆菌			
杂菌			

（7）结果分析（原理）：分枝杆菌属细菌细胞壁含有大量脂质（主要是分枝菌酸），它包围在肽聚糖外面，为非极性物质，影响极性染料的吸附和渗入，因而革兰氏染色不易着色，可经过加热和延长染色时间促使其着色，使分枝菌酸与初染染料（苯酚复红）牢固结合。但是，分枝杆菌一旦着色，又能抵抗盐酸乙醇脱色，而杂菌和背景物质可被盐酸乙醇脱色为无色，经碱性亚甲蓝复染后，分枝杆菌仍为红色，而杂菌和背景物质为蓝色，故此法称为抗酸染色法。现在临床检验中也常用弱抗酸染色法检验诺卡菌属等具有弱抗酸性的细菌，本方法与抗酸染色法不同之处在于脱色剂，本法脱色剂可为1%硫酸，其他均相同。

（8）注意事项：①疑含有结核分枝杆菌的标本检验时，需要在生物安全柜和专门实验室开展；②涂片厚度要适中，太厚容易脱落，太薄将降低阳性检出率；③注意染色时间的把握，尤其是初染步骤；④初染时加热勿让染液沸腾。

3. 其他染色法

（1）特殊染色法：细菌的特殊结构如细菌的芽孢、鞭毛、荚膜等，用普通染色法不易着色，需要用相应的特殊染色法才能着色。常用的特殊染色法有荚膜染色法、鞭毛染色法、芽孢染色法、异染颗粒染色法等。

（2）负染色法：是使被观察的菌体或某个结构不着色而背景着色的染色法，又称为衬托染色法和间接染色法，如墨汁染色法、刚果红染色法等。本法操作简单，在临床检验工作中经常应用，例如墨汁负染色法查脑脊液中的新型隐球菌。

（3）荧光染色法：用各种可以发荧光的物质对标本进行染色，置于荧光显微镜下观察，可见细菌发出某种颜色的荧光。

三、不染色标本检验

不染色标本的检查法主要用于检测细菌的动力及运动状态。有鞭毛的细菌在显微镜下呈现活泼的运动。常用的方法有压滴法、悬滴法和毛细管法。

（一）方法

器材准备：变形杆菌和葡萄球菌的肉汤培养物、普通光学显微镜、载玻片、凹玻片、盖玻片、凡士林、接种环、酒精灯、火柴、小镊子、暗视野显微镜等。

1. 压滴法　①取一张洁净载玻片并做好标记，用接种环取葡萄球菌（变形杆菌）菌液2~3环，置于洁净载玻片中央；②用小镊子夹一盖玻片，先使其一边接触菌液的边缘，缓慢放下盖玻片于菌液上，注意避免气泡的产生和菌液的外溢，静置数秒钟后，即可放置在显微镜下观察（图5-15）。先用低倍镜找到观察部位，再换高倍镜或油镜观察细菌的运动。

2. 悬滴法　①取洁净的凹玻片及盖玻片各一张，在凹玻片的凹孔四周涂少许凡士林；②用接种环取1~2环变形杆菌或葡萄球菌6~12h肉汤培养物至盖玻片中央；③将凹玻片的凹孔向下，对准盖玻片的菌液盖上，迅速翻转玻片，用小镊子轻轻按紧盖玻片，使盖玻片与凹孔边缘粘紧,使凡士林密封其边缘,菌液不致挥发变干,即可放置在显微镜下观察(图5-16)。先用低倍镜找到悬滴的边缘,调成暗光,对准焦距后以高倍镜观察,不可压碎盖玻片。

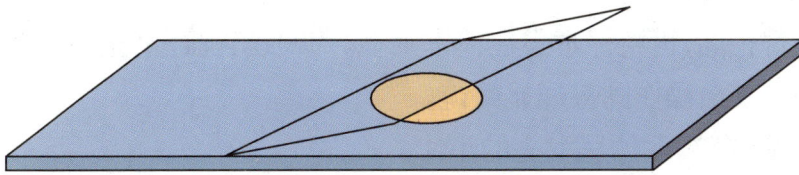

图 5-15　细菌压滴法

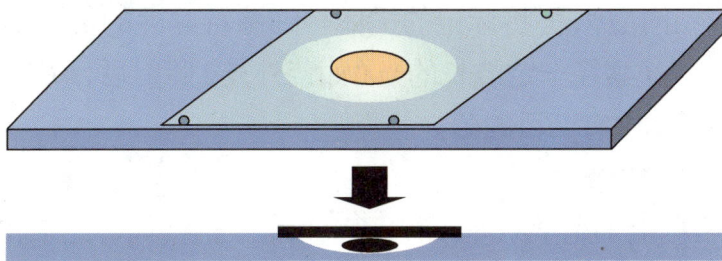

图 5-16　细菌悬滴法

变形杆菌有鞭毛,运动活泼,可向不同方向迅速运动,位置移动明显。葡萄球菌无鞭毛,不能做真正的运动,但受水分子的撞击在一定范围内做位置移动不大的往复颤动,即布朗运动。

3. 毛细管法　主要用于观察厌氧菌的动力。①将毛细管(长度60mm左右,孔径0.5mm左右)伸入培养物中,菌液进入毛细管;②用火焰将毛细管两端熔封,再用适当方式(例如胶带)固定毛细管于玻片上,然后镜检。有鞭毛的细菌运动是出现位移,无鞭毛的细菌作布朗运动,细菌在原位颤动。

(二)影响因素

1. 操作因素　菌液应适量,以免菌液外溢或产生气泡。制好片后尽快观察,以免水分蒸发。冬天注意保温,以免影响动力。

2. 玻片因素　选择干净无油渍无划痕的玻片,厚度1.0~1.1mm。

3. 光线亮度　不染色标本镜检时,光线不宜过亮。光圈应小,光亮应暗。

四、其他显微镜检查

(一)暗视野显微镜检查

暗视野显微镜又叫暗场显微镜,是一种通过观察样品受侧向光照射时所产生的散射光来分辨样品细节的特殊显微镜。主要用于检查未染色标本的细菌形态和动力。

1. 原理　暗视野显微镜装有一个中央遮暗的聚光器,使光线不能通过聚光器,而只能从聚光器四周边缘及未遮暗的部位斜射到载玻片的标本上。因光线是斜射的,不能进入物镜,故观察的视野是暗的,而聚光器斜射到菌体上的光线,因菌体对光散射作用反射到物镜内,而使菌体发出亮光,这样在显微镜中可见到暗视野中明亮的物像。

2. 方法　按照压滴法制片备用。先用低倍物镜观察,调节光环置中央后,在暗视野聚光器表面滴上香柏油,再将标本夹在标本夹上。调节暗视野聚光器,使油滴与镜台上的载玻片底面接触。其余操作同普通显微镜。

3. 结果　背景黑暗,菌体呈发亮的小体。

（二）荧光显微镜检查

该方法是利用荧光显微镜检测荧光素发出的荧光,对待检标本进行检验的一种方法。可利用荧光素标记抗体,再将标记的抗体与细菌特异性的抗原结合,形成荧光素 – 抗体 – 细菌复合物,荧光素经一定波长的光（如紫外光）照射后,最终以荧光的形式被检测,从而反映出待检标本中有无目的菌。

（三）电子显微镜检查

电子显微镜是根据电子光学原理,用电子束和电子透镜代替光束和光学透镜,使菌体的细微结构在非常高的放大倍数下成像。

第三节　接种与培养

一、细菌的生长繁殖与代谢

（一）细菌的主要理化性状

1. 化学组成　与其他生物细胞相似,细菌的化学组成主要有水、无机盐、糖类、脂类、蛋白质和核酸等。水含量最多,占细胞总重量的 70%~90%,另外,菌体内还含有一些细菌特有的化学物质,如肽聚糖、磷壁酸、胞壁酸、二氨基庚二酸、D 型氨基酸、吡啶二羧酸等。

2. 物理性状

（1）带电现象:细菌固体成分的 50%~80% 是蛋白质,其中的氨基酸具有两性游离的性质,可在溶液中电离成带正电荷的氨基（NH_3^+）和带负电荷的羧基（COO^-）,从而使细菌带上一定性质的电荷。当溶液的 pH 与细菌 pI 相同时,细菌不带电荷;溶液 pH 低于细菌 pI 时,细菌带正电荷;溶液 pH 高于细菌 pI 时,细菌带负电荷。革兰氏阴性菌的 pI 约为 pH4~5,革兰氏阳性菌的 pI 约为 pH2~3,所以在弱碱性或接近中性的环境中细菌均带负电荷。此现象的意义主要有:①做凝集反应时一般在 pH 为 6~8 进行。当 pH 达到或接近抗原的等电点时,即使无相应抗体存在,也会引起非特异性的凝集;②染色反应时,细菌在中性、碱性环境中带负电荷,因而易与带正电荷的碱性染料结合而着色;③与杀菌和抑菌作用有密切关系。

（2）光学性质：细菌细胞为半透明，当光线照射至菌体时，一部分光被折射，一部分光被吸收。此现象的意义主要有：①细菌悬液呈现混浊状态，据此可判断液体中有无细菌繁殖；②液体中细菌数量越多，浊度就越大，可利用比浊法或分光光度计来粗略计算悬液中细菌的数量；③根据细菌的半透明状态，也可用相差显微镜观察其形态和结构。

（3）渗透压：由于细菌细胞内含有高浓度的无机盐和有机物，因而具有较高的渗透压。一般革兰氏阴性菌的渗透压为 5~6 个大气压，革兰氏阳性菌的渗透压高达 20~25 个大气压。此现象的意义主要有：①若细菌在一般的低渗的环境中，由于有坚韧细胞壁的保护，能承受细胞内部巨大的压力，不至于吸水胀裂；②若细菌处在纯水中，仍可因大量吸水而破裂；③若处在渗透压更高的环境中，则菌体内水分溢出，胞质浓缩，使细菌不能生长繁殖。

（4）表面积：细菌体积微小，但其单位体积表面积大，有利于细菌与外界物质交换，因此细菌代谢旺盛，繁殖迅速。

（5）半透性：细菌的细胞膜及细胞壁具有半透性，可允许水及部分小分子物质通过，这种半透性有利于细菌吸收营养和排出代谢产物。

（二）细菌的生长繁殖

1. 细菌生长繁殖的条件　细菌的生长繁殖需要适宜的环境条件。

（1）营养物质：主要包括水、氮源、碳源、无机盐和生长因子等。在体外人工培养细菌时，一般将细菌所需各种成分调配成培养基，为细菌提供营养物质。

1）水：水既是细菌细胞的主要组成成分，又是很好的溶剂，可使营养物质溶解，有利于细菌的吸收。此外，水还是细菌新陈代谢、调节温度的重要媒介。

2）碳源：是合成菌体成分的原料，也为细菌新陈代谢提供能量。细菌主要从含碳化合物（如糖类、有机酸等）中获得碳源。

3）氮源：是合成菌体成分的原料，一般不提供能量。细菌主要从有机氮化物（蛋白胨、氨基酸等）中获得氮源。有的细菌也可利用无机氮化合物（硝酸盐、铵盐等）。

4）无机盐：细菌需要多种无机盐来提供其生长繁殖所需的各种元素，如钾、钠、钙、镁、铁、硫、磷，以及微量元素锌、铜、锰、钴、钼等。各类无机盐的作用为：①构成菌体的成分；②参与能量的储存和转运；③调节菌体内外的渗透压；④作为酶的组成部分，维持酶的活性；⑤某些元素与细菌的致病性密切相关。例如白喉棒状杆菌在含铁 0.14mg/L 的培养基中产生毒素量最高，而铁的浓度达到 0.6mg/L 时则完全不产毒。一些微量元素并非所有细菌都需要。

5）生长因子：是某些细菌生长繁殖必需的，但自身不能合成的物质，如氨基酸、B 族维生素、嘌呤、嘧啶等。有些细菌还需要特殊的生长因子，如流感嗜血杆菌需要血液中的 V（辅酶 I 或辅酶 II）因子、X（高铁血红素）因子。人工培养时，需要在培养基中加入血清、血液、酵母浸出液等，为其提供生长因子。

（2）酸碱度：大多数病原体最适酸碱度为 pH7.2~7.6，在此 pH 环境中，细菌的酶活性强、新陈代谢旺盛。但结核分枝杆菌在 pH6.5~6.8、霍乱弧菌在 pH8.4~9.2、乳酸杆菌在 pH5.3~5.6 的环境中生长最好。许多细菌在代谢过程中会分解糖产酸,使培养基 pH 下降,影响细菌继续生长。若在培养基中加入缓冲剂,可以起到稳定 pH 的作用。

（3）温度:病原体在长期进化过程中适应了人体环境,其最适生长温度多为 35~37℃。但个别细菌如耶尔森菌的最适生长温度为 20~28℃,而空肠弯曲菌的最适生长温度为 36~43℃。

（4）气体:细菌生长繁殖需要的气体主要是 O_2 和 CO_2。一般细菌在代谢过程中产生的 CO_2 及空气中的 CO_2 足够满足其需要,不需要额外补充。少数细菌如脑膜炎奈瑟菌、淋病奈瑟菌等,在初次分离培养时,所需 CO_2 浓度较高（5%~10% CO_2）,需人为供给。根据细菌对 O_2 的需求可将细菌分为以下四类:

1）专性需氧菌:细菌具有完善的呼吸酶系统,需要分子氧作为最终受氢体,来完成呼吸作用,只能在有氧环境中生长,如结核分枝杆菌、铜绿假单胞菌等。

2）专性厌氧菌:此类细菌缺乏完善的呼吸酶系统,利用氧以外的其他物质作为受氢体,并且游离氧对其有毒性作用,只能在无氧的环境中进行发酵,如脆弱类杆菌、破伤风梭菌等。

3）兼性厌氧菌:此类细菌既能进行有氧氧化,又能进行无氧发酵,因而在有氧和无氧环境中均生长,但有氧环境生长更佳。大多数病原体属于兼性厌氧菌。

4）微需氧菌:此类细菌在低氧压（5%~6%）环境中生长,氧浓度 >10% 对其有抑制作用,如空肠弯曲菌、幽门螺杆菌等,其气体环境为 5%O_2、10%CO_2、85%N_2。

2. 细菌生长繁殖的规律

（1）细菌的繁殖方式:细菌一般以无性二分裂方式进行繁殖。球菌可从不同平面分裂,杆菌则沿横轴分裂,个别细菌通过分枝方式繁殖,如结核分枝杆菌。

（2）细菌的繁殖速度:在适宜条件下,大多数细菌 20~30min 即可繁殖一代。但个别细菌繁殖速度较慢,如结核分枝杆菌需 18~20h 才可繁殖一代。

（3）细菌的生长曲线:将定量的细菌接种在定量的液体培养基中培养,间隔一定时间取样检测活菌数目。以培养时间为横坐标,以活菌数的对数为纵坐标绘制一条曲线,称为细菌的生长曲线（图 5-17）。根据生长曲线,细菌群体的生长繁殖可分为 4 个时期。

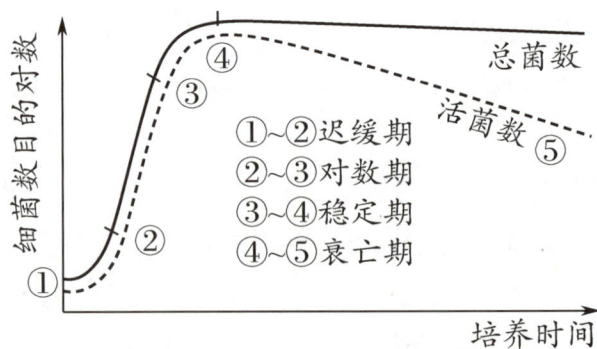

图 5-17　细菌的生长曲线

1）迟缓期：是细菌进入新环境后的适应时期。此期细菌几乎不繁殖，但代谢活跃、体积增大、合成各种酶、辅酶及代谢产物，为以后的繁殖做准备。迟缓期的长短与菌种、培养基性质有关，一般约 1~4h。

2）对数期：又称指数期。细菌在该期生长迅速，活菌数以几何级数增长，生长曲线图上细菌数的对数呈直线上升。此期细菌的生物学性状典型，对外界环境因素也较敏感。因此，研究细菌的生物学性状（形态、大小、染色性、生化反应、药物敏感性等）应选用此期的细菌。一般细菌对数期在培养后的 8~18h。

3）稳定期：由于培养基中营养物质消耗、pH 改变、毒性代谢产物积累，细菌繁殖速度逐渐减慢，死亡数量增多，繁殖数和死亡数大致平衡，生长曲线趋于平稳。稳定期细菌的形态、染色及生理性状等常有改变，如革兰氏阳性菌可能被染成革兰氏阴性菌；细菌的芽孢、外毒素、抗生素、色素等大多在稳定期产生。

4）衰亡期：在此期，由于营养物质大量消耗和毒性产物的大量积累，细菌繁殖速度越来越慢，死亡数超过了繁殖数，活菌数越来越少。此期的细菌形态显著改变，难以辨认，生理活动也趋于停滞，这些变化可影响对细菌的鉴定。

（三）细菌的新陈代谢

细菌的新陈代谢是指细菌的物质代谢及其相伴随的能量代谢，物质代谢包括分解代谢与合成代谢。分解代谢是将复杂的营养物质降解为简单小分子物质的过程，同时伴有能量的释放。合成代谢是将简单的小分子物质合成复杂的菌体成分和酶的过程，这一过程需要消耗能量。代谢过程中细菌可产生多种代谢产物，其中一些产物在细菌的鉴别和医学研究上具有重要意义。

1. 细菌的分解代谢　不同种类的细菌具有不同的酶系统，因而对营养物质的分解能力和形成的代谢产物也不同，借此可以鉴别细菌。检测细菌对各种物质（糖、蛋白质等）的分解代谢产物的反应，称为细菌的生化反应，利用细菌的生化反应鉴定细菌是常用的细菌鉴定方法，称为生化反应鉴定。

2. 细菌的合成代谢　细菌利用分解代谢中的产物和能量不断合成菌体自身成分（细胞壁、蛋白质、多糖、核酸等），同时也合成一些产物，在医学上具有重要意义的合成代谢产物主要有以下几种：

（1）热原质：又称致热原，是 G^- 菌合成的一种注入人体和动物体内能引起发热反应的物质，本质为细胞壁中的脂多糖，参与细菌致病性。

热原质耐高温，经高压蒸汽灭菌（121.3℃，20min）也不被破坏，在 250℃ 高温下干烤才能被破坏，因此，在制备生物制品和注射制剂过程中要严格遵守无菌技术，防止细菌及其热原质的污染。如果用于注射和输液的制剂含有热原质，往往引起高热、寒战等输液反应。液体中的热原质可用蒸馏法或用吸附剂来去除。

（2）毒素与侵袭性酶类：某些细菌能产生毒素（外毒素和内毒素）和侵袭性酶（详见第二章），参与细菌的致病性。

（3）色素：某些细菌在一定环境条件下能产生色素,可用于细菌的鉴别。细菌的色素有两类：一类为水溶性色素,能扩散到培养基或周围组织中,如铜绿假单胞菌产生的绿脓素使培养基或感染部位的脓液呈绿色；另一类为脂溶性色素,不溶于水,只存在于菌体内,使菌落和菌苔显色而培养基不显色,如金黄色葡萄球菌产生的金黄色色素,使其菌落呈金黄色。

（4）抗生素：某些微生物在代谢过程中产生的一类能杀死或抑制其他微生物或肿瘤细胞的物质,称为抗生素,可用于疾病的治疗。抗生素主要由真菌和放线菌产生,由细菌产生的抗生素较少,只有多黏菌素、杆菌肽等少数几种。

（5）细菌素：某些细菌产生的一类仅对近缘关系的细菌才有杀菌作用的蛋白质,称为细菌素。细菌素抗菌范围狭窄,且有种和型的特异性,故可用于细菌分型,在流行病学调查中有意义。常见的细菌素有铜绿假单胞菌产生的铜绿假单胞菌素、大肠埃希菌产生的大肠菌素等。

（6）维生素：有些细菌能合成一些维生素,除供菌体本身所需外,也能分泌到菌体外,可为机体提供营养。如人体肠道内的大肠埃希菌能合成并分泌维生素 K 和维生素 B。

二、培养基的制备

培养基是指用人工方法配制的适合微生物生长繁殖或代谢的综合营养基质,供微生物培养、分离、鉴别、研究和保存使用。

（一）培养基的成分和作用

1. 营养物质　培养基中基本的营养物质有肉浸液（牛肉膏）、蛋白胨、无机盐,还可根据需要添加糖（醇）类、血液、鸡蛋、血清、生长因子等特殊成分。

（1）肉浸液：是用新鲜牛肉浸泡、煮沸而制成的肉汤。其中含有可溶性含氮浸出物和糖类,还有一些生长因子,可为细菌提供氮源、碳源和生长因子等。

（2）牛肉膏：由肉浸液经长时间加热浓缩熬制而成。糖类在加热过程中被破坏,所以其营养价值低于肉浸液,但因无糖可用作肠道杆菌鉴别培养基（只加乳糖）的基础成分。

（3）蛋白胨：是动物蛋白（肉类或酪蛋白）或植物蛋白（大豆类）经蛋白酶或酸、碱分解后干燥而成的外观呈淡黄色的粉剂而成。主要为细菌提供氮源。蛋白胨易溶于水,遇酸不沉淀,受高温不凝固,并作为两性电解质有缓冲作用。但吸水性强,应注意干燥密封保存。

（4）无机盐：提供细菌生长所需要的各种元素,如钾、钠、铁、镁、钙、磷、硫等。用于制备培养基的无机盐有多种,其中最常用的有氯化钠和磷酸盐,前者对维持酶的活性、调节菌体内外的渗透压非常重要,后者是细菌良好的磷源,并在培养基中对酸碱环境起到缓冲作用。

（5）糖类与醇类：是培养基的特殊成分，常加入培养基中用于细菌的鉴别。常用的糖类有单糖（葡萄糖、阿拉伯糖等）、双糖（乳糖、蔗糖等）和多糖（淀粉、菊糖等）。常用的醇类有甘露醇、卫矛醇等。糖类物质不耐热，高温加热时间过长会使糖类物质焦化而破坏。含糖的培养基需用115℃ 30min灭菌。

（6）血液：是培养基的特殊成分，血液中既含有蛋白质、氨基酸、糖类和无机盐等营养物质，又能提供辅酶（如V因子）和血红素（X因子）等特殊生长因子，所以培养基中加入血液用于培养营养要求较高的细菌。另外，还可根据细菌在血液培养基中的溶血现象而进行鉴定。

（7）鸡蛋和动物血清：是培养基的特殊成分，可用于某些细菌的培养，如培养结核分枝杆菌的含鸡蛋的罗氏培养基、培养白喉棒状杆菌的吕氏血清培养基等。此外，鸡蛋和动物血清还有凝固剂的作用，可使培养基凝固。

（8）生长因子：在制备培养基时，常加入肝浸液、肉浸液、酵母浸液和血液以提供维生素、氨基酸、嘌呤、嘧啶等生长因子。

2. 水　用于制备培养基的水常用蒸馏水和去离子水。

3. 凝固剂　制备固体或半固体培养基时，需要在液体培养基中加入凝固剂，有助于液体培养基发生凝固。最常用的凝固剂为琼脂，特殊情况下也可用明胶、卵白蛋白和血清等。琼脂是从石花菜中提取出来的一种半乳糖胶，当温度达98℃以上时可溶于水，在45℃以下则凝固，无营养作用，不能被细菌分解利用，是一种理想的赋形剂。

4. 指示剂　是培养基中用于细菌生化反应鉴定的成分，以便观察细菌是否分解培养基中的糖、蛋白质等物质。常用的有酚红、中性红、甲基红、溴甲酚紫、溴麝香草酚蓝和中国蓝等酸碱指示剂。亚甲蓝等常用作氧化还原指示剂。

5. 抑制剂　在培养基中加入一定种类的抑制剂，抑制杂菌的生长，以利于标本中目的菌的生长，常用以制备选择性培养基。常用的抑制剂有胆盐、煌绿、亚硫酸钠、一些染料和某些抗生素等。

（二）培养基的种类

1. 按物理性状分类

（1）液体培养基：在肉浸液中加入0.5%的NaCl和1%的蛋白胨，加热溶化，调pH至7.4，高压蒸汽灭菌后即成为液体培养基。常用于增菌培养或观察细菌在其中的生长现象。

（2）固体培养基：是在液体培养基中加入2.0%~3.0%的琼脂，琼脂溶化冷却后即成为固体培养基。该培养基倾注至无菌培养皿中制成平板，常用于细菌分离纯化、鉴定、药敏试验和菌种保存等方面。

（3）半固体培养基：是在液体培养基中加入0.2%~0.5%的琼脂，琼脂溶化冷却后即成为半固体培养基。可用于观察细菌的动力及菌种保存等方面。

2. 按用途分类

（1）基础培养基：含一般微生物生长繁殖所需最基本的营养成分如牛肉膏（0.5%）、蛋白胨（1%）和氯化钠（0.5%），可供大多数细菌生长。常用的有营养肉汤（普通肉汤）和营养琼脂平板（普通琼脂平板）等。基础培养基广泛应用于细菌学检验，也是制备其他培养基的基础成分。

（2）营养培养基：是在基础培养基中加入血液、血清、葡萄糖、酵母浸液、生长因子等其他营养成分的培养基。用于培养对营养要求比较苛刻的微生物。常用的有血清肉汤、血琼脂平板、巧克力色血琼脂平板等。

1）血琼脂平板：将加热溶化的无菌营养琼脂，冷却至 50℃，无菌操作加入 5%~10% 脱纤维绵羊血，摇匀、分装平板制成。

2）巧克力色血琼脂平板：将加热溶化的营养琼脂，冷却至 80~90℃，无菌操作加入 5%~10% 脱纤维绵羊血，摇匀、分装平板制成。因红细胞在高温下被破坏，培养基由鲜红色变为巧克力色。

（3）选择培养基：加入抑制剂的培养基，以抑制非目的菌的生长而促进目的菌的生长。常用的有肠道杆菌选择培养基，如 SS 培养基（含胆盐、煌绿抑制剂以抑制球菌和大肠埃希菌的生长而利于沙门菌和志贺菌等致病菌的生长）、麦康凯培养基（含胆盐抑制剂以抑制球菌的生长而利于肠道杆菌的生长）等。

（4）鉴别培养基：加入特定的底物和指示剂的培养基，通过指示剂的显色等变化观察细菌对特定底物的利用情况，从而鉴别细菌。常用的鉴别培养基有糖发酵培养基（底物为糖、指示剂为溴甲酚紫）等。

（5）增菌培养基：大多为液体培养基，是因为标本中的微生物数量较少，直接检出率不高，为了提高检出率，需要增菌培养。例如伤寒沙门菌增菌培养基亚硒酸盐（SF）肉汤或四硫磺酸盐（TT）肉汤以及志贺菌的增菌培养基 GN 肉汤。

（6）特殊培养基：主要包括厌氧培养基、L 型细菌培养基、快速鉴定培养基等。厌氧培养基常用的有疱肉培养基、硫乙醇酸钠培养基等。L 型细菌培养基常用的有高渗低琼脂培养基。快速鉴定培养基是指根据培养特性即能鉴定微生物所用的培养基，如显色培养基属于此类。

（三）培养基的制备

器材准备：牛肉膏、蛋白胨、NaCl、蒸馏水、琼脂、1mol/L NaOH、1mol/L HCl、称量纸、牛角匙、量筒、三角烧瓶、烧杯、玻璃棒、精密 pH 试纸（pH5.5~9.0）、滤纸、纱布、普通棉花、牛皮纸或报纸、麻线绳、记号笔、试管、培养皿及培养皿盒、天平、电炉子、高压蒸汽灭菌锅、酒精灯、培养箱、冰箱、剪刀等。

1. 玻璃器皿的准备

（1）洗涤：玻璃器皿在使用前必须洗涤干净。培养皿、试管、锥形瓶等可以用洗衣粉加去污粉洗刷并用自来水冲净。移液管先用洗液浸泡，再用水冲洗干净。洗刷干净的玻璃器皿自然晾干或放入烘箱中烘干、备用。

（2）包装：主要有以下几种玻璃器皿的包装。①移液管包装：将干燥的移液管的吸端塞入少许 1~1.5cm 长的棉花条，以防细菌吸入洗耳球中。棉花条要塞得松紧适宜，吸标本时既能通气，又不致使棉花滑入管内。将塞好棉花的移液管的尖端，放在 4~5cm 宽的长纸条的一端，移液管与纸条约成 30° 夹角，折叠包装纸包住移液管的尖端，用左手将移液管压紧，在桌面上向前搓转，纸条螺旋式地包在移液管外面，余下纸头折叠打结；②试管和锥形瓶的包装：用棉塞将试管管口和锥形瓶瓶口塞住，然后在棉塞外面用牛皮纸包裹并用细线包扎好；③培养皿的包装：用牛皮纸将 10 个培养皿包好。

（3）灭菌：置于高压蒸汽灭菌器内经 121.3℃，20min 高压蒸汽灭菌。

染菌的玻璃器皿须先经高压蒸汽灭菌后再洗涤。

2. 培养基的制备　培养基制备的一般程序为调配→溶化→矫正 pH →过滤→灭菌→分装→检定→保存。不同细菌所需的营养成分不同，培养基的制备也不尽相同，但主要步骤是一致的。

（1）调配：按培养基配方（见附录"常用培养基的配制和用途"）准确地称量各成分，置于含蒸馏水的三角烧瓶中，充分混匀。蛋白胨极易吸潮，故称量时要迅速，充分混匀。

（2）溶化：将调配好的混合物置于有石棉网的电炉上加热使其溶解。加热过程中，需用玻璃棒不断搅拌，以防外溢或糊底。待各种成分完全溶解后，停止加热，补足水分。

（3）矫正 pH：用 pH 比色计、精密 pH 试纸或比色法矫正。一般矫正到 pH7.4~7.6，亦有酸性或碱性培养基。在未矫正 pH 前，先用精密 pH 试纸测量培养基的原始 pH，如果偏酸，用滴管向培养基中逐滴加入 1mol/L NaOH，边加边搅拌，并随时用 pH 试纸测其 pH，直至 pH 达 7.4~7.6，反之，用 1mol/L HCl 进行调节。培养基经高压灭菌后其 pH 可降低 0.1~0.2，因此矫正 pH 时应比实际需要的 pH 高 0.1~0.2。

（4）过滤：趁热用滤纸或多层纱布过滤，使之澄清以利于细菌生长现象的观察。一般无特殊要求的情况下，这一步可以省去。

（5）灭菌：将三角烧瓶口上塞上棉塞，再在棉塞外包一层牛皮纸，以防止灭菌时冷凝水润湿棉塞，其外再用一道麻绳扎好。用记号笔注明培养基名称、配制日期，经高压蒸汽灭菌后备用。

（6）分装

1）琼脂平板：将溶化的固体培养基（已灭菌），冷却至 50~60℃ 后按无菌操作倾入无菌平皿内，轻摇平皿，使培养基铺于平皿底部，凝固后备用。一般内径为 90mm 的平皿中倾入培养基的量约为 13~15ml，如为 MH 琼脂则每个平皿倾入培养基的量为 25ml。内径为 70mm 的平皿内，倾入培养基约 7~8ml 较为适宜。

2）半固体培养基：先分装再灭菌。将溶化的半固体培养基趁热分装于试管内，分装量约为试管长度的 1/3。将全部试管放入铁丝筐或用麻绳捆好，再在棉塞外包一层牛皮纸,并用麻绳扎好。做好标记,经高压蒸汽灭菌后直立凝固备用。

3)液体培养基:先分装再灭菌。将溶化的液体培养基分装于试管内,分装量为试管长度的1/3,包装、标记、灭菌后备用。

4)琼脂斜面培养基:先分装再灭菌。将溶化的培养基分装在试管内,分装量为试管长度的1/5,包装、标记、灭菌后趁热摆放成斜面,斜面长度一般以不超过试管长度的2/3为宜。

培养基的灭菌可根据其性质和成分的不同选择不同的灭菌方法。基础培养基一般用高压蒸汽法灭菌,此类培养基分装量少时,用$103.4kPa/cm^2$的压力灭菌15min即可,若分装量多则用此压力灭菌30min。培养基中若含糖和明胶时,则以$68.45kPa/cm^2$的压力灭菌15min为宜。培养基中如含有糖、血清、牛乳、鸡蛋等不耐高温高压的物质则选用间歇蒸汽灭菌法灭菌。含尿素、血清、腹水等物质的培养基选用过滤除菌为宜。

(7)检定:培养基制备后是否符合要求,需要进行质量检查。检查内容包括无菌试验和效果检测。无菌试验是将制备好的培养基置于35℃环境培养18~24h,若无菌生长说明被检培养基无菌。效果检测则用标准菌株接种在被检培养基上,观察细菌在该培养基上生长的菌落和形态等是否典型。

(8)保存:制备好的培养基置保鲜袋内存放于冰箱(4℃)或冷暗处,保存时间一般不超过两周。培养基储存时间不宜过长,应根据实际需要制备。

三、接种与培养

器材准备:细菌标本(含杂菌)、葡萄球菌培养物、肺炎克雷伯菌培养物、枯草芽孢杆菌培养物、炭疽杆菌(无毒株)培养物、铜绿假单胞菌培养物、普通琼脂平板、血琼脂平板、普通琼脂斜面培养基、普通液体培养基、普通半固体培养基、普通培养箱、二氧化碳培养箱、接种环(针)、酒精灯等。

(一)接种工具

常用接种环和接种针。接种环主要用于平板划线接种、液体接种、制备细菌涂片等,接种针主要用于穿刺接种或者斜面接种。接种环(针)包括三部分:接种环(针)、金属杆和绝缘柄(图5-18)。环(针)由镍合金制成。环的直径一般2~4mm,针的长度50~80mm。使用时右手持笔式握住绝缘柄,将环(针)放于酒精灯火焰的外焰或红外接种环灭菌器中灭菌,冷却后,取菌、接种、再灭菌。

(二)无菌技术

标本中致病菌可能污染环境而导致感染,环境中的微生物也可能污染标本而影响实验结果的判断。因此,微生物检验工作中,工作人员必须牢固树立无菌观念,严格执行无菌操作技术。

1. 无菌室、超净工作台、生物安全柜等使用前必须消毒。

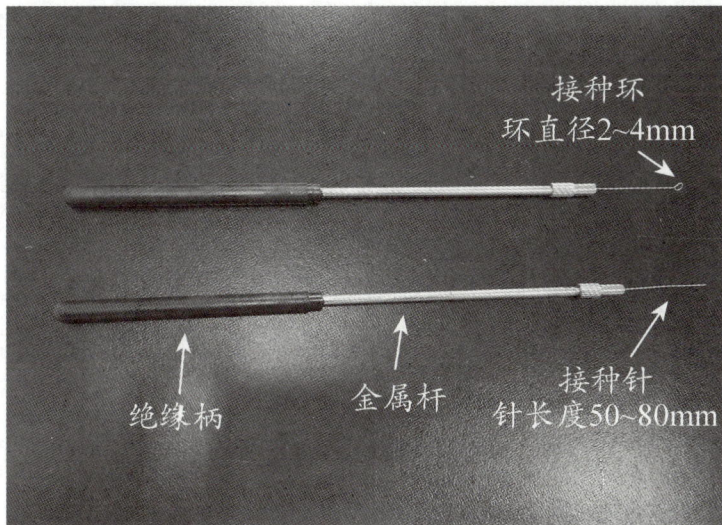

图 5-18　接种环（针）的结构

2. 微生物检验所用物品在使用前应严格进行灭菌，在使用过程中不得与未灭菌物品接触，如有接触必须更换无菌物品。

3. 接种环（针）在每次使用前后，均应进行灭菌。使用前从接种环到金属棒端灭菌，使用后从金属棒端到接种环灭菌。

4. 试管或烧瓶在拔塞后及回塞前，管（瓶）口应通过火焰 1~2 次，以杀灭管（瓶）口附着的细菌。

5. 接种操作时应在酒精灯火焰左前方 3~5cm 的范围内。

6. 使用无菌吸管时，吸管上端应塞有棉花，不能用嘴吹吸，以免口腔内杂菌污染，应使用洗耳球轻轻吹吸。

7. 微生物实验室所有污染性废弃物、细菌培养物等不能拿出实验室，亦不能随意倒入水池。需进行严格消毒灭菌处理后，用医用废物袋装好，送医疗废物集中处置部门处置。

8. 工作人员须加强个人防护，工作时穿工作衣、戴口罩及工作帽。必要时穿防护衣、戴防护镜及手套。实验台在工作完毕应进行消毒。离开时更衣、洗手。

（三）常用的接种方法

1. 平板划线法　用于细菌的分离培养。将细菌标本划线接种到固体培养基（琼脂平板）表面，由于划线的作用使细菌分散开，经过 18~24h 培养后可得到单个菌落，由此可从含有杂菌的标本中分离出目的菌。这种将混有杂菌的标本在固体培养基表面分离开来的方法叫分离培养。将分离后的单个菌落接种到另一个培养基中，生长出的细菌称为纯种菌，此方法为纯培养。平板划线法分为连续划线和分区划线。

（1）连续划线法：用于含菌量少的标本的分离培养，例如尿液。步骤如下：

1）右手持接种环，经烧灼灭菌冷却后，挑取细菌标本。

2）左手斜持（45°角）平板，略开盖（开口角度约 30°角），平板在酒精灯火焰左前上

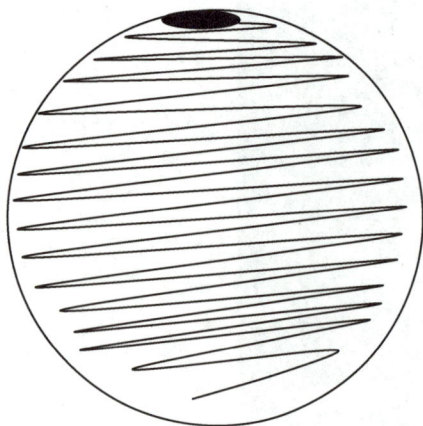

图 5-19 连续划线分离法示意图

方约 3~5cm 距离。右手持已取标本的接种环在平板表面一端边缘涂布,作原始区。

3）接种环烧灼灭菌,冷却后,运用腕力将接种环由原始区开始在平板表面作连续、密集、不重叠的平行划线,直至划满整个平板（图 5-19）。注意无菌技术,避免空气中细菌的污染。

4）划线完毕,盖好平板盖,烧灼灭菌接种环并放回原处。在平板底部标记标本号、姓名、日期,置于 37℃ 培养箱中培养 18~24h 后观察结果（图 5-20）。

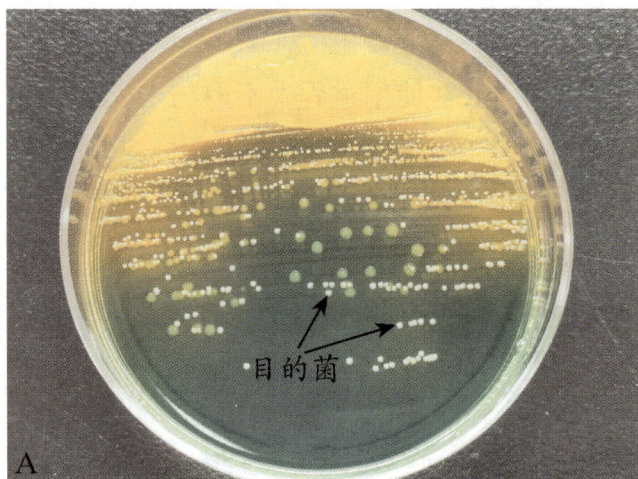

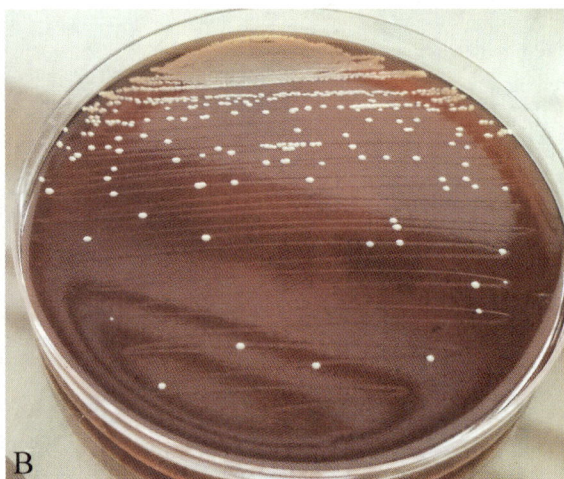

图 5-20 连续划线分离培养结果

A. 目的菌的分离；B. 纯培养。

（2）分区划线法:用于含菌量多的标本的分离培养,如粪便、痰、脓液等。

1）右手持接种环,经火焰烧灼灭菌冷却后,挑取葡萄球菌培养物（枯草芽孢杆菌培养物、肺炎克雷伯菌培养物）少许。

2）左手斜持琼脂平板,略开盖,平板在酒精灯火焰左前上方约 3~5cm 距离。右手持已取标本的接种环在平板表面一端边缘涂布,作原始区,并以此为起点进行连续平行划线,划线范围约占培养基表面积的 1/4~1/5,此为第一区。

3）烧灼灭菌接种环,冷却后,转动平板约 60°,将接种环通过第一区进行 3~4 次交叉的连续平行划线后,再继续进行与第一区不交叉的连续平行划线,划线面积约占培养基表面积的 1/5,此为第二区。同样方法依次划第三区、第四区。划第四区时接种环可以不灭菌,并将剩余的平板表面划满（图 5-21）。

4）划线完毕,盖上平板盖,接种环灭菌放回原处,在平板底部标记、培养（37℃ 18~24h）（图 5-22）。

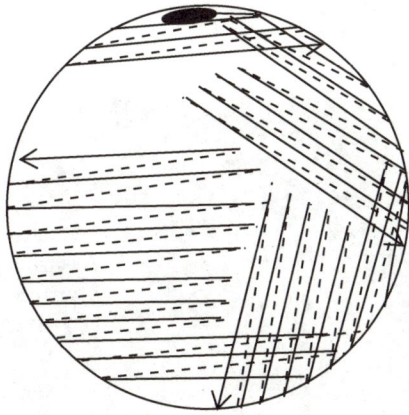

图 5-21　分区划线分离法示意图

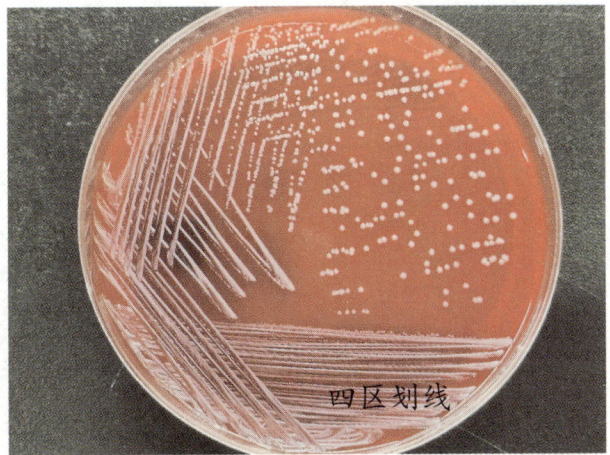

四区划线

图 5-22　分区划线分离培养结果

（3）培养结果及分析：细菌在固体培养基上的生长现象有 2 种。

1）菌落：由单个细菌分裂繁殖形成的肉眼可见的细菌集团称为菌落。根据菌落的特性（大小、形状、颜色、气味、透明度、光滑或粗糙、湿润或干燥、黏稠度、边缘和溶血性等）可以鉴别细菌。若要对细菌做进一步鉴定试验，须挑取单个菌落做鉴定试验。

根据菌落表面光滑度的不同，菌落可分为以下 3 种类型：

①光滑型菌落（smooth colony，S 型菌落）：表面光滑、湿润、边缘整齐。新分离的细菌大多为光滑型菌落，如葡萄球菌（图 5-23）和大肠埃希菌菌落。

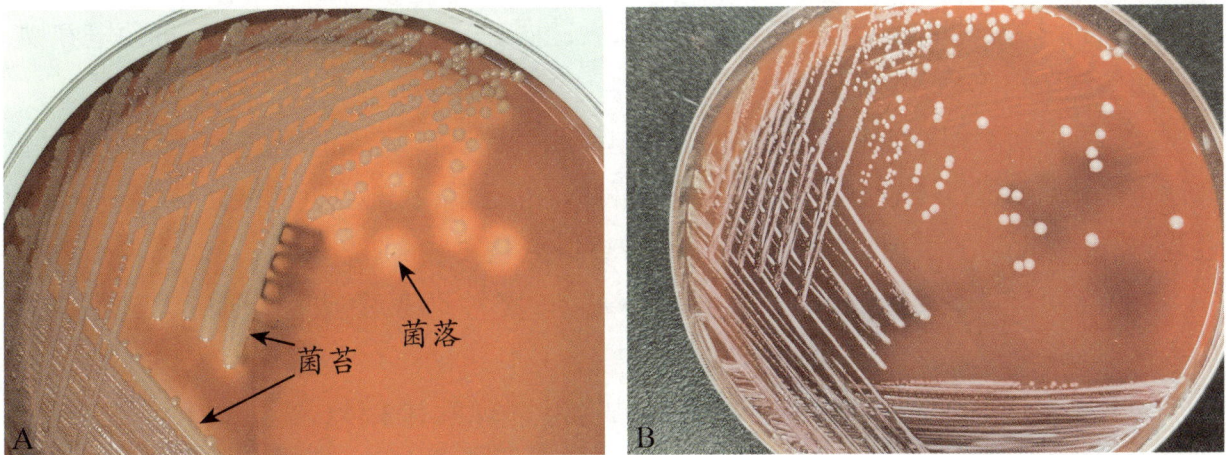

菌落

菌苔

A

B

图 5-23　葡萄球菌光滑型菌落

A. 金黄色葡萄球菌光滑型菌落（有溶血）；B. 表皮葡萄球菌光滑型菌落（无溶血）。

②粗糙型菌落（rough colony，R 型菌落）：表面粗糙、干燥，呈皱纹或颗粒状，边缘不整齐。R 型细菌多为 S 型细菌变异，失去表面多糖或蛋白质而形成，其细菌抗原不完整，毒力及抗吞噬能力均比 S 型细菌弱。但也有少数细菌新分离的菌落为 R 型，如结核分枝杆菌、枯草芽孢杆菌（图 5-24）等。

③黏液型菌落（mucoid colony, M 型菌落）：表面光滑、湿润、黏稠有光泽。多见于有厚荚膜或丰富黏液层的细菌,如肺炎克雷伯菌等（图 5-25）。

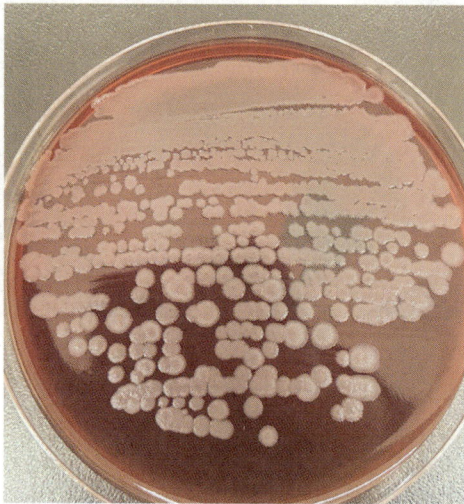

图 5-24　枯草芽孢杆菌粗糙型菌落

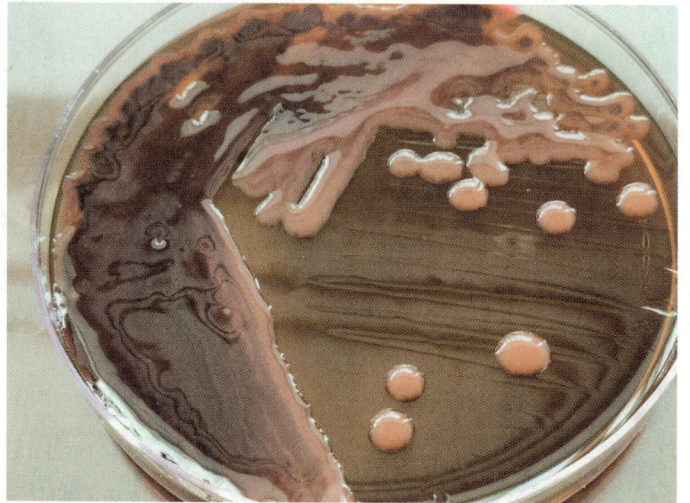

图 5-25　肺炎克雷伯菌黏液型菌落

2）菌苔：多个菌落融合成片称为菌苔。菌苔中可能含有杂菌,不能挑取菌苔做鉴定试验。

2. 液体接种法　多用于增菌培养基（肉汤）或生化反应所用的液体培养基的接种。

（1）方法

1）右手持接种环,经火焰烧灼灭菌冷却后,挑取葡萄球菌培养物（炭疽杆菌培养物、铜绿假单胞菌培养物）少许。

2）左手持液体培养基,用右手的小指与掌间拔掉试管塞,同时迅速将试管口和试管塞通过酒精灯火焰 1~2 次。斜持试管,将接种环在离试管底部更近的液面与管壁交界处轻轻研磨,试管直立后液体培养基即能淹没接种物（图 5-26）。

3）接种完毕,试管口和试管塞灭菌塞紧,接种环灭菌放回,标记、培养（37℃18~24h）。

（2）培养结果及分析：细菌在液体培养基中生长现象有 3 种（图 5-27）。

1）混浊生长：大多数细菌在液体培养基中生长后,使培养基呈现均匀混浊,如葡萄球菌。

2）沉淀生长：少数链状细菌在液体培养基底部形成沉淀,上层培养基较澄清,如链球菌、炭疽杆菌等。

3）菌膜生长：专性需氧菌在液体培养基表面生长,形成菌膜,如铜绿假单胞菌等。

3. 穿刺接种法　主要用于观察动力和保存菌种的半固体培养基或生化反应所用的高层斜面培养基（双糖铁培养基）接种。

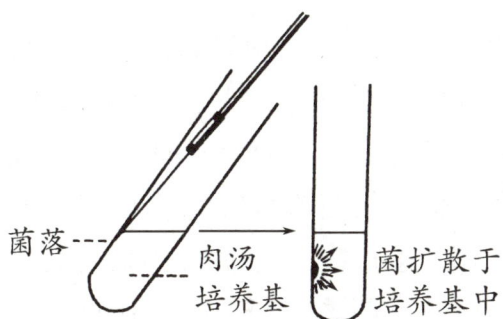

图 5-26　液体接种法示意图

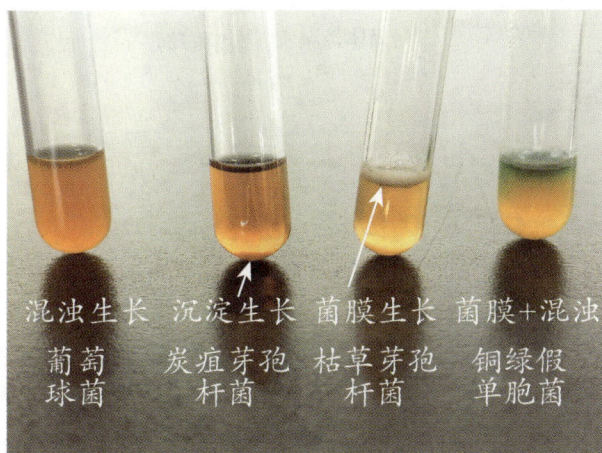

图 5-27　细菌在液体培养基中的生长现象

（1）方法：右手持接种针，经火焰烧灼灭菌冷却后，挑取菌落少许。左手持半固体培养基，管口灭菌同液体培养基，将已取菌的接种针从半固体培养基中央平行于管壁垂直刺入，接近管底但不可接触管底（距管底约 0.4cm），然后将接种针沿原路退出（图 5-28）。管口灭菌塞紧，接种针灭菌，标记、培养。若是高层斜面培养基，接种针退出后，接着再在斜面划线接种（图 5-29）。

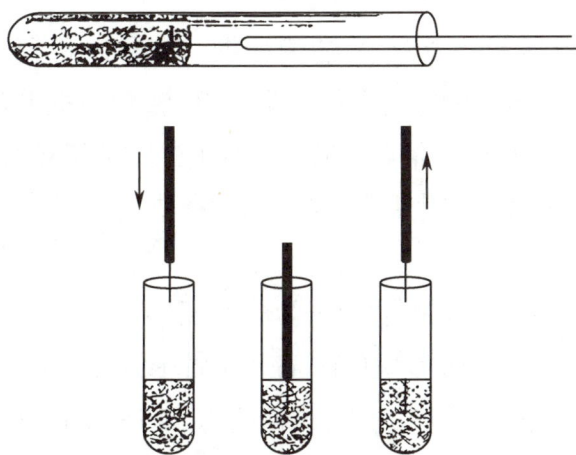

图 5-28　穿刺接种法示意图

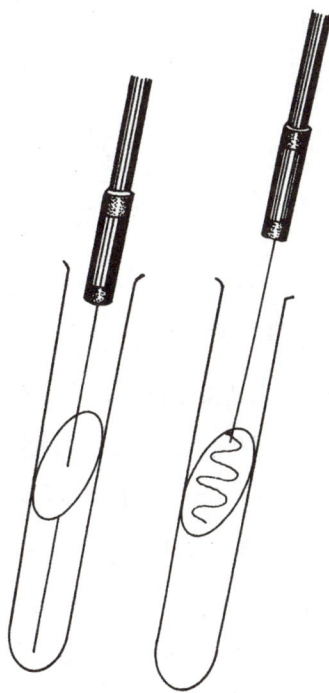

图 5-29　高层斜面接种法示意图

（2）培养结果及分析：细菌在半固体培养基中生长现象有 2 种。

1）无鞭毛菌：只沿穿刺线呈线状生长，穿刺线清晰，周围培养基澄清透明（图 5-30）。

2）有鞭毛菌：可沿穿刺线呈扩散生长，穿刺线模糊，周围培养基呈羽毛状或云雾状混浊（图 5-30）。

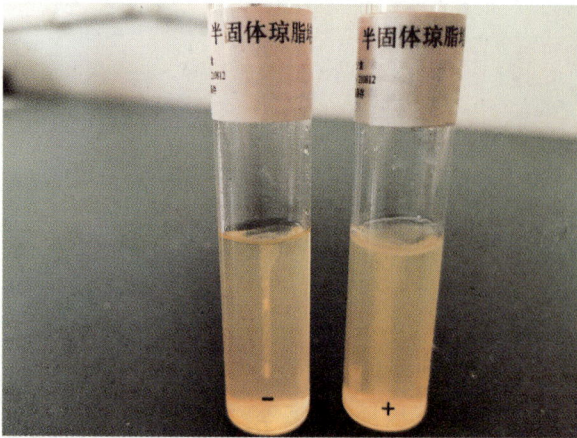

图 5-30　细菌在半固体
培养基中的生长现象

4.斜面接种法　主要用于纯培养、保存菌种或生化反应所用的斜面培养基的接种。右手持接种环，经火焰烧灼灭菌冷却后，挑取菌落少许。左手持斜面培养基，用右手的小指与掌间拔掉试管塞，同时迅速将试管口和试管塞在酒精灯上灭菌。迅速将已经取菌的接种环伸入斜面培养基底部，由下而上在斜面上划一条直线，返回底部由下而上在斜面上进行蛇行划线（图 5-31）。试管口和试管塞灭菌塞紧，接种环灭菌放回，标记、培养（37℃ 18~24h）。

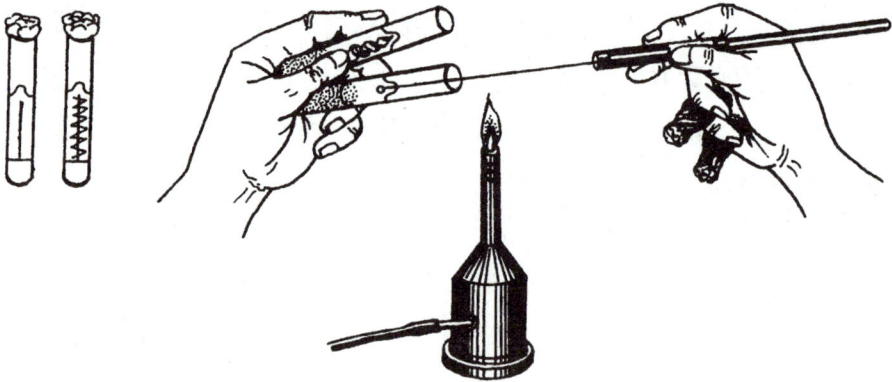

图 5-31　斜面接种法示意图

5.倾注平板法　适用于尿液、牛乳和饮水等液体标本的细菌计数。将标本稀释液 1ml 加入已灭菌的培养皿内，倾入已溶化并冷却至 50℃ 左右的琼脂培养基 13~15ml，混匀，待凝固后倒置、培养。根据培养基内的菌落数和稀释倍数，即可计算出标本的细菌数。计数方法是数 6 个方格（每格为 $1cm^2$）中的菌落数，求出每格的平均菌落数。按公式计算，求出每毫升标本中的细菌数。

细菌数 /ml= 每方格的平均菌落数 × πr^2 × 稀释倍数（r 为培养皿半径）

6.涂布接种法　多用于药敏试验。用无菌棉拭子蘸取菌液，在琼脂平板表面均匀涂抹接种 3 次，每次旋转 60°，最后在平板内壁来回涂抹 2 周，标记、培养（37℃ 18~24h）。

（四）细菌的培养方法

细菌培养方法有一般培养法、二氧化碳培养法和厌氧培养法等。

1.一般培养法　又称需氧培养法，适用于需氧和兼性厌氧菌的培养。将已接种好的培养基，置 37℃ 培养箱内 18~24h。少数生长缓慢的细菌，需培养 3~7d 甚至一个月才能生长。为使培养箱内保持一定湿度，可在其内放置一杯水。培养时间较长的培养基，接种后应将试管口塞棉塞后用石蜡或凡士林封固，以防培养基干裂。

2. 二氧化碳培养法　有些细菌（如布鲁氏菌属、脑膜炎奈瑟菌、淋病奈瑟菌等）培养时需要在含有 5%~10% CO_2 的环境中才能生长良好，尤其是初代分离培养要求更为严格。二氧化碳培养法有以下几种：

（1）二氧化碳培养箱培养法：二氧化碳培养箱可以调节箱内的二氧化碳的含量、温度和湿度。将已接种好的培养基直接放入箱内孵育。

（2）烛缸培养法：将已接种标本的培养基置于标本缸或玻璃干燥器内，再放入小段点燃的蜡烛于缸内，用凡士林密封缸盖。燃烧的蜡烛因缺氧自行熄灭，容器内产生的二氧化碳量约为 5%~10%。连同容器一并置于 37℃ 温箱中培养。

（3）化学法（重碳酸钠－盐酸法）：将已接种标本的培养基置于标本缸或干燥器内，按标本缸每升容积加碳酸氢钠（重碳酸钠）0.4g 与浓盐酸 0.35ml 的比例，分别将两者置于平皿内，将该平皿也放入标本缸，用凡士林密封缸盖后，倾斜标本缸，使盐酸与碳酸氢钠接触生成二氧化碳。

3. 厌氧培养法　详见第十三章。

第四节　鉴　　定

一、生化反应鉴定

检测细菌对各种物质的分解代谢产物的反应，称为细菌的生化反应。利用生化反应鉴定细菌，称为生化反应鉴定。

器材准备：各种生化反应培养基、菌种（化脓性球菌、肠杆菌目细菌、非发酵菌）、试剂（靛基质试剂、甲基红试剂、VP 试剂等）。

（一）糖（醇、苷）类代谢试验

1. 糖（醇）发酵试验

（1）原理：不同的细菌含有发酵不同糖（醇）的酶，故分解糖类的能力及其产物也不相同，有的细菌分解糖只产酸，有的产酸又产气，有的不分解糖。酸性条件下，指示剂溴甲酚紫由紫色变黄色，据此可鉴别细菌。

（2）培养基：糖（醇）发酵培养基（含溴甲酚紫指示剂）。

（3）方法：将待检菌接种到糖（醇）发酵培养基中，于 37℃ 培养 18~24h，观察结果。

（4）结果及分析：见图 5-32。

1）阳性（＋）：细菌分解糖（醇）产酸，溴甲酚紫呈黄色。

2）阳性（⊕）：细菌分解糖（醇）产酸、产气，溴甲酚紫呈黄色，小导管内有气泡（固体培养基内有裂隙）。

3）阴性（－）：细菌不分解糖，溴甲酚紫不变色仍为紫色。

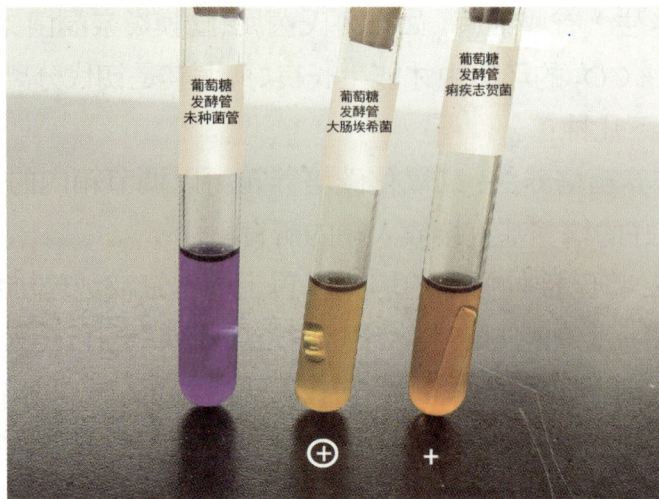

图 5-32　糖发酵试验结果

（5）应用：是鉴定细菌最主要和最基本的试验。

2. 葡萄糖氧化/发酵试验（O/F试验）　该试验是由 Hugh 和 Leifson 创立，故又称 Hugh-Leifson（HL）试验。

（1）原理：细菌对葡萄糖的代谢有三种类型。①氧化型（O）：细菌仅在有氧环境中才能分解葡萄糖；②发酵型（F）：细菌在有氧或无氧环境中都能分解葡萄糖；③产碱型（-）：细菌不分解葡萄糖。利用此试验可区分细菌的代谢类型。

（2）培养基：葡萄糖氧化/发酵培养基（HL培养基，含溴麝香草酚蓝或溴甲酚紫指示剂）。

（3）方法：取2支HL培养管，煮沸10min以驱逐培养基中的氧气。冷却后将待检菌同时接种两支HL培养基，其中一支滴加无菌的液体石蜡或凡士林，高度不少于1cm，使培养基与空气隔绝。于35℃培养18~24h，观察结果。

（4）结果及分析：见图5-33。

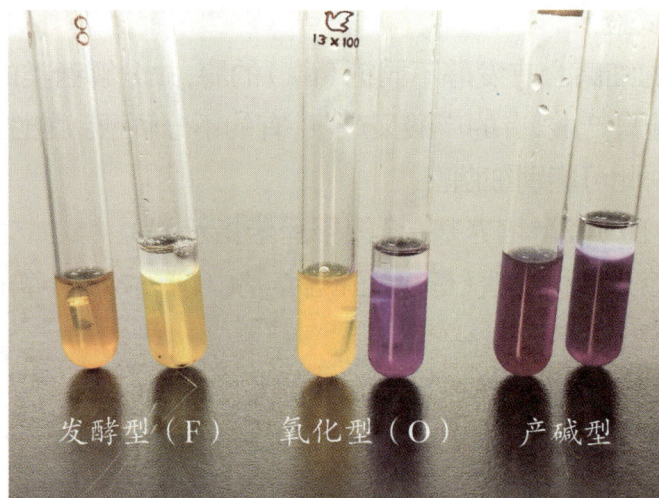

图 5-33　葡萄糖氧化/发酵试验结果

1）氧化型（O）：不加石蜡管分解糖产酸，由紫色或绿色变黄色。

2）发酵型（F）：两支管都分解糖产酸，均由紫色或绿色变黄色。

3）产碱型（－）：两支管均不分解糖，不变色，仍为紫色或绿色。

（5）应用：主要用于肠杆菌科细菌与非发酵菌的鉴别，前者均为发酵型，而后者通常为氧化型或产碱型。也可用于葡萄球菌与微球菌间的鉴别，前者为发酵型，而后者为氧化型。

3. 甲基红试验（MR 试验）

（1）原理：细菌分解葡萄糖产生丙酮酸后可有不同的代谢途径（图 5-34）：若丙酮酸进一步分解，产生甲酸、乙酸、乳酸等混合酸，使培养基的 pH 降至 4.4 以下，加入甲基红指示剂呈红色，为甲基红试验阳性；若细菌分解葡萄糖产酸量少，或产生的酸转化为其他物质（如醇、醛、酮等），则培养基 pH 在 5.4 以上，加入甲基红指示剂呈黄色，为甲基红试验阴性（图 5-35）。

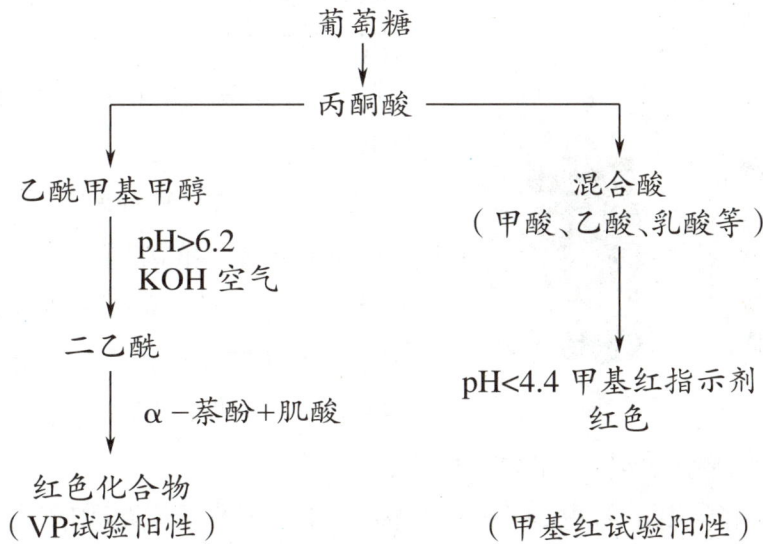

葡萄糖

丙酮酸

乙酰甲基甲醇

pH>6.2
KOH 空气

二乙酰

α-萘酚+肌酸

红色化合物
（VP试验阳性）

混合酸
（甲酸、乙酸、乳酸等）

pH<4.4 甲基红指示剂
红色

（甲基红试验阳性）

图 5-34　葡萄糖发酵形成丙酮酸后不同的代谢途径

（2）培养基：葡萄糖蛋白胨水培养基。甲基红指示剂须在观察结果时加入。

（3）方法：将待检菌接种于上述培养基中，于 37℃ 培养 18~24h 后，在培养基内滴加甲基红试剂，通常每毫升培养液滴加试剂 1 滴，立即观察结果。

（4）结果及分析（图 5-35）：①阳性，呈现红色；②阴性，呈现黄色。

（5）应用：主要用于肠杆菌科细菌的鉴别。

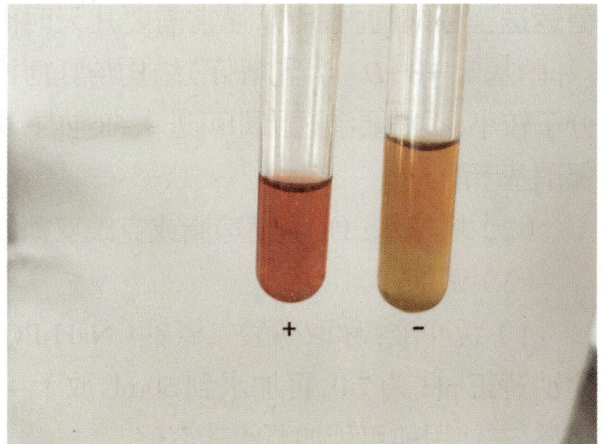

图 5-35　甲基红试验结果

4. VP（Voges-Proskauer）试验（伏普二氏试验）

（1）原理：某些细菌分解葡萄糖产生丙酮酸，丙酮酸脱羧产生乙酰甲基甲醇，乙酰甲基甲醇在碱性环境中，被空气中的氧氧化为二乙酰，进而与蛋白胨中精氨酸所含的胍基反应，生成红色化合物，则为 VP 试验阳性。若培养基中胍基含量较少，则可加入少量含胍基化合物，如肌酸或肌酐等。试验时加入 α- 萘酚可加速此反应。

（2）培养基：葡萄糖蛋白胨水培养基。VP 试剂在观察结果时加入。

（3）VP 试剂：有两种。第一种：含 0.3% 肌酸（肌酐）的 40%KOH 溶液。第二种：甲液（6%α- 萘酚酒精溶液）和乙液（40%KOH 溶液）。

（4）方法：主要有两种方法。①贝立脱氏法：将待检菌接种于上述培养基中，于 35℃培养 24~48h 后按每 2ml 培养液中先加入甲液（6%α- 萘酚乙醇溶液）1ml，再加入乙液（40%KOH 溶液）0.4ml，充分振摇，观察结果，若为阴性，应将试管置 35℃ 4h 后再进行观察；②奥梅拉氏法：35℃培养 48h 后，按每毫升加入 0.1ml 含 0.3% 肌酸（肌酐）的 40%KOH 溶液，于 50℃水浴 2h 或置 35℃ 4h，充分振摇，观察结果。

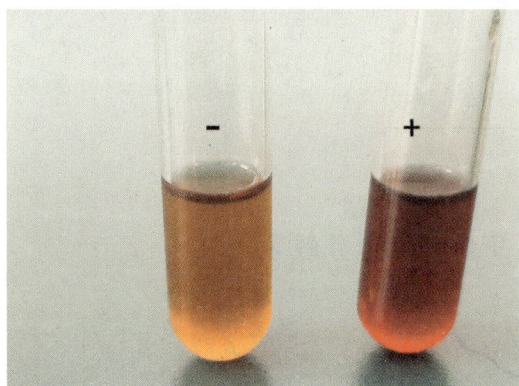

图 5-36　VP 试验结果

（5）结果及分析（图 5-36）：①阳性，红色；②阴性，无红色。

（6）应用：VP 试验常与甲基红试验一起使用，因为前者阳性的细菌，后者通常为阴性。主要用于肠杆菌科细菌的鉴别。某些细菌如蜂房哈夫尼亚菌（37℃）和奇异变形杆菌常 VP 试验和甲基红试验同时阳性。

5. β- 半乳糖苷酶试验（又称 ONPG 试验）

（1）原理：发酵乳糖的细菌，具有两种酶，即 β- 半乳糖苷酶和渗透酶。渗透酶是将乳糖分子带入菌细胞内，而 β- 半乳糖苷酶可将乳糖的 β- 半乳糖苷链切断，产生葡萄糖和半乳糖。迟缓发酵乳糖的细菌，缺乏渗透酶，只有 β- 半乳糖苷酶，因此不能很快将乳糖运送至菌细胞内，所以通常需要几天时间乳糖才能被分解，称迟缓分解乳糖。ONPG（邻硝基苯 -β-D- 半乳糖苷）结构与乳糖相似（葡萄糖被邻位硝基苯酚代替），且 ONPG 分子较小，不需要渗透酶即可进入细胞内，再由胞内的 β- 半乳糖苷酶将其分解为黄色的邻硝基苯酚。

（2）培养基：1% 乳糖琼脂或克氏双糖铁琼脂。

（3）试剂

1）缓冲液：称取磷酸二氢钠（$NaH_2PO_4 \cdot H_2O$）6.9g 溶于 40ml 水中，以 5mol/L 氢氧化钠矫正 pH 为 7.0，再加水到 50ml，放于 4℃冰箱内备用。此缓冲液在冰箱中可能析出结晶，在使用前可稍加温使其溶解。

2）ONPG 液：称取 ONPG 80mg，溶于 15ml 水中，再加上述缓冲液 5ml，放于 4℃冰箱中保存。此溶液不稳定,若出现黄色则不能使用。

（4）方法:将被检细菌接种到1%乳糖琼脂或克氏双糖铁上,35℃培养过夜。用接种环取菌苔1环置于0.25ml生理盐水中做成菌悬液,然后加入ONPG液0.25ml,37℃水浴20min至3h后观察结果。

（5）结果及分析:出现黄色者为阳性,一般在20~30min即显黄色,迅速及迟缓发酵乳糖的细菌ONPG试验为阳性;不出现黄色者为阴性,不发酵乳糖的细菌为阴性。

（6）应用:主要用于迟缓发酵乳糖菌株的快速鉴定。

6. 七叶苷水解试验

（1）原理:某些细菌具有七叶苷酶,能分解七叶苷产生葡萄糖和七叶素,七叶素与培养基中的二价铁离子结合后,形成黑色的酚铁络合物,使培养基变黑。

（2）培养基:七叶苷培养基。

（3）方法:将被检细菌接种到七叶苷琼脂培养基上,35℃培养18~24h,观察结果。

（4）结果:培养基变黑色者为阳性;培养基不变色者为阴性。

（5）应用:主要用于鉴别D群链球菌与其他链球菌,D群链球菌为阳性。

7. 胆汁七叶苷水解试验

（1）原理:肠球菌和D群链球菌都能在含胆盐的培养基中生长并水解七叶苷,生成的七叶素与培养基中的铁离子反应,生成黑色络合物。

（2）方法:将待检菌接种于胆汁七叶苷培养基中,35℃培养24h后观察并记录结果。

（3）结果:肠球菌和D群链球菌能使培养基变黑为阳性,不变色为阴性。

待检菌的接种量不能过大,否则细菌不需要繁殖即可使培养基变黑导致出现假阳性。要求至少1/2斜面变黑才可判为阳性,如只有细菌生长,而斜面不变黑,或仅有小部分变黑,不能判为阳性。

8. 同化碳源试验

（1）原理:凡能发酵某种糖的真菌,就一定能同化该糖;而能同化某种糖的真菌却不一定发酵该糖,借此鉴别真菌。

（2）培养基:同化碳源琼脂培养基(硫酸铵5g、磷酸二氢钾1g、结晶硫酸镁0.5g、酵母浸膏0.5g、琼脂20g,加蒸馏水1 000ml）。

（3）方法:融化20ml培养基冷至48℃,将24~48h被检菌的培养物,混悬于4ml无菌盐水中,调整浊度相当于麦氏比浊管（McFarLand）4号管,全部菌液加入培养基中,混匀倾注成平板,凝固后,将含各种碳水化合物纸片贴在平板表面,25~30℃培养10~24h,检查被检菌在纸片周围生长与否。

（4）结果分析:围绕含糖纸片生长的为阳性;被检菌24h后仍无生长者为阴性。

（5）应用:用于真菌的鉴别。

9. 葡萄糖酸盐氧化试验

（1）原理：某些细菌可氧化葡萄糖酸钾，生成 α-酮基葡萄糖酸。α-酮基葡萄糖酸是一种还原性物质，可与班氏试剂起反应，出现棕色或砖红色的 Cu_2O 沉淀。

（2）培养基：改良 Haynes 培养基（胰胨 1.5g，酵母浸膏 1g，K_2HPO_4 1g，葡萄糖酸钾 40g，水 1 000ml，pH7.0，0.068MPa/cm^2 15min）。

（3）方法：取上述培养基 48h 培养液 1ml，加入班氏定性试剂 1ml，于水中煮沸 10min 并迅速冷却，观察结果。

（4）结果：出现黄色到砖红色沉淀为阳性；不变色或仍为蓝色为阴性（图 5-37）。

（二）蛋白质类和氨基酸的代谢试验

1. 靛基质（吲哚）试验

（1）原理：某些细菌产生色氨酸酶，可分解蛋白胨中的色氨酸，生成靛基质（吲哚），靛基质与靛基质试剂（对二甲基氨基苯甲醛）反应，生成玫瑰靛基质（玫瑰吲哚），呈红色。

（2）培养基：蛋白胨水培养基。靛基质试剂须在观察结果时加入。

（3）靛基质试剂：对二甲基氨基苯甲醛 5g、95% 乙醇 150ml 和浓盐酸 50ml。

（4）方法：将待检菌接种于蛋白胨水培养基中，置 37℃ 培养 18~24h 后，沿管壁缓缓加入靛基质试剂，使培养基与试剂形成两层，观察两层液面交界处的颜色。

（5）结果及分析（图 5-38）：①阳性，红色；②阴性，无色。

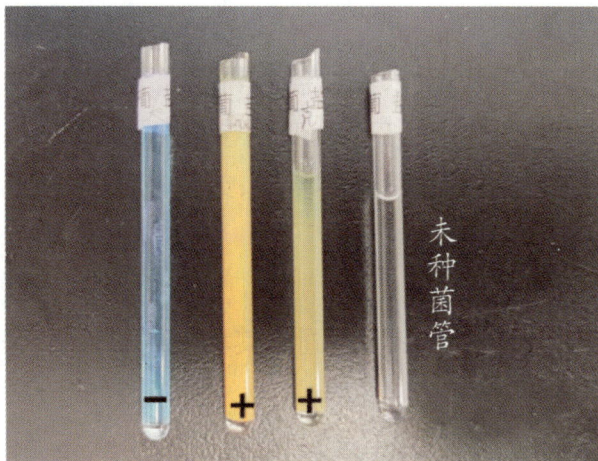

图 5-37　葡萄糖酸盐氧化试验结果

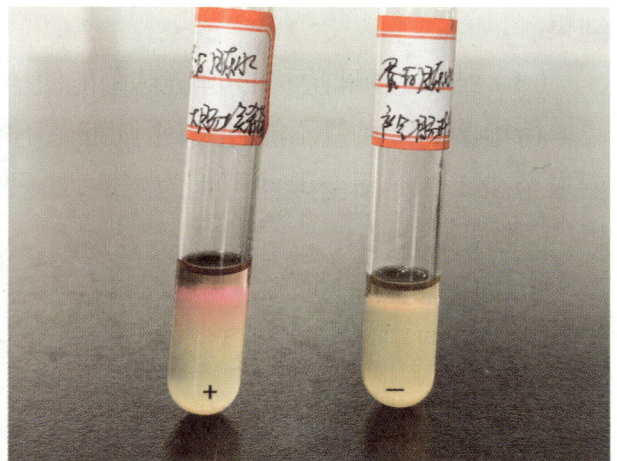

图 5-38　吲哚试验结果

（6）应用：主要用于肠杆菌科细菌的鉴定。

2. 硫化氢试验

（1）原理：某些细菌分解培养基中的含硫氨基酸（如胱氨酸、半胱氨酸）产生硫化氢，硫化氢与培养基中的铅盐或铁盐反应，形成黑色的硫化铅或硫化亚铁沉淀。

（2）培养基：含硫酸亚铁或醋酸铅的培养基。

（3）方法：将待检菌接种于含硫酸亚铁或醋酸铅的培养基中,于37℃培养18~24h后,观察结果。

（4）结果及分析（图5-39）：①阳性,黑色;②阴性,无色。

（5）应用：主要用于肠杆菌科细菌鉴定。

3. 尿素酶（脲酶）试验

（1）原理：某些细菌含有尿素酶,能分解尿素产生大量的氨和CO_2,使培养基呈碱性,酚红指示剂呈粉红色。

（2）培养基：尿素培养基（含酚红指示剂）。

（3）方法：将待检菌接种于尿素培养基,于35℃培养18~24h,观察结果。

（4）结果及分析（图5-40）：①阳性,粉红色;②阴性,不变色。

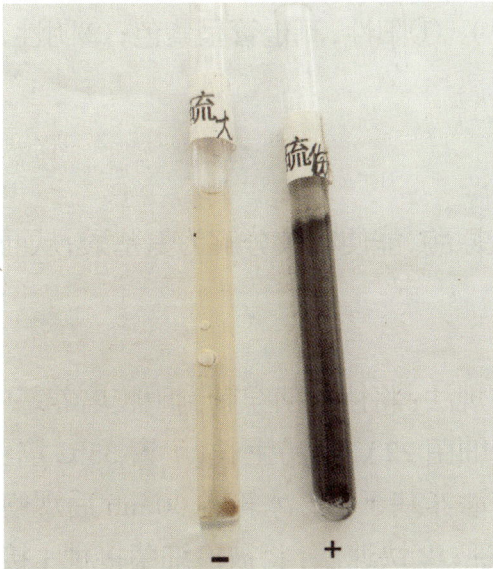

图 5-39　硫化氢试验结果

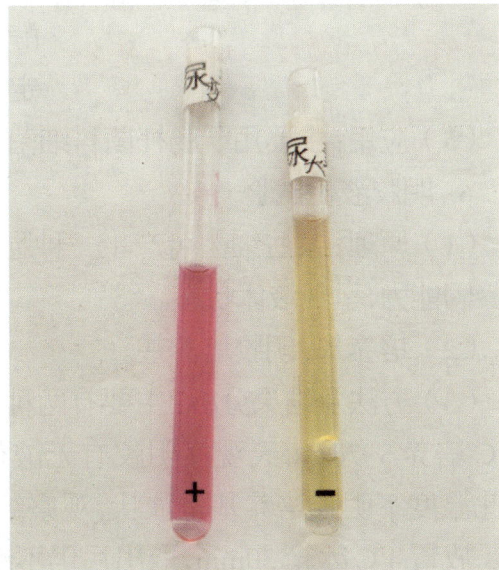

图 5-40　脲酶试验结果

（5）应用：主要用于摩根菌科中变形杆菌属细菌的鉴定。奇异变形杆菌和普通变形杆菌脲酶阳性。

4. 苯丙氨酸脱氨酶试验

（1）原理：某些细菌可产生苯丙氨酸脱氨酶,使苯丙氨酸脱氨基形成苯丙酮酸,加入10% 三氯化铁试剂,反应形成绿色化合物。

（2）培养基：苯丙氨酸琼脂斜面培养基。

（3）方法：将待检菌接种于苯丙氨酸琼脂培养基斜面上,于35℃培养18~24h,滴加10% 三氯化铁试剂 3~4 滴,立即观察结果。

（4）结果及分析：①阳性,绿色,1~2min 后绿色可消失;②阴性,不变色。

（5）应用：主要用于肠杆菌科与摩根菌科细菌的鉴别。摩根菌科细菌均为阳性,肠杆菌科细菌均为阴性。

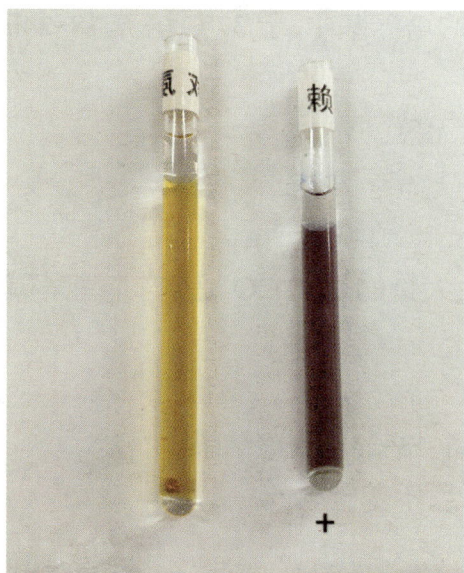

图 5-41　氨基酸脱羧酶试验结果

5. 氨基酸脱羧酶试验

（1）原理：某些细菌具有氨基酸脱羧酶，使氨基酸脱羧生成胺和 CO_2，使培养基呈碱性，指示剂溴甲酚紫为紫色。

（2）培养基：氨基酸脱羧酶培养基和氨基酸对照培养基（含溴甲酚紫指示剂）。

（3）方法：将待检菌分别接种于赖氨酸（或鸟氨酸或精氨酸）培养基和氨基酸对照培养基（不加氨基酸）中，并加入无菌液体石蜡或矿物油，于 35℃ 培养 1~4d 观察结果。

（4）结果及分析（图 5-41）：对照管呈黄色（发酵葡萄糖产酸）。①阳性，测定管呈紫色；②阴性，测定管呈黄色。

（5）应用：主要用于肠杆菌科细菌的鉴定。

6. 明胶液化试验

（1）原理：某些细菌可产生一种胞外酶——胶原酶，能使明胶分解为氨基酸，从而失去凝固能力，呈现液体状态。

（2）培养基：明胶培养基。

（3）方法及结果分析：主要有两种方法。①常规法：将待检菌穿刺到明胶培养基中，22℃ 培养 5~7d，每天观察明胶有无液化。若被检细菌 22℃ 不易生长，可置 35℃ 培养，在此温度下明胶培养基呈液状，观察结果时，应将培养基于 4℃ 冰箱内 30min 后观察结果。放置 4℃ 冰箱 30min，取出后仍不凝固者为阳性；②快速法：将被检细菌接种 1 接种环到 1ml 肉汤或含 0.01mol/L 氯化钙盐水中，然后加入一条明胶炭片，置 35℃ 水浴，每隔 15min 观察结果 1 次，共观察 3h。阳性者明胶炭片被溶解。若被检细菌为厌氧菌应作厌氧培养。

7. 霍乱红试验

（1）原理：某些细菌（如霍乱弧菌）能还原培养基中的硝酸盐为亚硝酸盐，同时分解培养基蛋白胨中的色氨酸产生靛基质，加入硫酸后，就能形成红色的亚硝酸靛基质。

（2）培养基：0.1% KNO_3 或 $NaNO_3$ 的蛋白胨水。

（3）方法：将待检菌接种到培养基中，35℃ 培养 24~48h，加入浓硫酸数滴后，观察结果。

（4）结果：呈现红色者为阳性；无色者为阴性。

8. 精氨酸双水解酶试验

（1）原理：某些细菌分解精氨酸产碱，可能是由精氨酸脱羧酶的作用生成胺和 CO_2，或由精氨酸双水解酶使精氨酸经过 2 次水解产生鸟氨酸、2 分子氨和 1 分子 CO_2，可经气相色谱进行分析。

（2）培养基：含精氨酸的氨基酸脱羧酶试验培养基或 Thormley 精氨酸培养基。

（3）方法：将待检细菌接种到上述培养基中。若做肠杆菌科鉴定时，其上可覆盖以灭菌的液体石蜡；做假单胞菌属的鉴定时，则不能覆盖液体石蜡，置 35℃培养 1~4d。

（4）结果分析：指示剂颜色转为碱性反应时为阳性。即溴甲酚紫转为紫色或酚红指示剂转为红色。Thormley 培养基通常可观察至 7d。

由于培养基 pH 的改变不能证明是由精氨酸脱羧酶或由精氨酸双水解酶所致，欲鉴别应作气相色谱分析。沙门菌是由精氨酸双水解酶分解精氨酸；而大肠埃希菌则系由精氨酸脱羧酶分解精氨酸。

（三）碳源利用试验

1. 枸橼酸盐利用试验

（1）原理：某些细菌能以枸橼酸盐作为唯一碳源，铵盐为唯一氮源，细菌分解枸橼酸盐产生碳酸盐，分解铵盐产生氨，使培养基变碱性，指示剂溴麝香草酚蓝由绿色变为深蓝色。

（2）培养基：枸橼酸盐培养基（含溴麝香草酚蓝指示剂）。

（3）方法：将被检菌接种于枸橼酸盐培养基，于 35℃培养后观察结果。

（4）结果及分析（图 5-42）：①阳性，培养基由绿色变为深蓝色；②阴性，培养基仍为绿色。

（5）应用：用于肠杆菌科细菌的鉴定。

2. 丙二酸盐/醋酸盐利用试验

（1）原理：某些细菌能利用丙二酸盐/醋酸盐作为唯一碳源，将丙二酸盐分解生成碳酸盐，使指示剂显碱性反应。

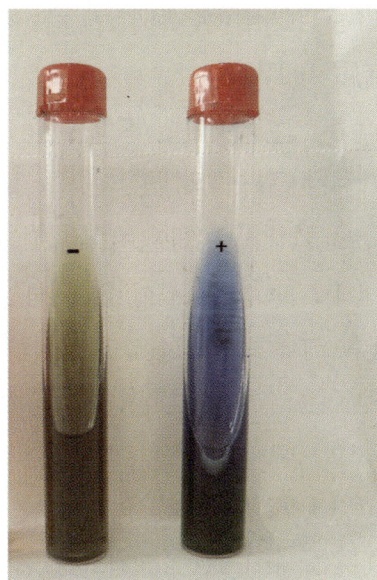

图 5-42　枸橼酸盐利用试验结果

（2）培养基：丙二酸钠/醋酸钠培养基（含溴麝香草酚蓝指示剂）。

（3）方法及结果：同枸橼酸盐利用试验。

3. 马尿酸盐水解试验

（1）原理：某些细菌能分解马尿酸钠生成苯甲酸和甘氨酸，苯甲酸与三氯化铁试剂结合形成苯甲酸铁沉淀。

（2）方法：将待检菌接种到马尿酸钠液体培养基，35℃ 48h 培养后取出，经 3 000r/min 离心 30min，取上清液 0.8ml 加入 0.2ml 三氯化铁试剂，10~15min 观察结果。

（3）应用：用于 B 群链球菌的鉴定，为阳性。

4. 乙酰胺利用试验

（1）原理：许多非发酵菌产生脱酰胺酶，可使乙酰胺经脱酰胺释放氨，使培养基变碱性,指示剂颜色变化呈碱性反应。

（2）方法：将待检菌接种到乙酰胺培养基,培养后观察结果。

（3）应用：主要用于非发酵菌的鉴定。铜绿假单胞菌为阳性。

（四）酶类试验

1. 触酶（过氧化氢酶）试验

（1）原理：某些细菌有过氧化氢酶,能催化过氧化氢生成水和氧气,出现气泡。

（2）试剂：3% 过氧化氢溶液。

（3）方法（玻片法）：取待检菌菌落少许,置于洁净的玻片上,然后滴加 3% 过氧化氢 1~2 滴,观察结果。

（4）结果及分析（图 5-43）：①阳性,有气泡;②阴性,无气泡。

（5）应用：常用于革兰氏阳性球菌的初步分群,葡萄球菌属和微球菌属均为阳性,链球菌属为阴性。

（6）注意问题：不宜用血琼脂平板上的菌落（易出现假阳性）。每次试验时,应以阳性和阴性菌株作对照。

2. 氧化酶（细胞色素氧化酶）试验

（1）原理：某些细菌具有氧化酶,能氧化细菌内的细胞色素 C,然后氧化型细胞色素 C 能使对苯二胺氧化,生成有颜色的醌类化合物。使用盐酸二甲基对苯二胺试剂时,产物为紫红色;使用盐酸四甲基对苯二胺试剂时,产物为蓝色。

（2）氧化酶试剂：1% 盐酸二甲基对苯二胺（或 1% 盐酸四甲基对苯二胺）。

（3）方法：取洁净滤纸条,粘取待检菌菌落,滴加氧化酶试剂 1 滴于菌落上。或将试剂直接滴加在被检细菌的菌落上。

（4）结果及分析（图 5-44）：①阳性,立即呈红色（10s 内）至深紫色;②阴性,无色。

（5）应用：主要用于肠杆菌科、弧菌科与非发酵菌的鉴别,前者为阴性,后两者多为阳性。奈瑟菌属、莫拉菌属也呈阳性反应。

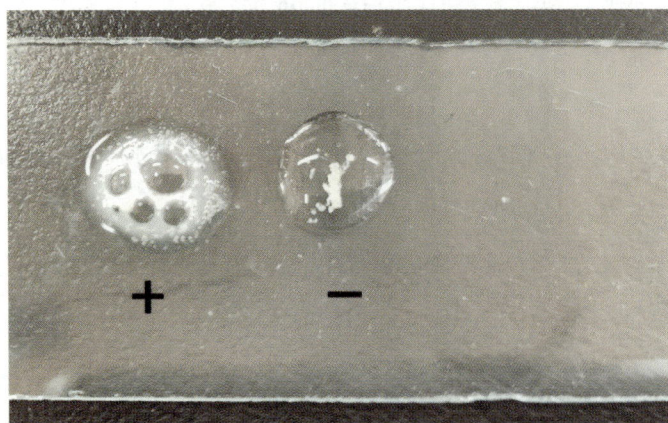

图 5-43 触酶试验结果

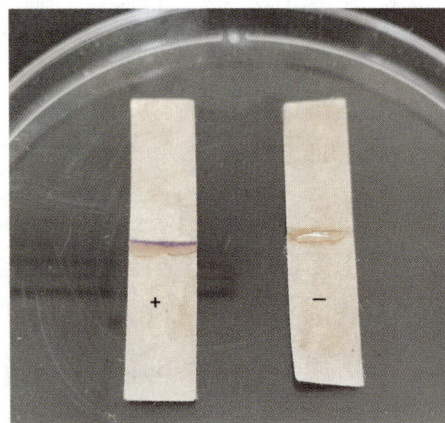

图 5-44 氧化酶试验结果

3. 血浆凝固酶试验

（1）原理：金黄色葡萄球菌能产生凝固酶，使血浆中的纤维蛋白原转变为不溶性的纤维蛋白而使血浆凝固。凝固酶有两种，一种是结合型凝固酶（又称凝聚因子），结合在细菌细胞壁上，是纤维蛋白原受体，使细菌表面的纤维蛋白原转变为纤维蛋白包裹在细菌外面而使细菌凝聚成块，可用玻片法检测此酶。另一种为游离型凝固酶，分泌到菌体外，类似凝血酶原，可被血浆中的凝血因子激活变成凝血酶样物质，使血浆中的纤维蛋白原转变为纤维蛋白而使血浆凝固，可用试管法检测此酶。

（2）方法：

1）玻片法：取未稀释的人或兔血浆和生理盐水各1滴分别置于洁净的载玻片两侧，挑取待检菌分别与血浆和盐水混合。

2）试管法：取试管2支，各加0.5ml 1∶4稀释的新鲜人或兔血浆，挑取待检菌和阳性对照菌的肉汤培养物0.5ml分别加入血浆中并混匀，于37℃水浴1~4h，每30min观察一次。

（3）结果及分析

1）玻片法：5~10s内出现凝集者为阳性，盐水中无自凝现象（图5-45）。

2）试管法：3h内试管内血浆凝固成胶冻状，为阳性。反之，试管内血浆不凝固仍为流动状态，则为阴性。

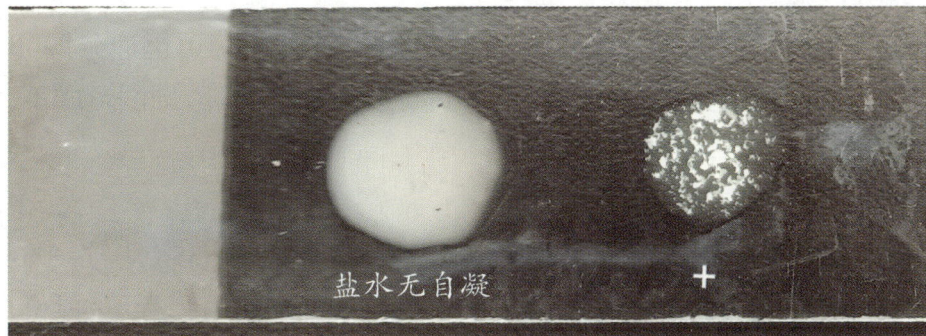

图5-45　玻片法血浆凝固酶试验结果

（4）应用：主要用于致病性葡萄球菌的鉴定。

4. DNA酶试验

（1）原理：某些细菌产生DNA酶，可使长链DNA水解成寡核苷酸链。因为长链DNA可被酸沉淀，寡核苷酸链则溶于酸，所以当在DNA琼脂平板上加入酸后，菌落周围会出现透明环。

（2）培养基：0.2%DNA琼脂平板。

（3）方法：将待检菌点种于DNA琼脂平板上，于35℃培养18~24h，在平板表面滴加一层1mol/L盐酸，厚度使菌落浸没。

（4）结果及分析：①阳性，菌落周围出现透明环；②阴性，无透明环而为沉淀。

（5）应用：主要用于沙雷菌属、变形杆菌属、葡萄球菌属的鉴定，三者为阳性。

5. 耐热 DNA 酶试验

（1）原理：致病性葡萄球菌会产生耐热核酸酶，使 DNA 水解后形成寡核苷酸短链，与甲苯胺蓝结合显示粉红色。非致病性葡萄球菌虽也产生 DNA 酶，但不耐热，因此，耐热核酸酶试验可作为鉴定致病性葡萄球菌的重要指标。

（2）培养基：甲苯胺蓝 –DNA 酶琼脂平板（含 DNA 和甲苯胺蓝）。

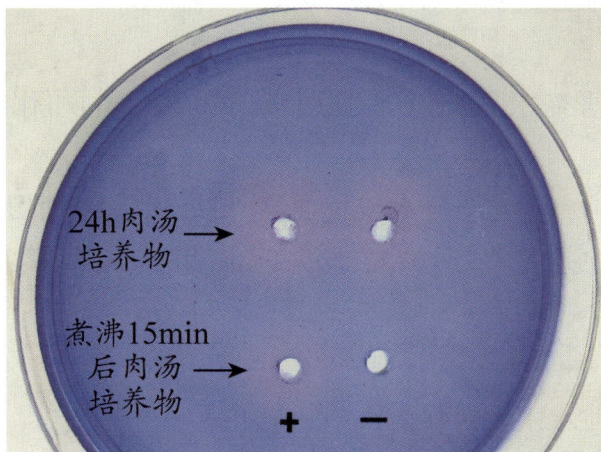

图 5-46　耐热 DNA 酶试验结果

（3）方法：方法有两种。①划线法：将葡萄球菌 24h 肉汤培养物经沸水浴 15min，用接种环划线种于甲苯胺蓝 –DNA 酶琼脂平板上，35℃培养 24h，接种线周围出现粉红色为阳性；②打孔法：在琼脂平板上打孔，孔径 2mm，每板可打 4~8 孔。每孔滴入经沸水浴加热 15min 的葡萄球菌肉汤培养物，36℃孵育 4h。阳性反应在孔周围出现不小于 4mm 直径的粉红色环（图 5-46）。

（4）应用：用于金黄色葡萄球菌的鉴定。

6. 卵磷脂酶试验

（1）原理：某些细菌产生卵磷脂酶，在钙离子存在时，此酶可迅速分解卵磷脂，生成混浊沉淀状的甘油酯和水溶性磷酸胆碱，在卵黄琼脂平板上，菌落周围形成不透明乳白色混浊环（乳浊环）。

（2）培养基：1% 卵黄琼脂平板。

（3）方法：将待检菌划线接种或点种于卵黄琼脂平板上，于 35℃培养 3~6h。

（4）结果及分析：①阳性，3h 后菌落周围出现乳浊环；②阴性，无乳浊环。

（5）应用：主要用于厌氧菌的鉴定。产气荚膜梭菌、诺维梭菌阳性。

7. 硝酸盐还原试验

（1）原理：某些细菌能使硝酸盐还原为亚硝酸盐，亚硝酸盐与醋酸作用，生成亚硝酸，亚硝酸与试剂中的对氨基苯磺酸作用生成重氮苯磺酸，再与 α- 萘胺结合，生成红色化合物（N-α- 萘胺偶氮苯磺酸）。有些细菌能将硝酸盐或亚硝酸盐还原为氮气。

（2）培养基：硝酸盐培养基。

（3）试剂：试剂有甲液和乙液。甲液：对氨基苯磺酸 0.8g、5mol/L 醋酸 100ml；乙液：α- 萘胺 0.5g、5mol/L 醋酸 100ml。

（4）方法：将待检菌接种于硝酸盐培养基中，35℃培养 18~24h，加入甲液和乙液等量混合液数滴，观察结果。如果要检查有无氮气产生，可在培养基管内加入一只小倒管。

（5）结果及分析：①阳性，立即或于10min内出现红色；②阴性，不变色；③氮气＋，小倒管内有气泡。

若加入试剂不出现红色，需要检查硝酸盐是否被还原，可于培养管内加入少许锌粉，如无色，说明亚硝酸盐进一步分解，硝酸盐还原试验为阳性。若加锌粉后出现红色，说明锌使硝酸盐还原为亚硝酸盐，而被检菌无还原硝酸盐的能力，硝酸盐还原试验为阴性。

（6）应用：用于鉴定肠杆菌科、假单胞菌及厌氧菌。肠杆菌科细菌及厌氧菌（韦荣球菌）将硝酸盐还原为亚硝酸盐，铜绿假单胞菌、嗜麦芽窄食单胞菌可产生氮气。

8. 胆汁溶菌试验

（1）原理：肺炎链球菌可产生自溶酶，一般培养24~48h后菌体可以发生自溶，自溶酶可被胆汁所激活加速细菌的自溶而使菌体消失。

（2）试剂：10%去氧胆酸钠或纯牛胆汁。

（3）方法

1）平板法：取10%去氧胆酸钠溶液滴加于待检菌菌落上，置35℃ 30min后观察结果。

2）试管法：待检菌菌液2支，各0.9ml，分别加入10%去氧胆酸钠溶液和生理盐水（对照管）0.1ml，摇匀后置35℃水浴10~30min，观察结果。

（4）结果及分析：菌落消失为阳性或加胆盐的菌液变澄清为阳性，反之，为阴性。

（5）应用：主要用于肺炎链球菌与甲型链球菌的鉴别，前者为阳性，后者为阴性。

9. CAMP试验

（1）原理：在血平板上，B群链球菌能产生CAMP因子，可促进金黄色葡萄球菌β溶血素活性。其他链球菌不产生CAMP因子，所以此试验可作为B群链球菌的鉴定指标。

（2）方法：在血平板上，先用产生β溶血素的金黄色葡萄球菌划种一条直线，再将被检菌距金黄色葡萄球菌3mm处垂直接种一短线。用同样方法接种阴性和阳性对照。35℃孵育过夜。

（3）结果（图5-47）：在被检菌接种线与金黄色葡萄球菌接种线之间有一个箭头状（半月形）加强透明溶血区，此即CAMP试验阳性。无加强溶血区者为阴性。

10. PYR试验

（1）原理：多数肠球菌含有吡咯烷酮芳基酰胺酶，能水解 L - 吡咯烷酮 $-\beta-$ 萘基酰胺

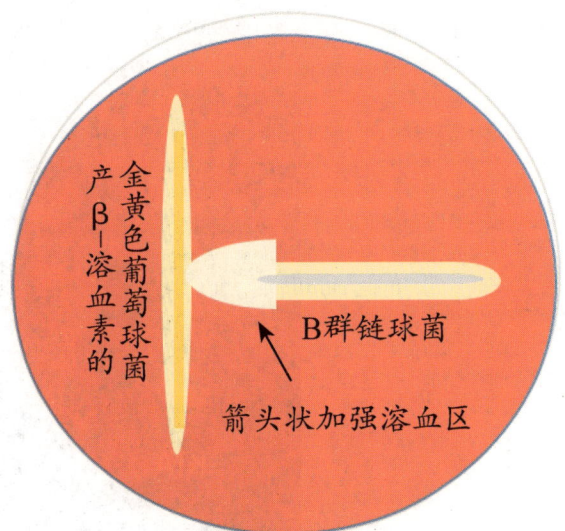

图5-47 CAMP试验结果示意图

（PYR），释放出的 β- 萘基酰胺与 PYR 试剂（$N, N-$ 二甲氧基肉桂醛）反应，可形成红色的复合物。

（2）方法：用接种环将待检菌在含有 PYR 的纸片上涂擦，35℃ 孵育 5min 后，在纸片上滴加 PYR 试剂，观察纸片颜色。

（3）结果：约 1min 后纸片呈红色为阳性，不变色的为阴性。

（4）应用：可快速鉴定能产生吡咯烷酮芳基酰胺酶的细菌，如肠球菌和 D 群链球菌。

（五）复合生化试验

1. 克氏双糖铁（KIA）试验

（1）原理：用于检测细菌对葡萄糖、乳糖的分解情况及 H_2S 的产生情况。KIA 培养基为高层斜面，其中主要的鉴别成分为葡萄糖和乳糖（1：10）、硫酸亚铁、酚红指示剂等。若细菌只分解葡萄糖而不分解乳糖，只产生少量的酸，在最初的 8~12h 内，可使培养基的斜面和底层均为酸性呈黄色，随后因斜面上少量酸接触空气而氧化，加之细菌分解氨基酸生成氨，中和斜面上的酸，因此斜面又变成碱性呈红色。底层由于与空气隔绝，而仅氨基酸降解生成的氨不足以中和其中的酸，故仍为酸性呈黄色；若细菌既分解葡萄糖又分解乳糖，则产生大量的酸，使斜面和底层均保持酸性呈黄色；若细菌能分解培养基中含硫氨基酸，产生 H_2S，H_2S 与培养基中硫酸亚铁反应，产生黑色硫化亚铁沉淀。

（2）培养基：KIA 培养基（含酚红指示剂）。

（3）方法：将待检菌先穿刺接种到 KIA 培养基深层，距管底 3~5mm 为宜，退回后在斜面上由下至上划线，35℃ 培养 18~24h，观察结果（图 5-48）。

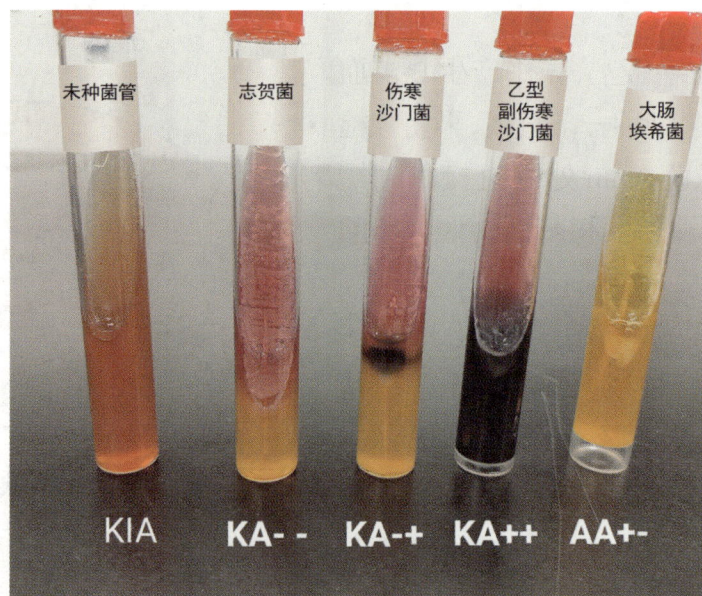

图 5-48　KIA 试验结果

（4）结果及分析：KIA试验结果需要观察斜面（酸碱性）、底层（酸碱性）、气体、H_2S四个方面，通常酸性以A表示，碱性以K表示。常见的KIA结果有如下几种：

1）KK--：分别表示斜面碱性、底层碱性、无气体、无H_2S（无黑色）。表明细菌不发酵糖类，不产酸不产气，也不产生H_2S，如粪产碱杆菌。

2）KA--：分别表示斜面碱性、底层酸性、无气体、无H_2S。表明细菌只分解葡萄糖，不分解乳糖，产酸不产气，也不产生H_2S，如痢疾杆菌。

3）KA-+：分别表示斜面碱性、底层酸性、无气体、有H_2S。表明细菌只分解葡萄糖，不分解乳糖，产酸不产气，产生H_2S，如伤寒沙门菌。

4）KA++：分别表示斜面碱性、底层酸性、有气体、有H_2S。表明细菌只分解葡萄糖，不分解乳糖，产酸产气，产生H_2S，如乙型副伤寒沙门菌。

5）AA+-：分别表示斜面酸性、底层酸性、有气体、无H_2S。表明细菌既分解葡萄糖，又分解乳糖，产酸产气，不产生H_2S，如大肠埃希菌、产气肠杆菌。

（5）应用：KIA主要用于肠杆菌科细菌的鉴定和鉴别。

2. 动力-吲哚-脲酶（MIU）试验

（1）原理：MIU试验可用于观察细菌动力、靛基质的产生和尿素分解的情况。MIU培养基为半固体培养基（观察动力），其中主要含有蛋白胨、尿素和酚红指示剂等。若细菌水解蛋白胨中色氨酸形成靛基质，当加入靛基质试剂后形成红色玫瑰靛基质；若细菌分解尿素产碱，使培养基中酚红指示剂显桃红色；若细菌有动力，细菌则沿穿刺线向周围扩散生长呈羽毛状或云雾状混浊。

（2）培养基：MIU培养基（含酚红指示剂）。

（3）方法：将待检菌穿刺接种到MIU培养基内，35℃培养18~24h，观察结果（图5-49）。

（4）结果及分析

1）++-：表示动力阳性、吲哚阳性、脲酶阴性。分别出现接种线模糊、加入靛基质试

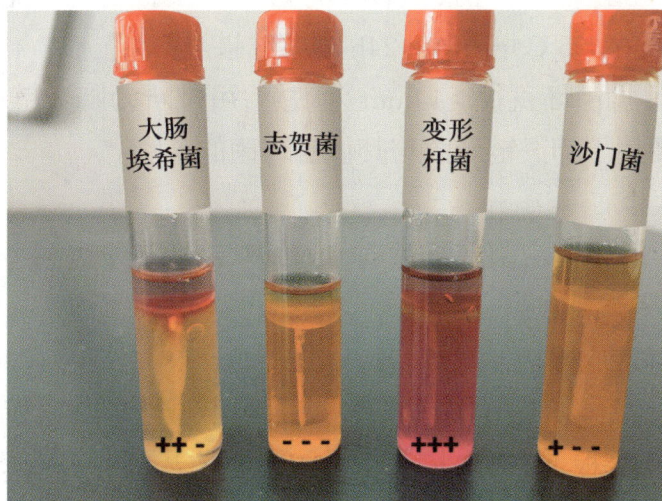

图5-49　MIU试验结果

剂接触面形成玫瑰红色、培养基内部不变红色三种现象。如大肠埃希菌。

2）+++：表示动力阳性、吲哚阳性、脲酶阳性。分别出现接种线模糊、加入靛基质试剂接触面形成玫瑰红色、培养基内部变成桃红色三种现象。如普通变形杆菌。

3）---：表示动力阴性、吲哚阴性、脲酶阴性。分别出现接种线清晰、加入靛基质试剂接触面无玫瑰红色、培养基内部不变红色三种现象。如志贺菌。

4）+--：表示动力阳性、吲哚阴性、脲酶阴性。分别出现接种线模糊、加入靛基质试剂接触面无玫瑰红色、培养基内部不变红色三种现象。如沙门菌。

（5）应用：MIU 试验常与 KIA 试验共同用于肠杆菌科细菌的鉴定。

二、其他鉴定试验

（一）药敏鉴定试验

细菌对药物的敏感试验是在体外测定药物抑制或杀死细菌能力的试验，有些药敏试验亦可用于鉴定某些细菌。

1. 杆菌肽敏感试验

（1）原理：A 群链球菌对杆菌肽敏感，而其他群链球菌绝大多数对其耐药。

（2）方法：将待检菌纯培养物（肉汤）均匀涂布于血琼脂平板上，稍干后贴上 0.04U/ 片杆菌肽纸片，35℃培养 18~24h，观察结果。

（3）结果及分析：抑菌环直径 >10mm 为敏感（S），可推断为 A 群链球菌；抑菌环直径 <10mm 为耐药（R）。该试验为鉴定 A 群链球菌的首选试验。

2. 奥普托欣（Optochin）敏感试验

（1）原理：肺炎链球菌对 Optochin（乙基氢化羟基奎宁）敏感，而其他链球菌则对 Optochin 耐药。

（2）方法：将待检菌纯培养物（肉汤）均匀涂布于血琼脂平板上，稍干后贴上含 5μg/ 片的 Optochin 纸片，35℃培养 18~24h 观察结果。

（3）结果及分析：抑菌环直径 >14mm 为敏感，可推断为肺炎链球菌；若抑菌环直径 <14mm 为耐药。主要用于肺炎链球菌与其他链球菌的鉴别。

3. O/129 敏感试验

（1）原理：弧菌属、邻单胞菌属细菌对 O/129（二氨基蝶啶）敏感，而气单胞菌属细菌对 O/129 耐药。

（2）培养基：碱性琼脂平板。

（3）方法：将被检菌纯培养物（肉汤）均匀涂布于碱性琼脂平板上，稍干后取 O/129 纸片（含药 40μg）贴于平板上，35℃培养 18~24h 观察结果。

（4）结果及分析：出现抑菌环为敏感，推断为弧菌属、邻单胞菌属细菌；无抑菌环为耐药。用于弧菌科属间的鉴别。

4. 新生霉素敏感试验

（1）原理：金黄色葡萄球菌和表皮葡萄球菌对新生霉素敏感，而腐生葡萄球菌则对新生霉素耐药。

（2）培养基：血琼脂平板。

（3）方法：将待检菌纯培养物（肉汤）均匀涂布于血琼脂平板上，稍干后贴上含 5μg/ 片的新生霉素纸片，35℃培养 18~24h 观察结果。

（4）结果及分析：抑菌环直径 >16mm 为敏感，可推断为金黄色葡萄球菌或表皮葡萄球菌；若抑菌环直径 <16mm 为耐药。主要用于金黄色葡萄球菌、表皮葡萄球菌和腐生葡萄球菌的鉴别。

（二）嗜盐试验

1. 原理　某些细菌（如肠道杆菌），在高于 3% 氯化钠培养基上不生长，但能在无盐培养基上生长，称为非嗜盐菌。某些细菌（如副溶血性弧菌等）在含 3%~6% 氯化钠培养基上生长，但在无盐培养基上不生长，称为嗜盐菌。有些细菌（如葡萄球菌、肠球菌、铜绿假单胞菌等）在无盐和高盐培养基上，均能生长，称为耐盐菌。

2. 方法与结果　取被检细菌，分别接种到一支无盐葡萄糖蛋白胨水和一支 5%~6% 氯化钠葡萄糖蛋白胨水中，35℃培养 6~12h，观察生长情况。

（三）毒素检测

外毒素的检测常有体内法（即动物实验，如幼猫试验检测金黄色葡萄球菌肠毒素）和体外法（多为免疫学试验，如检测白喉外毒素的 Elek 平板毒力试验）。外毒素检测可用于待检菌的鉴定，也可区分细菌是否为产毒株。

内毒素检测常用鲎试验，方法是：取 3 支盛有鲎试剂的安瓿，各加入 0.1ml 无热原质生理盐水使试剂溶解，在上述安瓿瓶中，分别加入 0.1ml 检样、0.1ml 无菌蒸馏水、0.1ml 标准内毒素，混匀后于 37℃ 水浴箱中孵育 1h。鲎试剂不形成凝胶，判定为阴性，鲎试剂形成凝胶，判定为阳性。该试验简单、快速、灵敏和准确，常用于检测药物制剂中有无内毒素存在，也可帮助查明病原体类型，有助于临床合理用药。

（四）分子生物学检测（核酸检测）

目前常用聚合酶链反应（PCR）技术及核酸杂交技术检查病原体的核酸。

（五）血清学鉴定（抗原检测）

用含有已知特异抗体的免疫血清去检测标本中或分离培养物中未知的细菌抗原，以确定待检菌的种或型。常用方法有凝集反应、荧光抗体技术、酶联免疫吸附试验（ELISA）等。

（六）血清学诊断（抗体检测）

用已知的细菌抗原检测患者血清中有无相应特异抗体和其效价的动态变化，作为某些感染性疾病的辅助诊断。常用的免疫学方法有凝集反应（肥达反应、外 - 斐反应）、ELISA 等。

第五节　细菌对抗菌药物敏感性检验

案例导学

　　患者,男,60 岁,发热伴咳脓痰 3d 急诊入院。入院后经细菌培养及药敏试验显示红霉素及头孢曲松(菌必治)高度敏感,接受相应抗菌药物治疗 9d 后,咳嗽症状明显改善,但患者出现呕吐、腹泻,水样便内有黏膜样物质,粪便培养结果及分析为大量金黄色葡萄球菌。

　　请思考:

　　1. 何为抗菌药物及药敏试验? 如何检测病原微生物对各种抗菌药物的敏感程度?

　　2. 本案例中肠炎是如何发生的?

　　3. 作为一名检验工作者,从本案例中应该吸取哪些教训?

　　抗菌药物是指具有杀菌或抑菌活性的抗生素和化学合成药物。前者是真菌、放线菌、细菌等的代谢产物,后者是经化学改造的半合成抗生素和化学合成药物。

　　抗菌新药不断涌现,给感染性疾病的治疗带来福祉。然而,由于抗菌药物的广泛应用或不恰当使用,使病原微生物对抗菌药物的敏感性发生了变化,使经验性抗菌药物的治疗难以奏效。因此,及时准确地检测病原微生物对各种抗菌药物的敏感(或耐药)程度,指导临床合理选用抗菌药物,是临床微生物检验工作者的重要任务之一。

一、临床常用抗菌药物

　　详见附录"临床常用抗菌药物及选择原则"。

二、基 本 概 念

　　1. 抗菌药物敏感性试验(AST)　是指在体外测定抗菌药物抑制或杀灭细菌能力的试验,简称药敏试验。

　　2. 敏感(S)　指待检菌可被常规剂量测定药物在感染部位达到的浓度所抑制或杀灭。

　　3. 耐药(R)　指待检菌不能被常规剂量测定药物在感染部位达到的浓度所抑制。

　　4. 中介(M)　指待检菌对常规剂量测定药物在感染部位达到的浓度的反应性低于敏感株,但在药物浓集部位的体液(如尿液)或使用高于正常给药量具有临床效力。

5. 最低抑菌浓度（MIC） 能抑制待检菌生长的最低药物浓度。

6. 最低杀菌浓度（MBC） 能杀灭待检菌的最低药物浓度。

临床微生物实验室应选择先进、方便的方法进行常规的抗菌药物敏感试验，其意义在于：①提供选择药物的依据，指导临床医生选择使用抗菌药物；②预测抗菌治疗的效果；③监测耐药性，控制和预防耐药菌感染的发生和流行。

三、常用的药敏试验方法

常用的药敏试验方法包括纸片扩散法、稀释法、抗菌药物梯度法（E-test）和自动化仪器法。其中纸片扩散法又称 Kirby-Bauer（K-B）法，操作简便、选药灵活、成本低廉，被 WHO 推荐为定性药敏试验的基本方法，是目前临床实验室应用最广泛的药敏试验方法。

（一）纸片扩散法（K-B 法）

器材准备：水解酪蛋白琼脂（MH 琼脂）及液体培养基、金黄色葡萄球菌 ATCC25923、大肠埃希菌 ATCC25922、铜绿假单胞菌 ATCC27853、无菌生理盐水、0.048mol/L 氯化钡溶液、0.18mol/L 硫酸溶液、抗菌药物纸片、接种环、镊子、无菌拭子、游标卡尺。

1. 原理 将含有定量抗菌药物的纸片贴在接种有待检菌的琼脂平板上，纸片中所含的药物吸收琼脂中的水分溶解后向纸片周围扩散，形成递减的浓度梯度。在纸片周围抑菌浓度范围内待检菌的生长被抑制，从而形成无菌生长的透明圈即抑菌圈。抑菌圈的大小反映待检菌对测定药物的敏感性，并与该药对待检菌的最低抑菌浓度（MIC）呈负相关，即抑菌圈越大，MIC 越小。

2. 实验材料 主要实验材料有 MH 琼脂、抗菌药物纸片、0.5 麦氏标准比浊管和待检菌液。

（1）MH 琼脂（水解酪蛋白琼脂）：是对需氧和兼性厌氧菌进行药敏试验的标准培养基，pH7.2~7.4。对营养要求较高的细菌进行药敏试验时，应在 MH 琼脂中加入相应的营养添加剂。制平板时，直径 90mm 平板倾注 25ml，使琼脂厚度为 4mm，最好现用现配，也可置于塑料密封袋中 4℃ 保存备用，最长可保存 1 周。使用前应将平板置 35℃ 温箱孵育 15min，使其表面干燥。

（2）药敏纸片：选择直径 6.35mm，吸水量为 20μl 的专用药敏纸片，经浸泡药物溶液后使每片的含药量符合美国临床和实验室标准协会（CLSI）标准，冷冻干燥密封置于 -20℃ 保存。需要反复使用的可置于 4℃ 冰箱中保存。β-内酰胺类药敏纸片应冷冻保存，且不超过 1 周。药敏纸片使用前置室温平衡 1~2h，避免开启储存容器时产生冷凝水，使纸片潮解。

（3）0.5 麦氏标准比浊管的配制：取 0.2ml 0.25%$BaCl_2$ 加入 9.8ml 1%H_2SO_4，充分混匀，其浊度为 0.5 麦氏比浊标准，相当于 $10^8CFU/ml$ 的含菌量，使用前要充分混合均匀，每半年重新配制一次。

（4）被检菌液的制备：一般采用比浊法控制细菌悬液的浓度。有两种方法可以选择。

1）生长法：接种环挑取分离纯化的被检菌菌落 4~5 个，接种于 3~5ml MH 肉汤，置 35℃孵箱培养 4h。用生理盐水或肉汤校正菌液浓度，经细菌浓度比浊仪校正至与 0.5 麦氏比浊标准相同。

2）直接调制法：用接种环挑取适量菌落，充分混匀在生理盐水中，将菌悬液浓度校正至 0.5 麦氏比浊标准相同，校正后的菌液应在 15min 内接种完毕。

3. 实验方法

1）接种：用无菌棉拭子蘸取菌液，在管内壁挤出多余菌液，在琼脂平板表面均匀涂抹接种 3 次，每次旋转 60°，最后沿平板内壁来回涂抹 2 周。接种时，注意无菌操作。接种后室温干燥 5min。

2）贴药敏纸片：用纸片分配器或无菌镊子将选定的药敏纸片紧贴于琼脂表面，用镊尖轻压纸片使其与琼脂紧贴。用镊子贴不同药敏纸片前及使用后，均须将镊子尖端在酒精灯火焰上烧灼灭菌。各纸片的中心距离 >24mm，纸片距平板内缘 >15mm，纸片贴上后不可再移动，因为纸片与培养基接触后其所含的药物已开始扩散到培养基中。

3）培养：贴好纸片的平板置 35℃孵箱中，16~18h 后判读结果。苛养菌应在含 5%CO_2 环境中培养 20~24h。苯唑西林、甲氧西林、奈夫西林和万古霉素的药敏试验需培养 24h。平板最好单独平放，最多不超过两个叠放，使平板受热均匀。

4. 结果判断　用游标卡尺或直尺量取抑菌圈直径，肉眼观察无明显细菌生长的区域作为抑菌圈边缘（图 5-50）。依据 CLSI 标准，对待测菌作出"敏感""耐药"和"中介"的判断。

5. 影响因素

（1）培养基：培养基成分、pH、硬度、湿度和深度等，都可影响药物扩散。碱性可扩大氨基糖苷类药物的抑菌圈，酸性可扩大四环素族药物的抑菌圈；培养基过厚、过硬会影响药物渗透，造成抑菌圈缩小。

（2）药敏纸片：纸片质量是影响药敏试验结果的主要因素。纸片含药量、吸水性直接影响抑菌圈的大小。保存条件以低温干燥为佳，纸片保存不当可使药效降低，造成抑菌圈缩小。

（3）菌液浓度：待检菌液的浓度、接种量应达到规定的麦氏比浊标准，菌液浓度过大可使抑

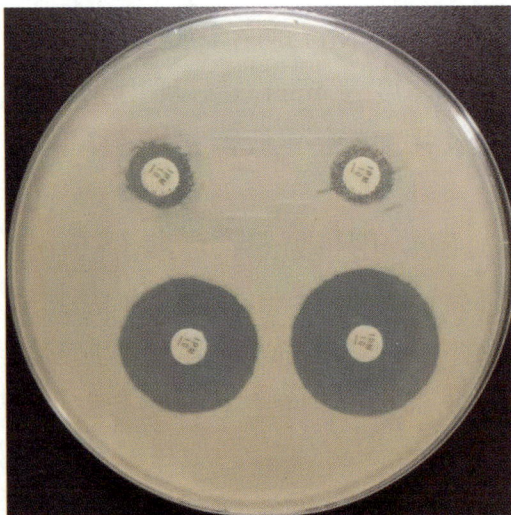

图 5-50　药敏试验结果判断

菌圈缩小。

（4）操作质量：涂布细菌方法、纸片贴放位置、纸片移动、孵箱内平板的放置方法等都将影响结果。

（5）培养条件和时间的控制：应根据细菌、试验药物的种类、选择合适的培养条件和时间。培养时间过长，药效降低，细菌过度繁殖，导致抑菌圈缩小。

（6）抑菌圈测量工具的精确度：常用精确度为 0.10mm 的游标卡尺。

（7）质控菌株：其本身的药敏特性是否合格，有无变异。

6. 质量控制

（1）质控菌株：控制影响药敏试验因素的主要措施是采用标准菌株进行质控。标准菌株来源于国家微生物菌种保藏中心，如金黄色葡萄球菌 ATCC25923、大肠埃希菌 ATCC25922、铜绿假单胞菌 ATCC27853、粪肠球菌 ATCC29212 等。标准菌株应每周在 MH 琼脂上传代一次，4℃保存。

（2）质控方法：在同一条件下，将新鲜传代质控菌株用与常规实验相同的测定药物进行相同方法操作，测定质控菌株的抑菌圈，以对照监测。原则上要求每天做临床测定的同时做质控，在实验条件恒定的情况下，每周测 2 次即可。

（3）抑菌圈质控范围：标准菌株的抑菌圈应落在规定范围内，这个范围为 95% 的可信限，即日间质控得到的抑菌圈直径在连续 20 个数值中仅允许 1 个超出这个范围。如果经常有质控结果超出该范围，则不应报告，应从上述影响因素中找原因，并及时纠正。每日标准菌株的测定结果的均值应接近允许范围的中间值，变化数不得超过 2mm，否则说明操作中有不规范之处，应予以调整。

（二）稀释法

稀释法可直接定量检测抗菌药物在体外对病原体的最低抑制或杀菌浓度，有利于临床根据 MIC、药物代谢等拟定合理的治疗方案。

1. 原理　药物原液的制备和稀释遵照 CLSI 的指南进行，在 MH 肉汤或 MH 琼脂中将抗菌药物进行一系列（对倍）稀释后，定量接种待检菌，35℃孵育 20~24h 后观察。无肉眼可见细菌生长的最低药物浓度为最低抑菌浓度（MIC）。有时根据需要测定最低杀菌浓度（MBC）：把无菌生长的试管（微孔）吸取 0.1ml 加到冷却至 50℃ MH 琼脂混合倾注平板，培养 48~72h 后计数菌落数，即可得到抗菌药物的最低杀菌浓度。

2. 方法　有肉汤稀释法和琼脂稀释法。

稀释法较少应用于临床检测，多用于罕见耐药的调查。

（三）E-test 法

E-test 法是一种结合扩散法和稀释法的原理对抗菌药物直接测量 MIC 的技术。试验所用的 E 试条是一条 5mm×50mm 的无孔试剂载体，一面固定有一系列预先制备的、浓度呈连续指数增长稀释的抗菌药物，另一面标出所含药物浓度的刻度。

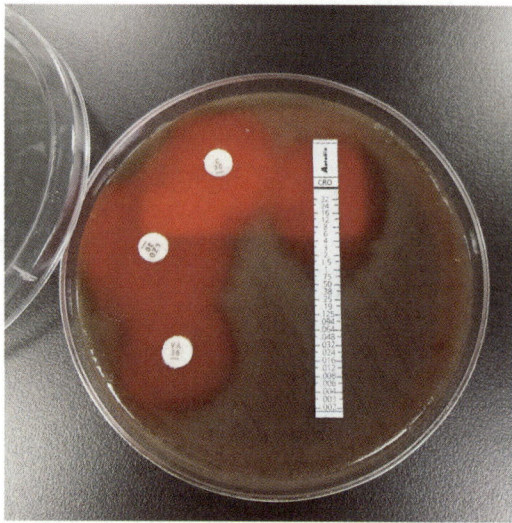
图 5-51　E-test 试验结果

将 E 试条紧密贴放在接种有细菌的琼脂平板上,试条 MIC 刻度朝上,浓度最大处靠平板边缘。90mm 平板上可放 E 试条 1~2 条,140mm 平板最多可放 6 条。经孵育过夜,抗菌药物在琼脂内向四周呈梯度递减扩散,敏感菌在一定范围内的生长受到抑制,围绕试条明显可见椭圆形抑菌圈,圈的边缘与试条交点的刻度浓度即为抗菌药物抑制细菌的最低抑菌浓度(图 5-51)。

E-test 法操作简单、影响因素少、结果直观准确、稳定性高,连续浓度梯度与琼脂稀释法相关性好。常用于苛养菌、厌氧菌、酵母菌、分枝杆菌的药物敏感试验。

(四)联合药物敏感试验

联合药物敏感试验是用两种抗菌药物同时对待检菌进行药敏试验。常用的方法有棋盘稀释法和单药纸片搭桥法。棋盘稀释法是目前临床实验室常用的联合抑菌定量方法。利用肉汤稀释法原理,首先分别测定拟联合的抗菌药物对待检菌的 MIC。根据所得 MIC,确定药物稀释度(一般为 6~8 个稀释度),药物最高浓度为其 MIC 的 2 倍,依次对倍稀释。两种药物的稀释分别在方阵的纵列和横列进行,这样在每管(孔)中可得到不同浓度组合的两种药物混合液。接种菌量为 5×10^5 CFU/ml,35℃培养 18~24h 后观察结果。计算部分抑菌浓度(fractional inhibitory concentration,FIC)指数。

FIC 指数 = 甲药联用的 MIC/ 甲药单用的 MIC+ 乙药联用的 MIC/ 乙药单用的 MIC

联合用药结果有:

1. 协同作用　FIC 指数 <0.5,两种抗菌药物联合使用后,药效大于同样浓度的两种药物抗菌作用的总和。

2. 累加作用　FIC 指数 0.5~1,两种药物联合使用后,其活性等于两种药物抗菌作用的总和。

3. 无关作用　FIC 指数 1~2,两种药物联合使用后,与单独一种抗菌药物作用相同。

4. 拮抗作用　FIC 指数 >2,两种药物联合使用后,其活性小于单独一种药物的抗菌作用。

第六节　细菌的遗传与变异

细菌与其他生物一样也具有遗传和变异的生命特征。细菌在繁殖的过程中,其子代和亲代之间的生物学性状具有相似性,称为细菌的遗传。细菌子代和亲代之间、子代与子代之间的生物学性状出现不同程度的差异称为细菌的变异。遗传性可使细菌的基本性状代代相传,使细菌种属得以保存,变异性可使细菌产生变种和新种,有利于细菌的生存和进化。

按细菌发生变异机制的不同,细菌的变异可分为遗传型变异和非遗传型变异。由细菌的基因结构发生改变所引起的变异称为遗传型变异。这种变异能稳定地遗传,而且不可逆转。若细菌的基因型未发生改变,而是在外界因素的影响下所发生的变异称为非遗传型变异(表型变异)。这种变异不能遗传,是可逆的,若去除外因后可恢复原来的性状。研究细菌的遗传变异有助于了解细菌致病性、耐药性的发生机制,对细菌性感染疾病的预防、诊断和治疗均具有重要的意义。

一、细菌的遗传物质与变异现象

(一)细菌的遗传物质

1. 细菌染色体　染色体是细菌的主要遗传物质,是一条环状闭合的双股 DNA,携带了细菌大部分的遗传基因。

2. 染色体外的 DNA

(1)质粒:质粒是细菌染色体外的 DNA,是环状闭合的双股 DNA,比染色体小,只携带有编码某些性状的基因。

1)质粒的特征:质粒主要有四种特征。①不相容性:相似的质粒在同一细胞中不能共存;②可转移性:质粒可通过接合、转化、转导等方式在细菌间转移,从而使受体菌获得相应的生物学性状;③自我复制性:质粒可独立于染色体进行复制;④可消失性:质粒可自然丢失或用人工方法消除。随着质粒的消失,质粒所赋予细菌的性状亦随之失去。

2)质粒的种类:①致育质粒(F 质粒):是编码细菌性菌毛的质粒。带有 F 质粒的细菌为雄性菌,有性菌毛;无 F 质粒的细菌为雌性菌,无性菌毛;②耐药性质粒(R 质粒):是编码细菌耐药性的质粒;③大肠菌素质粒(Col 质粒):是编码大肠埃希菌产生大肠菌素的质粒;④毒力质粒(Vi 质粒):是编码与细菌致病性有关的毒力因子的质粒,如大肠埃希菌含有毒力质粒,能编码产生肠毒素。

(2)转座因子:能在质粒之间或质粒与染色体之间自行转移位置的 DNA 序列,称为转座因子。转座因子几乎存在于所有的生物中,可能在基因组的进化中起主要作用。

(二)常见的细菌变异现象

细菌的变异可表现在形态、结构、生理、致病性、耐药性等多个方面。

1. 形态变异　细菌在适宜的环境中形态稳定、典型,但在不同生长时期或当环境改变时,其形态、大小可发生改变。如鼠疫耶尔森菌的典型形态为两端钝圆的杆菌,而在陈旧的培养物或在含 30~60g/L NaCl 的培养基上变为多形态性,如球形、棒形、丝状、哑铃形状等。

2. 结构变异

(1) L 型变异:即细胞壁缺陷型变异。某些细菌受一些理化因素(如青霉素、免疫血清、补体和溶菌酶等)影响下,其细胞壁破坏或合成受阻,成为细胞壁缺陷型,细菌形态亦呈现高度多形性。

(2) 荚膜变异:有荚膜的细菌在普通培养基上多次传代后逐渐失去荚膜,其毒力也会随之减弱。如再接种易感动物体内或在含有血清的培养基上培养后则又重新产生荚膜,恢复毒力。如肺炎链球菌在机体内或在含有血清的培养基中初次分离时可形成荚膜,致病性强。经多次人工培养传代,其荚膜消失且毒力减弱,但通过小鼠的腹腔传代后又可重新产生荚膜,恢复毒力。

(3) 芽孢变异:某些可形成芽孢的细菌,体外培养在一定条件下可失去形成芽孢的能力。例如,将有芽孢的炭疽杆菌在 42℃培养 10~20d 后,细菌可失去形成芽孢的能力。

(4) 鞭毛变异:某些有鞭毛的细菌在一定条件下可失去鞭毛。如普通变形杆菌在含 1g/L 苯酚的培养基中培养可失去鞭毛,如果再移种于不含苯酚的培养基上,鞭毛又可恢复。

H-O 变异:细菌从有鞭毛到无鞭毛的变异。

3. 菌落变异   细菌的菌落主要有光滑型(S 型)和粗糙型(R 型)两种。

S-R 变异:细菌菌落在 S 型与 R 型之间的变异。S-R 变异时,细菌的毒力、生化反应性、免疫原性等也发生改变。S 型菌落的致病性强,但有少数细菌如结核分枝杆菌、炭疽杆菌等,其典型有毒力的菌落是 R 型。

4. 毒力变异   细菌的毒力变异包括毒力的增强和减弱两种。如无毒的白喉棒状杆菌若感染了 β- 棒状杆菌噬菌体后成为溶原性细菌,则获得产生白喉毒素的基因,毒力增强。

卡介苗(BCG):是根据毒力变异的原理制成。是 Calmette-Guerin 二人将有毒的牛型结核分枝杆菌培养在含有胆汁、甘油和马铃薯的培养基中,经 13 年传 230 代而获得的毒力减弱仍保留免疫原性的变异株。

5. 耐药性变异   细菌对某种抗菌药物由敏感变为耐药的变异,称为耐药性变异。从抗生素广泛应用以来,耐药性变异已是当今医学的重要问题。有些细菌还表现为同时耐受多种抗菌药物,即多重耐药性,甚至还有的细菌变异后产生对药物的依赖性。在临床疾病治疗中,根据药敏试验合理选择敏感药物,对提高疗效,防止细菌发生耐药性变异有重要意义。

6. 抗原性变异   菌落、形态变异多伴有细菌的抗原性变异。

二、细菌的变异机制

细菌遗传型变异是基因改变引起的。细菌基因的改变主要包括基因突变、基因转移与重组。

（一）基因突变

基因突变是指细菌基因的结构发生突然而稳定的改变，所致的变异可遗传给后代。基因突变可分为点突变（或小突变）和染色体畸变（或大突变）。点突变由于个别碱基的置换、插入或缺失而引起的，影响到一个或几个基因的改变，涉及的变化范围较小。染色体畸变是染色体结构上的改变，如染色体上大段核苷酸序列的缺失、重复、易位或倒位等，引起较大范围内基因结构的改变。

细菌的基因突变可自然发生，即自发突变，但突变的频率极低。若通过人工方法如高温、X 射线、紫外线等物理因素或金属离子、化学试剂、抗生素和药物等化学因素的诱导（即诱发突变），则基因突变的概率比自发突变要高 10~1 000 倍。

（二）基因转移与重组

外源性基因由供体菌转移至受体菌细胞内的过程称为基因转移。供体菌的基因进入受体菌细胞，并在其中自行复制与表达，或与受体菌 DNA 整合在一起的过程，称为基因重组。基因转移与重组可使受体菌获得供体菌的某些特征。外源性基因主要来源于供体菌的染色体 DNA 片段、可转移的质粒 DNA 片段及噬菌体基因等。细菌基因转移与重组的方式常见以下 5 种：

1. 转化　受体菌直接摄取环境中供体菌游离的 DNA 片段，并将其整合至自身基因组中，从而获得供体菌部分遗传性状，这种方式称为转化。

2. 接合　通过性菌毛相互沟通，将遗传物质从供体菌直接转移给受体菌，这种方式称为接合。许多质粒 DNA 都可通过接合的方式进行转移，如 F 质粒和 R 质粒等。

3. 转导　以噬菌体为载体，将供体菌的遗传物质转移到受体菌，经重组而使受体菌获得供体菌的某些遗传性状，这种方式称为转导。

4. 溶原性转换　温和噬菌体感染细菌时，噬菌体的遗传物质与宿主菌 DNA 发生重组，从而使宿主菌基因型改变并获得新的性状，这种方式称为溶原性转换。如 β- 棒状杆菌噬菌体感染白喉棒状杆菌时，通过溶原性转换使得白喉棒状杆菌获得 β- 棒状杆菌噬菌体的毒素基因而产生白喉外毒素，一旦失去这种 β- 棒状杆菌噬菌体，白喉棒状杆菌产毒素能力也随之消失，其致病性也将减弱。

5. 原生质体融合　将两个不同的细菌经溶菌酶或青霉素处理分别去除细胞壁形成原生质体，然后在高渗条件下借助融合剂（如聚乙二醇）使两者融合，融合后的细胞染色体之间可发生基因交换与重组，获得多种不同表型的重组融合体。融合体经培养可返祖为有细胞壁的细菌，从中再按遗传标志选出所需要的重组菌。

三、细菌遗传与变异的应用

1. **在传染病诊断方面的应用**　由于细菌在形态、菌落、生化反应、毒力、免疫原性等方面都可能发生变异而使细菌的生物学性状不典型,给临床细菌学检验诊断带来困难。细菌检验人员要作出正确的诊断,不但要熟悉细菌的典型特性,还要了解细菌各种性状的变异规律,以免造成误诊和漏诊。

2. **在传染病预防方面的应用**　利用细菌毒力变异的原理,可人工诱变细菌而获得保留免疫原性的弱毒或无毒菌株,以制成减毒活疫苗,接种于人体可提高机体特异性免疫力,达到预防传染病的目的。如卡介苗、炭疽疫苗等均取得良好的免疫效果。

3. **在传染病治疗方面的应用**　由于抗菌药物的广泛使用,耐药性变异菌株逐年增多,而且许多细菌常对多种药物具有耐药性。为了提高药物的疗效,在治疗前应作药物敏感试验,根据试验结果选择敏感药物进行治疗。对于需要长期用药的慢性患者,应考虑联合用药,以减小细菌耐药性变异的概率。此外,加强细菌耐药性监测,注意耐药谱的变化和耐药机制的研究,将有利于指导正确选择抗菌药物和防止耐药菌株的扩散。

4. **在基因工程中的应用**　基因工程是根据细菌通过基因转移和重组而获得新性状的原理来设计的。基因工程也称遗传工程,在控制疾病、制造生物制剂和改造生物品系等方面有着重要意义。将目的基因转移并重组到细菌基因组中,可使细菌表达出需要的性状和产物。目前利用大肠埃希菌所制备的胰岛素、干扰素、乙肝疫苗等生物制品已广泛用于临床。

（徐丽丹　江伟敏）

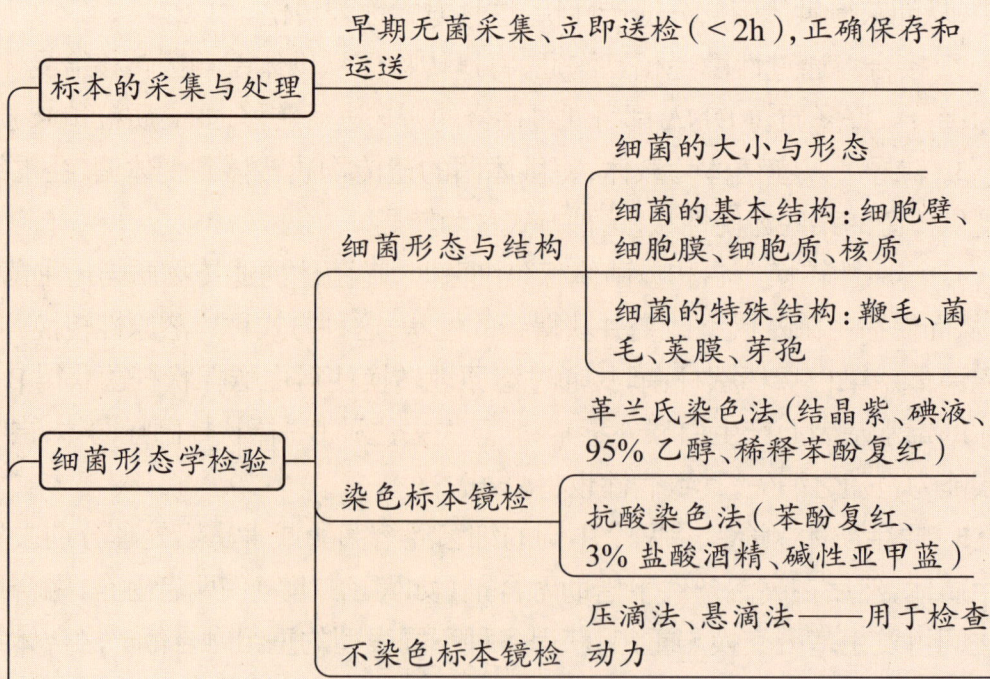

本章小结

- 标本的采集与处理 —— 早期无菌采集、立即送检（<2h）,正确保存和运送
- 细菌形态学检验
  - 细菌形态与结构
    - 细菌的大小与形态
    - 细菌的基本结构:细胞壁、细胞膜、细胞质、核质
    - 细菌的特殊结构:鞭毛、菌毛、荚膜、芽孢
  - 染色标本镜检
    - 革兰氏染色法(结晶紫、碘液、95%乙醇、稀释苯酚复红)
    - 抗酸染色法(苯酚复红、3%盐酸酒精、碱性亚甲蓝)
  - 不染色标本镜检 —— 压滴法、悬滴法——用于检查动力

细菌的生长繁殖与代谢　细菌生长繁殖的条件、规律

接种与培养　平板划线法(分离培养)、液体接种(增菌培养、生化试验)、穿刺接种(保存菌种、动力检查)、倾注平板法(液体标本细菌计数)

一般培养法、二氧化碳培养、厌氧培养

细菌在液体培养基:混浊、沉淀、菌膜

生长现象　细菌在固体培养基上:菌落、菌苔

细菌在半固体培养基中:有鞭毛菌扩散生长、无鞭毛菌沿穿刺线生长

糖代谢试验　糖发酵试验、O/F试验、甲基红试验、V-P试验

蛋白质类代谢试验　靛基质试验、硫化氢试验、脲酶试验

生化反应鉴定　碳源利用试验　枸橼酸盐利用试验

酶类试验　触酶、氧化酶、血浆凝固酶、DNA酶等

复合生化试验　KIA试验、MIU试验

药敏试验　纸片扩散法(K-B)、稀释法、E-test法、联合药物敏感试验

细菌的变异现象　形态结构变异、菌落变异、毒力变异、耐药性变异、抗原性变异

细菌检验基本技术
- 接种与培养
- 鉴定
- 药敏试验
- 细菌的变异现象

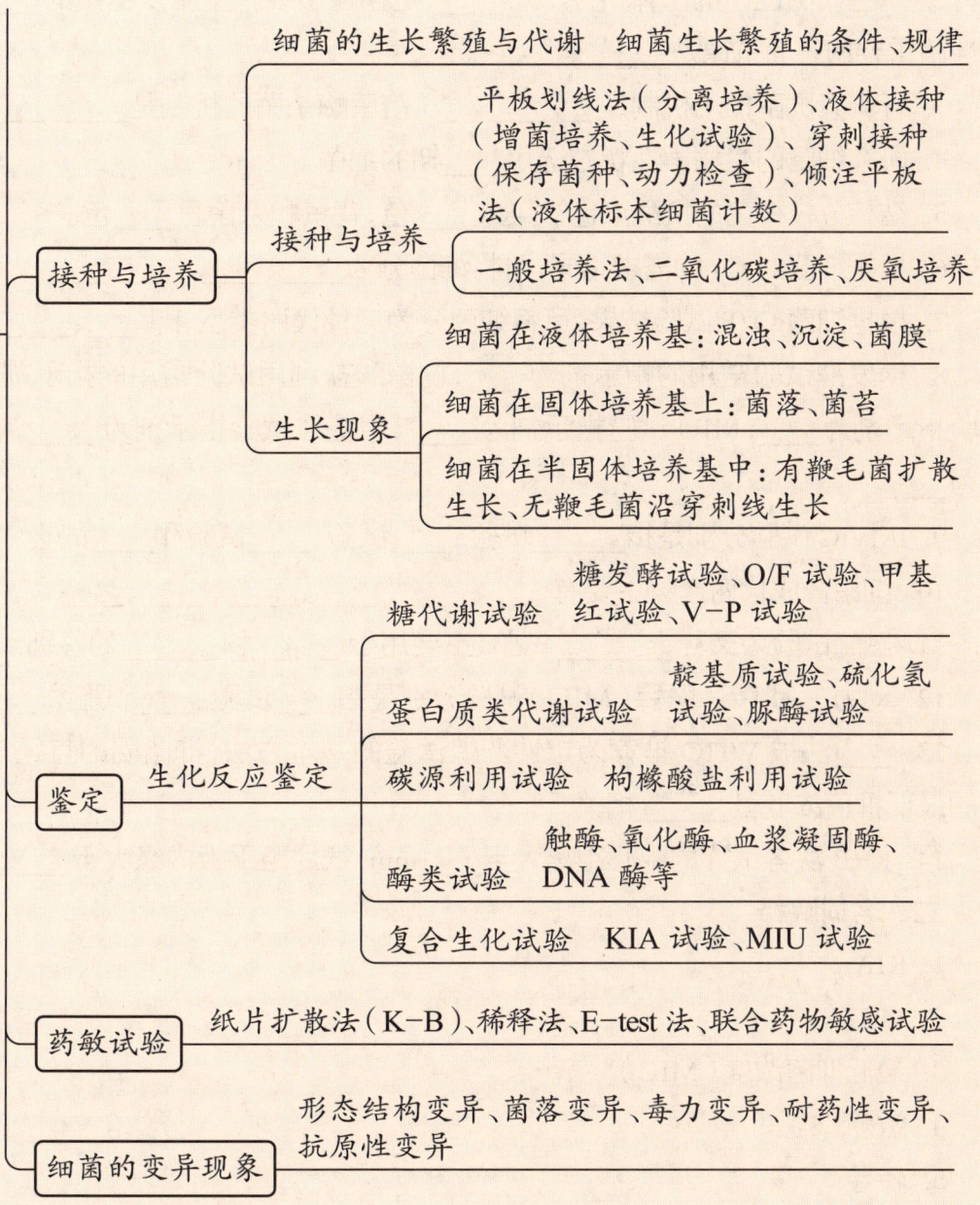

？ 思考与练习

一、填空题

1. 血液标本在增菌培养时血液与培养基的比例为＿＿＿为宜。需氧培养瓶的培养基为＿＿＿,厌氧培养瓶的培养基为＿＿＿。脑脊液标本送检时间不超过＿＿＿,送检时应注意＿＿＿。尿液标本室温保存不超过＿＿＿,4℃冷藏保存不超过＿＿＿,冷藏保存的尿液标本不能用于培养的细菌是＿＿＿。粪便标本可置于＿＿＿保存液中送检,长途运输可置于＿＿＿运送培养基送检,但也不应超过＿＿＿h。

2. 革兰氏阴性菌的菌体抗原又称____,是存在于细胞壁脂多糖中的_____。革兰氏阳性菌重要的表面抗原是_____。

3. 青霉素抗菌作用机制是_____。溶菌酶杀菌的机制是_____。

4. 研究细菌的生物学性状应选用____期的细菌

5. 结核分枝杆菌的抗酸染色被染成____色,背景和杂菌呈____色。

6. 根据细菌对 O_2 的需求不同,可将细菌分为____、____、____、____。

7. 根据细菌 O/F 试验结果,可将细菌分为三种代谢类型,即____、____、____。

8. 糖发酵试验常用的指示剂为____,枸橼酸盐利用试验常用的指示剂为____。KIA试验指示剂为____,MIU 试验指示剂为____,甲基红试验指示剂为____,吲哚试验指示剂为____。

9. IMViC 试验分别是指_____试验、____试验、____试验和____试验。

10. 细菌合成代谢产物主要有____、____、____、____、____、____。

11. 触酶试验为又称_____试验,主要用于_____和_____的鉴别。

12. 动力 – 吲哚 – 脲酶(MIU)试验分别是指____试验、____试验和____试验。

13. ____法被 WHO 推荐为定性药敏试验的基本方法,抑菌圈的直径与该药对待检菌的最低抑菌浓度呈_____相关。

14. K–B 法各纸片的中心距离大于____mm,纸片距平板内缘大于_____mm。

二、名词解释

1. KIA

2. MIU

3. 最低抑菌浓度(MIC)

4. 敏感(S)

5. 转导

6. 质粒

7. 溶原性转换

8. 接合

9. H–O 变异

10. S–R 变异

三、简述题

1. 列表比较革兰氏阳性菌和革兰氏阴性菌细胞壁的差异。

2. 简述细菌特殊结构的种类、检查方法和意义。

3. 简述 L 型细菌的含义、形态、染色、培养特点和临床意义。

4. 简述革兰氏染色和抗酸染色的方法、结果、原理及意义。

5. 简述常用的细菌接种方法及应用。

6. 简述细菌不染色标本检查的方法及应用。

7. 简述细菌在不同培养基中的生长现象。

8. 简述 K-B 法药敏试验的原理、方法、结果判断及影响因素。

第六章 | 球菌检验

学习目标

知识目标:

1. 掌握:常见病原性球菌的种类、生物学特性及检验方法。
2. 熟悉:常见病原性球菌的临床意义。
3. 了解:常见病原性球菌的防治。

能力目标:

能正确采集和处理病原性球菌感染标本、进行检验及发出检验报告。

素养目标:

1. 具有科学求真的检验精神及以患者为中心的服务理念。
2. 具有生物安全防护意识及防控医院内交叉感染的责任担当。
3. 具有健康生活理念及有关病原性球菌传染病的防治宣传意识。

　　球菌分布广泛,种类繁多。对人致病的球菌称为病原性球菌,主要引起机体化脓性感染,又称化脓性球菌。常见病原性球菌的分类索引见图6-1。

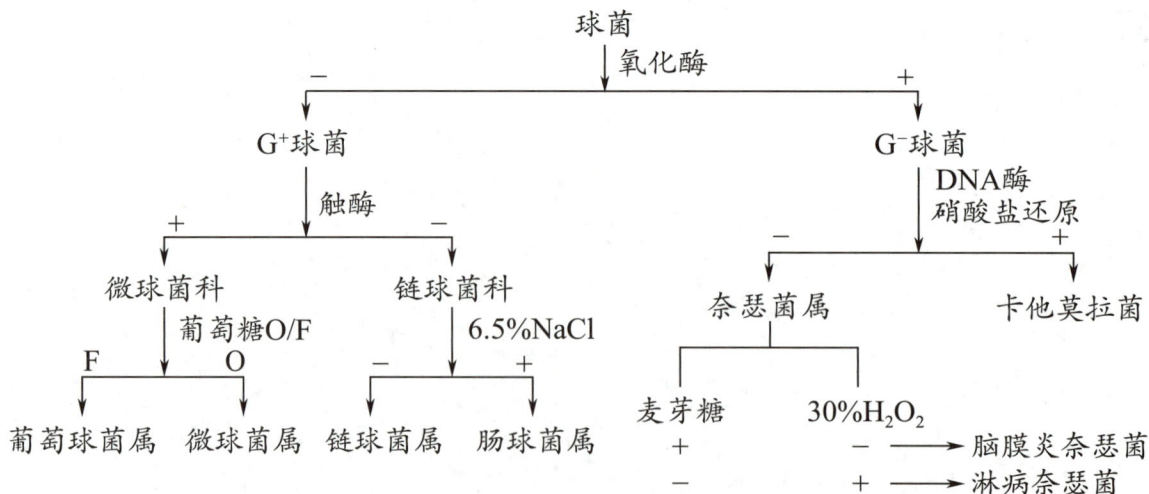

図 6-1　病原性球菌鉴定索引

第一节　葡萄球菌属

葡萄球菌属广泛分布于自然界、人和动物体表及与外界相通的腔道中。大多数不致病，为腐物寄生菌或构成人体的正常菌群。对人致病的主要是金黄色葡萄球菌，医务工作者带菌率可高达 70% 以上，是医院内感染重要的病原体。

案例导学

某酒店多位客人在该酒店进食午餐 2h 后，先后出现恶心、腹痛、腹泻、头晕、头痛等症状，呕吐较重，伴有低热、白细胞升高。经对患者采取抗感染治疗及补液等对症治疗后，症状缓解，所有患者于 2d 内痊愈，无死亡病例。采集呕吐物和剩余可疑食物进行染色镜检，镜下可见革兰氏阳性球菌，呈葡萄串状排列。

请思考：

1. 患者可能感染了何种病原体？该病原体是如何致病的？其特性有哪些？

2. 为明确诊断，如何进行系统的微生物检验并发出检验报告？

3. 为避免该菌感染，生活中应具备怎样的健康生活理念及检验中怎样进行防护？

一、临 床 意 义

（一）致病物质

1. **血浆凝固酶**　是一种能使加有抗凝剂的人或兔血浆发生凝固的酶。其意义主要有：①使纤维蛋白原转化为纤维蛋白而沉积于菌体表面，保护病原体不被吞噬或免受血清中抗体的破坏，增强细菌的侵袭力；②使感染灶的血浆凝固而使病灶局限化和形成血栓；③大多数致病菌株能产生凝固酶，因此，凝固酶是鉴别葡萄球菌有无致病性的重要指标。

凝固酶有两种。①游离凝固酶：是分泌至细菌体外的蛋白质，可被人或兔血浆中的协同因子激活，成为凝血酶样物质，从而使液态的纤维蛋白原变成固态的纤维蛋白，导致血浆凝固；②结合凝固酶（凝聚因子）：结合在菌体表面，是细菌表面的纤维蛋白原受体，与血浆中的纤维蛋白原交联，使之变成纤维蛋白，进而使细菌凝聚成块。

2. **耐热核酸酶**　能水解 DNA 和 RNA，耐热，100℃ 15min 不被破坏。大多数致病菌株产生此酶，也是鉴别葡萄球菌有无致病性的重要指标之一。

3. **溶血素**　对红细胞、白细胞、血小板及多种组织细胞有毒性作用，导致局部缺血和坏死。多数致病菌株能产生溶血素。

4. 杀白细胞素　可损伤中性粒细胞和巨噬细胞,白细胞的死亡成分可以形成脓栓,加重组织损伤。

5. 肠毒素　约有 50% 的金黄色葡萄球菌可产生肠毒素,是一种可溶性蛋白质,耐热,100℃ 30min 不被破坏。产毒菌株污染牛奶、肉类等食物,经 10h 可产生大量肠毒素,人食入肠毒素污染的食物后,肠毒素与肠道神经细胞受体作用,刺激呕吐中枢,可引起以呕吐为主要症状的急性胃肠炎,称为食物中毒。

6. 表皮剥脱毒素　又称表皮溶解毒素,约有 50% 的金黄色葡萄球菌可产生此毒素,能使表皮内连接细胞层裂开,导致红斑、水疱甚至表皮上层大片脱落,引起烫伤样皮肤综合征,多见于婴幼儿和免疫功能低下者。

7. 毒性休克综合征毒素　引起机体发热、脱屑性皮疹、休克及多个器官系统的功能紊乱,导致毒性休克综合征。

（二）所致疾病

1. 凝固酶阳性的葡萄球菌　主要为金黄色葡萄球菌,所致疾病有化脓性和毒素性两类。

（1）化脓性感染（侵袭性疾病）

1）皮肤化脓性感染:如毛囊炎、疖、痈、伤口化脓及脓肿等。由于细菌产生的血浆凝固酶使感染局部有纤维蛋白的凝固和沉积,限制了细菌向周围扩散,故脓液金黄而黏稠,病灶局限化,与周围组织界限分明。

2）器官化脓性感染:如气管炎、肺炎、脓胸、中耳炎、骨髓炎等。

3）全身感染:如果皮肤原发化脓病灶受到外力挤压或处理不当,导致细菌侵入血流向全身扩散,引起败血症或脓毒血症,如肝脓肿、肾脓肿等。

（2）毒素性疾病

1）食物中毒:进食含有肠毒素的食物 1~6h 即可发病,出现恶心、呕吐、腹泻等急性胃肠炎症状,一般不伴有发热,1~2d 内可恢复。该菌引起的食物中毒是夏秋季节常见的胃肠道疾病。

2）烫伤样皮肤综合征:开始皮肤有红斑,1~2d 表皮起皱,出现水疱,最后表皮脱落。

3）毒性休克综合征:主要表现为高热、低血压、弥漫性红疹伴脱屑,严重时出现心、肾衰竭甚至休克。

4）假膜性肠炎:本质是一种菌群失调症。在大量使用某些抗生素后,使肠道内优势菌如大肠埃希菌等受抑制,耐药的金黄色葡萄球菌则大量繁殖产生肠毒素,导致肠黏膜炎性坏死,肠黏膜表面形成一层假膜(由肠黏膜坏死块、炎性渗出物及细菌组成),另外,毒素还可刺激肠黏膜分泌增加,引起以发热、腹泻为主的临床症状,排出暗绿色水样便和脱落的假膜。

2. 凝固酶阴性的葡萄球菌（CNS）　是人体皮肤和黏膜的正常菌群,已成为重要的条件致病菌和医院内感染病原体。包括表皮葡萄球菌、腐生葡萄球菌、人葡萄球菌及溶血葡萄球菌等。

（1）表皮葡萄球菌：可引起人工瓣膜性心内膜炎、泌尿系统感染、术后或植入医疗器械感染等。目前医院内耐甲氧西林的表皮葡萄球菌感染已成为瓣膜修复术或胸外科手术中的严重问题。

（2）腐生葡萄球菌：能选择性地吸附于尿道上皮细胞，主要引起泌尿系统感染等。

（3）溶血葡萄球菌、人葡萄球菌：引起泌尿系统感染、败血症等。仅次于大肠埃希菌和金黄色葡萄球菌。

（三）防治

注意个人卫生、消毒隔离和防止医源性感染。

1. 及时消毒处理皮肤创伤及化脓性感染。

2. 皮肤有化脓性感染者，未治愈前不宜从事食品制作或饮食服务行业。

3. 预防医院内交叉感染。因金黄色葡萄球菌在医务人员鼻咽部带菌率可高达70%（正常人带菌率为20%~50%），是医院内交叉感染的重要传染源。应注意手术前后医务人员、空气及医院环境的消毒，控制医院内感染。

4. 反复发作的顽固性疖疮，宜采用自身菌苗或类毒素进行人工自动免疫。

5. 治疗应根据药物敏感试验结果，防止耐药性菌株形成与扩散。金黄色葡萄球菌易产生耐药性，耐药菌株逐年增多，对青霉素G的耐药菌株已达90%以上。尤其是耐甲氧西林金黄色葡萄球菌（methicillin-resistant S.aureus，MRSA），已经成为医院内感染最常见的致病菌，治疗困难，病死率高。

知识拓展

遏制细菌耐药性、防控医院内感染——我们人人有责

耐甲氧西林金黄色葡萄球菌（MRSA）除对甲氧西林耐药外，对其他所有与甲氧西林有相同结构的β-内酰胺类和头孢类抗生素均耐药，还可通过不同机制对氨基糖苷类、大环内酯类、四环素类、氟喹诺酮类、磺胺类、利福平均产生不同程度的耐药，已被称为"超级细菌"。目前临床上耐药菌株逐渐增多，给临床治疗带来很大困难。遏制耐药，已迫在眉睫。作为临床检验工作者，应以严谨科学的态度进行微生物鉴定和药敏试验，选用准确的检测手段尽早发现MRSA，及时与临床医师沟通并报告，以便控制感染和隔离治疗。另外要注意生物安全防护，加强消毒制度，在接触患者前后要严格洗手消毒，应用一次性口罩、帽子、手套，以防院内交叉感染。

二、生物学特性

1. 形态与染色　G⁺，球菌，直径 0.5~1.5μm，葡萄串状排列（固体培养基）（图 6-2）或散在、成双或短链状排列（液体培养基或脓液），无鞭毛和芽孢，某些菌株可形成荚膜。

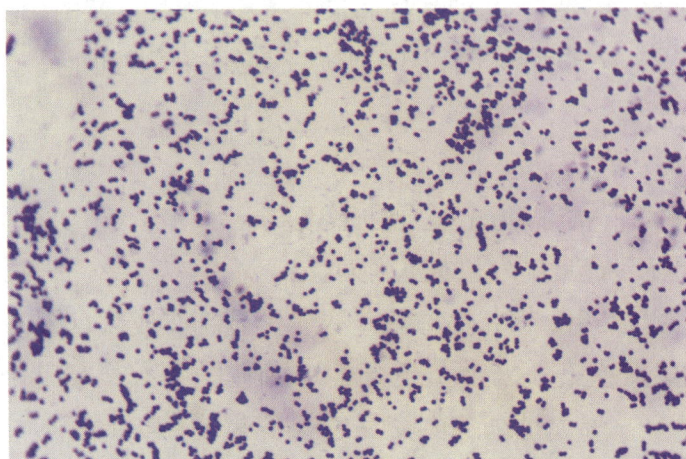

图 6-2　葡萄球菌革兰氏染色镜检

2. 培养特性　需氧或兼性厌氧，营养要求不高，最适生长温度为 35~37℃，最适 pH 为 7.4。某些菌株耐盐性强（10%~15%NaCl），故可用高盐培养基分离葡萄球菌。葡萄球菌在各种培养基上经 35℃ 培养 24h 后可出现明显的生长现象。

（1）肉汤培养基：呈均匀混浊。

（2）普通琼脂平板：形成直径 2~3mm 的圆形凸起、光滑湿润、边缘整齐的不透明菌落。不同菌株产生不同脂溶性色素，如金黄色、白色或柠檬色色素。

（3）血琼脂平板（BAP）：金黄色葡萄球菌菌落为金黄色，有 β 溶血环，非致病菌株如表皮葡萄球菌和腐生葡萄球菌菌落为白色或柠檬色，无溶血环（图 6-3）。

（4）高盐甘露醇平板：为葡萄球菌的选择鉴别培养基。金黄色葡萄球菌形成淡橙黄色菌落（分解甘露醇）（图 6-4），非致病菌株如表皮葡萄球菌和腐生葡萄球菌菌落为白色或柠檬色。

（5）高盐卵黄平板：为葡萄球菌的选择鉴别培养基。金黄色葡萄球菌菌落周围形成乳浊环（产生卵磷脂酶），非致病菌株如表皮葡萄球菌和腐生葡萄球菌无此现象。

3. 生化反应

（1）触酶试验：+，与链球菌科（触酶 −）相区别（图 6-5）。

（2）葡萄糖 O/F 试验：F 型，与微球菌属（O 型）相区别。

（3）血浆凝固酶试验：+，多为致病菌株（图 6-6）。

（4）甘露醇发酵试验：+，多为致病菌株（图 6-7）。

（5）耐热 DNA 酶试验：+，多为致病菌株（图 6-8）。

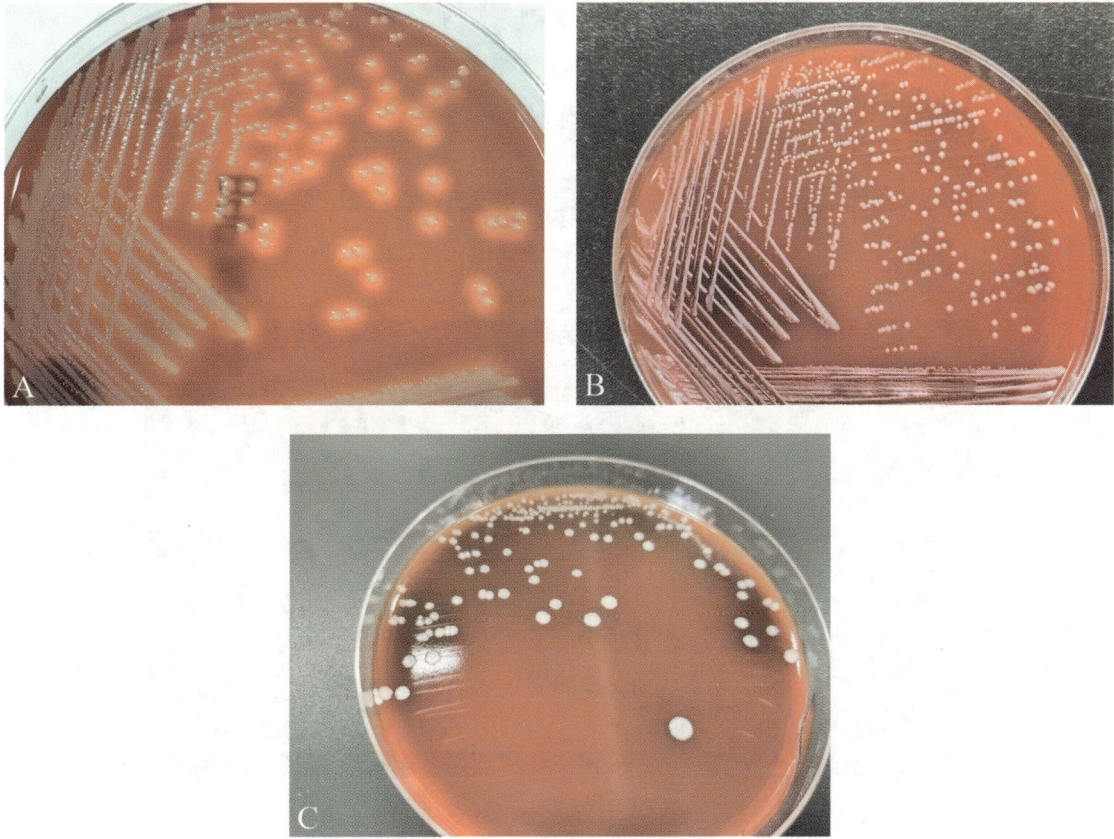

图 6-3 　葡萄球菌在血琼脂平板上 24h 菌落

A. 金黄色葡萄球菌；B. 表皮葡萄球菌；C. 腐生葡萄球菌。

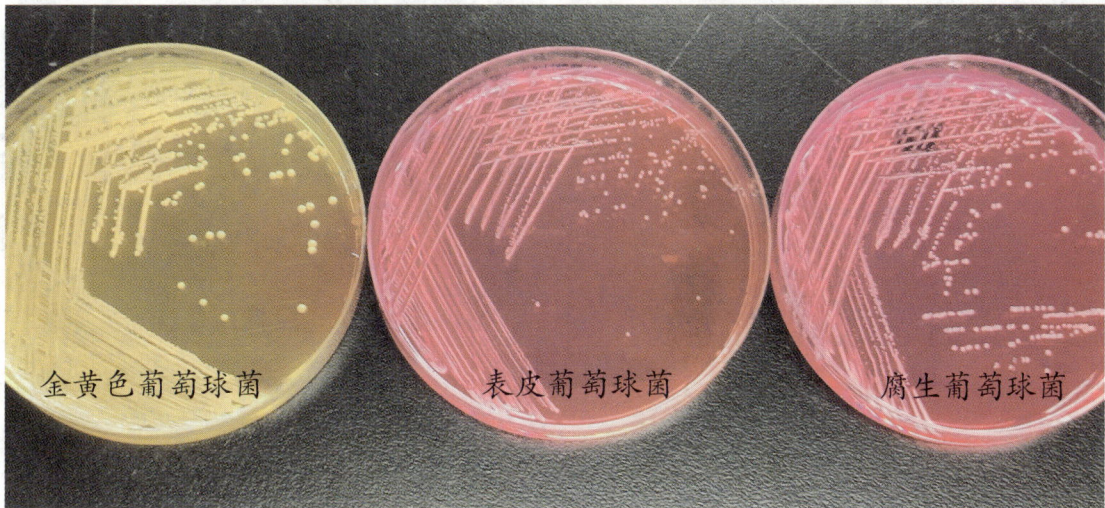

图 6-4 　葡萄球菌在高盐甘露醇平板上 24h 菌落

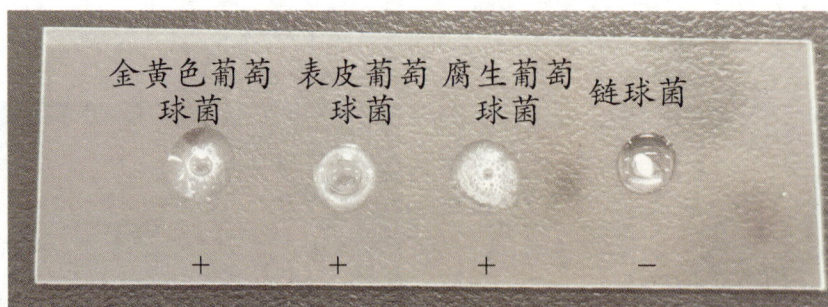

图 6-5　葡萄球菌触酶试验

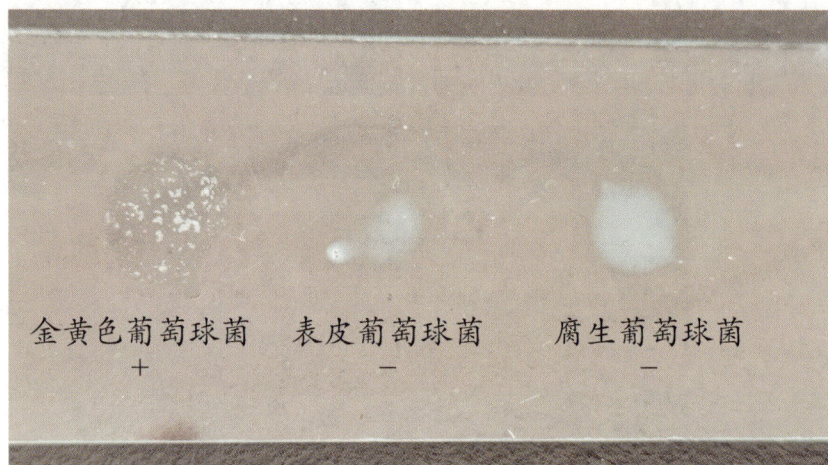

图 6-6　葡萄球菌血浆凝固酶试验

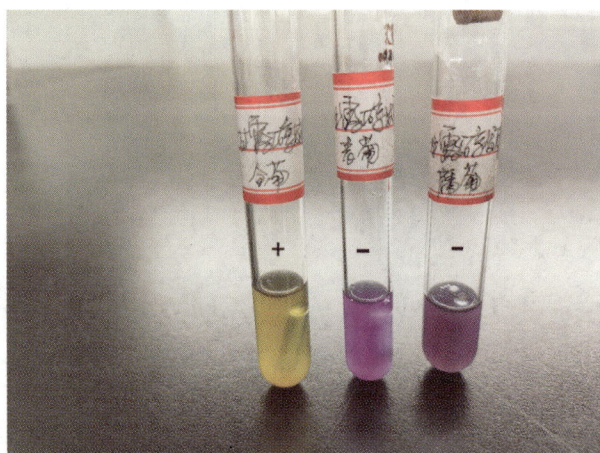

图 6-7　葡萄球菌甘露醇发酵试验

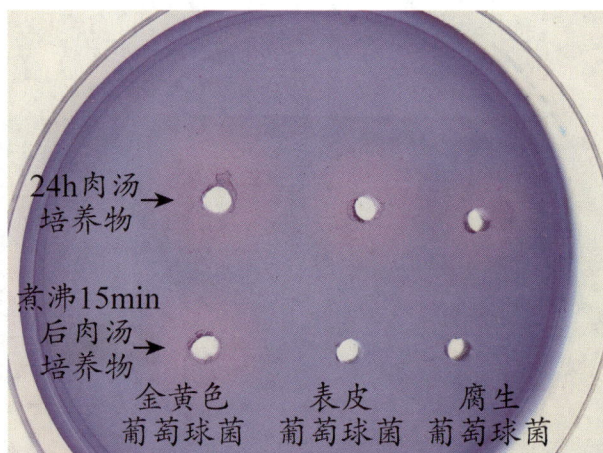

图 6-8　葡萄球菌耐热 DNA 酶试验

4. 抗原结构

（1）蛋白抗原：为完全抗原，有种属特异性，无型特异性。主要为金黄色葡萄球菌细胞壁上的 A 蛋白（SPA）。SPA 的意义主要有：①具有抗吞噬作用，与致病有关；②能与 IgG 分子的 Fc 段结合，而 IgG 分子的 Fab 段仍能与相应抗原特异性结合，据此以含 SPA 葡萄球菌为载体，结合特异性抗体后，通过协同凝集试验来检测抗原。

（2）多糖抗原：为半抗原，具有型特异性，可用于葡萄球菌分型。

5. 分类　葡萄球菌属与微球菌属同属于微球菌科，目前有 30 多个种。主要有以下几种分类方法。

（1）根据色素和生化反应分类：分为金黄色葡萄球菌、表皮葡萄球菌及腐生葡萄球菌等。

（2）根据是否产生凝固酶分类：分为凝固酶阳性葡萄球菌和凝固酶阴性葡萄球菌（CNS）两大类。前者主要包括金黄色葡萄球菌、中间型葡萄球菌和猪葡萄球菌，后者主要包括表皮葡萄球菌、腐生葡萄球菌、溶血葡萄球菌和人葡萄球菌等。

6. 抵抗力　较强，是无芽孢细菌中抵抗力最强的细菌。

（1）耐热、耐盐、耐干燥：加热 60℃ 1h 或 80℃ 30min 才能被杀灭；可在 10%~15% NaCl 培养基中生长；在干燥的脓、痰、血中能存活 2~3 个月。

（2）对碱性染料、一般消毒剂敏感：1：10 万 ~1：20 万甲紫溶液可抑制其生长；在 5% 苯酚、0.1% 升汞溶液中 10~15min 后死亡。

（3）对抗生素敏感：对青霉素、苯唑西林、红霉素、克林霉素、头孢西丁、万古霉素等敏感。由于抗生素的广泛应用，耐药菌株增多，如 MRSA。

三、微生物学检验

器材准备：血琼脂平板、高盐甘露醇平板、M-H 平板，甲苯胺蓝核酸琼脂平板、甘露醇发酵管、葡萄糖 O/F 培养基，3%H₂O₂ 溶液，新鲜兔血浆，无菌液体石蜡，新生霉素药敏纸片。

（一）标本采集

根据感染部位采集不同的标本，如脓液、尿液、伤口分泌物、血液、脑脊液、粪便、呕吐物或剩余食物等。

（二）检验程序（图 6-9）

（三）检验方法

1. 直接涂片染色镜检　标本直接涂片革兰氏染色镜检，若见革兰氏阳性、呈葡萄串状排列的球菌，即可初步报告"查见 G⁺、球菌、葡萄串状排列，疑为葡萄球菌"。无菌体液如脑脊液和关节穿刺液等，直接涂片检查具有重要价值；其他体液标本查见细菌的同时伴有炎性细胞则也有参考价值。

2. 分离培养

（1）脓液、尿液、脑脊液沉淀物标本：接种于血琼脂平板上，经 35℃ 18~24h 培养后，观察记录可疑菌落。

（2）粪便、呕吐物或剩余食物等有污染菌的标本：接种于高盐甘露醇琼脂平板或高盐卵黄琼脂平板等选择性培养基上，经 35℃ 18~24h 培养后，观察记录可疑菌落。

脓液、痰液、尿液、咽拭子、穿刺液　　　脑脊液　　血液　　　粪便、呕吐物

增菌培养5%CO_2（葡萄糖肉汤）

直接涂片染色镜检　　分离培养（血琼脂平板）　　分离培养（高盐甘露醇平板）

初步报告　　可疑菌落

鉴定试验　　药敏试验

涂片染色　触酶　血浆凝固酶　O/F试验　甘露醇发酵　耐热核酸酶　新生霉素敏感　其他试验

结果报告

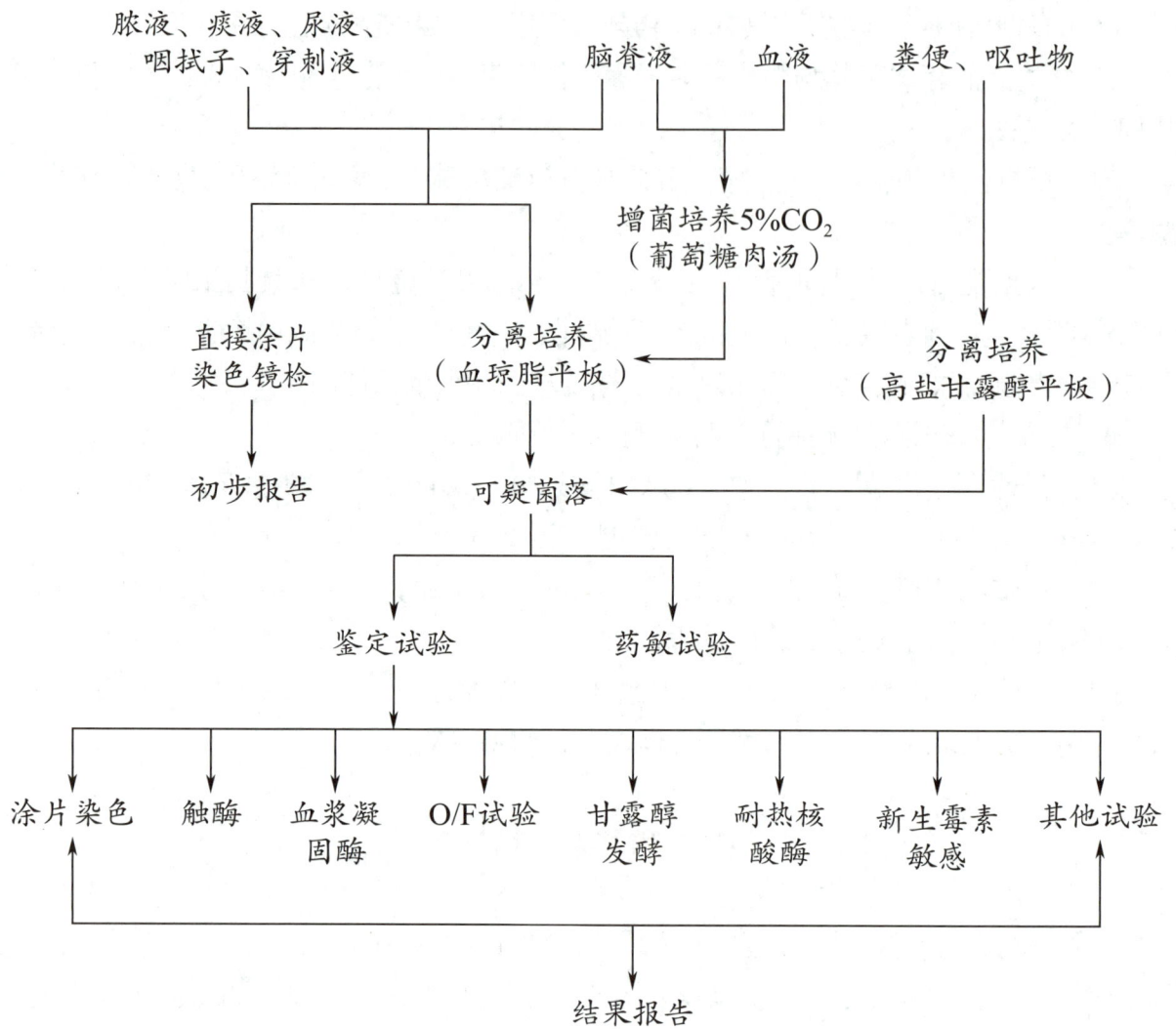

图 6-9　葡萄球菌检验程序

（3）血液标本：接种于葡萄糖肉汤增菌培养，经 35℃ 18~24h 培养后，若有溶血或均匀混浊及胶冻状生长，则转种到血琼脂平板进行分离培养，观察记录可疑菌落；若无细菌生长，则继续培养 5d 后，并转种到血琼脂平板上确定有无细菌生长。

3. 鉴定　挑取可疑菌落进行鉴定。

（1）涂片染色镜检：G^+、球菌、葡萄状排列。

（2）鉴定与鉴别试验

1）与链球菌属、奈瑟菌属鉴别：见表 6-1。

表 6-1　葡萄球菌属与链球菌属、奈瑟菌属鉴别

鉴定项目	葡萄球菌属	链球菌属	奈瑟菌属
形态、染色、排列	G^+、球菌、葡萄状	G^+、球菌、链状	G^-、肾形、双球菌
触酶	+	-	+
氧化酶	-	-	+

2）与微球菌属鉴别：见表6-2。

表6-2　葡萄球菌属与微球菌属的鉴别

鉴定项目	葡萄球菌属	微球菌属
形态、染色、排列	G^{+}、球菌、葡萄状	G^{+}、球菌、四联状
葡萄糖 O/F	F	O
呋喃唑酮 / 每片 100μg	S（>15mm）	R（6~10mm）
杆菌肽 / 每片 0.04U	R	S

3）葡萄球菌属种间鉴别：见表6-3。新生霉素敏感试验见图6-10。

表6-3　葡萄球菌属种间鉴别

鉴定项目	金黄色葡萄球菌	表皮葡萄球菌	腐生葡萄球菌
色素	金黄色	白色	白色、柠檬色
触酶	+	+	+
血浆凝固酶	+	−	−
甘露醇发酵	+	−	−
耐热核酸酶	+	−	−
新生霉素敏感	S（>16mm）	S（>16mm）	R（<16mm）

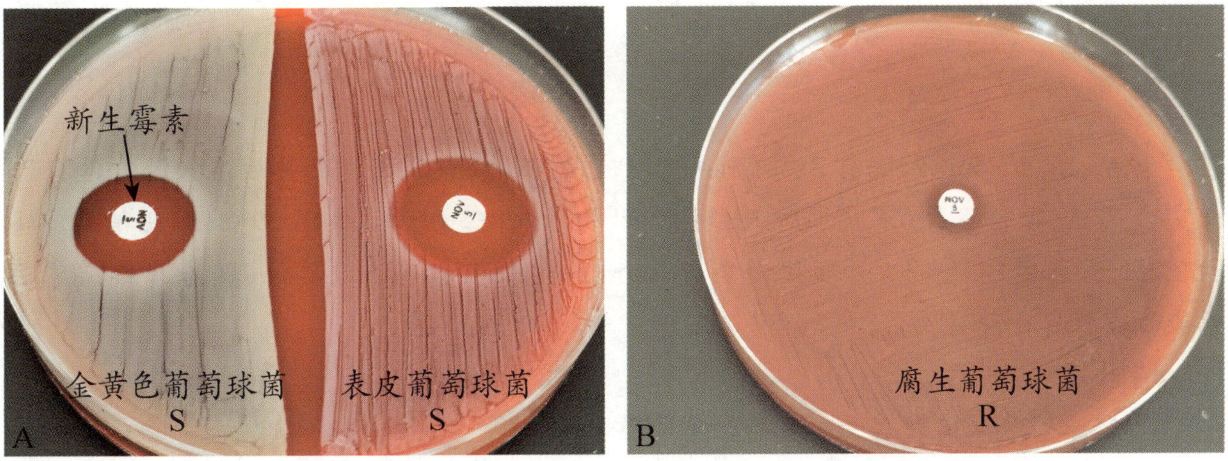

图6-10　葡萄球菌新生霉素敏感试验
A. 金黄色葡萄球菌、表皮葡萄球菌；B. 腐生葡萄球菌。

4. 其他鉴定试验　肠毒素的测定如下：

（1）生物学方法：采用幼猫腹腔注射（肉汤培养物或呕吐物），4h 内发生呕吐腹泻和体温升高或死亡现象者，提示金黄色葡萄球菌肠毒素的存在。

（2）免疫学方法：近年来常用 ELISA 法，在 25min 内即可完成，肠毒素检出的最小量可至 108μg/ml。

5. 药敏试验　K-B 法药敏试验。常选的 A 组药物有青霉素、红霉素或阿奇霉素、克林霉素、苯唑西林、头孢西丁等。

6. 结果分析及报告　见表 6-4。

表 6-4　结果分析及报告

标本	形态染色	菌落特征	鉴定试验	药敏试验	鉴定结果与报告
脓液					

【注意事项】

1. 金黄色葡萄球菌为致病菌，应注意无菌操作。
2. 3%H_2O_2 溶液现用现配，勿在血琼脂平板上进行触酶试验。
3. 凝固酶试验所用菌液浓度宜大，10s 内观察结果。勿用高盐培养基上菌落。
4. 凝固酶试管法时，勿震动或摇动试管，以免破坏凝块。

第二节　链球菌属

链球菌属广泛分布于自然界、人及动物鼻咽部和肠道。大多数不致病，为正常菌群。对人致病的主要是 A 群链球菌和肺炎链球菌。

案例导学

患者，男，12 岁。入院前 3 周有咽痛、轻咳、发热史，口服阿莫西林后症状消失。前 2d 又突发高热、眼睑水肿、下肢水肿、出现血尿，收治入院。查体：体温 39℃，血压稍高。实验室检查：尿 RBC（+++），颗粒管型 3~5 个 /HP；ASO 抗体 800 单位，疑为 A 群链球菌感染性急性肾小球肾炎。

请思考：

1. 链球菌是如何致病的？其特性有哪些？
2. 需做哪些微生物学检查以确定诊断？
3. 为防止该菌给感染者造成严重危害，检验工作者应具备怎样的职责？

一、临 床 意 义

（一）致病物质

1. A 群链球菌

（1）M 蛋白：存在于链球菌细胞壁上，是 A 群链球菌的主要致病物质。其临床意义有：①抗吞噬作用；②与心肌、肾小球基底膜有共同抗原，刺激机体产生的抗体可与心肌和肾小球发生交叉反应，引起心肌炎和肾小球肾炎等超敏反应性疾病。

（2）溶血素：有溶解红细胞，破坏白细胞、血小板的作用。主要有链球菌溶血素 O（SLO）和链球菌溶血素 S（SLS）两种。

1）SLO：①耐热；②对氧敏感，易被氧化失去溶血活性；③免疫原性强，感染后 2~3 周即可刺激机体产生抗 SLO 抗体（抗"O"抗体、ASO），可持续数月至数年。检测血清中的抗"O"抗体可辅助诊断风湿热、肾小球肾炎等超敏反应性疾病，此为抗"O"试验。

2）SLS：①不耐热；②对氧稳定，血琼脂平板上菌落周围的 β 溶血环是 SLS 所致；③无免疫原性。

（3）致热外毒素：又叫红疹毒素或猩红热毒素。可引起发热、红疹和全身不适，是猩红热的主要毒性物质。

（4）侵袭性酶：是协助细菌在组织中侵袭扩散的酶。①透明质酸酶：能分解结缔组织细胞间质的透明质酸，使细菌易于在组织中扩散；②链激酶（链球菌溶纤维蛋白酶）：使血液中的溶纤维蛋白酶原转化为溶纤维蛋白酶，溶解血块或阻止血浆凝固，利于细菌扩散；③链道酶（链球菌 DNA 酶）：能降解脓液中高黏稠性的 DNA，使脓液稀薄，利于细菌扩散；④胶原酶：能水解肌肉和皮下组织中的胶原蛋白纤维，利于细菌扩散。

2. 肺炎链球菌

（1）荚膜：是肺炎链球菌主要致病物质，有抗吞噬作用。

（2）肺炎链球菌溶血素 O：可溶解羊、兔、马和人的红细胞。活化补体经典途径，引起发热、炎症及组织损伤等。

（二）所致疾病

1. A 群链球菌 该群主要菌种是化脓性链球菌，90% 链球菌感染由 A 群链球菌引起。主要引起化脓性感染、毒素性疾病和超敏反应性疾病。感染源主要为患者和带菌者。传播方式有直接接触、空气飞沫、皮肤伤口等。

（1）化脓性感染

1）皮肤及皮下组织化脓性感染，如疖、痈、蜂窝织炎、丹毒、产褥热等。

2）器官化脓性感染，如扁桃体炎、咽炎、脓胸、中耳炎等。

因 A 群链球菌产生多种侵袭性酶而使细菌在组织内扩散，故感染灶脓液稀薄带血丝、腥臭，病灶有明显扩散倾向，与正常组织界限不清。

3）全身感染：可沿淋巴管或血液扩散,引起淋巴管炎、淋巴结炎、菌血症、败血症等。

（2）毒素性疾病：猩红热。是一种小儿急性呼吸道传染病,患者发热、咽炎、全身弥漫性红色皮疹。

（3）超敏反应性疾病：风湿热和急性肾小球肾炎。

风湿热的前因后果

风湿热是A群乙型溶血性链球菌感染后的自身免疫性结缔组织病。链球菌荚膜是由透明质酸组成,与人体滑膜、关节液、心瓣膜、皮肤组织等结缔组织中的透明质酸之间存在共同抗原；链球菌细胞壁上M蛋白与心肌和肾小球基底膜有共同抗原。因此链球菌抗体可于关节滑膜、心瓣膜、心肌、肾小球基底膜发生交叉反应,引起风湿热（关节炎、心肌炎、皮下结节等）和肾小球肾炎等超敏反应性疾病。在风湿热的典型症状出现之前1~6周,常有发热、喉痛、颈下淋巴结肿大、咳嗽等链球菌感染性咽炎或扁桃体炎的前驱症状。风湿热发作时,患者的鼻咽部拭子培养,可获得A群乙型溶血性链球菌。血清中各种链球菌抗体,如抗SLO、抗链球菌激酶等抗体均有增加。在风湿热静止期培养转为阴性,抗体滴度亦下降。

检验工作者应以严谨负责的态度对咽炎或扁桃体炎患者进行微生物学检查,及时、准确地为临床医师提供鉴定和药敏结果,以便早发现、早隔离、早治疗,杜绝链球菌传播及风湿热、肾小球肾炎等超敏反应疾病的发生。

2. B群链球菌　主要菌种为无乳链球菌,定居于鼻咽部、消化道、泌尿生殖道,为正常菌群。感染多见于新生儿,可通过呼吸道或产道感染,引起新生儿肺炎、脑膜炎、败血症等。对成人侵袭力较弱,主要见于免疫力低下者,可引起成人尿路感染,偶致败血症。另外,可引起牛乳房炎,危害畜牧业。

3. D群链球菌　主要菌种为牛链球菌,正常定居于皮肤、上呼吸道、消化道、泌尿生殖道。可引起败血症和心内膜炎,主要见于免疫力低下者。

4. 肺炎链球菌　主要引起大叶性肺炎、支气管肺炎。其他还可引起化脓性脑膜炎、中耳炎、鼻窦炎等疾病。

5. 甲型溶血性链球菌　为口腔和鼻咽部正常菌群,可因拔牙、口腔创伤等原因进入血流,引起亚急性细菌性心内膜炎。

（三）防治

1. 链球菌主要定植在鼻咽部,可通过飞沫传播,应及时治疗患者,防止传染。

2. 锻炼身体,预防感冒,避免链球菌继发感染。

3. 对于急性咽炎和扁桃体炎患者,尤其是儿童,应彻底治疗,以防止风湿热、急性肾小球肾炎等超敏反应性疾病及亚急性细菌性心内膜炎的发生。

4. 肺炎链球菌多价荚膜多糖疫苗可预防肺炎链球菌感染。

5. 治疗时,A群链球菌、肺炎链球菌感染首选青霉素和氨苄西林,但应做药敏试验。对于肺炎链球菌应用MIC法检测青霉素敏感性,对青霉素和氨苄西林中介的菌株应联合氨基糖苷类药物治疗。

二、生物学特性

1. 形态与染色 G^+,球菌,直径$0.5\sim1.0\mu m$,无鞭毛,无芽孢。

（1）链球菌:G^+,球菌,链状排列（图6-11）。培养早期或血清肉汤中可形成含透明质酸的荚膜。随着培养时间的延长,细菌可产生透明质酸酶,使荚膜消失。

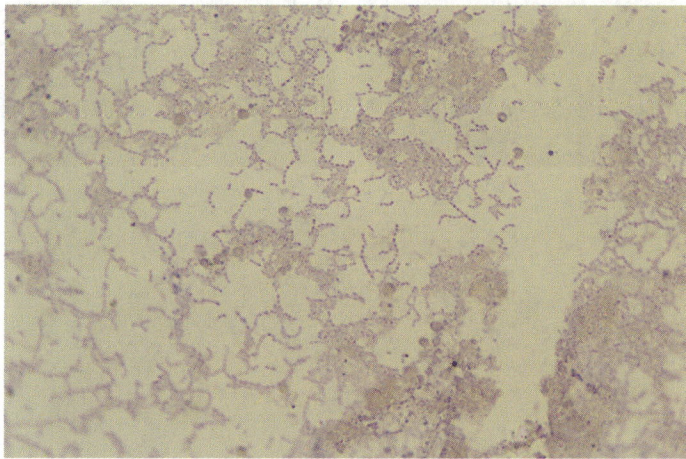

图6-11 链球菌革兰氏染色镜检

（2）肺炎链球菌:G^+,球菌,菌体呈矛头状,成双排列,宽端相对,尖端向外（图6-12）。在机体内或血清肉汤中形成多糖荚膜（见图5-10）。

2. 培养特性 需氧或兼性厌氧,少数专性厌氧。营养要求较高,在含血液、血清培养基上生长良好。最适温度为$35\sim37℃$,最适pH为$7.4\sim7.6$。在$5\%\sim10\%CO_2$环境中生长更好。

（1）血清肉汤

1）溶血性链球菌:呈絮状或颗粒状沉淀生长,菌链较长。

2）不溶血链球菌:呈均匀混浊生长,菌链较短。

3）肺炎链球菌:初期呈混浊生长,稍长时间因产生自溶酶导致细菌自溶而使肉汤变澄清,仅

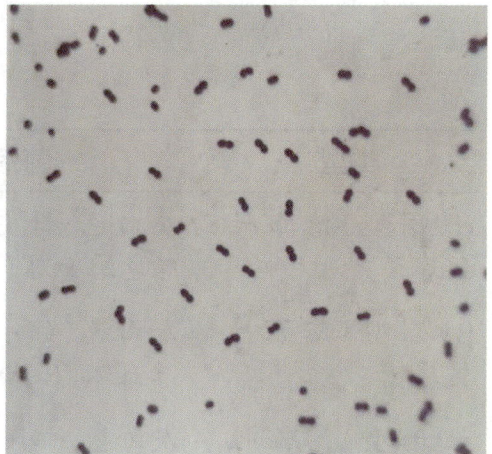

图6-12 肺炎链球菌革兰氏染色镜检

管底留有沉淀。

（2）血琼脂平板

1）链球菌：形成灰白色、光滑凸起、细小菌落（直径0.5~1.0mm）。不同菌种在菌落周围形成α（甲型）、β（乙型）、γ（丙型）三种不同的溶血现象（图6-13）。据此将链球菌分为三种类型（表6-5）。

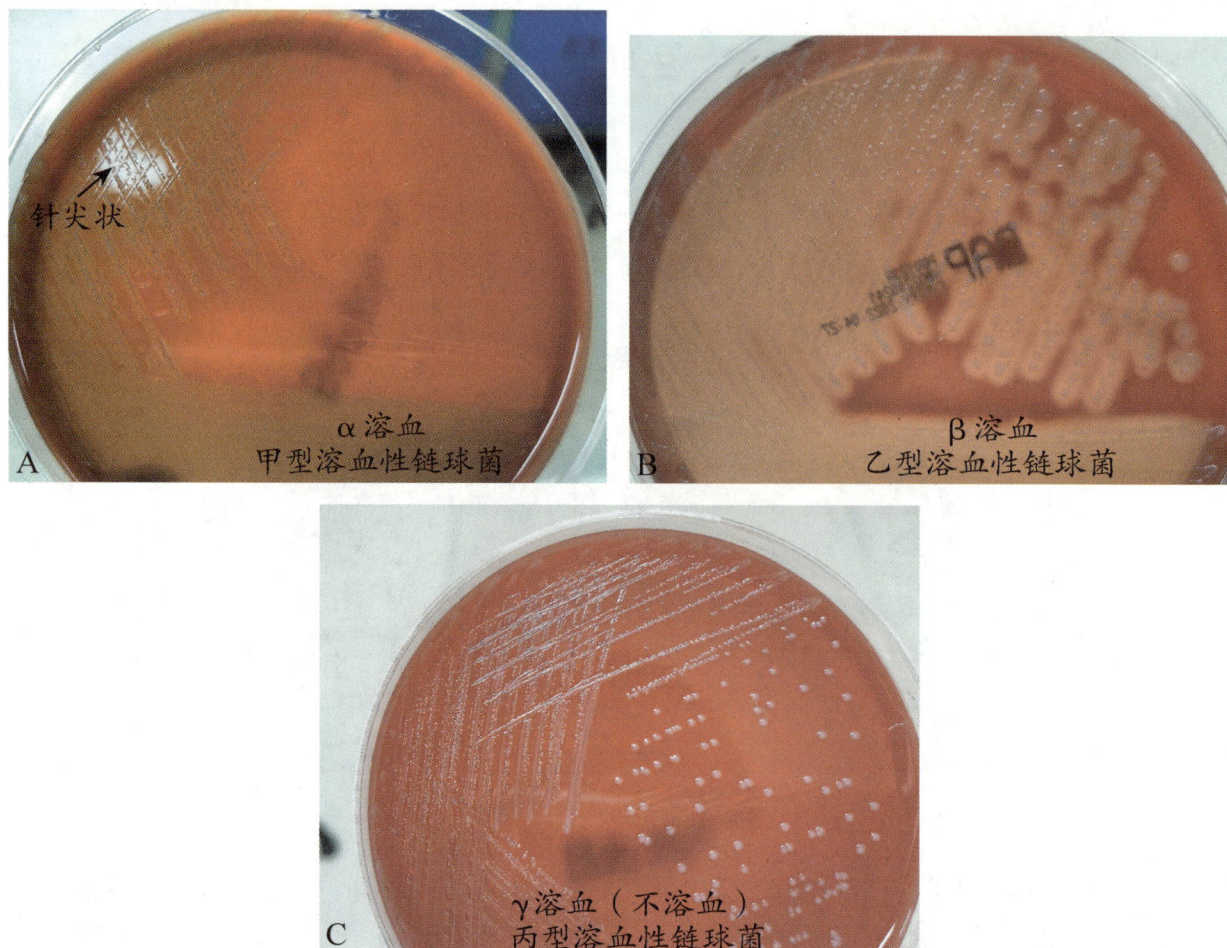

图6-13 链球菌在血琼脂平板上不同溶血现象
A. α（甲型）溶血；B. β（乙型）溶血；C. γ（丙型）溶血。

表6-5 链球菌三种溶血类型

类型	菌落特征	致病性	别称
α（甲型）溶血性链球菌	灰白色、针尖状、周围有草绿色溶血环（α溶血环）	多为条件致病菌	草绿色链球菌
β（乙型）溶血性链球菌	灰白色、细小、周围有透明溶血环（β溶血环）	多为致病菌	溶血性链球菌
γ（丙型）溶血性链球菌	灰白色、细小、周围无溶血环	一般无致病性	不溶血性链球菌

α溶血环是细菌产生了过氧化氢,氧化血红蛋白为正铁血红素所致,不是溶血素的作用。β溶血环是细菌产生溶血素使红细胞完全溶解所致。

2)肺炎链球菌:形成灰色、光滑扁平、小菌落(0.5~1.5mm),周围有草绿色溶血环。易与甲型溶血性链球菌混淆。培养时间过长,24h后,因产生自溶酶,菌落中央塌陷呈脐窝状(图6-14)。

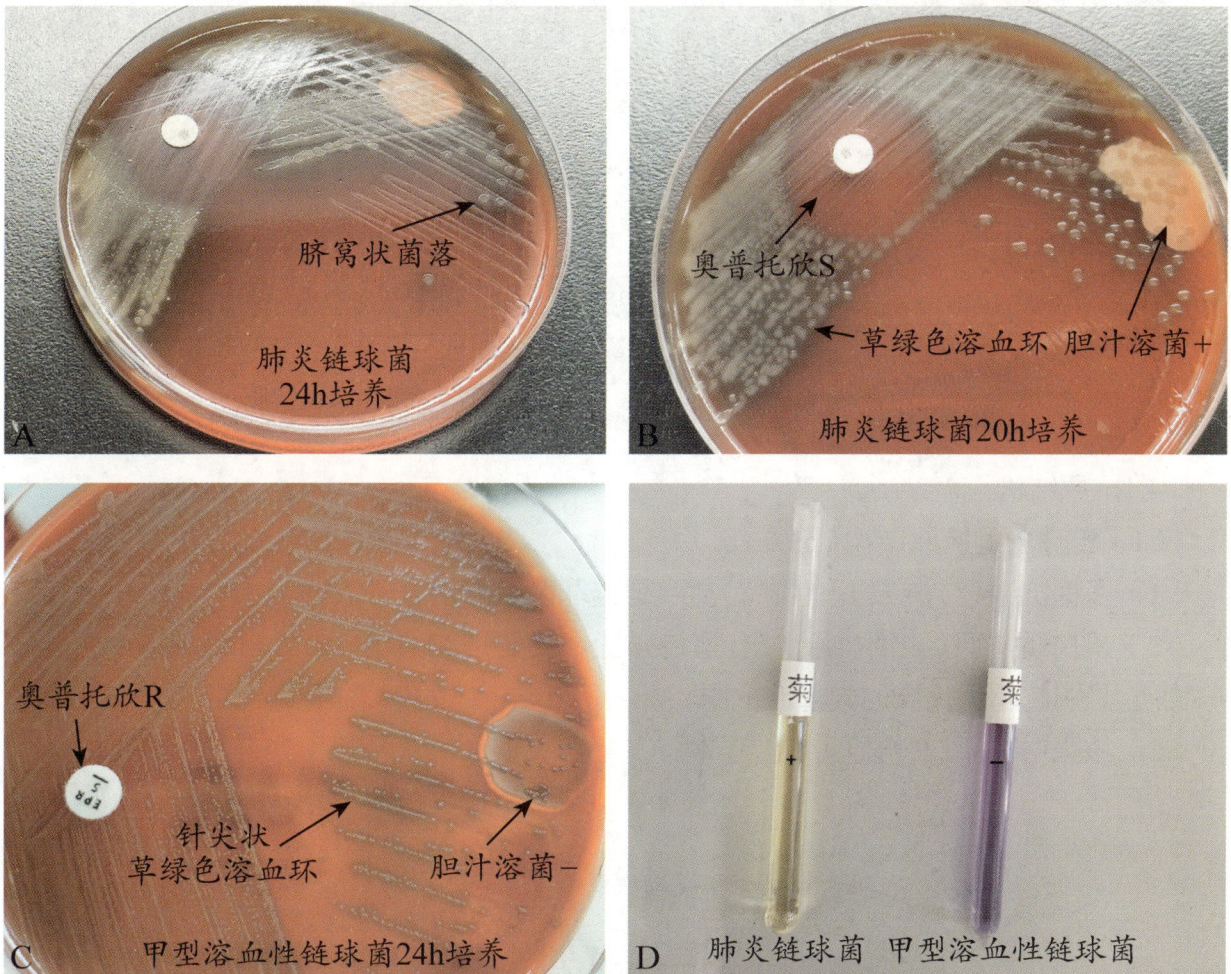

图6-14 肺炎链球菌及甲型溶血性链球菌菌落特征、鉴定试验
A. 肺炎链球菌24h培养;B. 肺炎链球菌20h培养;C. 甲型溶血性链球菌24h培养;
D. 菊糖发酵试验。

3. 生化反应
(1)触酶试验:-,与葡萄球菌属(触酶+)区别(图6-5)。
(2)A群链球菌:杆菌肽敏感试验S(图6-15),PYR试验+。
(3)B群链球菌:CAMP试验+,马尿酸钠水解试验+。
(4)D群链球菌:胆汁七叶苷试验+。
(5)肺炎链球菌:胆汁溶菌试验+,菊糖发酵试验+,奥普托欣(Optochin)敏感试验S,可与甲型溶血性链球菌相区别(图6-14)。

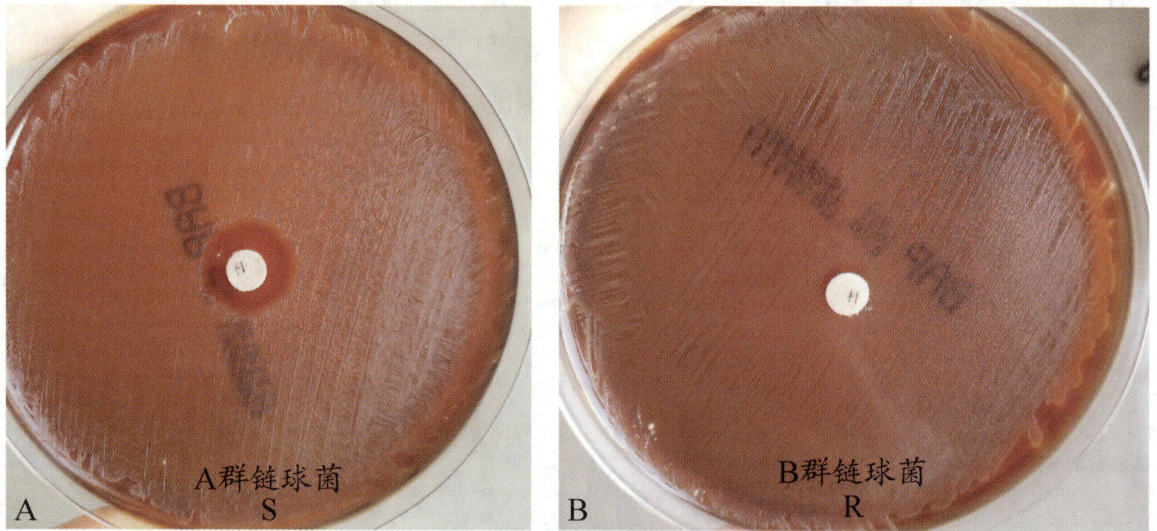

图 6-15　杆菌肽敏感试验
A. A 群链球菌；B. B 群链球菌。

4. 抗原结构

（1）链球菌的抗原结构（图 6-16）

1）多糖抗原（C 抗原）：有群特异性，是链球菌血清学分群依据。

2）蛋白质抗原（表面抗原）：有型特异性。主要是 M 蛋白，为 A 群链球菌的主要致病物质，是引起超敏反应的异嗜性抗原。

3）核蛋白抗原（P 抗原）：无特异性。

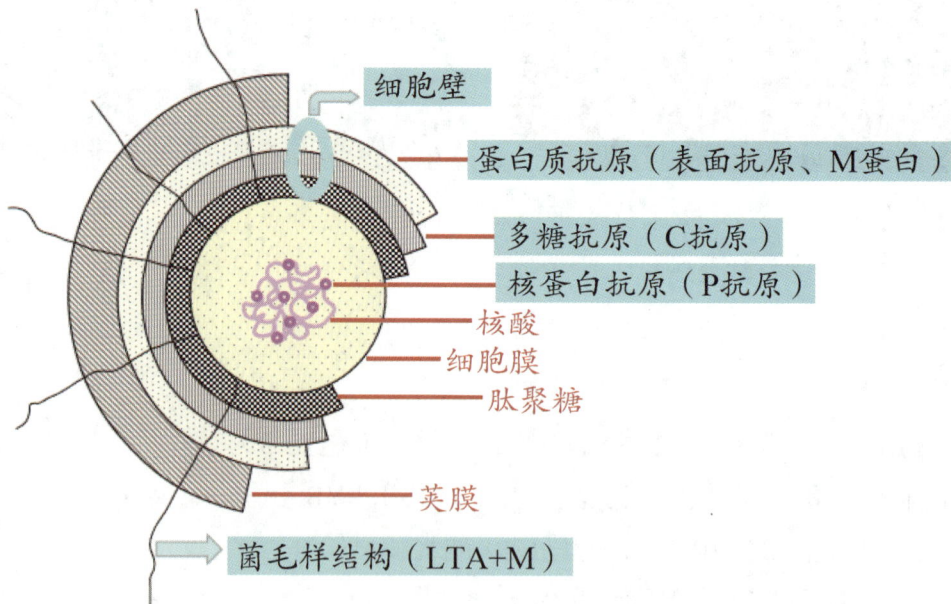

图 6-16　链球菌的抗原结构示意图

（2）肺炎链球菌的抗原结构

1）C多糖抗原：存在于细胞壁中，有种特异性。宿主血清中一种被称为C反应蛋白（C reactive protein，CRP）的β球蛋白可沉淀肺炎链球菌的C多糖。CRP虽不是抗体，但在急性炎症时含量剧增，用C多糖来测定CRP，对活动性风湿热等诊断有一定意义。

2）荚膜多糖抗原：存在于肺炎链球菌的荚膜中。根据此抗原所做的荚膜肿胀试验可将肺炎链球菌分型，目前肺炎链球菌可分为90多个血清型。

5. 分类　链球菌属菌种繁多，分类复杂，方法较多，主要有以下几种：

（1）根据溶血现象分类：分为甲型（α）、乙型（β）、丙型（γ）溶血性链球菌。

（2）根据多糖抗原分类：Lancefield将链球菌分为A~H、K~V共20个群，对人致病的90%为A群，多数呈现β溶血。链球菌的抗原分群与溶血性之间并无关联。

6. 抵抗力　不强，对各种常用的消毒剂敏感。对多种抗生素敏感，如青霉素、氨苄西林、磺胺类药物和红霉素等，但也存在耐药菌株。

三、微生物学检验

器材准备：血琼脂平板、3%H_2O_2溶液、PYR纸片和试剂、6.5%NaCl肉汤、杆菌肽纸片、金黄色葡萄球菌培养物、马尿酸钠平板、$FeCl_3$试剂、Optochin纸片、胆汁七叶苷琼脂斜面、血清肉汤、100g/L去氧胆酸钠溶液、菊糖发酵管、ASO乳胶试剂和反应板。

（一）标本采集
根据感染部位采集不同的标本，如脓液、痰液、脑脊液、血液、尿液及穿刺液等。超敏反应性疾病应采集血清以便进行抗"O"抗体（ASO）检测。

（二）检验程序
见图6-17。

（三）检验方法

1. 直接涂片染色镜检　标本或标本离心沉淀物直接涂片革兰氏染色镜检，若见革兰氏阳性链状排列的球菌，疑似链球菌；或见革兰氏阳性矛头状双球菌，有肥厚荚膜，疑似肺炎链球菌，初步报告疑似结果。

2. 荚膜肿胀试验　用于肺炎链球菌的快速诊断。将待检菌的纯培养液与肺炎链球菌诊断血清置于玻片上混匀，滴加碱性亚甲蓝染液，加盖玻片，油镜检查。如荚膜明显肿大，菌体周围有一无色、较宽的环状物（荚膜与抗体形成的复合物），即为阳性。

3. 分离培养

（1）脓液、痰液、脑脊液、尿液、穿刺液标本：标本或标本离心沉淀物接种于血琼脂平板，35℃ 18~24h培养后，观察记录可疑菌落。

脓液、痰液、穿刺液等　　　　　　　　脑脊液　　　　　　血液

直接或沉淀物涂片染色镜检　　抗原检测（荚膜肿胀试验）　　分离培养（血琼脂平板）（5%～10% CO_2）　←　增菌培养硫酸镁肉汤（5%～10% CO_2）

初步报告

35℃18～24h
挑选可疑菌落
（形态、溶血）

鉴定试验　　　　　　　　　　　　　　　　　药敏试验

涂片染色　　触酶试验　−　　血清学分群鉴定　　β溶血性链球菌鉴定试验　　α溶血性链球菌鉴定试验

CAMP试验+　　马尿酸钠水解试验+　　PYR VP BGUR　　胆汁溶菌+　　菊糖发酵+　　Optochin敏感试验 S　　胆汁七叶苷+　　VP 脲酶 精氨酸 七叶苷 甘露醇 山梨醇等

杆菌肽+ PYR+

A、B、C、D等群　　A群化脓性链球菌　　B群无乳链球菌　　其他群链球菌　　肺炎链球菌　　D群牛链球菌　　甲型溶血性链球菌种间鉴定

结果报告

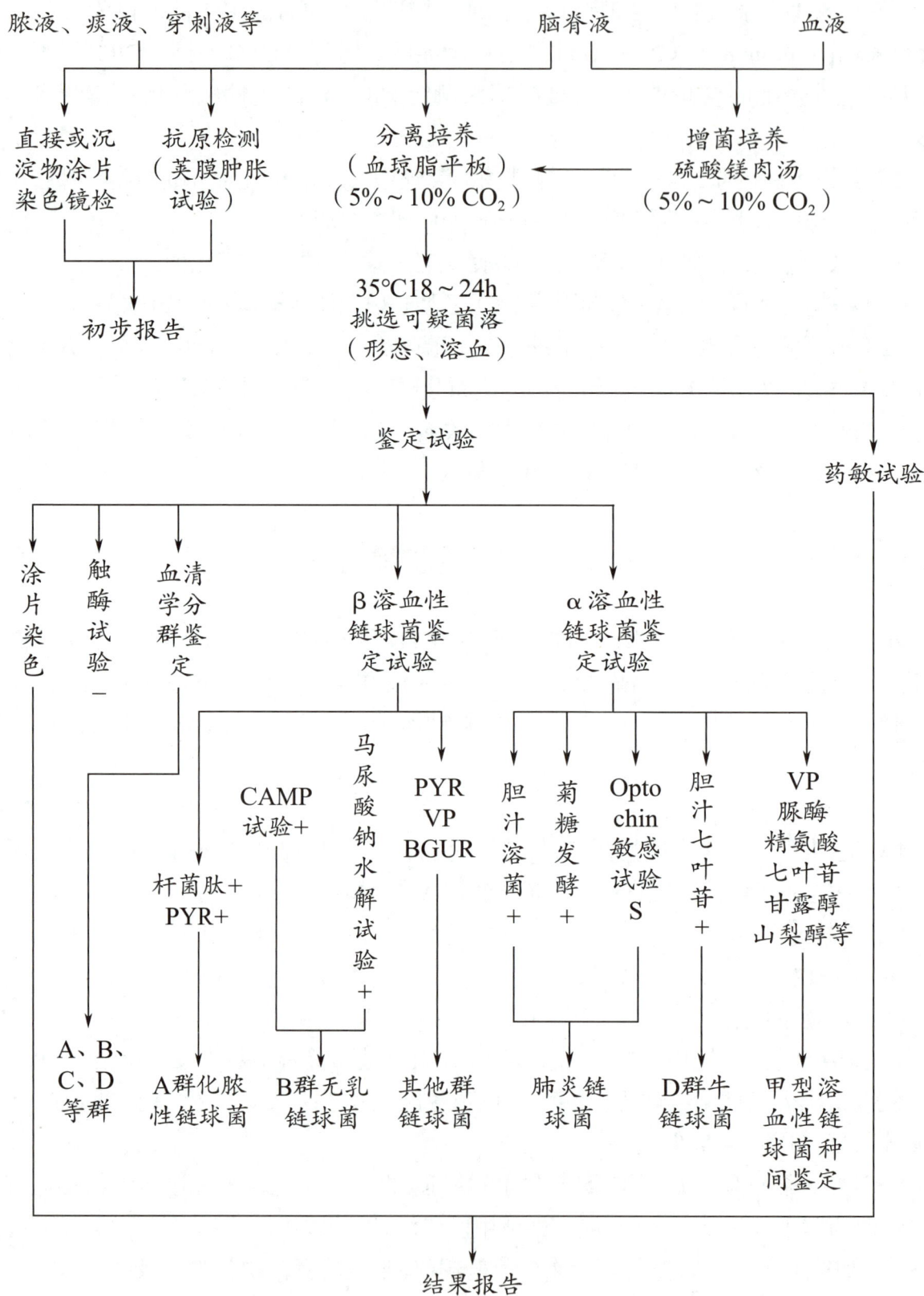

图 6-17　链球菌检验程序

140

（2）血液标本：先用血清肉汤培养基增菌培养。①若增菌液出现自下而上溶血，或下层沉淀生长、溶血或均匀混浊生长，或有绿色荧光等现象，进一步转种于血琼脂平板进行分离培养，经 35℃ 18~24h，观察记录可疑菌落，进行进一步鉴定；②经增菌培养 5d 后，仍无细菌生长者，可报告为阴性；③疑为草绿色链球菌引起的亚急性心内膜炎标本，应延长培养至 4 周。

4. 鉴定　挑取周围有 α 或 β 溶血环的可疑菌落进行鉴定。

🔧 知识拓展

可疑菌落的挑取——于细微处揭示奥妙

肺炎链球菌有菌落 S-R 变异的情况。在检验工作中，需要我们秉持责任心，科学严谨开展工作。若遇见新分离的菌落特征不典型，一定结合患者临床情况综合分析，考虑到变异存在的可能。对肺炎链球菌而言，可通过小鼠腹腔传代或者含血清营养培养基转种后再行检验，以准确提供微生物检验结果，真正做到为患者服务。

（1）涂片染色镜检：可见 G+ 链状排列球菌或 G+ 矛头状双球菌。

（2）鉴定与鉴别试验

1）与葡萄球菌属鉴别：触酶 −，参见表 6-1。

2）与肠球菌属鉴别：见表 6-6。

表 6-6　链球菌属与肠球菌属的鉴别

菌属	高温生长（45℃）	高盐生长（6.5%NaCl）	高碱生长（pH9.6）	高胆汁生长（40%）
链球菌属	−	−	−	−
肠球菌属	+	+	+	+

3）β 溶血性链球菌的鉴定：分为抗原群鉴定和菌种鉴定。①用 Lancefield 抗原群血清做凝集试验进行抗原群的鉴定；②根据菌落大小及生化反应进行菌种鉴定，见表 6-7。

表 6-7　β 溶血性链球菌鉴定

菌种名	Lancefield 抗原群	菌落 / mm	杆菌肽 / 每片 0.04U	PYR	CAMP	马尿酸钠	VP	BGUR
化脓链球菌	A	>0.5	S	+	−	−	−	NA
米勒链球菌	A	<0.5	S	−	−	−	+	NA
无乳链球菌	B		R	−	+	+	NA	NA

菌种名	Lancefield 抗原群	菌落/mm	杆菌肽/每片 0.04U	PYR	CAMP	马尿酸钠	VP	BGUR
马链球菌	C	>0.5	R	–	–	–	–	+
米勒链球菌	C	<0.5	R	–	–	–	+	–
米勒链球菌	F	<0.5	R	–	–	–	+	NA
似马链链球菌	G	>0.5	R	–	–	–	–	+
米勒链球菌	G	<0.5	R	–	–	–	+	
米勒链球菌	未定群	<0.5	R	–	–	–	+	NA

注：BGUR：β–D 葡萄糖醛酸酶试验；NA：无研究资料。

4）α 溶血性链球菌的鉴定：见表 6-8。

表 6-8　α 溶血性链球菌的鉴定

菌种	α 溶血	Optochin 敏感	胆汁溶菌	胆汁七叶苷
肺炎链球菌	+	S（>14mm）	+	–
甲型溶血性链球菌	+	R（<14mm）	–	–
D 群链球菌（牛链球菌）	+/–	R	–	+

5）甲型溶血性链球菌与肺炎链球菌的鉴别：见表 6-9。

表 6-9　甲型溶血性链球菌与肺炎链球菌的鉴别

菌种	形态染色	菌落特征	血清肉汤	盐水	胆汁溶菌	菊糖发酵	Optochin 敏感	小白鼠毒力
甲型链球菌	G⁺链球菌 无荚膜	凸起 针尖状	沉淀生长	自凝	–	–	–（R）	–
肺炎链球菌	G⁺双球菌 矛头状 有荚膜	扁平 脐窝状	均匀生长	均匀混浊	+	+	+（S）	+

5. 其他鉴定试验　抗"O"试验（ASO）是毒素和抗毒素的中和试验。测定患者血清中抗链球菌溶血素"O"抗体的效价，作为风湿性关节炎、急性肾小球肾炎等疾病的辅助诊断。效价大于 400 单位或逐步升高有诊断意义。

6. 药敏试验　K–B 法、MIC 法药敏试验。药敏试验常用的 A 组药物有青霉素、红霉素、氨苄西林、克林霉素等。

7. 结果分析及报告　见表 6-10。

表6-10　结果分析及报告

标本	形态染色	菌落特征	鉴定试验	药敏试验	结果与报告
脓液					

【注意事项】

1. A 群链球菌、肺炎链球菌为致病菌,应注意无菌操作。

2. 杆菌肽敏感试验接种待检菌量要大,避免假阳性。

3. ASO 检测,注意避免标本溶血。另外,高脂、高胆红素、高胆固醇、类风湿因子会影响试验结果。

第三节　肠球菌属

肠球菌广泛分布于自然界,是人类和动物肠道中的正常菌群。对人致病的主要有粪肠球菌和屎肠球菌,是仅次于葡萄球菌的重要医院内感染致病菌。

案例导学

某手术患者,女,43 岁。术后需留置导尿管,插管后 1d,出现发热,体温 38℃,尿频尿痛。取中段尿培养,革兰氏阳性球菌浓度 $>10^4CFU/ml$。尿白细胞 12 个 /HP。经院感控制中心检测后确定为粪肠球菌尿路感染。

请思考:

1. 该菌是如何引起患者感染的?

2. 如何进行微生物学检测?

3. 避免此菌造成医院内感染,作为一名医务工作者在进行检查和治疗操作时,应具备哪些职业素养?

一、临床意义

肠球菌是人和动物肠道和女性泌尿生殖道的正常菌群,主要引起肠道外感染,是医院内感染常见的 G^+ 球菌。引起的感染主要有:①尿路感染,最常见,多与留置导尿管、其他器械操作和患者尿路结构异常有关;②腹部、盆腔等部位的创伤和外科术后感染;③败血症,多见于免疫力低下者;④约有 5%~20% 的心内膜炎可由肠球菌引起。

对常规的抗生素具有耐药性是肠球菌的显著特点。大多数是天然耐药,主要有中剂量氨基糖苷类耐药和万古霉素低度耐药。获得性耐药与基因突变有关,近年来对 β-

内酰胺类、氨基糖苷类高水平、万古霉素高度耐药的报道逐渐增多,使肠球菌所致的重症感染治疗已成为临床棘手的问题之一。耐万古霉素肠球菌(VRE)常导致难治性感染。

二、生物学特性

1. 形态与染色　G^+,球菌,直径 0.5~1.0μm,单个、成双或短链状排列,无鞭毛、芽孢及荚膜。

2. 培养特性　需氧或兼性厌氧,营养要求较高。生长温度范围 10~45℃,最适温度为 35℃。35℃ 24h 培养后的生长特点如下:

（1）血琼脂平板:形成直径 1~2mm 灰白色、光滑型菌落,α 溶血或 γ 溶血。

（2）肠道选择平板(SS、MAC):某些菌株可生长,出现小菌落。

（3）高盐(6.5%NaCl)、高碱(pH9.6)、高胆汁(40%)培养基或高温(45℃)环境:均可生长。此点可与链球菌属鉴别。

（4）液体培养基:混浊生长。

3. 生化反应

（1）触酶试验: −,与链球菌属相同,与葡萄球菌属相区别。

（2）6.5%NaCl 生长试验: +,与链球菌属相区别。

（3）胆汁七叶苷试验: +,与 D 群链球菌(牛链球菌)相同。

（4）PYR 试验: +,与 A 群链球菌相同。

4. 分类　本菌属归类于链球菌科。在 Lancefield 血清学分类上属于 D 群链球菌,但在生理生化特性方面不同于 D 群链球菌(牛链球菌),故单独设为肠球菌属,临床标本分离率最高的是粪肠球菌,其次是屎肠球菌。

5. 抵抗力　较弱,但耐高温、高盐、高碱、高胆汁,对青霉素和氨苄西林敏感。耐药现象严重,对许多抗生素表现为固有耐药,如氨基糖苷类、复方增效磺胺、头孢菌素、克林霉素等。因此在常规 K-B 法药敏试验外,应考虑做 MIC 测定和联合药敏试验。

三、微生物学检验

（一）标本采集
根据感染部位采集不同的标本,如血液、尿液、脓液、穿刺液等。

（二）检验方法
1. 直接涂片染色镜检　标本直接涂片革兰氏染色镜检,若见革兰氏阳性单个、成双或短链状排列的球菌,可作出初步疑似报告。

2. 增菌培养与分离培养

（1）脓液、创伤和尿液标本：标本直接接种于血琼脂平板或选择性培养基（叠氮钠胆汁七叶苷平板 – 抑制革兰氏阴性菌）、麦康凯平板上，经 35℃ 18~24h 培养后，观察记录可疑菌落。

（2）血液、脑脊液标本：接种于增菌培养基，经 35℃ 18~24h 增菌培养。①若发生混浊生长现象，则转种血琼脂平板进行分离培养，观察记录可疑菌落，并做进一步鉴定；②若无变化，培养至 7d。

（三）鉴定依据

（1）形态染色：G$^+$，球菌，单个、成双或短链状排列。

（2）菌落特征：血平板上形成灰白色、不透明、光滑型菌落，α 溶血或 γ 溶血；叠氮钠胆汁七叶苷平板上形成黑色菌落。

（3）鉴定试验：触酶 –，"四高"试验 +，胆汁七叶苷 +，PYR+。

（4）Lancefield 抗原群：D 群。

第四节 奈 瑟 菌 属

奈瑟菌属是一群氧化酶阳性、专性需氧的革兰氏阴性球菌。人类是奈瑟菌属细菌的自然宿主，对人致病的只有脑膜炎奈瑟菌（脑膜炎球菌）和淋病奈瑟菌（淋球菌），分别引起流行性脑脊髓膜炎和淋病，其余奈瑟菌均寄生在人体的鼻咽部、口腔黏膜等部位。

案例导学 1

患儿，男，4 岁，突发高热（39.5℃），咳嗽、呼吸困难，嗜睡，烦躁不安，两眼凝视，剧烈头痛、喷射状呕吐。全身皮肤有散在出血点。腰穿刺检查显示脑脊液混浊，革兰氏染色镜检发现大量中性粒细胞，胞内外可见 G$^-$ 双球菌。

请思考：

1. 患儿感染的病原体可能是什么？该病原体是如何致病的？

2. 为保持病原体活性，应如何采集和处理标本？需做哪些微生物学检查？

案例导学 2

出生 2d 的新生儿，啼哭时眼部溢出黄白色脓性分泌物，耳前淋巴结肿大。擦拭黄白色脓汁后，可见双眼结膜高度充血、水肿，结膜头肥厚，表面粗糙不平，有渗出膜形成。脓汁经涂片染色镜检发现 G^- 双球菌。

请思考：

1. 患儿可能感染了何种病原体？是如何感染的？应如何鉴定该病原体？

2. 为避免该菌传播或感染，应树立何种健康的生活理念？医务工作者应具备怎样的职责担当？

案例导学 3

一名 2 岁儿童 3d 前出现发热、咳嗽、耳痛等症状，临床检查发现中耳有积液，穿刺取中耳液经实验室检查，发现有 G^- 双球菌，形似奈瑟菌属细菌。

请思考：

患儿感染的病原体是否是奈瑟菌？应怎样进行鉴别？

一、临 床 意 义

（一）致病物质

1. 脑膜炎奈瑟菌

（1）菌毛：使细菌黏附在鼻咽部黏膜上皮细胞表面，有助于细菌侵入机体。

（2）荚膜：抗吞噬作用，被吞噬后仍可在吞噬细胞内生长繁殖。

（3）IgA_1 蛋白酶：破坏黏膜表面的 IgA_1 抗体，利于细菌黏附于黏膜细胞。

（4）内毒素：是主要的致病物质。作用于小血管和毛细血管，引起坏死、出血，导致皮肤出血性皮疹或瘀斑、DIC 及脓毒症休克（曾称中毒性休克）。

2. 淋病奈瑟菌　主要有菌毛、荚膜、外膜蛋白、IgA_1 蛋白酶、内毒素等。

（二）所致疾病

1. 脑膜炎奈瑟菌　是流行性脑脊髓膜炎（流脑）的病原体。人类是唯一宿主。

脑膜炎奈瑟菌常寄居于鼻咽部和口腔黏膜，故带菌者为重要的传染源。6 个月至 2 岁儿童免疫力弱，是易感人群，冬末春初是高发期。细菌通过飞沫传播，潜伏期 2~3d，长可到 10d。大部分只表现为上呼吸道感染症状，少数可发展为菌血症或败血症，引起寒战、高热、出血性皮疹，最后发展成化脓性脑脊髓膜炎，产生剧烈头痛、喷射性呕吐、颈项强直等脑膜刺激征。

2. 淋病奈瑟菌　是淋病的病原体。人类是唯一宿主。淋病是目前世界上发病率最高的性传播疾病。主要通过性接触传播、间接接触传播（接触污染的毛巾、浴缸等）和母婴传播（又称垂直传播），引起淋病，主要有以下几种：

（1）泌尿生殖道炎症：男性可发生尿道炎，可扩展为附睾炎、前列腺炎和尿道狭窄；女性可发生尿道炎和子宫颈炎，可扩展为子宫内膜炎，并发盆腔炎，是导致不育原因之一。患者症状主要有尿痛、尿频、尿道流脓、宫颈可见脓性分泌物等。

（2）新生儿淋病性眼结膜炎：新生儿经产道感染，眼部出现大量脓性分泌物，又称脓漏眼。若不及时治疗，可导致溃疡性角膜炎、角膜穿孔和失明。

（3）口咽部及肛门直肠淋病。

（4）播散性淋病：常见于补体（C7、C8、C9）成分缺陷者，表现为菌血症、皮肤损害和关节炎症，少量患者可致化脓性关节炎和脑膜炎。

（三）防治

1. 流行性脑脊髓膜炎　防治关键是早发现、早隔离、早治疗及提高人群的免疫力。

（1）特异性预防：对儿童注射流脑荚膜多糖疫苗（A群、C群二价多糖疫苗或A、C、Y、W135四价多糖疫苗）特异性预防，保护率达90%以上。流行期间可口服磺胺类药物预防。

（2）治疗：首选青霉素，过敏患者可用红霉素、氯霉素和三代头孢菌素。

2. 淋病　防治关键是加强卫生宣教，彻底治疗患者。无疫苗。

既往治疗首选青霉素，但随着耐药菌株的增多，除体外药敏试验证实敏感外，现一般不使用。目前抗淋病奈瑟菌的药物主要有头孢曲松，亦可用头孢克肟、头孢噻肟、头孢布烯、头孢唑兰或大观霉素等，但大观霉素对淋病奈瑟菌性咽炎疗效不佳，不推荐使用。

孕妇患有淋病，其新生儿可用1%硝酸银滴眼，以预防新生儿淋病性眼结膜炎的发生。

二、生物学特性

1. 形态与染色　G^-球菌，肾形或咖啡豆形，成双排列，凹面相对，直径0.6~1.0μm。无芽孢，无鞭毛，新分离菌株大多有荚膜和菌毛。

（1）脑膜炎奈瑟菌：在脑脊液中多位于中性粒细胞内（图6-18）。

（2）淋病奈瑟菌：急性患者脓液中多位于中性粒细胞内（图6-19），慢性淋病多在中性粒细胞外。

2. 培养特性　专性需氧，营养较高，温度严格（脑膜炎奈瑟菌30~40℃，淋病奈瑟菌30~36.5℃），最适pH7.5，不耐干燥，易自溶（48h后）。初次培养需要5%~10%CO_2、保温（35℃）、保湿（湿度为50%）并及时检验。常用巧克力色血琼脂平板培养，经35℃培养24h的生长特点如下：

（1）脑膜炎奈瑟菌

1）巧克力色血琼脂平板：形成直径1.0~1.5mm、灰白色、圆形凸起、光滑湿润、露滴样菌落，不溶血（图6-20）。

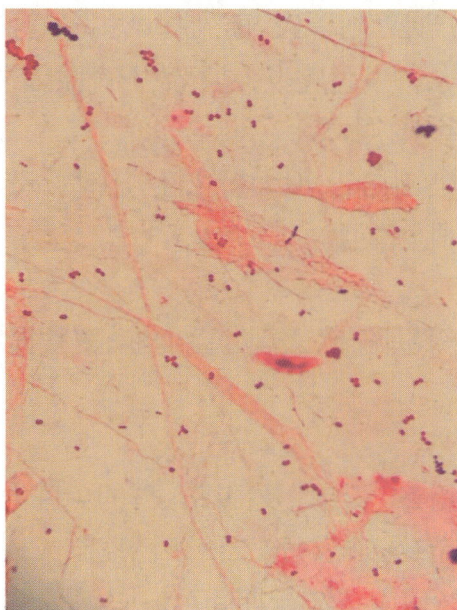

图 6-18　脑膜炎奈瑟菌革兰氏
染色镜检形态

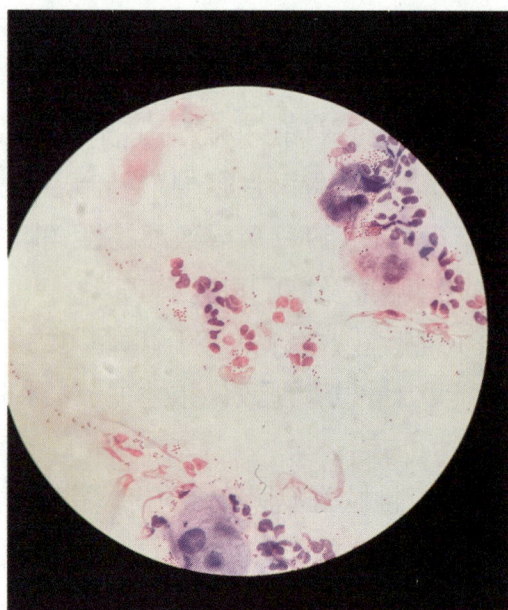

图 6-19　淋病奈瑟菌革兰氏
染色镜检形态

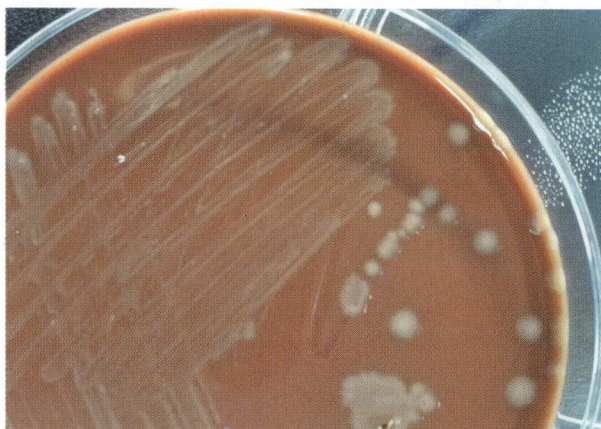

图 6-20　脑膜炎奈瑟菌巧克力色血琼脂平板 24h 菌落

2）卵黄双抗（EPV）平板：形成无色、易乳化，质地呈奶油状菌落。EPV 含多黏菌素 B（抑制革兰氏阴性杆菌，如大肠埃希菌、铜绿假单胞菌）和万古霉素（抑制革兰氏阳性菌），可抑制鼻咽部杂菌生长利于本菌检出。但菌落色泽与背景反差小，为方便挑选菌落可在 100ml 培养基中加入 1% 氯化三苯四氮唑 0.4ml，菌落边缘会呈红色，更利于细菌检出。

3）血清肉汤：混浊生长，若培养时间过长，可发生自溶现象，肉汤变清。

（2）淋病奈瑟菌

1）巧克力色血琼脂平板：形成直径 0.5~1.0mm、灰白色、圆形凸起、光滑湿润、露滴样菌落，触之有黏性（图 6-21）。若继续培养，菌落面积增大，表面变得粗糙，边缘出现皱缩。T_1 和 T_2 型菌落小而致密，有菌毛，有毒力；传代培养后形成 T_3、T_4、T_5 型菌落，较大，颗粒状,无菌毛,无毒力。

2）血清肉汤中:T_1和T_2型呈凝聚沉淀生长,T_3、T_4、T_5型混浊生长。

3）选择性培养基（TM、MTM、ML、NYC）:含有多黏菌素、万古霉素、制霉菌素（抑制真菌）。形成灰白色、易乳化菌落。

3. 生化反应

（1）触酶试验:+。

（2）氧化酶试验:+。

（3）葡萄糖发酵试验:+。

（4）麦芽糖发酵试验:+（脑膜炎奈瑟菌）。

（5）30%H_2O_2试验:+（淋病奈瑟菌）。

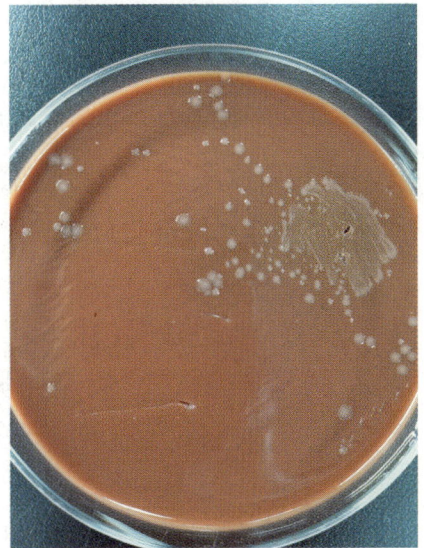

图 6-21　淋病奈瑟菌巧克力色血琼脂平板 48h 菌落

4. 抗原结构及分类

（1）脑膜炎奈瑟菌

1）荚膜多糖抗原:有群特异性,可将本菌分为 A、B、C、D、X、Y、Z、29E、W135、H、I、K、L 等 13 个血清群,对人致病的多属于 A、B、C 群。我国流行的菌株以 A 群为主,95%以上病例由它引起。

2）外膜蛋白抗原和脂多糖抗原:有型特异性,可将脑膜炎奈瑟菌分为 L1~L12 型,我国流行优势株是 A 群 L10 型。

（2）淋病奈瑟菌:主要有菌毛蛋白抗原、外膜蛋白抗原和脂多糖抗原。可根据外膜蛋白抗原将本菌分为 A、B、C、D 等 16 个血清型,在流行病学调查上有重要意义。

5. 抵抗力　很弱。对冷、热、干燥、消毒剂均很敏感。脑膜炎奈瑟菌室温中仅能存活 3h,55℃ 5min 即死亡。对青霉素敏感,但淋病奈瑟菌易产生耐药性。

三、微生物学检验

器材准备:巧克力色血琼脂平板、DNA 琼脂平板、1mol/L 盐酸、氧化酶试剂、触酶试剂、葡萄糖发酵管、麦芽糖发酵管、蔗糖发酵管、硝酸盐培养基、硝酸盐还原试剂等。

（一）标本采集

根据临床症状以及疾病体征采集不同的标本。标本采集后应注意保温、保湿、立即送检或床边接种。标本不宜放冰箱保存,接种时培养基要预温。如远距离送检,需接种专门的运送培养基。

1. 脑膜炎奈瑟菌　标本有鼻咽分泌物、血液、瘀点穿刺液、脑脊液等。

2. 淋病奈瑟菌　标本有泌尿生殖道脓性分泌物、尿道拭子、宫颈口分泌物、结膜分泌物等。为避免或减少污染,采样时应用无菌盐水清洗局部。

男性可从尿道、前列腺、精囊等取分泌物,用特制的脱脂棉拭子深入尿道 2cm 取尿道内膜分泌物,要求采到柱状上皮细胞,标本检出阳性率高。

女性可从尿道、子宫颈部、巴氏腺等取分泌物,用无菌棉拭子用生理盐水浸润再拧干后,在宫颈内 0.5cm 处转一圈,采取宫颈内膜分泌物。

(二)检验方法

1. 直接涂片染色镜检

(1)脑脊液沉淀物涂片或瘀点穿刺液印片:若见中性粒细胞内、外有典型革兰氏阴性双球菌,肾形或咖啡豆状,可初步报告"查见革兰氏阴性双球菌,疑似脑膜炎奈瑟菌"。

(2)泌尿生殖道或结膜脓性分泌物:若见中性粒细胞内、外有典型革兰氏阴性双球菌,肾形或咖啡豆状,可初步报告"查见革兰氏阴性双球菌,疑似淋病奈瑟菌"。女性阴道有许多正常菌群寄居,当宫颈标本涂片,见细胞内、外有大量革兰氏阴性双球菌,必须用培养结果加以证实。

2. 抗原检测

(1)脑膜炎奈瑟菌荚膜多糖抗原检测:常用胶乳凝集试验,先用群(A、C、Y、W125)多价抗血清与待检标本进行直接凝集试验,再用单价血清鉴定型别。其他快速诊断方法还可用荧光抗体法、SPA 协同凝集试验和 ELISA 等。

(2)淋病奈瑟菌抗原检测:可用协同凝集试验、荧光抗体技术等。

3. 核酸检测　可采用核酸探针杂交技术或 PCR 技术检测。

4. 分离培养

(1)脑膜炎奈瑟菌:脑脊液、瘀点穿刺液或血液标本,接种于血清肉汤增菌(避免使用血培养瓶,因含有 SPS 对脑膜炎球菌有毒害作用)培养后,转种在经 35℃ 预温的巧克力色血琼脂平板进行分离培养;鼻咽拭子接种在选择培养基(EPV 平板)进行分离培养 35℃ 18~24h。

(2)淋病奈瑟菌:泌尿生殖道或结膜脓性分泌物标本,接种在 35℃ 预温的巧克力色血琼脂平板或选择培养基上(TM、MTM、ML、NYC)进行分离培养 35℃ 24~48h。细菌培养仍是目前世界卫生组织推荐的筛选淋病患者唯一可靠的方法。

5. 鉴定与鉴别　挑取可疑菌落进行鉴定。

(1)涂片染色镜检:可见革兰氏阴性双球菌,肾形或咖啡豆形。

(2)生化反应鉴定:触酶 +,氧化酶 +。

(3)鉴别:卡他莫拉菌亦为 G⁻ 双球菌或球杆菌,属于非发酵菌中莫拉菌属,是上呼吸道的正常菌群,条件致病,可引起中耳炎、鼻窦炎、下呼吸感染,尤其见于慢性阻塞性肺疾病患者,亦可引起尿道炎、脑膜炎、败血症等,因其形态、菌落与致病性与常见奈瑟菌有一定的相似性,故应将奈瑟菌与卡他莫拉菌进行鉴别(表 6-11)。

表 6-11　常见的奈瑟菌和卡他莫拉菌的鉴别

| 菌名 | 巧克力平板上菌落特征 | 荚膜 | 自凝 | 30%H_2O_2试验 | 生长试验 | | | 糖分解试验 | | 硝酸盐还原 | DNA酶 |
					MTM、ML、NYC	营养琼脂35℃	巧克力色平板22℃	葡萄糖	麦芽糖		
脑膜炎奈瑟菌	灰白、湿润	+	-	-	+	-	-	+	+	+	-
淋病奈瑟菌	灰白、湿润	+	-	+	+	-	-	+	-	-	-
卡他莫拉菌	灰白或红棕、干燥、接种环推之易动	-	+	-	V	+	+	-	-	+	+

卡他莫拉菌

卡他莫拉菌（*Moraxella catarrhalis*, MC），是寄居于人类上呼吸道的莫拉菌属的一种细菌，曾被归类为布兰汉菌属，1984年该菌被列为莫拉菌属。过去认为该菌仅是健康人呼吸道的正常寄居菌群，近年来被认为是一种重要的呼吸道病原体，其发病率逐年增加，尤其多见于慢性阻塞性肺疾病（COPD）患者。据国外报道，MC菌已跃居呼吸道感染的第三位重要病原体。3岁以前的儿童80%曾患有至少一次中耳炎，反复出现中耳炎的儿童常伴有语言发育延迟。采用鼓膜穿刺术对中耳炎致病因子进行多中心研究，20年间美国和欧洲有15个研究中心对穿刺中耳液进行培养鉴定，得到完全一致的结论：中耳炎的主要致病菌为肺炎链球菌、未分型流感嗜血杆菌和MC，其中15%~20%为MC，该菌产生β-内酰胺酶的菌株逐渐增多。

6. 血清学鉴定。

7. 药敏试验　K-B法药敏试验或E-test试验。淋病奈瑟菌药敏试验A组药物选择头孢曲松、头孢克肟、环丙沙星和四环素。

8. 结果分析及报告　见表6-12。

表 6-12　结果分析及报告

标本	形态染色	菌落特征	鉴定试验	药敏试验	鉴定报告
脑脊液／分泌物					

【注意事项】

1. 脑膜炎奈瑟菌检验需在生物安全柜内进行,以免产生气溶胶感染。

2. 奈瑟菌抵抗力弱,且时间长后会自溶,注意标本应保温、保湿、立即送检或床旁接种,培养基要预温至 35℃。

（林　静）

本章小结

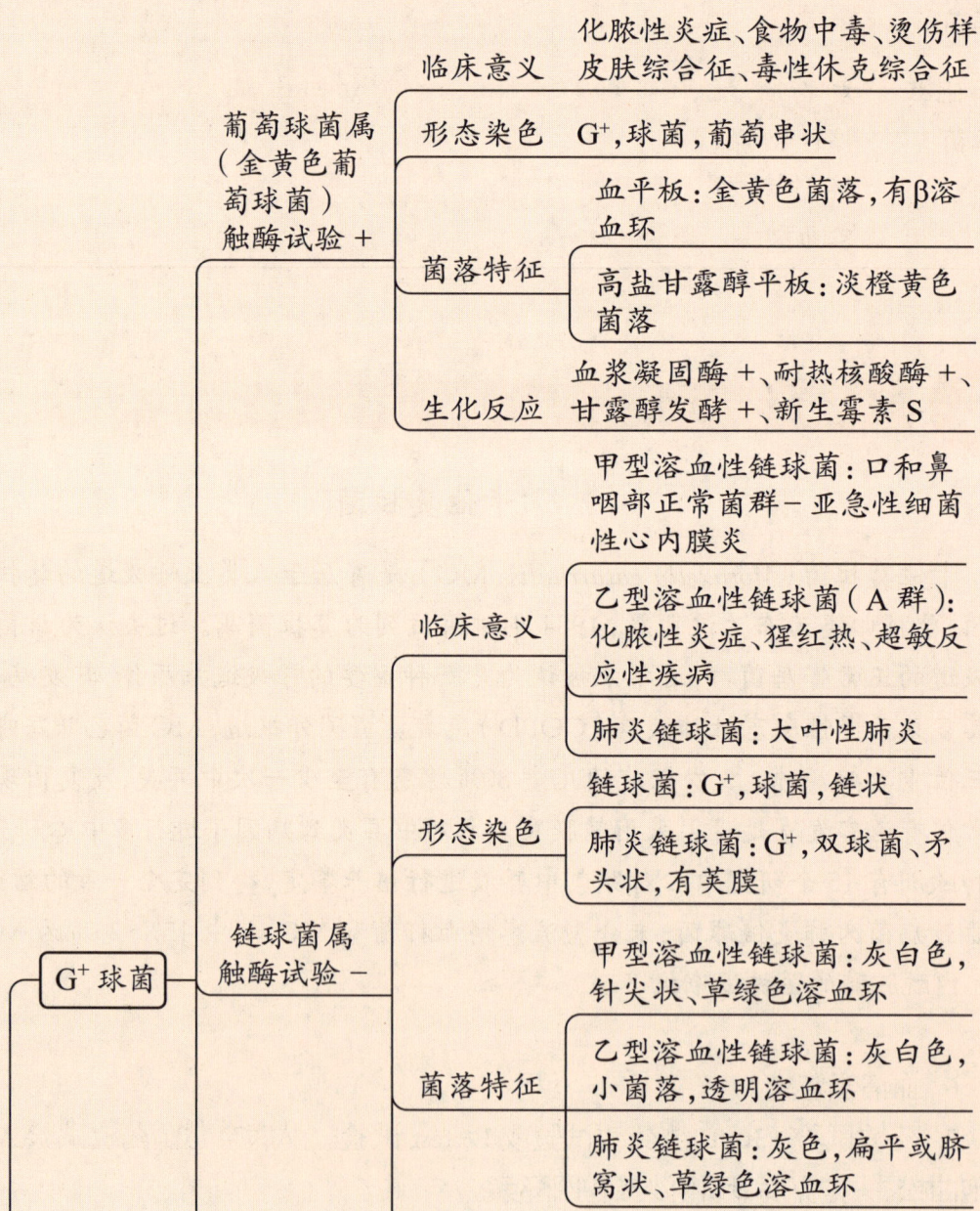

葡萄球菌属
（金黄色葡
萄球菌）
触酶试验＋

临床意义　化脓性炎症、食物中毒、烫伤样皮肤综合征、毒性休克综合征

形态染色　G⁺,球菌,葡萄串状

菌落特征
血平板:金黄色菌落,有β溶血环
高盐甘露醇平板:淡橙黄色菌落

生化反应　血浆凝固酶＋、耐热核酸酶＋、甘露醇发酵＋、新生霉素 S

链球菌属
触酶试验－

临床意义
甲型溶血性链球菌:口和鼻咽部正常菌群－亚急性细菌性心内膜炎
乙型溶血性链球菌（A 群）:化脓性炎症、猩红热、超敏反应性疾病
肺炎链球菌:大叶性肺炎

形态染色
链球菌:G⁺,球菌,链状
肺炎链球菌:G⁺,双球菌、矛头状,有荚膜

G⁺ 球菌

菌落特征
甲型溶血性链球菌:灰白色,针尖状、草绿色溶血环
乙型溶血性链球菌:灰白色,小菌落,透明溶血环
肺炎链球菌:灰色,扁平或脐窝状、草绿色溶血环

化脓性球菌

├─ 生化反应
│ ├─ 甲型溶血性链球菌：菊糖发酵−、胆汁溶菌−、Optochin 耐药
│ ├─ 乙型溶血性链球菌
│ │ ├─ A 群链球菌：杆菌肽 S、PYR+
│ │ └─ B 群链球菌：CAMP+
│ └─ 肺炎链球菌：菊糖发酵+、胆汁溶菌+、Optochin 敏感
│
├─ 肠球菌属 触酶试验−
│ ├─ 形态染色　G^+，球菌，成双或短链状
│ └─ 特征（四高）：耐高温（40℃）、高盐（6.5%NaCl）、高碱（pH9.6）、高胆汁（40%）
│
└─ G^- 球菌
   ├─ 奈瑟菌属
   │ ├─ 临床意义
   │ │ ├─ 脑膜炎奈瑟菌：流行性脑脊髓膜炎
   │ │ └─ 淋病奈瑟菌：淋病、新生儿淋病性结膜炎
   │ ├─ 形态染色　G^-、双球菌、肾形
   │ ├─ 菌落特征（巧克力平板、5%～10% CO_2、保温、保湿）
   │ │ ├─ 脑膜炎奈瑟菌：灰白色、似露珠，可自溶
   │ │ └─ 淋病奈瑟菌：灰白色、似露珠、可自溶
   │ └─ 生化反应
   │   ├─ 脑膜炎奈瑟菌：触酶＋、氧化酶＋、葡萄糖＋、麦芽糖＋
   │   └─ 淋病奈瑟菌：触酶（30%H_2O_2）+、氧化酶＋、葡萄糖＋、麦芽糖−
   └─ 卡他莫拉菌　G^- 双球菌，不分解糖类，定居呼吸道，条件致病

一、填空题

1. 抵抗力最强的无芽孢细菌是_____。

2. _____与_____是鉴别葡萄球菌是否具有致病性的重要指标。

3. 葡萄球菌的致病物质主要有_____、_____、_____、_____、_____、_____。

4. 按溶血现象分类,可将链球菌分为_____、_____、_____三类,对人致病性较强的是_____。

5. 根据_____的不同,链球菌被分为 20 个群,对人致病的 90% 属于_____群链球菌,其引起的疾病有_____、_____、_____。

6. _____是亚急性细菌性心内膜炎的病原体。

7. 链球菌感染易在组织中扩散,其原因是该菌能产生_____,脓汁稀薄是因为该菌产生_____所致。

8. 淋病奈瑟菌的选择性培养基为_____,其中含有的抗生素有_____、_____、_____,三种抗生素的作用分别是_____、_____、_____。

9. 脑脊液标本采集后应注意_____,不能将标本置于_____内保存。

10. 脑膜炎奈瑟菌是_____的病原体,在患者脑脊液中多位于_____内,革兰氏染色为_____。

11. 淋病奈瑟菌主要以性接触方式传播,是_____的病原体,也可经_____传播。

12. 能产生自溶酶的球菌有_____、_____、_____。

13. 肺炎球菌的致病物质主要是_____,可引起_____。

14. _____菌及_____菌不能耐受低温,不易在冰箱冷藏。

15. 脑膜炎球菌初次分离培养时需在提供_____气体的_____培养基中生长。

二、名词解释

1. SPA

2. β 溶血

3. 抗 "O" 试验

4. 血浆凝固酶

三、简述题

1. 简述金黄色葡萄球菌的鉴定依据。

2. 简述 β 溶血性链球菌的鉴定依据。

3. 简述肺炎链球菌与甲型溶血性链球菌的鉴别。

4. 简述肠球菌的鉴定依据。

5. 如何进行流脑患者脑脊液的微生物学检测（包括标本的采集、检验方法、鉴定依据和结果报告）？

6. 简述脑膜炎奈瑟菌与淋病奈瑟菌的鉴别。

第七章 | 革兰氏阴性肠杆菌目细菌检验

07章 数字资源

知识目标：

1. 掌握：肠杆菌目细菌共性；埃希菌属、沙门菌属、志贺菌属、克雷伯菌属、变形杆菌属、肠杆菌属细菌的生物学特性及检验方法。
2. 熟悉：肠杆菌目常见菌属的临床意义及防治。
3. 了解：肠杆菌目其他不常见菌属的生物学性状、临床意义及检验。

能力目标：

1. 会正确采集和处理肠杆菌目细菌感染标本。
2. 会选择试验项目对常见肠杆菌目细菌进行检验、判断结果及发出报告。

素养目标：

1. 具有科学严谨的检验态度及以患者为中心的服务理念。
2. 具有理论联系实际的学习习惯。
3. 具有生物安全防护意识及肠道传染病防控的责任担当。

第一节 概 述

一、分 类

肠杆菌目细菌是一大群生物学性状相似的 G^- 杆菌。广泛分布于自然界、人和动物的肠道中，多数是肠道正常菌群，也是临床标本中常见的细菌，少数为致病菌。肠杆菌目细菌种类繁多，主要根据细菌的形态、生化反应、抗原结构以及核酸相关性进行分类，临床上常见的部分肠杆菌目细菌见表 7-1。

表 7-1　肠杆菌目细菌

肠杆菌科	摩根菌科	耶尔森菌科	哈夫尼亚菌科
埃希菌属	变形杆菌属	耶尔森菌属	哈夫尼亚菌属
沙门菌属	摩根菌属	沙雷菌属	爱德华菌属
志贺菌属	普鲁威登菌属	尤因菌属	
克雷伯菌属			
肠杆菌属			
柠檬酸杆菌属（枸橼酸杆菌属）			

二、共 同 特 征

1. 形态染色　形态染色相似。均为 G^-，杆菌，无芽孢，多数有周鞭毛，致病菌株有菌毛，少数有荚膜（图 7-1）。

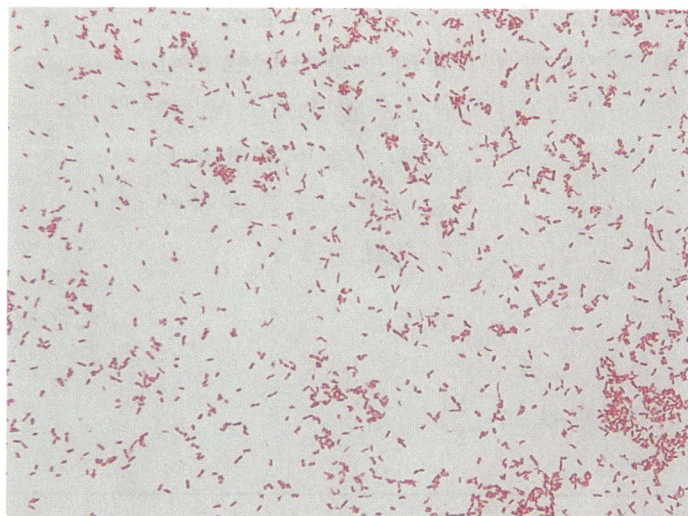

图 7-1　肠杆菌目细菌镜下基本形态（革兰氏染色 ×1 000）

2. 培养特性　营养要求不高。需氧或兼性厌氧，最适生长温度为 37℃，最适 pH 为 7.2~7.4。在各种培养基上的生长现象如下：

（1）液体培养基：呈均匀混浊生长。

（2）普通琼脂平板和 BAP：形成灰白色、光滑型菌落，部分菌属可溶血。

（3）肠道选择鉴别培养基：培养基的种类及培养基上的菌落特征见表 7-2。

可根据乳糖发酵试验初步鉴别肠道致病菌和非致病菌。

3. 生化反应　生化反应活泼。肠杆菌目细菌共有的生化反应有：发酵葡萄糖（产酸或产酸产气）、触酶 +、氧化酶 -、硝酸盐还原 +。鉴别用生化反应主要有：KIA、MIU、IMViC 试验等。

表 7-2　肠道选择鉴别培养基的种类及培养基上的菌落特征

特性	弱选择性培养基		强选择性培养基
	麦康凯（MAC）琼脂平板	伊红亚甲蓝（EMB）琼脂平板	SS 琼脂平板，即沙门菌（*Salmonella*）- 志贺菌（*Shigella*）琼脂平板
鉴别用糖	乳糖	乳糖	乳糖
指示剂	中性红	伊红、亚甲蓝	中性红、枸橼酸铁
抑制剂	胆盐：抑制 G^+ 菌	伊红、亚甲蓝：抑制 G^+ 菌	胆盐：抑制 G^+ 菌；煌绿：抑制大肠埃希菌等部分肠道非致病菌，而利于沙门菌与志贺菌
肠道非致病菌菌落（一般发酵乳糖）	红色或粉红色（分解乳糖产酸，中性红呈红色）	紫黑色或粉红色（细菌分解乳糖产酸时带 H^+（正电荷），结合酸性染料伊红呈红色；产酸量较大时，伊红再与亚甲蓝结合形成紫黑色结晶并带绿色金属光泽）	红色或粉红色
肠道致病菌菌落（不发酵乳糖）	无色（不分解乳糖，不产酸，中性红不变色）	无色	无色或无色黑心（产 H_2S）

4. 抗原结构　抗原结构复杂。主要包括菌体抗原（O 抗原）、鞭毛抗原（H 抗原）和表面抗原三种。

（1）O 抗原：是细菌细胞壁中的脂多糖成分，耐热，100℃ 不被破坏。

（2）H 抗原：是细菌鞭毛蛋白质，不耐热，60℃ 30min 即被破坏。

（3）表面抗原：是包绕在 O 抗原外侧的多糖，不耐热。表面抗原在不同的菌属中有着不同的名称，如大肠埃希菌的 K 抗原，伤寒沙门菌的 Vi 抗原等。

O 抗原和 H 抗原是肠杆菌目细菌血清学分群和分型的依据。表面抗原可阻断 O 抗原与相应抗体的结合，但表面抗原不耐热，可经 60℃ 30min 加热处理来消除其阻断作用。

5. 变异性　变异性多样。主要有 S-R 变异、H-O 变异、生化反应变异、耐药性变异等，这些变异在细菌学检验上均有重要意义。

6. 抵抗力　抵抗力不强。加热 60℃ 30min 即被杀死，对干燥、化学消毒剂敏感，耐低温、耐胆盐、耐煌绿,培养基中加入胆盐、煌绿可抑制球菌和肠道非致病菌,便于肠道致病菌的分离。

三、临 床 意 义

肠杆菌目细菌是临床标本中经常分离到的一类细菌,约占临床分离细菌总数的 50% 和临床分离的革兰氏阴性杆菌总数的 80%。引起的感染可分为肠道外感染和肠道内感染。

1. 肠道外感染　除志贺菌较少引起肠道外感染外,多数肠杆菌目细菌均能引起肠道外感染,如泌尿道、呼吸道、伤口和中枢神经系统的感染,且常为医院内感染。鼠疫耶尔森菌可引起烈性传染病鼠疫。

2. 肠道内感染　主要由致病菌引起,如致病性大肠埃希菌及志贺菌属、沙门菌属、耶尔森菌属细菌常引起各种急、慢性肠道感染、食物中毒等。

四、微生物学检验

（一）标本采集

1. 肠道外感染标本　主要有血液、尿液、呼吸道分泌物、伤口分泌物、穿刺液、脑脊液等,且宜在疾病早期或使用抗菌药物前采集。

2. 肠道内感染标本　宜在疾病早期采集新鲜粪便脓血或黏液部分,尽快送检;为有利于志贺菌等菌的检出,培养应在 2h 内进行;如不能及时送检,应将粪便标本置于卡－布运送培养基或 pH7.0 的甘油缓冲盐水中冷藏待检,且不宜超过 24h。

（二）检验程序（图 7-2）
（三）检验方法

1. 直接涂片染色　痰液、分泌物标本直接涂片;尿液、穿刺液、中段尿标本离心后取沉淀物涂片。多数肠杆菌目细菌在形态、染色性上相似,并无太大的鉴别意义。

2. 分离培养

（1）肠外标本:无菌部位来源的标本,如血液、骨髓、穿刺液,经肉汤增菌后,用 BAP 进行分离培养;泌尿道、呼吸道或伤口分泌物标本中往往含有杂菌,需加用弱选择性培养基（MAC 或 EMB 平板）进行分离培养。

（2）肠内标本:选用弱选择性培养基（MAC 或 EMB 平板）和强选择性培养基（SS 平板）进行分离培养,以增加肠道致病菌的检出率。如疑为小肠结肠炎耶尔森菌感染,可用耶尔森菌选择琼脂（CIN）。

3. 鉴定　应遵循科、属、种的顺序进行鉴别,主要依据生化反应鉴定和血清学鉴定。

（1）科间鉴别:与弧菌科和非发酵菌的鉴别（表 7-3）。

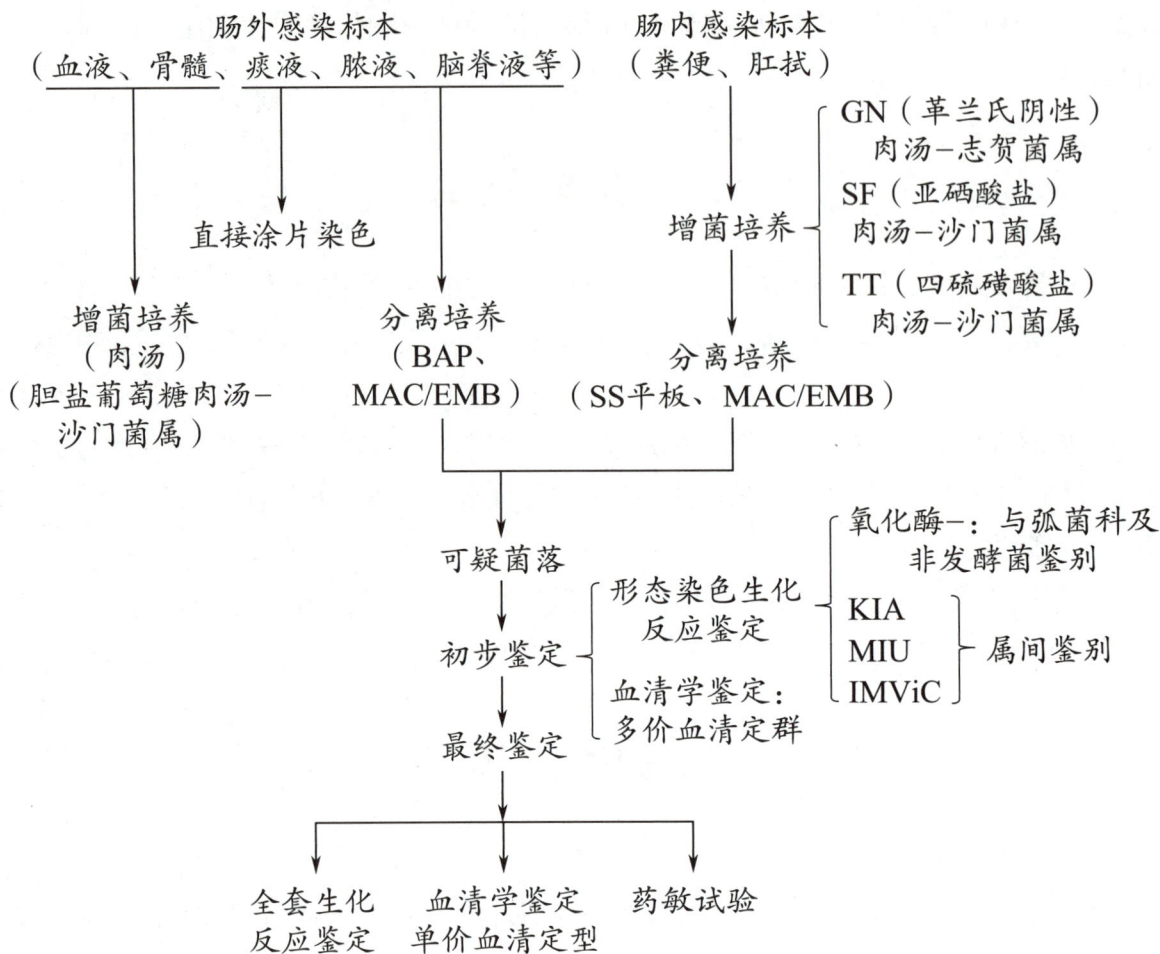

图 7-2　肠杆菌目细菌检验程序

表 7-3　肠杆菌目与弧菌科、非发酵菌的主要区别

试验	肠杆菌目	弧菌科	非发酵菌
形态	杆状	弧状、杆状	杆状
鞭毛	周毛或无	单毛	单毛、丛毛、周毛、无
葡萄糖 O/F	F	F	O/-
氧化酶	-	+	+

（2）属间鉴别：常用苯丙氨酸脱氨酶和葡萄糖酸盐试验将肠杆菌目细菌进行初步分类（表 7-4）。

表 7-4　肠杆菌目细菌的初步分类

菌属	苯丙氨酸	葡萄糖酸盐
变形杆菌属	+	-
普鲁威登菌属	+	-
摩根菌属	+	-

160

续表

菌属	苯丙氨酸	葡萄糖酸盐
克雷伯菌属	−	+
肠杆菌属	−*	+*
沙雷菌属	−	+
哈夫尼亚菌属	−	+
其他菌属	−	−

注：* 有例外。

目前很多临床细菌室用 KIA 试验和 MIU 试验的结果将细菌初步分属。

（3）属内菌种的鉴定：包括生化反应鉴定和血清学鉴定等。

1）生化反应鉴定：主要生化反应有 KIA、MIU 和 IMViC 等。

2）血清学鉴定：致腹泻的病原体，如埃希菌属、志贺菌属、沙门菌属以及耶尔森菌属等细菌的鉴定除需生化反应鉴定外，尚需用特异性诊断血清进行血清学分型鉴定后才能作出最终报告。

3）分子生物学鉴定：利用 PCR 等技术直接检测目标菌的基因来鉴定，无须进行培养，可用于快速诊断。

第二节　肠杆菌科

一、埃希菌属

埃希菌属（*Escherichia*）有 6 个菌种，其中大肠埃希菌是临床最常见、最重要的一个种，对人类的意义主要体现在：①大多数大肠埃希菌是肠道内重要的正常菌群，可拮抗致病菌并为宿主提供一些营养物质，如维生素 B 和维生素 K 等；②在宿主免疫力下降或细菌侵入肠道外组织器官后，即可成为机会致病菌，引起肠道外感染；③大肠埃希菌某些菌株具有致病性，可引起肠道内感染，导致人类胃肠炎等；④大肠埃希菌在环境卫生和食品卫生学中，常被用作粪便污染检测的指标菌。本节以大肠埃希菌为代表来叙述。

案例导学

一幼儿园有数名幼儿出现腹痛、腹泻、血便，电解质紊乱和肾功能衰竭。取粪便标本作细菌培养，培养出革兰氏阴性杆菌，发酵葡萄糖和乳糖，氧化酶阴性，IMViC 结果为

++--,并能和 O157∶H7 诊断血清发生凝集,疑为大肠埃希菌感染。

请思考:

1. 该病原体是如何致病的?有哪些生物学特性?

2. 为明确诊断,应做哪些微生物学检查?检验过程中应具备怎样的职业态度以防止耐药菌的形成与传播?

3. 为防止该菌感染,生活中应具备怎样的健康生活习惯?

(一)临床意义

1. 致病物质 主要有侵袭力、内毒素、肠毒素等。

(1)侵袭力:主要由 K 抗原和菌毛构成。K 抗原有抗吞噬作用,菌毛有黏附作用。

(2)内毒素:为其细胞壁上的脂多糖(LPS),能引起发热、白细胞反应、休克、弥散性血管内凝血(DIC)。

(3)肠毒素:属于外毒素,有两种肠毒素。不耐热肠毒素(LT),加热 65℃ 30min 即被破坏;耐热肠毒素(ST),100℃ 10~20min 不被破坏。LT 可使肠道细胞中 cAMP 异常增多,ST 可使肠道细胞中 cGMP 异常增多,引起肠液大量分泌造成腹泻。

2. 所致疾病

(1)肠外感染:多为内源性感染或医院内感染。当定居于肠道的大肠埃希菌移位于肠外组织或器官时,可引起各部位感染。①泌尿系统感染:最常见,如尿道炎、膀胱炎和肾盂肾炎等;②化脓性感染:如腹膜炎、胆囊炎、肺炎、手术创口感染、新生儿脑膜炎等;③败血症。大肠埃希菌是临床标本中最常见的革兰氏阴性杆菌,也是医院感染常见的病原体。

(2)肠内感染:为外源性感染。大肠埃希菌某些菌株能引起腹泻,又称为致泻大肠埃希菌,有些甚至能引起致死性并发症,如溶血性尿毒综合征(HUS)。根据致病机制和临床表现不同将致泻的大肠埃希菌分为五类(表 7-5)。

表 7-5 致泻大肠埃希菌类型及特征

菌株	易感个体	致病机制	感染类型及表现
肠产毒性大肠埃希菌(ETEC)	婴幼儿旅行者	肠毒素(LT 和 ST)导致大量分泌液体和电解质	腹泻(轻型或霍乱样),水样便
肠致病性大肠埃希菌(EPEC)	婴幼儿	黏附因子,黏附于小肠黏膜上皮细胞,导致微绒毛萎缩,吸收功能障碍	急性腹泻,水样便
肠侵袭性大肠埃希菌(EIEC)	儿童成人	侵入、破坏肠黏膜上皮细胞,形成炎症和溃疡	志贺样腹泻,脓血便

菌株	易感个体	致病机制	感染类型及表现
肠出血性大肠埃希菌（EHEC-O157：H7）	儿童	类志贺毒素,破坏肠上皮细胞微绒毛和肾小球内皮细胞	出血性肠炎、溶血性尿毒症综合征,血便
肠集聚性大肠埃希菌（EAggEC）	儿童	集聚黏附肠上皮细胞,阻断液体的吸收	持续性腹泻,水样便

3. 防治

（1）一般性预防：①应增强体质,防止内源性感染；②应加强饮食卫生和水源、粪便的管理,防止外源性感染；③进行尿道插管和膀胱镜检查等操作时应严格无菌操作,防止医源性感染。

（2）治疗：对腹泻患者进行隔离治疗,及时纠正水和电解质平衡。大肠埃希菌耐药性非常普遍,应该通过药敏试验选择敏感药物进行治疗。

（二）生物学特性

1. 形态与染色　G^-,杆菌,多数有周鞭毛,某些菌株有荚膜（或微荚膜）和菌毛。

2. 培养特性　兼性厌氧,营养要求不高,35℃培养24h生长现象如下（图7-3）：

（1）普通琼脂平板/BAP：灰白色、S型菌落。某些菌株可产生β-溶血。

（2）MAC琼脂平板：粉红色菌落。

（3）EMB琼脂平板：紫黑色菌落,有绿色金属光泽。

（4）SS琼脂平板：粉红色菌落,生长不良。

3. 生化反应（图7-4）　氧化酶-,发酵多种糖类产酸产气。KIA试验：AA+-,MIU试验：++-,IMViC试验：++--。有些菌株（EIEC）分解葡萄糖产酸不产气,迟缓分解乳糖或不分解乳糖,无动力,易与志贺菌混淆,应注意鉴别。

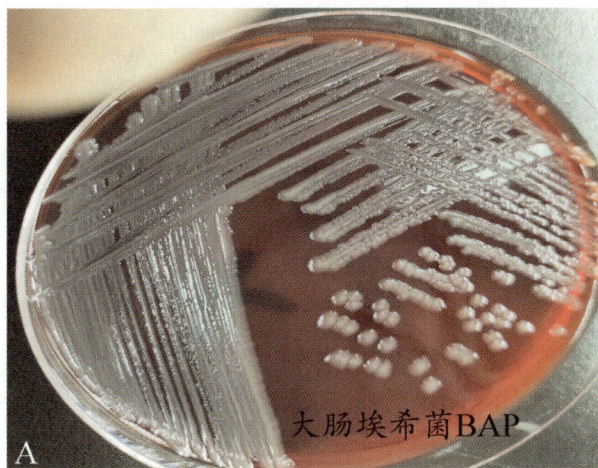

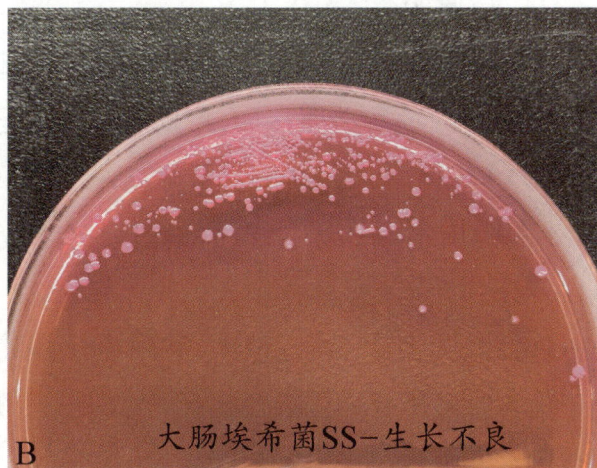

大肠埃希菌BAP

大肠埃希菌SS-生长不良

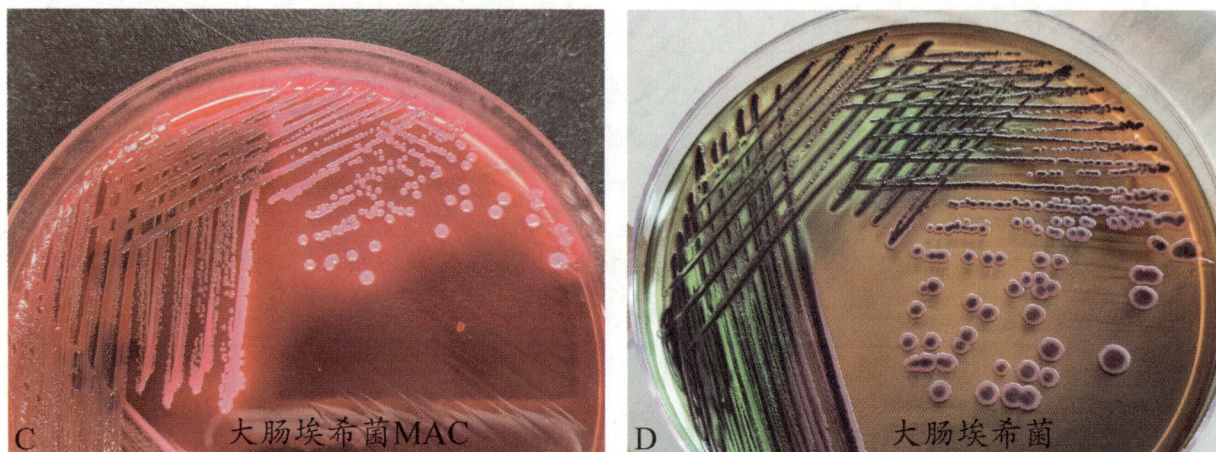

图 7-3　大肠埃希菌在培养基中的生长现象
A. BAP；B. SS 琼脂平板；C. MAC 琼脂平板；D. EMB 琼脂平板。

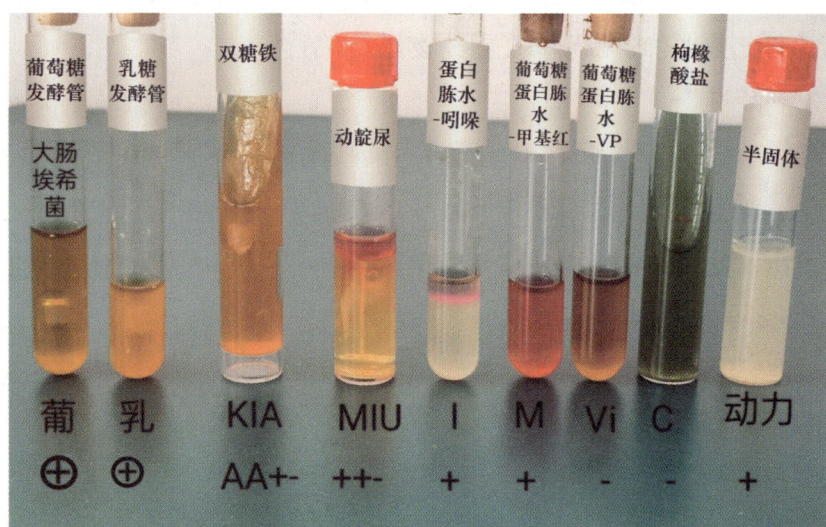

图 7-4　大肠埃希菌的生化反应结果

4. 抗原构造

（1）O 抗原：为脂多糖，耐热。目前已知 171 种，是血清学分型的基础。

（2）H 抗原：为蛋白质，不耐热。目前已知 56 种。

（3）K 抗原：为荚膜多糖，耐热，能阻止 O 抗原凝集。部分菌株有 K 抗原。

大肠埃希菌血清型表示法用 O：K：H 方式表示，字母后加抗原序号，如 O6：K15：H16。

5. 抵抗力　不强，对热、常用化学消毒剂敏感；煌绿对其有选择性抑制作用。对一般抗生素敏感，但易产生超广谱 β- 内酰胺酶（ESBLs），而导致对第三代头孢菌素耐药。

遏制耐药菌形成与传播——强化责任、严格无菌操作

ESBLs，英文全称是 extended-spectrum β-lactamases，译为超广谱 β-内酰胺酶。ESBLs 多产于肠杆菌科细菌，1983 年在德国首次报道。因其水解底物比广谱 β-内酰胺酶广泛，所以称其为超广谱 β-内酰胺酶。产 ESBLs 菌存在多重耐药和交叉耐药现象，即对氨基糖苷类、喹诺酮类、磺胺类也存在着交叉耐药性，所以临床使用抗生素一定要根据药敏试验结果分析，严格选用敏感药物。

作为临床检验工作者，需要具备严谨细致的工作作风和规范科学的工作态度，选用准确的检测手段尽早发现 ESBLs，及时与临床医师沟通并报告检测结果，以便控制感染和隔离治疗。另外要加强消毒制度，在接触患者前后要严格洗手消毒，以防院内交叉感染及耐药菌的传播。

（三）微生物学检验

器材准备：BAP、EMB 平板、MAC 平板、SS 平板、KIA 斜面培养基、IMViC 实验用培养基、MIU 培养基、氧化酶试剂、靛基质试剂、甲基红试剂、VP 试剂、3%H_2O_2 溶液、ETEC、EPEC、EIEC、EHEC 多价和单价血清等。

1. 标本采集　根据不同疾病采集不同部位的标本。

（1）肠外感染标本：取血液、脑脊液、痰液、尿液、脓液、分泌物等。

（2）肠内感染标本：取粪便、肛拭子、残留食物等。

2. 肠外感染标本的检验

（1）直接涂片染色：除血液标本外，其他标本均进行涂片染色检查；尿液、脑脊液可离心后取沉淀物进行涂片染色。如发现革兰氏阴性杆菌，可初步报告形态、染色性。

（2）分离培养：选用 BAP 和肠道弱选择平板（MAC/EMB 平板）。①血液标本：先用肉汤增菌培养，待生长后再移种平板进行分离培养；②尿液标本：需使用 1μl 或 10μl 定量接种环接种平板进行分离培养，同时做菌落计数，每毫升尿液中细菌数≥10^5 有诊断意义；③其他标本：直接接种到平板上进行分离培养。37℃ 培养 18~24h 后观察菌落特征。

（3）鉴定：取可疑菌落进行鉴定。

1）涂片染色镜检：G^-，杆菌。

2）生化反应鉴定：见表 7-6。

（4）药敏试验：K-B 法药敏试验。

（5）结果分析及报告：见表 7-7。

表 7-6　大肠埃希菌的基本生化反应

氧化酶	KIA 试验				MIU 试验			I	M	VP	C	PAD	LYS	ORN	ARG
	斜面	底层	气体	H₂S	动力	吲哚	脲酶								
−	A	A	+	−	+	+	−	+	+	−	−	−	+	+/−	−/+

注：PAD：苯丙氨酸脱氨酶试验；LYS：赖氨酸脱羧酶试验；ORN：鸟氨酸脱羧酶试验；ARG：精氨酸双水解酶试验；+/−（−/+）：50%~90% 菌株阳性（阴性）。

表 7-7　结果分析及报告

标本	形态染色	菌落特征	鉴定试验	药敏试验	结果与报告
尿液					

【注意事项】

进行生化试验时，尽量取 BAP 上的菌落；进行氧化酶试验时，应以大肠埃希菌标准菌株和铜绿假单胞菌标准菌株分别作阴性对照和阳性对照。

3. 肠内感染标本的检验

（1）分离培养：选用肠道选择平板（SS、MAC/EMB）。

（2）鉴定：引起肠道内感染的大肠埃希菌的形态、菌落及生化反应与肠道外感染的大肠埃希菌相似，但分别具有特殊的血清型（表 7-8）、肠毒素或毒力因子，可根据生化反应、血清学鉴定及毒素或毒力测定作出最终鉴定。

表 7-8　引起肠道内感染的大肠埃希菌的常见血清型

ETEC		EPEC		EIEC	EHEC	EAEC
O8：K40：H9	O6：K15：H16	O55：H6	O111：H2	O124：H30	O157：H7	O44：H18

1）ETEC 的鉴定：生化反应 + 血清学分型 + 肠毒素测定。主要依赖 ST 和 LT 的检测，检测方法有兔肠结扎试验和乳鼠灌胃试验等生物学方法、免疫学和分子生物学方法。

2）EPEC 的鉴定：生化反应 + 血清学分型。

3）EIEC 的鉴定：生化反应 + 血清学分型 + 毒力测定 + 与志贺菌鉴别。本菌与志贺菌相似：动力阴性，发酵葡萄糖产酸不产气、不发酵乳糖或迟缓发酵、赖氨酸脱羧酶试验阴性。需用醋酸钠、葡萄糖铵利用和黏质酸盐产酸试验进行鉴别，EIEC 三者均为阳性，志贺菌均为阴性。毒力可用豚鼠眼结膜试验进行检测。

4）EHEC 的鉴定：生化反应 + 血清学分型 + 山梨醇麦康凯平板培养特性。本菌不发酵或迟缓发酵山梨醇，在山梨醇麦康凯平板（SMAC）上呈无色菌落。临床常见血清型为 O157：H7，是导致 4 岁以下儿童急性肾损伤的主要病原体，故针对血便患者，O157：H7 血清型检测是临床实验室常规检测项目。凡山梨醇阴性、O157：H7 阳性分离菌株无须再做毒素检测，几乎所有这类菌均产生 Vero 毒素。

知识拓展

改良山梨醇麦康凯琼脂平板（CT-SMAC）

改良山梨醇麦康凯琼脂平板是在原山梨醇麦康凯琼脂培养基（主要含蛋白胨、山梨醇、胆盐、结晶紫、中性红指示剂等）中加入头孢克肟、亚碲酸钾制成。胆盐、结晶紫以及头孢克肟主要抑制革兰氏阳性菌生长；亚碲酸钾可抑制除 O157 以外革兰氏阴性菌生长；利用山梨醇的细菌产酸，使培养基中的酸碱指示剂中性红变红而使菌落呈红色。大肠埃希菌 O157 在该培养基中可生长，并且不发酵山梨醇，菌落呈无色。因此改良山梨醇麦康凯琼脂平板对 O157 不仅有鉴别作用，还有选择作用，是大肠埃希氏菌 O157 的选择鉴别培养基。

5）EAggEC 的鉴定：一般不用血清学分型，常用液体培养 – 凝集试验检测 EAggEC 对细胞的黏附性或用 DNA 探针技术测定。

二、沙门菌属

沙门菌属（*Salmonella*）广泛分布于自然界，从人和许多动物肠道中可以分离得到该菌。有 2 500 多种血清型，其致病性有种系特异性，如伤寒沙门菌、副伤寒沙门菌，引起人类伤寒、副伤寒（肠热症）；鼠伤寒沙门菌、猪霍乱沙门菌、肠炎沙门菌等引起人兽共患病，如食物中毒、败血症，动物感染多无症状或自限性胃肠炎。

案例导学

患者，男，高热 10d，有纳差、腹部不适、全身酸痛的前驱症状。腹部有压痛，肝脾肿大。肥达试验：TO 1：160，TH 1：80，PA<1：20，PB<1：20。医生怀疑患者得了肠热症。

请思考：

1. 患者感染了何种病原体？该病原体是如何致病的？有哪些特性？

2. 为明确诊断，应如何进行系统的微生物学检验？除了微生物学检验还可做哪些检验?

3. 为防止带菌者对病原体的传播,医务工作者应有哪些责任担当?

（一）临床意义

1. 致病因素

（1）侵袭力:包括菌毛和 Vi 抗原。有菌毛的沙门菌借菌毛黏附在肠黏膜的上皮细胞上,然后穿过小肠上皮到达固有层。细菌在此部位常被吞噬,但由于 Vi 抗原的保护作用,被吞噬后的细菌在细胞内不被破坏,反而在细胞内继续生长繁殖,成为胞内寄生菌,并随游走的吞噬细胞到达机体的其他部位。

（2）内毒素:可引起发热、白细胞降低、脓毒症休克等一系列病理效应。

（3）肠毒素:某些沙门菌可产生类似大肠埃希菌的肠毒素。

2. 所致疾病　沙门菌主要通过污染水源和食物经口感染,引起人类和动物的沙门菌病,主要有以下几种。

（1）伤寒和副伤寒:又称肠热症。由伤寒沙门菌和副伤寒沙门菌引起,副伤寒的病情较轻,病程较短。病原体随污染的饮水或食物经口侵入小肠进入黏膜下组织,细菌在此被吞噬细胞吞噬,在吞噬细胞内繁殖,并随吞噬细胞经淋巴管到达肠系膜淋巴结,在淋巴结内大量繁殖后,经胸导管进入血流（第一次菌血症）,此时患者在临床上出现发热、不适等症状。细菌可随血流可播散至肝、脾、肾、胆囊和骨髓等器官,继续大量繁殖,2~3周后再次进入血流（第二次菌血症）,大量的细菌及所释放的毒素,使患者出现持续高热（39~40℃、7~10d）、相对缓脉、肝脾肿大、皮肤玫瑰疹和全身中毒症状。肾中的细菌随尿排出体外,胆囊中的细菌随胆汁进入肠腔,部分可经粪便排出,部分再次侵入肠壁淋巴组织,使已致敏的淋巴组织发生 IV 型超敏反应,导致肠壁淋巴结坏死、溃疡和出血,甚至发生肠穿孔而危及生命。若无肠穿孔等并发症,由于免疫反应的出现,3~4 周后病情可好转。

（2）食物中毒:此型最为常见,主要由鼠伤寒沙门菌、猪霍乱沙门菌、肠炎沙门菌引起。食入含大量沙门菌的食物 6~24h 后,出现发热、恶心、呕吐、腹痛、水样腹泻。一般2~3d 自愈。对于体弱的老人、婴幼儿,可发生脱水,导致肾衰竭、休克而死亡。

（3）败血症:多由鼠伤寒沙门菌、猪霍乱沙门菌、肠炎沙门菌、丙型副伤寒沙门菌引起。多见于儿童和免疫力低下者,病菌早期即进入血液循环,表现为高热、寒战,无明显的胃肠炎症状;细菌可随血流播散至组织器官,出现局部器官炎症,如胆囊炎、骨髓炎、肾盂肾炎等。血培养阳性而粪便培养阴性。

（4）带菌者:伤寒沙门菌感染过后约 1%~5% 患者可成为带菌者,沙门菌储存在带菌者胆囊中,其粪便可持续排菌长达 1 年或 1 年以上。

3. 免疫性　肠热症后获得牢固免疫力，因为沙门菌是胞内寄生菌，故主要依赖细胞免疫，极少发生再次感染。

4. 防治

（1）一般性预防：①做好水源和食品卫生的管理，防止被沙门菌感染的人或动物的粪便污染，肉类和蛋等要彻底烹饪；②及时发现、确诊和治疗带菌者，带菌期间不能从事饮食服务工作。

（2）特异性预防：接种伤寒沙门菌 Vi 多糖疫苗进行预防。

（3）治疗：用药时注意多重耐药性的菌株，应根据药敏试验结果合理使用抗菌药物，常用药物为第三代喹诺酮类药物（环丙沙星）、磺胺类药物、氨苄西林等。

知识拓展

伤寒玛丽，历史上第一个"伤寒无症状超级传播者"

1906 年 8 月，美国纽约银行家华伦带着全家去长岛消夏期间，家中 11 人有 6 人染上了伤寒。乔治·索珀医生经过一番细致的调查，将目标锁在一位高大健壮的爱尔兰厨娘——玛丽·梅伦身上，因为在玛丽工作过的 7 个家庭都暴发过伤寒，于是索珀想对玛丽进行检查以证实自己的猜疑，但遭到了玛丽的愤怒反抗，认为这是对她健康身体的侮辱，最后，在警察的协助下，玛丽被迫接受检查，从玛丽粪便中检测出伤寒沙门菌！为了防止玛丽继续传播沙门菌，政府把她送进"北兄弟岛"的医院里进行隔离，3 年间，卫生部门为她做了 100 多份粪检，沙门菌阳性率约达 90%。医生在尝试用药物驱赶沙门菌失败后，跟玛丽提出，切除她储存病菌的胆囊就解除隔离，而玛丽坚决反对，医生又提了一个条件——玛丽以后不得从事接触食物的工作，玛丽接受了条件，在出来后做了一名洗衣工。然而，玛丽觉得洗衣工薪水太低又辛苦，不久，她换用"玛丽·布朗"这一假名重操旧业——她热爱的厨师。自此，伤寒又在多个家庭中陆续出现，但并未引起严重后果。直至 1915 年，在纽约一家妇产医院暴发了伤寒，20 多人发病，2 人病重而亡。"伤寒侦探"索珀医生调查发现，这家医院的厨师布朗太太就是曾经的"伤寒玛丽"！玛丽再次被送回了"北兄弟岛"的医院。23 年后，玛丽在岛上医院去世。据统计，玛丽·梅伦一生中直接传播了 52 例伤寒，其中 7 例死亡，间接被传染者不计其数，成为历史上著名的"无症状超级传播者"。作为一名检验工作者，一方面，应严格进行药敏试验，以便临床医生选择敏感药物对伤寒彻底治疗；另一方面，应对带菌者进行追踪检查并进行卫生宣教，以防病原体的传播，担负起防控传染病的职责。

（二）生物学特性

1. 形态与染色　G⁻,杆菌,有周鞭毛（鸡白痢沙门菌和鸡伤寒沙门菌除外）,有菌毛,无荚膜,无芽孢。

2. 培养特性　兼性厌氧,营养要求不高,35℃培养24h生长现象如下（图7-5、图7-6）:

（1）普通琼脂平板/BAP:半透明、无色、S型菌落。

（2）MAC/EMB琼脂平板:半透明、无色菌落。

（3）SS琼脂平板:无色黑心菌落（产H₂S菌株）。

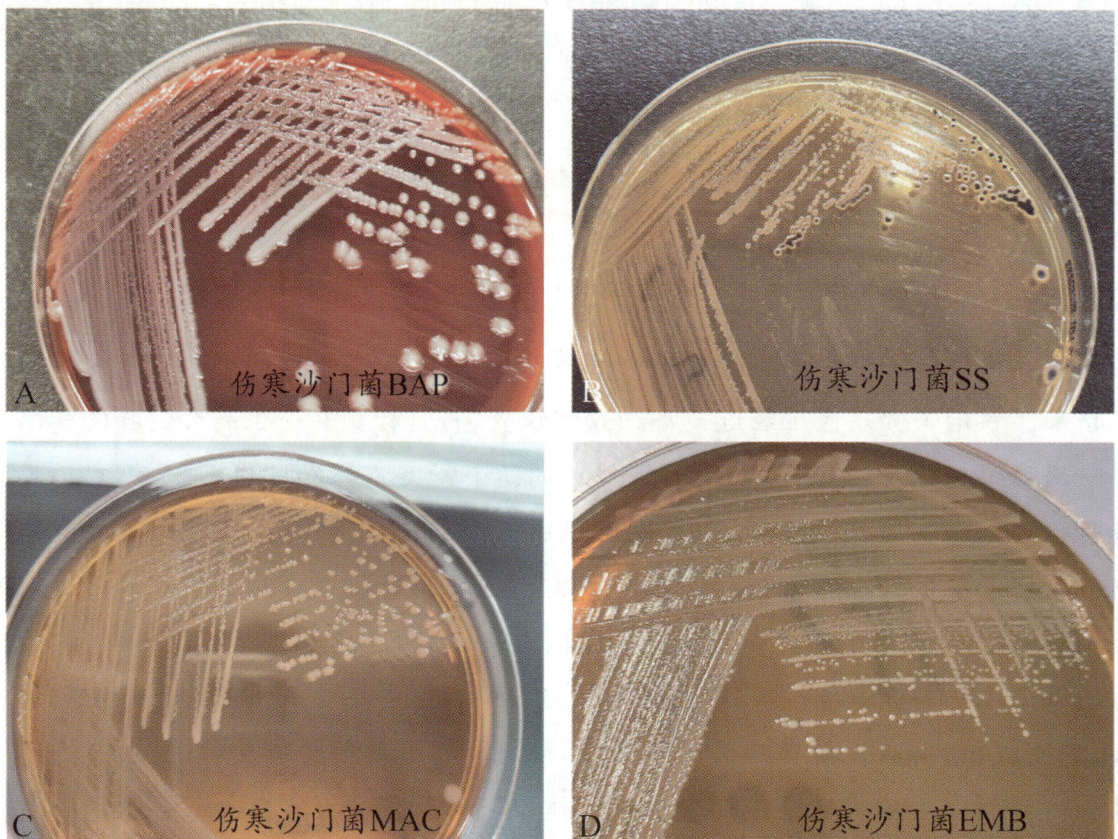

图7-5　伤寒沙门菌在培养基中的生长现象
A. BAP;B. SS琼脂平板;C. MAC琼脂平板;D. EMB琼脂平板。

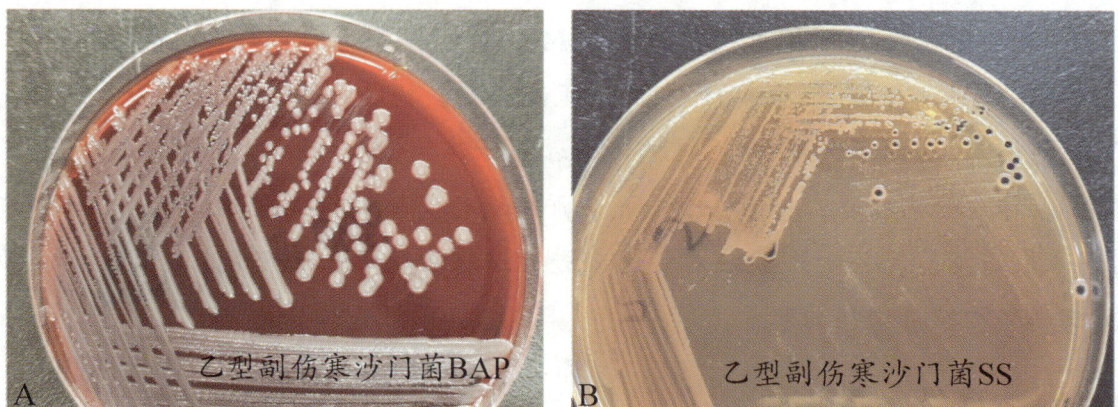

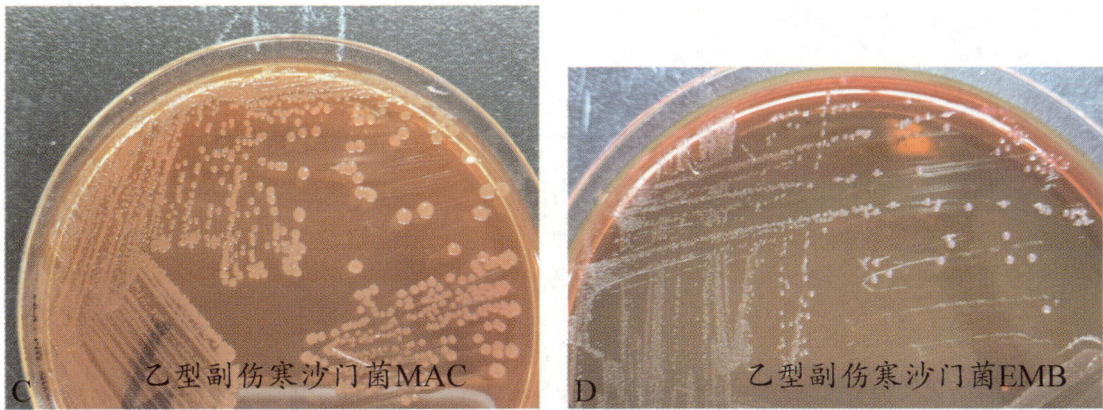

图 7-6　乙型副伤寒沙门菌在培养基中的生长现象
A. BAP；B. SS 琼脂平板；C. MAC 琼脂平板；D. EMB 琼脂平板。

3. 生化反应（图 7-7、图 7-8）　氧化酶 −，发酵葡萄糖产酸、产气（伤寒沙门菌不产气），不发酵乳糖。多数沙门菌 KIA 试验：KA++，MIU 试验：+−−，IMViC 试验：−+−−/+。

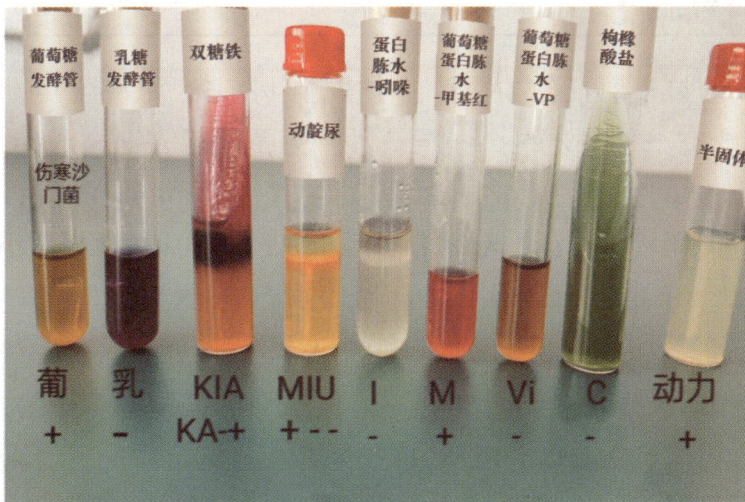

图 7-7　伤寒沙门菌的生化反应结果

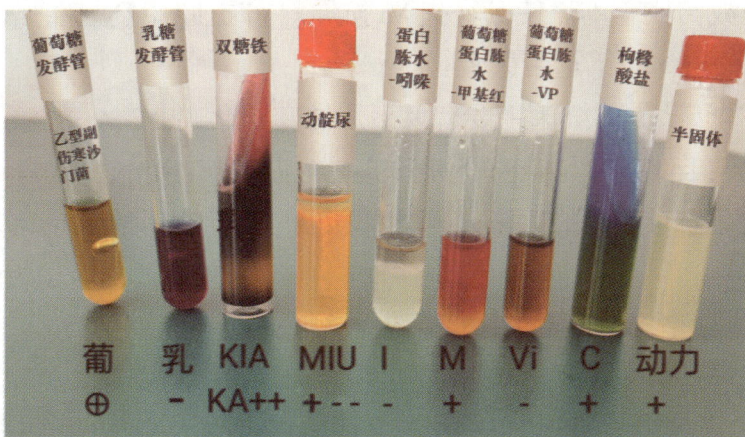

图 7-8　乙型副伤寒沙门菌的生化反应结果

4. 抗原构造　沙门菌属主要有 O 抗原、H 抗原和 Vi（表面）抗原（表 7-9）。

表 7-9　常见沙门菌的抗原组分

群	菌名	O 抗原	H 抗原 第Ⅰ相	H 抗原 第Ⅱ相
A 群	甲型副伤寒沙门菌	1, 2, 12	a	−
B 群	乙型副伤寒沙门菌	1, 4, 5, 12	b	1, 2
	鼠伤寒沙门菌	1, 4, 5, 12	i	1, 2
C 群	丙型副伤寒沙门菌	6, 7, Vi	c	1, 5
	猪霍乱沙门菌	6, 7	c	1, 5
D 群	伤寒沙门菌	1, 9, Vi	d	−
	肠炎沙门菌	1, 9, 12	g, m	−
E 群	鸭沙门菌	3, 10	e, h	1, 6
F 群	阿伯丁沙门菌	11	i	1, 2

（1）O 抗原：是沙门菌分群的依据。O 抗原至少有 58 种，将含共同 O 抗原的归为一个群，其中每群又含有一种主要的 O 抗原。沙门菌属包括 A~Z、O51~O63、O65~O67 共 42 个群，临床上常见的是 A 群（O2）、B 群（O4）、C 群（O6）、D 群（O9）、E 群（O3）、F 群（O11）。O 抗原刺激机体产生 IgM 类抗体，O 抗原与相应抗体反应出现颗粒状凝集。

（2）H 抗原：是沙门菌分型的依据。H 抗原有 2 相，第Ⅰ相为特异相，用小写英文字母 a、b、c……表示，直至 z，z 以后用 z 加阿拉伯数字表示，如 z1、z2、z3……z65；第Ⅱ相为非特异相，用 1、2、3……表示。同时具有两相 H 抗原的细菌称双相菌，仅有一相者称单相菌。H 抗原刺激机体产生 IgG 类抗体，H 抗原与相应的抗体反应出现絮状凝集。

（3）表面抗原：主要是 Vi 抗原。新分离的伤寒沙门菌和丙型副伤寒沙门菌有 Vi 抗原，Vi 抗原可阻止 O 抗原与相应抗体发生凝集，故在沙门菌血清学鉴定时需事先加热 60℃破坏 Vi 抗原或传代培养后使其丧失 Vi 抗原。Vi 抗原免疫原性强，可刺激机体产生低滴度抗体，检测该抗体可筛选带菌者。

5. 变异性　沙门菌属的细菌主要有以下几种变异形式：

（1）S-R 变异：自临床标本初次分离的菌株往往都是光滑（S）型，在一定条件下可变成粗糙（R）型菌落，变异后的菌株，其菌体表面的特异性多糖抗原丧失，在生理盐水中会出现自凝现象。

（2）H-O 变异：是指有鞭毛的沙门菌失去鞭毛的变异。

（3）V-W 变异：沙门菌失去 Vi 抗原的变异称为 V-W 变异。初次分离得到的具有 Vi 抗原、不与 O 抗血清发生凝集只与 Vi 抗血清凝集者称为 V 型菌；Vi 抗原部分丧失、既可与 O 抗血清发生凝集又可与 Vi 抗血清凝集者称 VW 型菌；Vi 抗原完全丧失，与 O 抗血清发生凝集而与 Vi 抗血清不凝集者称 W 型菌。V-W 变异的过程是 V 型菌经人工培养,逐渐丧失部分 Vi 抗原而成为 VW 型菌,进而丧失全部 Vi 抗原而成为 W 型菌。

（4）相位变异:具有双相 H 抗原的沙门菌变成只有其中某一相 H 抗原的单相菌,称为相位变异。在分析沙门菌抗原时,如遇到单相菌,特别是只有第二相(非特异相)抗原时,需反复传代培养,以诱导出第一相(特异相)抗原后方能作出鉴定。

6. 抵抗力　较差,对热、一般消毒剂敏感,但对某些化学物质如胆盐、煌绿等的耐受性较其他肠道菌强,故用作沙门菌选择培养基的成分。

（三）微生物学检验

器材准备:BAP、MAC 平板、SS 平板、KIA 斜面培养基、IMViC 试验用培养基、MIU 培养基、氧化酶试剂、甲基红试剂、VP 试剂、3%H_2O_2 溶液,沙门菌属多价和单价因子血清,伤寒沙门菌 O、H 诊断菌液、各型副伤寒沙门菌 H 诊断菌液,肠热症患者血清等。

1. 标本采集　依据不同疾病、不同病程采集不同标本。肠热症患者,不同病程的标本细菌培养的阳性率不同(图 7-9),在发病的第 1 周采集血液,第 2、3 周采集粪便,第 3 周也可采集尿液,全病程均可采集骨髓。血清学诊断应在病程的不同时期分别采集 2~3 份血液标本。

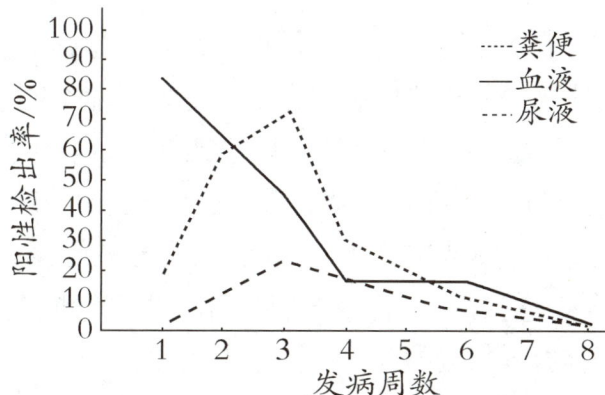

图 7-9　肠热症病程中粪便、血液和尿液细菌培养阳性率

2. 检验方法

（1）分离培养:选用 BAP 和肠道选择平板(SS、MAC/EMB)。

1）血液和骨髓:以无菌技术取患者静脉血液 5ml 或骨髓液 0.5ml,注入 0.5% 胆盐葡萄糖肉汤 50ml 中,37℃增菌培养,每日观察,若有细菌生长,则移种至 BAP 上分离培养。

2）粪便:直接接种肠道选择平板(SS、MAC/EMB),最好做床边接种,或用卡－布运送培养基送检。若粪便标本含菌量较少可用 SF 肉汤或 TT 肉汤增菌后,再转种于平板上分离培养。

3）尿液:无菌采集的中段尿经离心沉淀后,取沉淀物接种于 GN 肉汤增菌后,再移种到平板上分离培养。

（2）鉴定：取可疑菌落进行鉴定。

1）涂片染色镜检：G$^-$，杆菌。

2）生化反应鉴定：氧化酶－。其他常见沙门菌的主要生化反应见表7-10。

表7-10 常见沙门菌的主要生化反应

	氧化酶	KIA				MIU			I	M	VP	C	PAD	LYS	ORN
		斜面	底层	气体	H$_2$S	动力	吲哚	脲酶							
甲型副伤寒沙门菌	－	K	A	+	－	+	－	－	+	－	－	－	－	－	+
乙型副伤寒沙门菌	－	K	A	+	+++	+	－	－	+	－	－	+/-	－	+	+
鼠伤寒沙门菌	－	K	A	+	+++	+	－	－	+	－	－	－	－	+	+
丙型副伤寒沙门菌	－	K	A	+	+	+	－	－	+	－	－	－	－	+	+
猪霍乱沙门菌	－	K	A	+	+/-	+	－	－	+	－	－	－	－	+	+
伤寒沙门菌	－	K	A	－	+/-	+	－	－	+	－	－	-/+	－	+	－
肠炎沙门菌	－	K	A	+	+++	+	－	－	+	－	－	－	－	+	+

3）血清学鉴定

①定属：用A~F群多价O血清与待检菌做玻片凝集试验，确定菌属。

②定群：用单价O因子血清与待检菌做玻片凝集试验，确定菌群。

③定型：用单价H因子血清与待检菌做玻片凝集试验，确定菌型。

若细菌生化反应符合沙门菌，而A~F多价O血清与细菌不产生凝集现象，应考虑是否有表面抗原（Vi）存在，应加热或传代去除Vi抗原后再进行凝集试验。仅出现单相H抗原时，须用相位分离培养的方法诱导出另一相抗原后再进行检查。

（3）药敏试验：K-B法药敏试验。

（4）血清学诊断——抗体检测（肥达反应）：用已知伤寒沙门菌O、H抗原（TO、TH）及甲、乙、丙型副伤寒沙门菌H抗原（PA、PB、PC），检测受检血清中有无相应的抗体及效价，以辅助诊断伤寒、副伤寒，称为肥达反应。与细菌培养同时进行或在前者失败后进行。

肥达试验的操作步骤如下：

1）准备28支小试管，排成4排，每排7支。

2）取中号试管1支，加生理盐水3.8ml，用吸管吸取患者血清0.2ml加入其中混匀，即为1∶20稀释血清，总量为4ml。

3）取1∶20的血清2ml，在每排的第一管中各加入0.5ml（这时中号试管中还剩下1∶20稀释血清2ml）。

4）向上述中号试管中加入2ml生理盐水，混匀，即为1∶40稀释血清，总量为4ml。

然后吸取此稀释度的血清 2ml,在每排的第二管中各加入 0.5ml。

5）依此类推,将血清不断做倍比稀释,直至加到每排的第六管为止。

6）在各排的第七管中各加 0.5ml 生理盐水,作阴性对照。

7）在第一排的各管中加 TO 菌液 0.5ml,在第二排的各管中加 TH 菌液 0.5ml,在第三排的各管中加 PA 菌液 0.5ml,在第四排的各管中加 PB 菌液 0.5ml。由于各管均加入 0.5ml 菌液,即又被稀释了一倍,所以每排 1~6 管中血清的最终稀释度依次为 1：40、1：80……。

8）将各管振荡混匀,置 56℃ 水浴箱中 2h 或 37℃ 水浴 4h,取出置室温或冰箱中过夜,次日观察结果。对照管混浊无凝集,其余各管根据液体透明度和凝集块多少记录凝集情况：4+、3+、2+、1+。以呈现 2+（50% 细菌凝集成块沉于管底、上清液透明度达 50%）凝集的血清最高稀释倍数作为该血清的效价。

肥达反应结果解释需要依据以下几点：①一般 TO 抗体效价≥1：80,TH 抗体效价≥1：160,PA 抗体、PB 抗体效价≥1：80 才有临床意义；②O 抗体为 IgM,出现早,持续时间较短；H 抗体为 IgG,出现迟,持续时间较长。一般 O 抗体、H 抗体效价均高,则患伤寒、副伤寒的可能性大；O 抗体高、H 抗体不高,可能为疾病的早期或是与伤寒沙门菌有相同 O 抗原的其他沙门菌感染；O 抗体不高、H 抗体高,可能为感染过、预防接种或回忆反应等。

在疾病早期及中后期分别采集两次血清,第二份血清比第一份血清的效价增高 4 倍以上具有诊断价值。

（5）结果分析及报告:见表 7-11。

表 7-11　结果分析及报告

标本	形态染色	菌落特征	鉴定试验	药敏试验	结果与报告
粪便					

三、志贺菌属

志贺菌属俗称为痢疾杆菌,引起人类细菌性痢疾。志贺菌属包括四个群：痢疾志贺菌（A 群）、福氏志贺菌（B 群）、鲍氏志贺菌（C 群）和宋氏志贺菌（D 群）。

案例导学

患者,男,35 岁,因腹痛、脓血便 2d 来诊。患者 3d 前出差回来后突然发热达 38℃,无寒战,同时有腹痛、腹泻,大便每日 10 余次,为少量脓血黏液便,伴里急后重。医生接诊后,怀疑患者患了细菌性痢疾。

请思考：

1. 引起细菌性痢疾的病原体是什么？该病原体的生物学特性有哪些？

2. 为做病原学上的检查，应该采集何种标本？如何进行微生物学检验？

（一）临床意义

1. 致病因素

（1）侵袭力：通过菌毛黏附并侵入黏膜上皮细胞内繁殖，引起炎症反应。

（2）内毒素：是志贺菌的主要致病物质。其作用主要有：①直接破坏肠黏膜，形成炎症、溃疡，出现典型的黏液脓血便；②作用于肠壁的自主神经系统，使肠道功能紊乱，肠蠕动共济失调和痉挛，进而出现腹痛、腹泻及里急后重等症状；③作用于肠壁使其通透性增加，促进毒素的吸收入血，导致发热、白细胞增加、神志障碍、微循环障碍、脓毒症休克及DIC 等一系列中毒症状。

（3）外毒素：A 群志贺菌的 1、2 型菌株还可产生志贺毒素（ST），对 Vero 细胞有毒性作用，又称 Vero 毒素。同时具有细胞毒素、神经毒素和肠毒素 3 种毒性，可引起肝细胞等细胞坏死、神经麻痹和水样腹泻。

2. 所致疾病 引起细菌性痢疾，简称菌痢。以夏秋季节多见，传染源是患者和带菌者，通过粪 - 口途径传播，潜伏期一般 1~3d。人类对志贺菌普遍易感，少量志贺菌即可引起细菌性痢疾。痢疾志贺菌感染病情较重，宋氏志贺菌感染较轻，福氏志贺菌感染介于两者之间，但易转为慢性。我国以福氏志贺菌多见，其次是宋氏志贺菌。志贺菌感染只局限于肠道，细菌一般不进入血流。菌痢主要有以下 3 种临床类型：

（1）急性菌痢：包括典型菌痢、非典型菌痢和中毒型菌痢。①典型菌痢：表现为发热、腹痛、腹泻、里急后重、黏液脓血便等症状，预后良好；②非典型菌痢：症状不典型，易漏诊；③中毒型菌痢：多见于小儿，因内毒素直接进入血流，常无明显的消化道症状而表现为全身中毒症状，如高热、休克、中毒性脑病，若治疗不及时，往往造成死亡。

（2）慢性菌痢：常因急性菌痢治疗不彻底，造成反复发作、迁延不愈，病程超过 2 个月视为慢性菌痢。

（3）带菌者：在少数人，细菌可在结肠定居而成为带菌者。带菌者是重要的传染源，不能从事餐饮和保育相关行业。

3. 免疫性 病后免疫力短暂，一方面因细菌感染只局限于肠道，另一方面也因志贺菌型别较多。

4. 防治

（1）一般性预防：做好饮水、食物的卫生学检测；注意及时检测发现带菌者。

（2）特异性预防：口服多价志贺菌链霉素依赖株活疫苗，刺激肠黏膜局部免疫应答，产生保护性 sIgA。

（3）治疗：志贺菌耐药性不断增高，常分离出多重耐药菌，因此应根据药敏试验严格选择敏感药物,合理使用抗菌药物,如氨苄西林、氟喹诺酮类和磺胺类等,避免多重耐药菌的产生。

（二）生物学特性

1. 形态与染色　G^-,短杆菌,无鞭毛、芽孢、荚膜,有菌毛。

2. 培养特性　兼性厌氧,营养要求不高,35℃培养24h生长现象如下(图7-10):

（1）普通琼脂平板/BAP:半透明、无色、S型菌落。

（2）SS平板/MAC平板/EMB平板:半透明、无色菌落。宋氏志贺菌常形成较大、扁平、粗糙型菌落,且能迟缓分解乳糖,培养48h后可形成乳糖发酵的粉红色菌落。

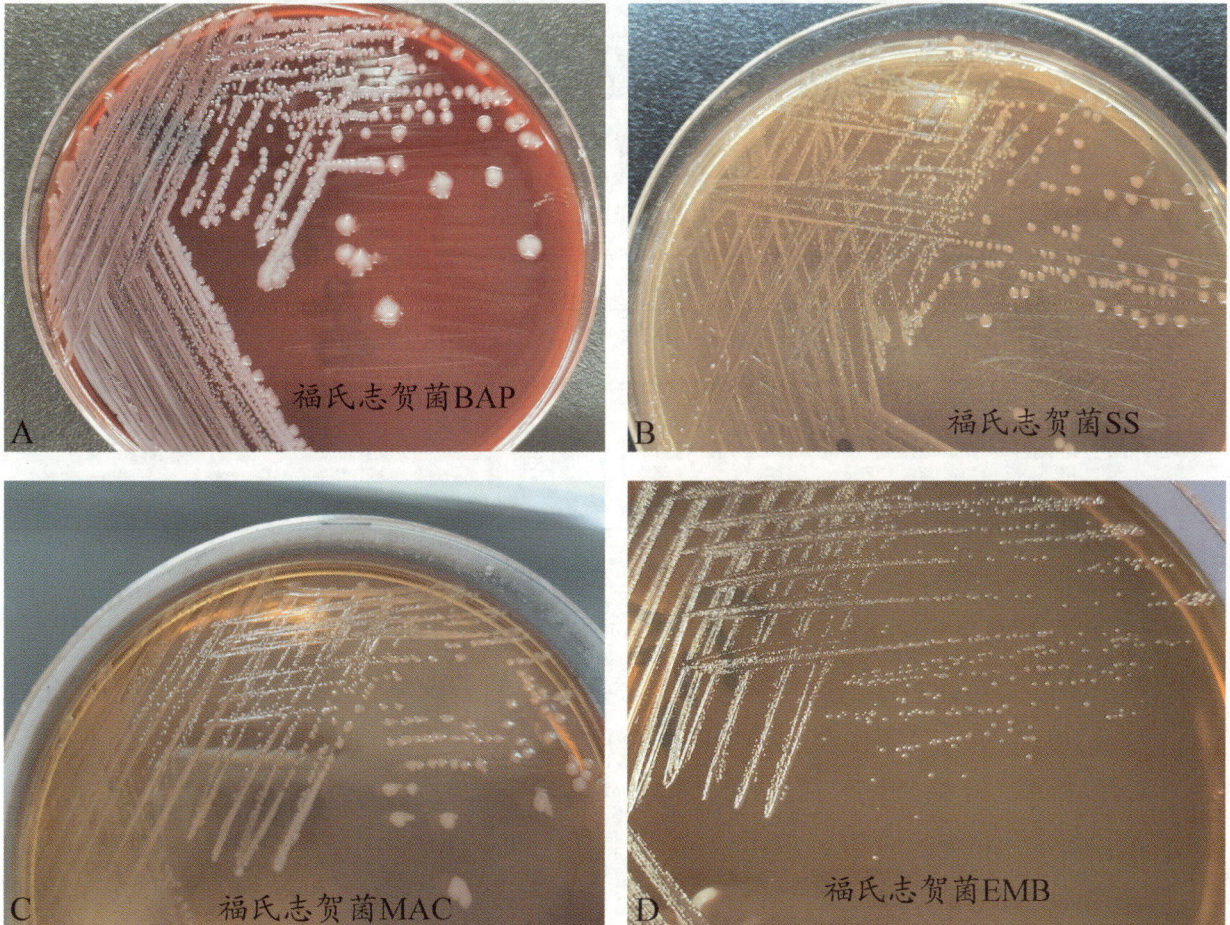

图7-10　福氏志贺菌在培养基中的生长现象

A. BAP;B. SS琼脂平板;C. MAC琼脂平板;D. EMB琼脂平板。

3. 生化反应(图7-11)　氧化酶-,发酵葡萄糖产酸不产气,不发酵乳糖。KIA试验: KA--,MIU试验:-+/--,IMViC试验:+/-+--。

4. 抗原构造与分类　有O抗原、无H抗原,部分菌株有K抗原。根据生化反应和O抗原的不同,将志贺菌属分为4个血清群(A、B、C、D)和40余个血清型(表7-12)。

5. 变异性

（1）S-R变异:宋氏志贺菌菌落易由光滑型变为粗糙型,出现不典型菌株,从恢复期或慢性细菌性痢疾患者身上常可分离到不典型菌株。

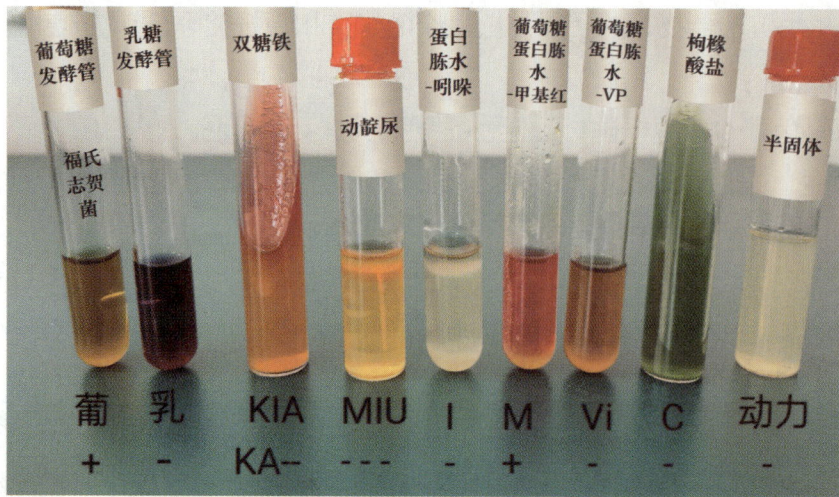

图 7-11　福氏志贺菌的生化反应结果

表 7-12　志贺菌属抗原分类

菌种	群	型	亚型
痢疾志贺菌	A	1~10	1a, 1b, 2a, 2b, 3a, 3b, 4a, 4b
福氏志贺菌	B	1~6，X、Y 变种	
鲍氏志贺菌	C	1~18	
宋氏志贺菌	D	1	

（2）耐药性变异：已出现志贺菌对磺胺、四环素、氨苄西林、链霉素、氯霉素等多种药物产生耐药,志贺菌的多重耐药已成为一个严重的医学问题。

（3）毒力变异：对链霉素耐药甚至链霉素依赖的菌株常伴随毒力减弱,但仍存在免疫原性,因此,可作为口服疫苗预防细菌性痢疾。

6. 抵抗力　较差,对热、一般消毒剂敏感。对酸较敏感,标本应及时送检,或在运送时须使用含有缓冲剂的培养基,以免被粪便中其他细菌在代谢中产生的酸所杀灭。

（三）微生物学检验

器材准备：EMB 平板、MAC 平板、SS 平板、KIA 斜面培养基、IMViC 试验用培养基、MIU 培养基、氧化酶试剂、甲基红试剂、VP 试剂、靛基质试剂、3%H_2O_2 溶液、志贺菌属多价和单价血清等。

1. 标本采集　志贺菌极少进入血流,故采集粪便或肛拭标本。在发病早期（治疗前）采集黏液脓血便作床边接种,如不能及时接种可置 30% 甘油缓冲盐水保存液或卡－布运送培养基内保存并尽快送检。

2. 检验方法

（1）分离培养：选用肠道选择平板（SS、MAC/EMB）。若标本含菌量少,可先经 GN 肉汤增菌 4~6h 增菌后,再移种到平板上进行分离培养。

（2）鉴定：取可疑菌落进行鉴定。

1）涂片染色镜检：G⁻,短杆菌。

2）生化反应鉴定：氧化酶 -。其他生化反应见表 7-13、表 7-14。

表 7-13　志贺菌属的主要生化反应

氧化酶	KIA 试验				MIU 试验			I	M	VP	C	PAD	LYS	ORN	ARG
	斜面	底层	气体	H₂S	动力	吲哚	脲酶								
-	K	A	-	-	-	+/-	-	+/-	+	-	-	-	-	-/+	-

表 7-14　志贺菌属各群的主要生化反应结果

菌群	甘露醇	乳糖	ONPG	ORN
痢疾志贺菌	-	-	d¹	-
福氏志贺菌	+	-	-	-
鲍特志贺菌	+	-	-	-²
宋氏志贺菌	+	迟缓 +	+	+

注：d¹ 表示痢疾志贺菌 1 型为阳性；-² 表示鲍特志贺菌 13 型为阳性。

3）鉴别：志贺菌需要与相似菌属进行鉴别。①与 EIEC 的鉴别：EIEC 醋酸盐、葡萄糖铵利用和黏质酸盐产酸试验均为阳性,而志贺菌均为阴性；②与伤寒沙门菌的鉴别：伤寒沙门菌硫化氢和动力阳性,能与沙门菌血清（A~F、O₉、Vi）凝集,而志贺菌均为阴性；③与类志贺邻单胞菌鉴别：类志贺邻单胞菌动力和氧化酶试验为阳性,而志贺菌均为阴性。

4）血清学鉴定：志贺菌血清学鉴定分两步。①定群：分别用志贺菌属 4 种多价诊断血清（A 群 1、2 型,B 群 1~6 型,C 群 1~6 型,D 群）作玻片凝集试验；②定型：用各型单价血清作玻片凝集试验。在鉴定中,如遇到生化反应典型而血清不凝集,可考虑存在 K 抗原,需加热破坏后再进行凝集。若血清凝集但生化反应不典型的菌株,考虑为不典型菌株,可经传代后再做鉴定试验。

（3）药敏试验：K-B 法药敏试验。

（4）结果分析及报告：见表 7-15。

表 7-15　结果分析及报告

标本	形态染色	菌落特征	鉴定试验	药敏试验	结果与报告
粪便					

四、肠杆菌属

肠杆菌属有 14 种,临床上常见的有产气肠杆菌、阴沟肠杆菌、阪崎肠杆菌。

（一）临床意义

肠杆菌属广泛分布于自然界、人和动物肠道，是肠道正常菌群，为条件致病菌和医院感染常见菌，可引起多种感染，如呼吸道、泌尿道及伤口感染，偶可引起败血症、脑膜炎等。阪崎肠杆菌可引起新生儿脑膜炎、小肠结肠炎和败血症，病死率较高。

防治原则：①加强劳动保护，避免外伤及伤口感染；②合理使用抗菌药物及肾上腺皮质激素，防止菌群失调；③医务工作者需做好医院的消毒隔离及防护工作，防止院内感染。

临床标本中最常分离的是阴沟肠杆菌，其耐药性也在日趋增加，应严格进行药敏试验，选择敏感药物治疗。

（二）生物学特性

1. 形态与染色　G^-，粗短杆菌，有周鞭毛，无芽孢，部分菌株有荚膜。

2. 培养特性（图7-12）　兼性厌氧，营养要求不高，在普通琼脂平板/BAP上，形成稍大而黏稠的灰白色或黄色（阪崎肠杆菌）菌落；在肠道选择平板（MAC/EMB）上，发酵乳糖，形成稍大而黏稠的粉红色菌落。SS平板上，形成粉红色菌落。

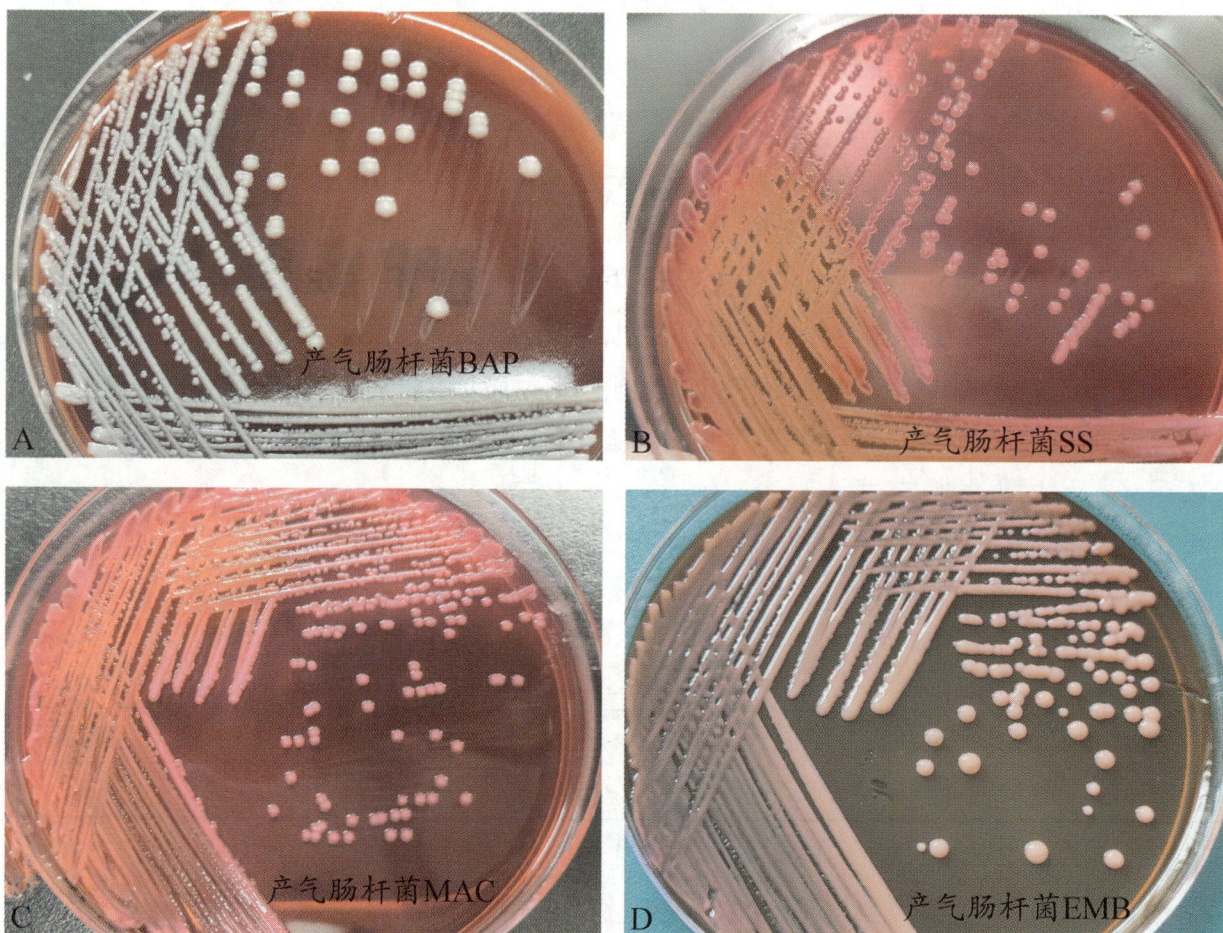

图7-12　产气肠杆菌在培养基中的生长现象
A. BAP；B. SS琼脂平板；C. MAC琼脂平板；D. EMB琼脂平板。

3. 生化反应（图7-13） 氧化酶－，多数菌株发酵葡萄糖、乳糖产酸产气，主要菌种生化反应鉴别见表7-16。

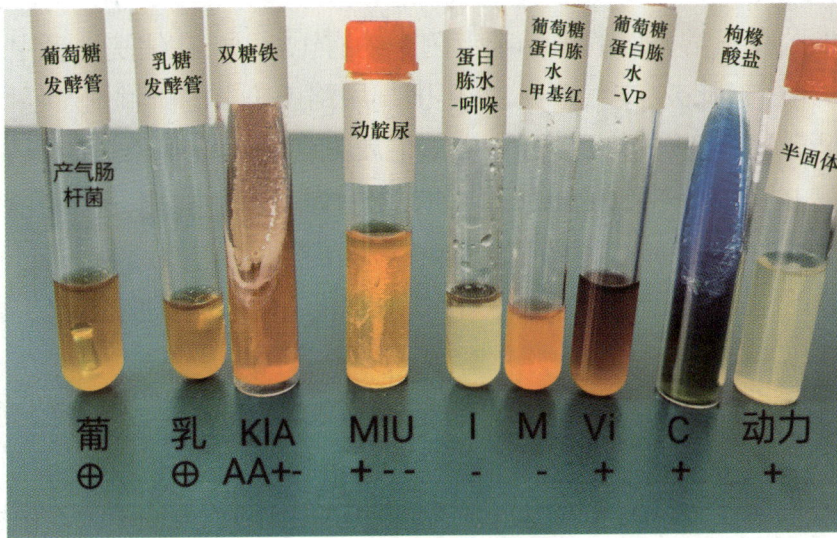

图7-13 产气肠杆菌的生化反应结果

表7-16 肠杆菌属的主要生化反应

菌种	氧化酶	KIA				MIU			I	M	VP	C	PAD	LYS	ORN	ARG
		斜面	底层	气体	H₂S	动力	吲哚	脲酶								
产气肠杆菌	－	A	A	＋	－	＋	－	－	－	－	＋	＋	－	＋	＋	－
阴沟肠杆菌	－	A	A	＋	－	＋	－	－	＋	＋	＋	＋	－	－	＋	＋

（三）微生物学检验

产气肠杆菌的鉴定依据主要有以下几点：

（1）形态染色：G⁻，粗短杆菌，有周鞭毛。

（2）菌落特征：MAC/EMB平板上形成稍大而黏稠的粉红色菌落，SS平板上形成粉红色菌落。

（3）生化反应：氧化酶－，KIA：AA＋－，MIU：＋－－，IMViC：－－＋＋。

五、克雷伯菌属

克雷伯菌属有7个菌种，其中肺炎克雷伯菌、鼻硬结克雷伯菌、臭鼻克雷伯菌与人类关系密切。其中肺炎克雷伯菌所致疾病占克雷伯菌属的95%以上，本节主要介绍肺炎克雷伯菌。

（一）临床意义

广泛存在于自然界、人和动物的呼吸道、肠道,是重要的条件致病菌和医院感染常见菌。

肺炎克雷伯菌在正常人群的鼻咽部带菌率约有 1%~6%,在住院患者中带菌率可高达 20%,条件致病,可引起肺炎、支气管炎,亦可引起尿路感染、化脓性脑膜炎、败血症等。

近年来,随着抗菌药物的广泛应用,克雷伯属细菌的耐药现象日趋严重,主要耐药机制是产生超广谱 β- 内酰胺酶(ESBLs)。临床应加强耐药性监测,选择敏感药物治疗,严格控制广谱抗生素的应用,减少耐药菌株的产生和传播。

临床操作应严格进行无菌操作,落实消毒、隔离制度,避免医院交叉传播。

（二）生物学特性

1. 形态与染色　G⁻,球杆菌,常成双排列。有较明显的荚膜,无芽孢、鞭毛,有菌毛。

2. 培养特性(图 7-14)　兼性厌氧,营养要求不高。

(1)普通琼脂平板 /BAP:形成大而黏稠的灰白色菌落,相邻菌落可融合,用接种环触之可拉起长丝。无溶血。

(2)MAC 平板 /EMB 平板:形成大而黏稠的粉红色菌落,易融合成一片。

(3)SS 平板:粉红色菌落。

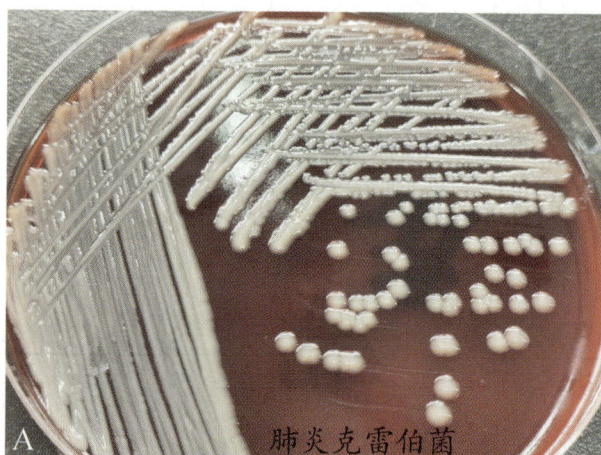

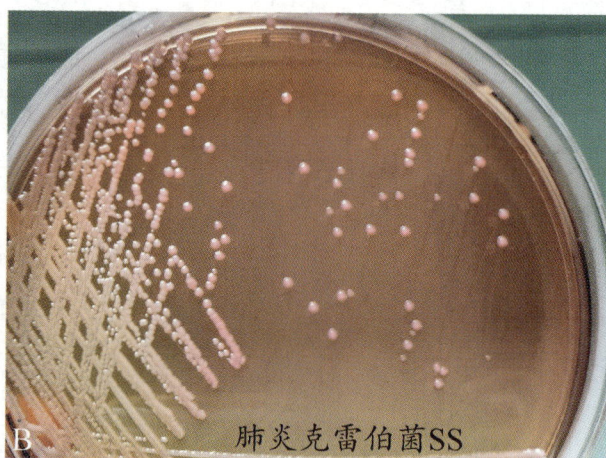

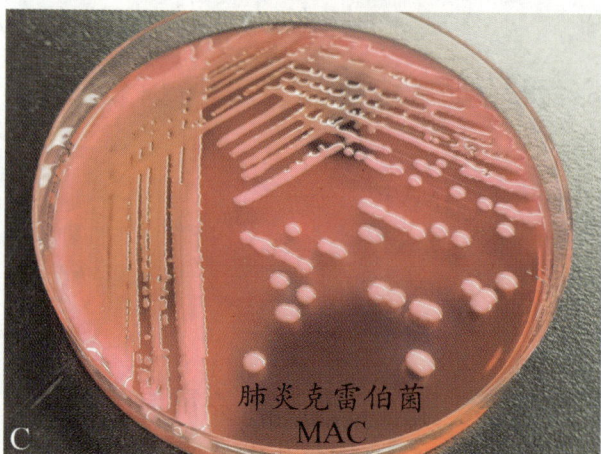

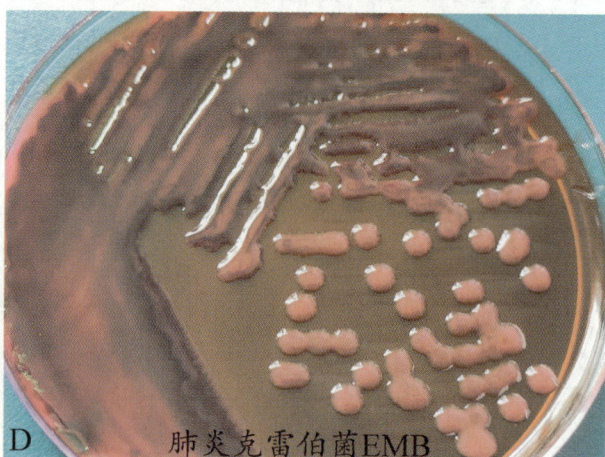

A 肺炎克雷伯菌　　B 肺炎克雷伯菌SS
C 肺炎克雷伯菌 MAC　　D 肺炎克雷伯菌EMB

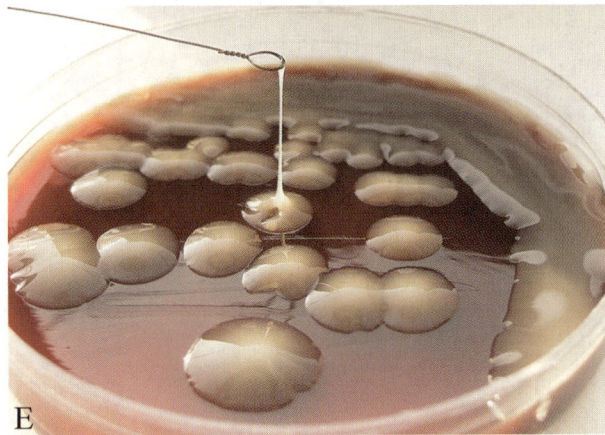

图 7-14 肺炎克雷伯菌在培养基中的生长现象
A. BAP；B. SS 琼脂平板；C. MAC 琼脂平板；D. EMB 琼脂平板；E. 肺炎克雷伯菌拉丝现象。

3. 生化反应（图 7-15） 氧化酶 -，分解葡萄糖、乳糖产酸产气，其他生化反应见表 7-17。

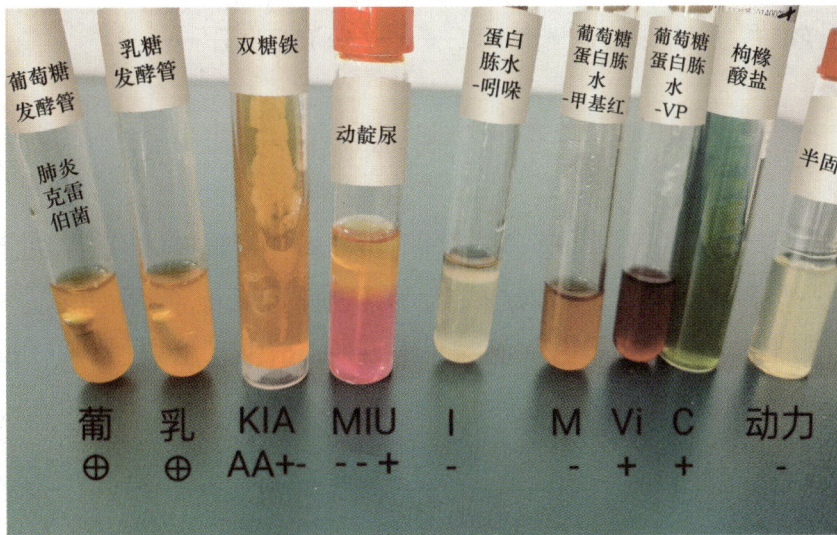

图 7-15 肺炎克雷伯菌的生化反应结果

表 7-17 肺炎克雷伯菌的主要生化反应

| 氧化酶 | KIA 试验 | | | | MIU 试验 | | | I | M | VP | C | PAD | LYS | ORN | ARG |
	斜面	底层	气体	H₂S	动力	吲哚	脲酶								
−	A	A	+	−	−	−	−	+	−	+	+	−	+	−	−

4. 抗原构造 克雷伯菌属有 O 抗原和 K 抗原，K 抗原的化学组成是荚膜多糖，用以分型，利用荚膜肿胀试验可分为 82 个血清型，肺炎克雷伯菌肺炎亚种大多属于 3 型和

12 型。

（三）微生物学检验
肺炎克雷伯菌的鉴定依据主要有以下几点：

（1）形态染色：G^-，球杆菌，常成双排列，有荚膜，无鞭毛。

（2）菌落特征：MAC/EMB 平板上形成大而黏稠的粉红色菌落，常融合，可拉丝。

（3）生化反应：氧化酶 −，KIA：AA+−，MIU：−−+，IMViC：−−++。

（4）荚膜肿胀试验：+。

六、柠檬酸杆菌属

常见的菌种有弗劳地柠檬酸杆菌、异型柠檬酸杆菌、丙二酸盐阴性柠檬酸杆菌等。广泛分布于自然界，人和动物肠道正常菌群，为条件致病菌，是医院感染的常见菌，能引起腹泻及肠道外感染。

G^-，杆菌，有周鞭毛，无芽孢，无荚膜。兼性厌氧，在 MAC、SS 平板上发酵乳糖呈红色菌落。弗劳地柠檬酸杆菌可产生 H_2S，在 SS 琼脂平板上形成有黑心的菌落。弗劳地柠檬酸杆菌属的生化特性为 KIA：AA++；MIU：+−−/+；IMViC：−+−+。

第三节　摩根菌科

摩根菌科主要有变形杆菌属、普鲁威登菌属和摩根菌属等，此三属细菌有共同特征。①生化反应相似：乳糖 −，动力 +，脲酶 +，苯丙氨酸脱氨酶 +，葡萄糖酸盐 −；②广泛分布自然界，是肠道的正常菌群；③是医院感染的常见菌，常引起泌尿道、呼吸道、伤口等多种感染，并可引起医院感染的暴发流行，其中变形杆菌还可以引起食物中毒。

一、变形杆菌属

变形杆菌属与医学有关的主要有普通变形杆菌、奇异变形杆菌。

（一）临床意义
变形杆菌为条件致病菌。①主要引起尿路感染，是医源性感染常见菌；②与肾结石和膀胱结石的形成有关。由于其尿素酶可分解尿素产氨，使尿液 pH 增高，可有利于变形杆菌的生长，碱性环境亦可促进肾结石和膀胱结石的形成；③引起食物中毒、呼吸道感染、创口感染等。

（二）生物学特性
1. 形态与染色　G^-，杆菌，呈多形性，有周鞭毛，运动活泼，有菌毛，无荚膜和芽孢。

2. 培养特性（图 7-16）　兼性厌氧，营养要求不高。

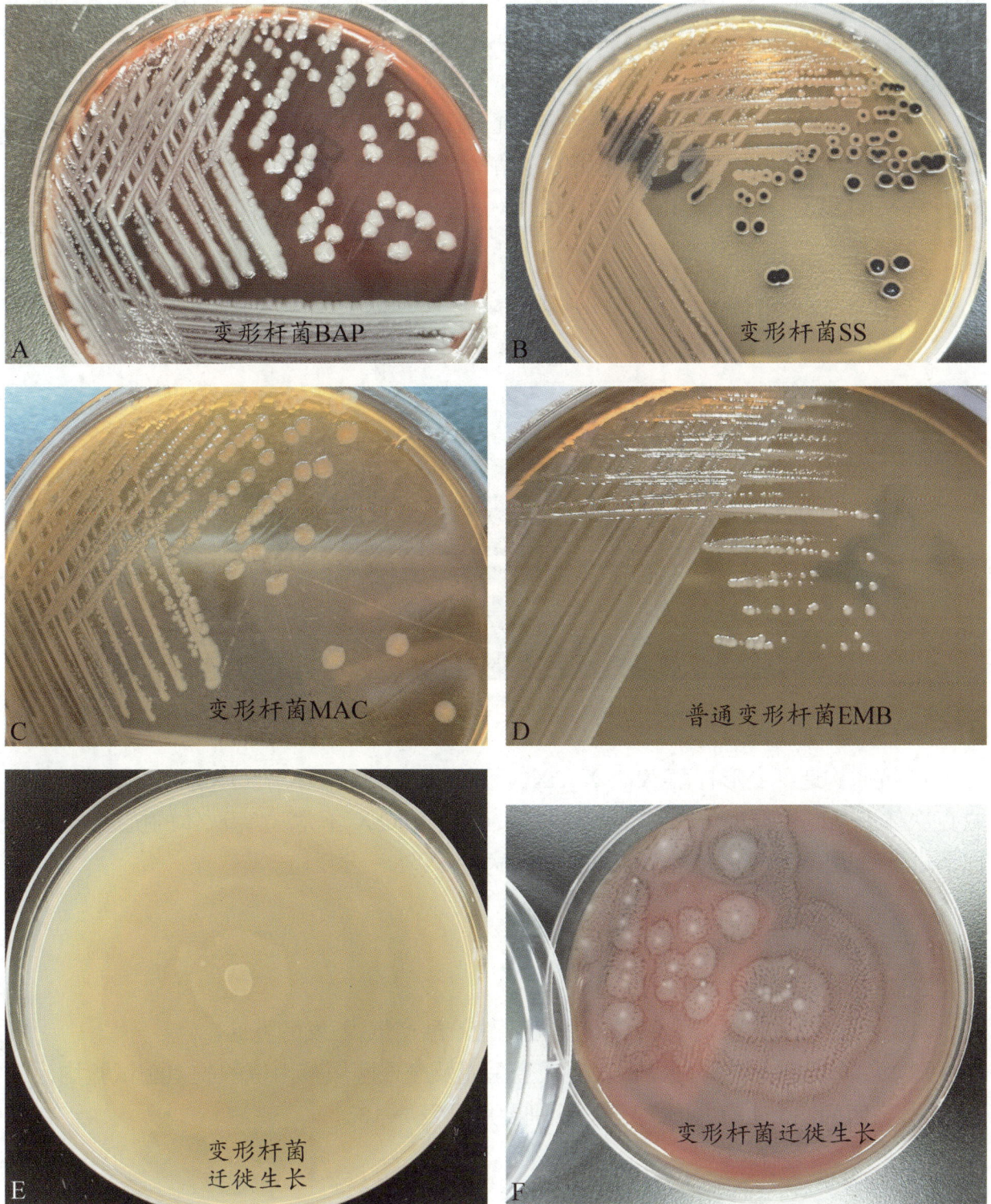

图 7-16 普通变形杆菌在培养基中的生长现象

A. BAP；B. SS 琼脂平板；C. MAC 琼脂平板；D. EMB 琼脂平板；E. 普通琼脂平板上迁徙生长；F. BAP 上迁徙生长。

（1）普通琼脂平板/BAP：普通变形杆菌和奇异变形杆菌多呈迁徙生长。将菌种点种于平板上，细菌以接种点为中心，向外弥漫生长，形成同心圆形波纹状菌苔，称为迁徙生长现象，为本属的一个重要特征。迁徙生长可被0.1%苯酚、5%~6%琼脂、胆盐等所抑制。在BAP上可溶血。

（2）肠道选择平板：形成无色或无色黑心菌落，与沙门菌属相似，可用脲酶试验区别。

3. 生化反应（图7-17）　氧化酶-，发酵葡萄糖产酸产气，不发酵乳糖。KIA试验：KA++，MIU试验：++/-+，IMViC试验：+/-+--。迅速分解尿素（2~4h）。

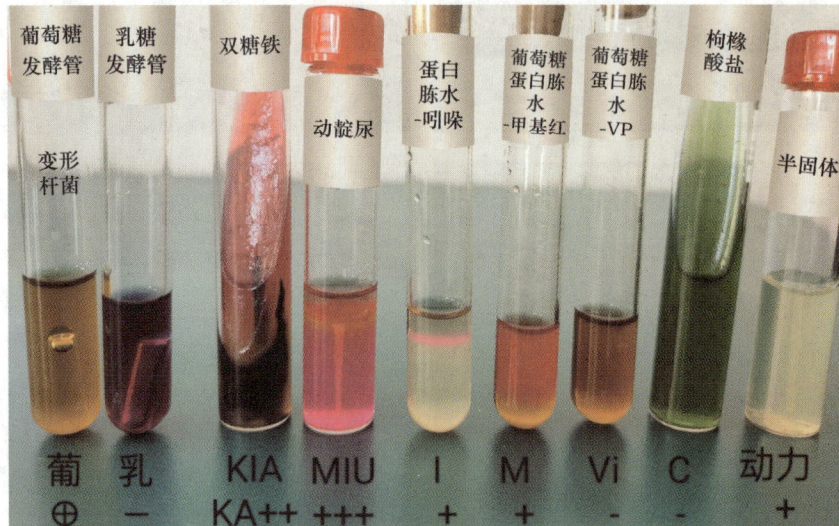

图7-17　普通变形杆菌的生化反应结果

4. 抗原构造　变形杆菌 X_{19}、X_2、X_k 菌株的O抗原（OX_{19}、OX_2 和 OX_k）与某些立克次体有共同抗原成分，临床上用 OX_{19}、OX_2 和 OX_k 代替立克次体的抗原，与患者血清进行凝集试验，用以辅助诊断立克次体病，称为外-斐反应。

（三）微生物学检验

1. 涂片染色镜检　G^- 杆菌，呈多形性。

2. 分离培养与鉴定

（1）生化反应鉴定：氧化酶-，发酵葡萄糖产酸产气，不发酵乳糖。

（2）属间鉴别：变形杆菌属、普鲁威登菌属及摩根菌属苯丙氨酸脱氨酶试验均为阳性，而且在致病性上也有共同之处，其鉴别要点见表7-18。

表7-18　变形杆菌属、普鲁威登菌属和摩根菌属的鉴别

试验	变形杆菌属	普鲁威登菌属	摩根菌属
迁徙生长现象	+	-	-
H_2S 试验	+	-	-
明胶液化试验	+	-	-

试验	变形杆菌属	普鲁威登菌属	摩根菌属
脂酶试验	+	−	−
西蒙枸橼酸盐试验	V	+	−
鸟氨酸脱羧酶试验	V	−	+

注：V：10%~90% 的菌株阳性；+：90% 以上菌株阳性；−：90% 以上菌株阴性。

（3）属内鉴别：见表 7-19。

表 7-19　变形杆菌属主要生化反应

菌种	氧化酶	KIA				MIU			I	M	VP	C	PAD	LYS	ORN	ARG
		斜面	底层	气体	H$_2$S	动力	吲哚	脲酶								
普通变形杆菌	−	K	A	+	+	+	+	+	+	−	−	+	−	−	−	−
奇异变形杆菌	−	K	A	+	+	+	−	+	−	+	+/−	+/−	+	−	+	−

二、普鲁威登菌属与摩根菌属

普鲁威登菌属、摩根菌属与变形杆菌属的鉴别见表 7-18。

第四节　耶尔森菌科

一、耶尔森菌属

耶尔森菌属与人类密切相关的有 3 个菌种，即鼠疫耶尔森菌、小肠结肠炎耶尔森菌和假结核耶尔森菌，都是人兽共患病病原体。通常先引起啮齿类、动物或鸟类感染，人类通过吸血节肢动物叮咬或食用污染食物等而感染。

（一）鼠疫耶尔森菌

1. 临床意义　鼠疫耶尔森菌俗称鼠疫杆菌，引起鼠疫，属甲类烈性传染病。为自然疫源性疾病，啮齿类动物（鼠类）为储存宿主，鼠蚤为传播媒介。传播途径有三种：①鼠蚤叮咬传播；②接触传播，主要是接触带菌动物经破损的皮肤或黏膜而感染；③呼吸道飞沫传播。鼠疫耶尔森菌传染性强，病死率高，历史上曾发生过三次世界性大流行。鼠疫有

3种常见的临床类型：

（1）腺鼠疫：以淋巴结炎为主要特点，局部淋巴结（多为腹股沟淋巴结）肿胀、坏死和脓肿。

（2）败血型鼠疫：细菌侵入血流大量繁殖所致。此型最为严重，可出现高热（39~40℃），皮肤黏膜出现出血点或瘀斑，心血管、淋巴系统和实质脏器表现出特有的出血性炎症，病死率高，若不及时抢救，可在2~3d内死亡。

（3）肺鼠疫：多由腺鼠疫、败血型鼠疫蔓延继发而成，也可由吸入染菌的尘埃原发感染引起。患者出现高热、咳嗽、痰中带血并含有大量鼠疫杆菌，多因呼吸困难或心力衰竭而死亡，病死率极高。由于呼吸困难、缺氧，导致患者口唇、颜面至全身皮肤出现发绀，呈紫黑色，故有"黑死病"之称。此型鼠疫可通过呼吸道飞沫在人与人之间直接传播，引起原发性肺鼠疫，导致人类的鼠疫大流行。

2. 形态染色　G⁻，球杆菌，两端钝圆，两极浓染，有荚膜，无芽孢，无鞭毛。在陈旧培养基中或高盐培养基中呈多形态，如球状、棒状或哑铃状等。

3. 培养特性　兼性厌氧，耐低温，4~43℃均能生长，最适温度为27~30℃，最适pH为6.9~7.2，在普通培养基上生长缓慢。

（1）BAP：48h后形成灰白色、细小黏稠的粗糙型菌落。

（2）肠道选择平板：形成无色小菌落。

（3）肉汤培养基：开始为混浊生长，24h后为沉淀生长，48h后形成菌膜，稍加摇动后菌膜呈钟乳石状下垂，此特点具有鉴别意义。

4. 生化反应　生化反应不活泼，多为阴性。氧化酶－，鼠疫耶尔森菌分解葡萄糖产酸不产气，对大多数糖不分解；KIA：KA－－；MIU：－－－；IMViC：－＋－－；赖氨酸、鸟氨酸、精氨酸试验：－－－；不液化明胶，当穿刺培养时，培养物表面呈膜状，细菌沿穿刺线呈纵树状生长。种间鉴别见表7-20。

表7-20　耶尔森菌属种间鉴别

生化反应	鼠疫耶尔森菌	小肠结肠耶尔森菌	假结核耶尔森菌
吲哚	－	V	－
VP	－	＋（25℃）	－
动力	－	＋（25℃）	＋（25℃）
枸橼酸盐	－	－	－
鸟氨酸	－	＋	－

注：V：26%~75%阳性。

5. 微生物学检验　微生物检验时标本应送到本地疾病预防控制中心，在有严格防护措施的专用实验室进行检测。

（二）小肠结肠炎耶尔森菌

小肠结肠炎耶尔森菌可寄居在鼠、家畜和兔多种动物体内，人类经污染的水或食物（牛奶、猪肉等）或因直接接触带菌的动物而经口感染，多表现为小肠炎和结肠炎，症状与菌痢和阑尾炎相似。

小肠结肠炎耶尔森菌为 G⁻，球杆菌，无芽孢，无荚膜，25℃ 培养有周鞭毛，呈翻滚螺旋状运动，35℃ 培养无鞭毛。

兼性厌氧，耐低温，4~40℃ 可生长，最适温度为 20~28℃，最适 pH 为 7.6。在肠道选择平板上和新耶尔森菌选择性琼脂平板（NYE）上呈无色、半透明、扁平较小的菌落。具有嗜冷性，在 4℃ 增菌 3 周可分离纯化。

二、沙雷菌属

沙雷菌属是引起医院感染的重要菌属之一。临床标本中以黏质沙雷菌最常见。条件致病菌，可引起肺炎、败血症、脑膜炎、心内膜炎、尿路感染等。

黏质沙雷菌是最小的细菌，G⁻，小杆菌，有周鞭毛，无荚膜，无芽孢。

在普通琼脂平板上形成白色、红色或粉红色的光滑型大菌落。产生的色素有非水溶性的灵红素和水溶性的吡羧酸（粉红色）。在 MAC 平板上为红色黏稠状菌落；在 EMB 平板上有金属光泽；在 SS 平板上为白色或乳白色黏稠状菌落。

黏质沙雷菌生化特性为：KIA：KA－－；MIU：＋－－；IMViC：－－/＋＋＋；赖氨酸、鸟氨酸、精氨酸试验：＋＋－。脂酶、DNA 酶、明胶酶三酶阳性，为本菌与其他相似菌鉴别的重要项目。对多黏菌素和头孢菌素 B 固有耐药性，可作为辅助鉴别特征。

（孙运芳）

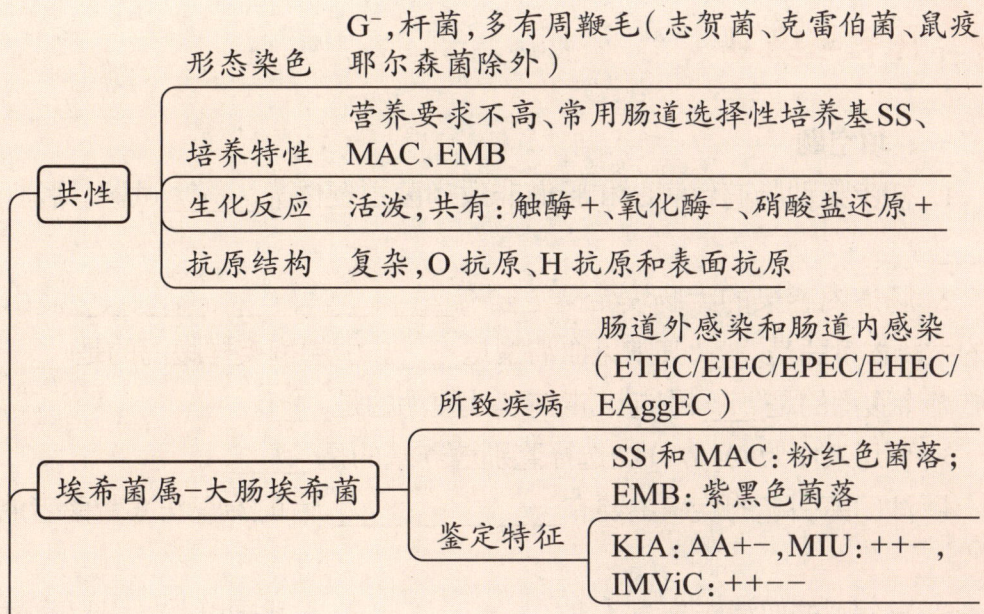

本章小结

形态染色　G⁻,杆菌,多有周鞭毛（志贺菌、克雷伯菌、鼠疫耶尔森菌除外）

共性

培养特性　营养要求不高、常用肠道选择性培养基SS、MAC、EMB

生化反应　活泼,共有：触酶＋、氧化酶－、硝酸盐还原＋

抗原结构　复杂,O 抗原、H 抗原和表面抗原

埃希菌属-大肠埃希菌

所致疾病　肠道外感染和肠道内感染（ETEC/EIEC/EPEC/EHEC/EAggEC）

鉴定特征　SS 和 MAC:粉红色菌落；EMB:紫黑色菌落

KIA：AA＋－,MIU：＋＋－,IMViC：＋＋－－

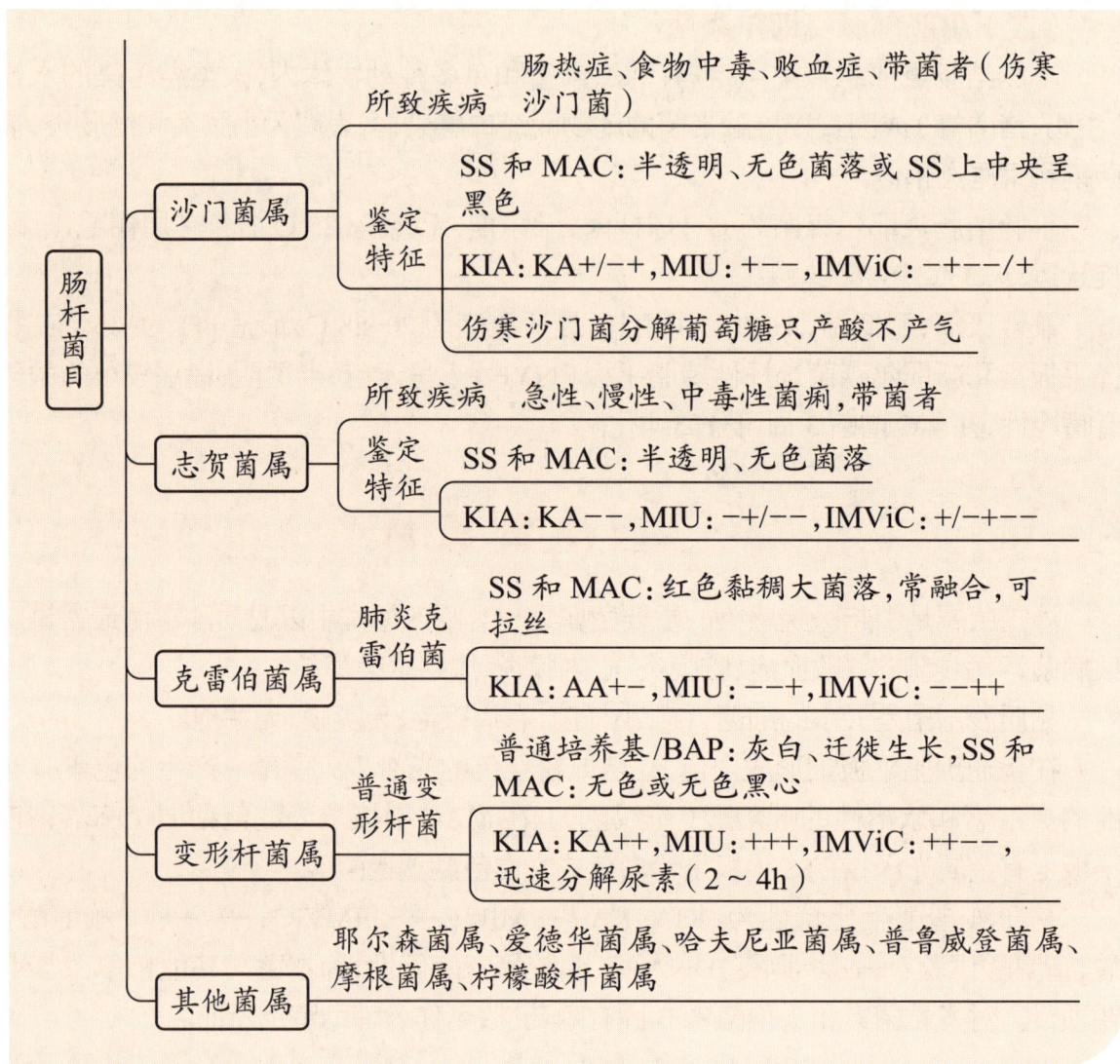

肠杆菌目
- 沙门菌属
  - 所致疾病　肠热症、食物中毒、败血症、带菌者（伤寒沙门菌）
  - 鉴定特征
    - SS 和 MAC：半透明、无色菌落或 SS 上中央呈黑色
    - KIA：KA+/-+，MIU：+--，IMViC：-+--/+
  - 伤寒沙门菌分解葡萄糖只产酸不产气
- 志贺菌属
  - 所致疾病　急性、慢性、中毒性菌痢，带菌者
  - 鉴定特征
    - SS 和 MAC：半透明、无色菌落
    - KIA：KA--，MIU：-+/--，IMViC：+/-+--
- 克雷伯菌属
  - 肺炎克雷伯菌
    - SS 和 MAC：红色黏稠大菌落，常融合，可拉丝
    - KIA：AA+-，MIU：--+，IMViC：--++
- 变形杆菌属
  - 普通变形杆菌
    - 普通培养基/BAP：灰白、迁徙生长，SS 和 MAC：无色或无色黑心
    - KIA：KA++，MIU：+++，IMViC：++--，迅速分解尿素（2~4h）
- 其他菌属　耶尔森菌属、爱德华菌属、哈夫尼亚菌属、普鲁威登菌属、摩根菌属、柠檬酸杆菌属

❓ 思考与练习

一、填空题

1. 初步鉴别肠道致病菌和肠道非致病菌主要依靠_____试验。肠杆菌目细菌氧化酶____。

2. 肠道内感染的大肠埃希菌主要有____、____、____、____、____。引起出血性结肠炎的大肠埃希菌是____，其常见血清型是____。引起痢疾样腹泻的是_____，引起婴幼儿和旅游者腹泻的是____，引起儿童持续性腹泻的是____。

3. 可用来作为 O157：H7 选择鉴别培养基的是_____。

4. 沙门菌引起的疾病主要有____、____、____，目前筛查伤寒带菌者的方法是检测血清的____。

5. 志贺菌的血清群分为____、____、____、____。我国以____引起的菌痢最常见。

6. 志贺菌属致病因素主要有___、___，其中痢疾志贺菌还可产生毒性很强的____。

7. 疑为肠热症患者标本采集可于第 1、2 周取____，第 2、3 周取____，第 3 周取____，全病程取_____做培养。

8. 苯丙氨酸脱氨酶阳性的肠杆菌有_____、_____、_____。

9. 能迅速分解尿素（2~4h）的细菌是____。在普通平板上可呈迁徙生长的是____。

10. 肠杆菌、弧菌及非发酵菌的鉴别试验主要有_____、_____。

二、名词解释

1. 肥达反应

2. 外 – 斐反应

3. 肠热症

4. 迁徙生长

5. SS 培养基

三、简述题

1. 列表简述大肠埃希菌,产气肠杆菌,伤寒沙门、痢疾志贺菌、肺炎克雷伯菌、普通变形杆菌的形态染色、在肠道选择平板上菌落特征及主要生化反应。

2. 简述沙门菌分群和分型的依据。

第八章 | 革兰氏阴性弧菌科检验

08章

08章 数字资源

学习目标

知识目标：

1. 掌握：霍乱弧菌、副溶血性弧菌的生物学特性及微生物学检验。

2. 熟悉：霍乱弧菌、副溶血性弧菌的临床意义。

3. 了解：气单胞菌属和邻单胞菌属的临床意义、生物学特性及微生物学检验。

能力目标：

能正确采集和处理弧菌科细菌感染检验标本、选择最佳检验方法进行鉴定。

素养目标：

1. 具有严谨细致、规范科学的检验态度及生物安全防护意识。

2. 具有传染病防控的责任担当及家国情怀。

弧菌科细菌是一群氧化酶阳性、发酵葡萄糖、单端鞭毛、运动活泼的革兰氏阴性弧菌或杆菌。该类细菌广泛分布于自然界中，水中最多，包括弧菌属、气单胞菌属、邻单胞菌属和发光杆菌属，其中发光杆菌属主要存在于海水中，对人类不致病。弧菌科鉴定索引见图 8-1。

```
                          G⁻杆菌/弧菌
                              │
                            氧化酶
                    ┌─────────┴─────────┐
                    −                   +
                    │                   │
                 肠杆菌目          弧菌科、非发酵菌
                                        │
                                    葡萄糖O/F
                            ┌───────────┴───────────┐
                          O/−                        F
                            │                        │
                        非发酵菌                    弧菌科
                                                     │
              O/129敏感    耐盐性（需Na⁺）    TCBS生长
                 │             │                │
                 S             +                +  ──→  弧菌属
                 R             −                −  ──→  气单胞菌属
                 S             −                −  ──→  邻单胞菌属
```

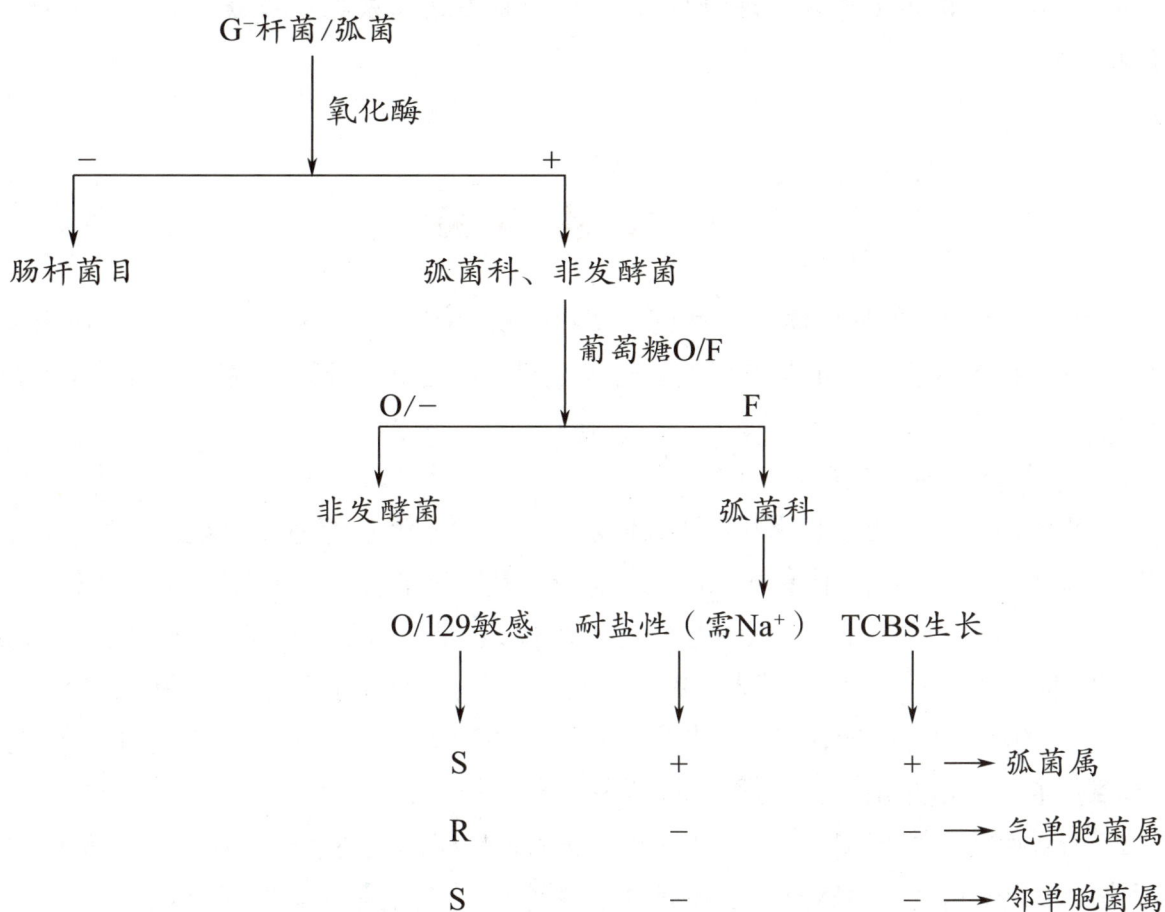

图 8-1　弧菌科的鉴定索引

第一节　弧　菌　属

弧菌属细菌广泛分布于自然界中,以淡水及海水中最多。对人类致病的主要有霍乱弧菌和副溶血性弧菌,分别引起霍乱和食物中毒。

案例导学

患者,男,53岁,剧烈腹泻伴呕吐1d。大便10余次,为"米泔水"样便,无发热、腹痛、里急后重。查体:疲倦面容,皮肤、唇舌干燥,眼窝内陷。血压80/60mmHg。实验室初步检查:粪便标本悬滴法镜检有"流星样"运动细菌。

请思考:

1. 结合临床表现,患者感染的病原体可能是什么? 该病原体是如何致病的? 有哪些特性?

2. 为明确诊断,如何进行系统的微生物检验并发出检验报告?

3. 作为一名医务工作者,为防控该传染病以保卫国家及维护公众健康,应具备哪些责任担当?

一、霍乱弧菌

霍乱弧菌是霍乱的病原体。霍乱是一种烈性肠道传染病,发病急,传播快,病死率高,为我国法定甲类传染病。在人类历史上曾发生过 7 次世界性霍乱大流行,属国际检疫传染病。

(一)临床意义

1. 致病物质　包括菌毛、鞭毛及霍乱肠毒素,其中霍乱肠毒素是主要的致病物质,是目前已知的致泻毒素中作用最强烈的。霍乱肠毒素的化学成分是蛋白质,其致病机制为:肠毒素由 A、B 两个亚单位组成,A 是毒性亚单位,B 是结合亚单位。B 亚单位与小肠黏膜上皮细胞结合,把 A 亚单位带入细胞内发挥毒性作用,激活腺苷酸环化酶(cAMP 酶),使细胞内 cAMP 大量增加,导致肠黏膜细胞分泌功能亢进,快速向细胞外分泌水和电解质,导致肠腔内水、钠潴留,引起严重呕吐与腹泻。

2. 所致疾病　引起霍乱。人类是唯一易感者,传染源是患者或带菌者。细菌主要通过污染的水源或食物经口感染,在胃酸降低时或摄入大量的霍乱弧菌时,霍乱弧菌可以通过胃到达小肠,首先通过鞭毛运动穿过肠黏膜表面的黏液层,接近肠黏膜上皮细胞,再通过菌毛的黏附定植,在肠黏膜上皮细胞表面迅速大量繁殖,最后产生霍乱肠毒素,进入细胞内发挥毒性作用,导致严重呕吐与腹泻。

霍乱典型临床表现:①剧烈地呕吐、腹泻,粪便呈"米泔水"样;②水、电解质大量丢失,出现脱水、电解质紊乱、代谢性酸中毒,严重者可因肾衰竭、低血容量性休克而死亡。如未经及时治疗,病死率高达 60%。

3. 免疫性　病后可获得牢固的免疫力,以体液免疫为主,肠道黏膜分泌的 sIgA 起主要作用。

4. 防治

(1)一般预防:①加强饮水、食物、粪便的卫生管理及培养良好的个人卫生习惯是预防的主要措施;②及时发现、隔离、治疗患者,严格处理患者的呕吐物和排泄物,必要时实行疫区封锁;③加强国境检疫,做好疫情报告。

(2)特异性预防:接种霍乱灭活疫苗,提高人群免疫力。

(3)治疗:对症治疗的关键是及时补液(水和电解质),纠正脱水和酸中毒,病死率可小于 1%;病因治疗应使用红霉素、多西环素、环丙沙星、呋喃唑酮及磺胺甲噁唑等抗生素。

霍乱的发现与流行

　　1817 年,霍乱在印度突然流行。此后 15 年,霍乱先后在印度北部、阿富汗和波斯至俄罗斯等地流行,到 1831 年传到英国,致使 7.8 万人丧生。当时,许多医生相信霍乱是由"瘴气"及其他不卫生的东西中产生的有害物质所引起的。英国著名的麻醉专家约翰·斯诺博士经过多次细致地观察研究,最终证实了该病的流行是由于水源被细菌污染所致。

　　1883 年,Koch 从患者粪便中分离出 O1 群霍乱弧菌古典生物型,该型引发前六次霍乱大流行。1905 年,从埃及西奈半岛 El Tor 检疫站分离出 O1 群霍乱弧菌 El Tor 生物型,该型引发第七次霍乱大流行。1992 年,一个新的流行株 O139 群在印度和孟加拉国一些城市出现,波及亚洲的多个国家和地区,这是首次由非 O1 群霍乱弧菌引起的流行。霍乱流行与饮食卫生、自然因素(如泥石流、地震)等有关,如 2010 年海地地震后出现霍乱大流行,52 万人染病,7 000 多人死亡。作为一名检验工作者,应以科学严谨的态度对患者进行快速、准确的病原学诊断并及时作出疫情报告,承担起霍乱的检疫、卫生宣教以维护公众健康的社会责任。

(二)生物学特性

　　1. 形态与染色　G^-,弧形或逗点状(图 8-2),大小为(0.5~0.8)μm ×(1.5~3.0)μm,单鞭毛,有菌毛,无芽孢,运动活泼。取"米泔水"样便做涂片染色检查,可见"鱼群样"排列;做悬滴法检查,可见"穿梭样"或"流星样"运动。

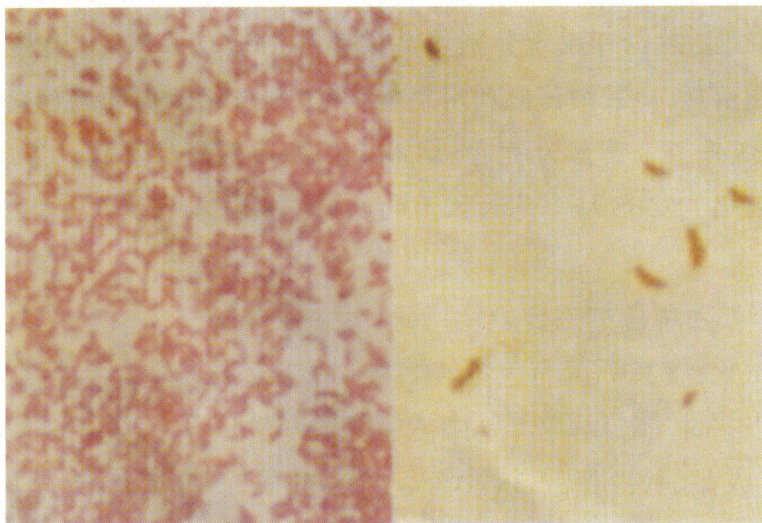

图 8-2　霍乱弧菌镜下形态

2. 培养特性　兼性厌氧,营养要求不高,耐碱不耐酸,最适温度为35℃,最适pH为7.4~9.6。

（1）碱性蛋白胨水（pH8.4~9.2）：经6~9h培养可在液体表面大量繁殖,形成菌膜。碱性条件下杂菌受到抑制,此培养基为霍乱弧菌的选择性增菌培养基。

（2）碱性琼脂平板：形成较大而扁平、无色透明"水滴状"菌落。

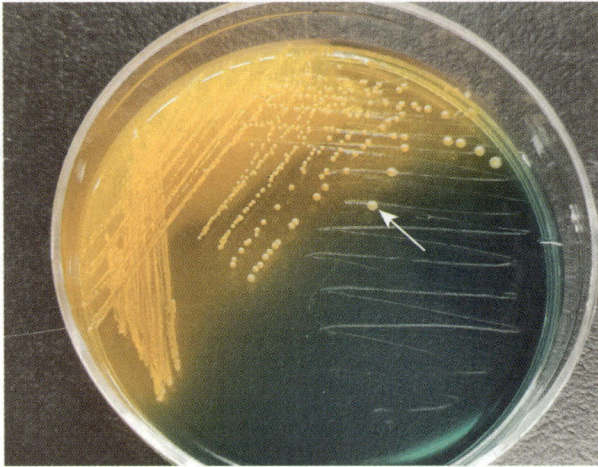

图8-3　TCBS平板上发酵蔗糖菌落

（3）硫代硫酸盐-枸橼酸盐-胆盐-蔗糖琼脂平板（TCBS）：形成较大、黄色菌落（引发蔗糖产酸）（图8-3）。

（4）含亚碲酸钾的琼脂平板（4号平板、庆大霉素平板）：形成中心呈灰褐色的菌落（因还原亚碲酸钾成金属碲）。

（5）血琼脂平板：El Tor生物型有β溶血环。

另外,在SS平板上不生长,在MAC平板上多可生长,不发酵乳糖,无色菌落。

知识拓展

TCBS 培养基——一种高效的弧菌选择鉴别培养基

培养基中较高浓度的氯化钠（6%）满足弧菌嗜盐生长的需要;高pH（8.6）的碱性环境及硫代硫酸盐抑制肠道菌的生长,胆盐主要抑制革兰氏阳性菌的生长,枸橼酸铁可以检测细菌产生的硫化氢;蔗糖可用于鉴别霍乱弧菌和副溶血性弧菌;溴麝香草酚蓝和麝香草酚蓝作为酸碱指示剂,如果细菌能利用蔗糖产酸,则使指示剂的颜色变成黄色。霍乱弧菌发酵蔗糖,TCBS平板上菌落为黄色;副溶血性弧菌不发酵蔗糖,TCBS平板上菌落为绿色或蓝绿色。因此,TCBS培养基为弧菌的选择鉴别培养基。

3. 生化反应　霍乱弧菌的主要生化特征（表8-1）。

（1）霍乱红试验：霍乱弧菌有色氨酸酶和硝酸盐还原能力。当将霍乱弧菌培养于含硝酸盐的蛋白胨水中时,能分解培养基中的色氨酸产生吲哚,又能还原硝酸盐成为亚硝酸盐,两种产物结合成亚硝酸吲哚。35℃培养24~48h后,滴加浓硫酸,呈现蔷薇色,为霍乱红试验阳性。霍乱弧菌和其他弧菌均有此种反应。

表 8-1　霍乱弧菌、副溶血性弧菌的生化特征

弧菌	氧化酶	硝酸盐还原	KIA	MIU	IMViC	LOA	ONPG	黏丝试验	霍乱红试验
霍乱弧菌	+	+	KA--	++-	++-/++	++-	+	+	+
副溶血性弧菌	+	+	KA--	++-/+	++--	++-	-	d	+

弧菌	耐盐试验（NaCl%）					发酵糖产酸		
	0	1	6	7	10	葡萄糖	乳糖	蔗糖
霍乱弧菌	+	+	+	-	-	+	-	+
副溶血性弧菌	-	+	+	+	-	+	-	-

注:+:90% 阳性;-:90% 以上阴性;d:10%~89% 阳性;+:迟缓反应;LOA:赖氨酸、鸟氨酸、精氨酸脱羧酶。

（2）黏丝试验:将 0.5% 去氧胆酸钠水溶液与霍乱弧菌混匀成浓悬液。1min 内悬液由混变清,并变得黏稠,以接种环挑取时有黏丝形成。弧菌属细菌除副溶血性弧菌部分菌株外,均有此反应。

4. 抗原结构与分型　霍乱弧菌含有 O 抗原和 H 抗原。

（1）O 抗原:耐热,有群特异性,据此可将霍乱弧菌分成 200 多个血清群。与人类感染有关的有 O1 群、非 O1 群（O2 群～O138 群）和 O139 群。其中 O1 群、O139 群引起霍乱,非 O1 群只引起人类胃肠炎。

O1 群霍乱弧菌根据所含三种抗原因子（A、B、C）的不同,分为三个血清型:小川型（A、B）、稻叶型（A、C）和彦岛型（A、B、C）。

O1 群霍乱弧菌根据生物学特性的不同,分为两个生物型:古典生物型和 El Tor（埃尔托）生物型,其生物分型见表 8-2。

表 8-2　霍乱弧菌的生物分型

生物学特性	古典生物型	El Tor 生物型
VP 试验	-	+
羊红细胞溶血	-	+
鸡红细胞凝集	-	+
多黏菌素 B 敏感试验	S	R
Ⅳ 组噬菌体裂解	+	-
Ⅴ 组噬菌体裂解	-	+

（2）H抗原：不耐热，无群特异性。

5. 抵抗力　弱，El Tor生物型在自然界中生存能力较古典生物型强。霍乱弧菌抵抗力特点有：①耐冷不耐热（煮沸立即死亡）；②耐碱不耐酸（在正常胃酸中仅存活4min）；③耐酒不耐氯（对含氯消毒剂敏感，如0.1%漂白粉中10min内即可死亡）；④对多西环素、红霉素、环丙沙星等敏感，对庆大霉素耐药，El Tor生物型亦对多黏菌素B耐药。

（三）微生物学检验

器材准备：碱性蛋白胨水、碱性琼脂平板、TCBS琼脂平板、SS、MAC琼脂平板、KIA、MIU培养物、不同浓度盐（0、3%、6%、7%NaCl）蛋白胨水、弧菌培养物、O/F培养基、氧化酶试剂、吲哚试剂、3%过氧化氢、O1群、O139群诊断血清。

1. 标本采集与运送　尽量在发病早期及使用抗菌药物前采集标本。可采集患者"米泔水"样粪便、呕吐物或肛拭等标本。标本应及时接种于碱性蛋白胨水中增菌。若不能及时接种者（运送时间超过1h），可将标本置于文-腊保存液或卡-布运送培养基中保存送检，不能用甘油盐水缓冲液（因甘油对弧菌有毒）。霍乱是烈性传染病，送检标本应装在密封且不易破碎的容器中，由专人运送。

2. 检验程序（图8-4）

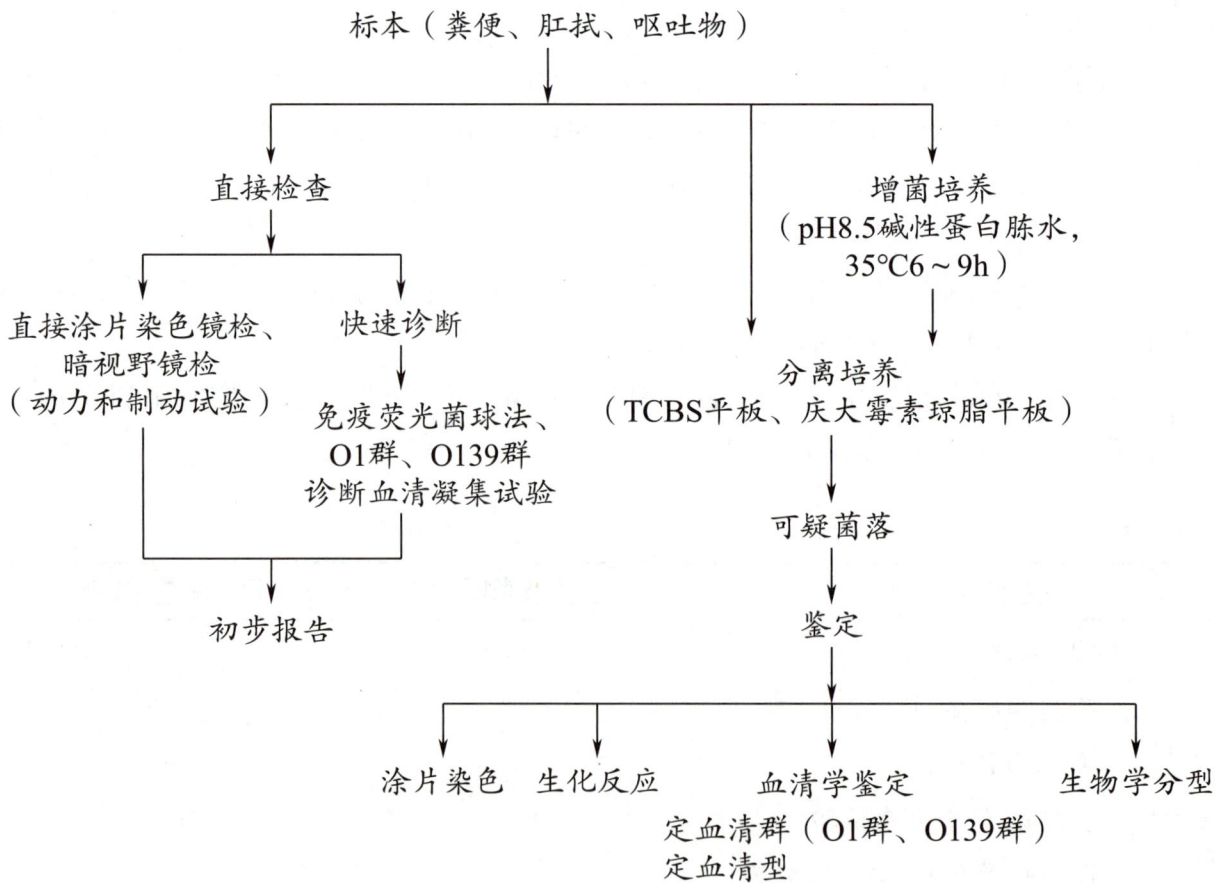

图8-4　霍乱弧菌检验程序

3. 检验方法

（1）直接检查

1）直接涂片染色镜检：可见 G⁻，弧菌，"鱼群样"排列。

2）暗视野镜检

动力试验：悬滴法标本经暗视野显微镜镜检，可见"流星样"运动。

制动试验：悬滴法标本，加入 1 滴霍乱弧菌多价诊断血清（效价≥1∶64），可见细菌发生凝集，活泼的运动停止，为制动试验阳性，有助于快速诊断。

3）其他快速诊断：免疫荧光菌球法（荧光抗体染色，荧光显微镜下可见带荧光的菌团）、O1 群、O139 群诊断血清凝集试验等。

（2）分离培养：将标本直接接种于碱性蛋白胨水，35℃ 6~9h 增菌培养后，接种至 TCBS 平板或庆大霉素琼脂平板分离培养，取可疑菌落进行鉴定。

（3）鉴定

1）涂片染色：G⁻，弧菌。

2）生化反应鉴定：按照科、属、种的顺序鉴定。①科间鉴别：见表 8-3；②属间鉴别：见表 8-4；③种间鉴别：见表 8-1。

表 8-3　肠杆菌目与弧菌科、非发酵菌的鉴别

试验	肠杆菌目	弧菌科	非发酵菌
形态	杆状	弧状、杆状	杆状
鞭毛	周毛或无	单毛	单毛、丛毛、周毛、无
葡萄糖 O/F	F	F	O/−
氧化酶	−	+	+

表 8-4　弧菌科 3 个菌属的鉴别

试验	弧菌属	气单胞菌属	邻单胞菌属
O/129 敏感（150μg）	S	R	S
TCBS 生长	+	−	−
耐盐性（6%NaCl）	+	−	−

3）血清学鉴定

确定血清群：与 O1 群及 O139 群血清做凝集试验定群。

确定血清型：与 A、B、C 分型血清做凝集试验定型。

4）生物学分型：通过生化试验确定古典生物型、El Tor 生物型（表 8-2）。

（4）结果分析及报告：见表 8-5。

表 8-5 　结果分析及报告

标本	形态染色	菌落特点	生化反应	血清学鉴定	生物学分型	结果报告
弧菌培养物						

二、副溶血性弧菌

副溶血性弧菌具有嗜盐性,广泛分布于近海的海水、海产品中。主要引起食物中毒,是我国沿海地区食物中毒最常见的病原体。

案例导学

患者,男,36 岁。因全身不适、腹痛、腹泻、呈水样便,并伴恶心、呕吐,入院就诊,经询问后得知该患者曾于发病前 2h 进食新鲜盐渍海带凉拌菜。

请思考:

1. 结合患者的表现,可能感染的病原体是什么? 其特性有哪些?

2. 该病原体的鉴定依据有哪些?

3. 为避免该菌感染,应具备怎样的饮食卫生习惯?

(一)临床意义

1. 致病物质　包括菌毛、毒素。毒素有耐热直接溶血素(TDH)和耐热相关溶血素(TRH)两种。TDH 是主要致病物质,具有溶血毒性、肠毒性及细胞毒性等作用。

2. 所致疾病　引起食物中毒。人因食入被副溶血性弧菌污染而烹饪不当的海产品或盐渍食品而引起食物中毒。发病急,潜伏期平均为 24h,主要的症状为腹痛、腹泻、恶心、呕吐、低热、水样便,偶有血便。多发于夏秋季节,病程 1~6d 不等,自限性,一般恢复较快。该菌偶尔引起肠道外感染,如中耳炎、伤口感染等。病后免疫力不强。

(二)生物学特性

1. 形态与染色　G^-,弧形、棒状、球杆状等多形态,单鞭毛,有菌毛,无芽孢。

2. 培养特性　营养要求不高,需氧或兼性厌氧,最适 NaCl 浓度为 3.5%,最适温度为 35℃,最适 pH 为 7.7~8.0。

(1)3.5%NaCl 蛋白胨水:经 6~9h 培养形成菌膜。为副溶血性弧菌的选择性增菌培养基。

(2)3.5%NaCl 琼脂平板:形成光滑湿润、边缘不齐、蔓延生长、无色菌落。

(3)TCBS 平板:形成绿色或蓝绿色菌落(不发酵蔗糖),接种环触之有口香糖质感(图 8-5)。

（4）血（羊、马等血液）琼脂平板：形成圆形凸起、灰白色菌落，不溶血或 α 溶血。

（5）我妻氏琼脂平板（高盐 −7%NaCl、人 O 型血或兔血、$D-$甘露醇）：致病菌株 β 溶血，称神奈川现象（Kanagawa phenomenon，KP）阳性。

（6）SS 平板：部分菌株生长，不发酵乳糖，形成扁平、无色半透明、蜡滴状、辛辣味菌落，不易挑起。

（7）MAC 平板：部分菌株生长，不发酵乳糖，形成无色半透明菌落。

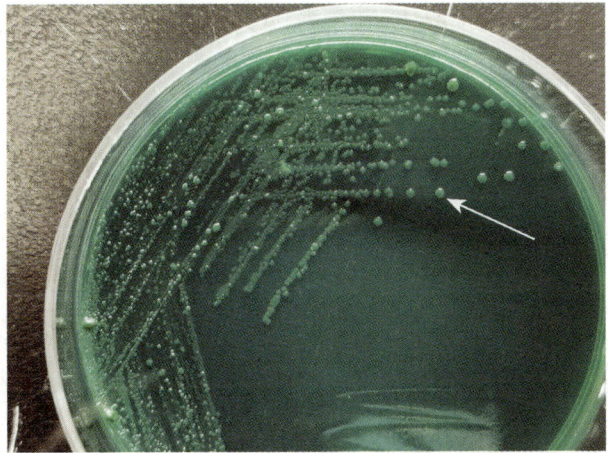
图 8-5　TCBS 平板上不发酵蔗糖菌落

3. 生化反应　副溶血性弧菌的生化特征见表 8-1。

4. 抵抗力　弱。①耐冷不耐热，90℃ 1min 即被杀死；②耐碱不耐酸，在 1% 乙酸或 50% 食醋中 1min 死亡；③嗜盐性强，在淡水中不超过 2d，但在海水中能生存 47d 以上，酱菜中存活 30d 以上；④对氯霉素、多西环素、环丙沙星等敏感。

（三）微生物学检验

1. 标本采集与运送　采取患者的粪便、肛拭、可疑食物等。标本采集后及时接种于 3.5%NaCl 蛋白胨水中或卡 – 布运送培养基中保存送检。

2. 检验方法

（1）增菌培养：取标本 0.5~1ml 标本接种于 3.5%NaCl 蛋白胨水中，35℃增菌培养 6~9h，出现菌膜即可分离培养。

（2）分离培养：将标本或增菌培养物接种在 TCBS 琼脂平板或 3.5%NaCl 琼脂平板进行分离培养，取可疑菌落进行鉴定。

（3）鉴定：鉴定同霍乱弧菌，遵循科、属、种的鉴定过程。

第二节　气单胞菌属和邻单胞菌属

一、气单胞菌属

气单胞菌属是一群氧化酶阳性、发酵葡萄糖、单端鞭毛、G⁻ 直杆菌。广泛分布于自然界，与人类疾病相关的有豚鼠气单胞菌、嗜水气单胞菌等。

（一）临床意义

1. 致病物质　致病物质主要为肠毒素。

2. 所致疾病　是水中的长居菌，主要引起肠内感染和肠外感染。

（1）肠内感染：表现为胃肠炎，出现较温和的水样腹泻到严重的痢疾样腹泻，是夏季腹泻常见病原体之一。

（2）肠外感染：主要为伤口感染和败血症等。

（二）生物学特性

1. 形态与染色　G^-，直杆菌，单鞭毛，运动活泼（杀鲑气单胞菌除外）。

2. 培养特性　需氧或兼性厌氧，营养要求不高，生长温度范围较宽，嗜温菌（10~42℃），嗜冷菌（22~25℃）。pH 范围 4.5~9.0。

（1）血琼脂平板：形成扁平光滑、灰白色菌落，大多数致病菌株有 β 溶血环。

（2）MAC 平板：形成扁平光滑、乳糖不发酵无色菌落（豚鼠气单胞菌发酵乳糖）。

（3）氨苄血琼脂平板（羊血琼脂中加入氨苄西林 30μg/ml）：湿润、灰白色菌落。是气单胞菌的选择性培养基，邻单胞菌在此培养基上不生长。

（4）TCBS 平板：不生长。SS 平板：不生长。

3. 生化反应　氧化酶 +，发酵葡萄糖。

（三）气单胞菌属鉴定依据

1. 形态染色　G^-，直杆菌，单鞭毛。

2. 菌落特征　氨苄血琼脂平板上灰白色菌落，可溶血；MAC 平板上无色菌落；TCBS 平板 −；SS 平板 −。

3. 鉴定试验　氧化酶 +，葡萄糖发酵 +，O/129 耐药，0~5%NaCl 培养基 +，≥6%NaCl −。

二、邻单胞菌属

邻单胞菌属只有一个种，即类志贺邻单胞菌。

（一）临床意义

本菌普遍存在于水和土壤中，可寄生于淡水鱼、贝壳类、蟾蜍、蛇、家禽等。通过食入生水或海产品感染，好发于夏季，主要引起胃肠炎，临床症状表现为水样泻或痢疾样腹泻。也可引起肠道外感染，多见于机体抵抗力下降人群，主要引起败血症和脑膜炎。邻单胞菌脑膜炎常见于助产分娩的婴儿。偶尔也可在伤口分泌液、胆汁、关节液、淋巴结等标本中分离到。感染率低，但病死率很高。

（二）类志贺邻单胞菌鉴定依据

1. 形态染色　G^-，直杆菌，2~5 根极端丛鞭毛。

2. 菌落特征　血琼脂平板上灰色菌落，无溶血；氨苄血琼脂平板上 −；MAC 平板上无色菌落；TCBS 平板 −；SS 平板 −。

3. 鉴定试验　氧化酶 +，葡萄糖发酵 +，O/129 敏感，0~5%NaCl 培养基 +，≥6%NaCl −。

（李　婷）

弧菌科
├─ 弧菌属
│ ├─ 霍乱弧菌
│ │ ├─ 临床意义　引起霍乱,甲类传染病,"米泔水"样便
│ │ ├─ 形态染色　G⁻,弧形,单鞭毛,流星样运动
│ │ ├─ 菌落特征
│ │ │ ├─ 碱性琼脂平板(pH 8.4~9.2):水滴样菌落
│ │ │ ├─ TCBS平板:黄色菌落(发酵蔗糖)
│ │ │ └─ 含亚碲酸钾平板(庆大霉素平板、4号平板):灰褐色菌落
│ │ └─ 生化反应
│ │   ├─ 与肠杆菌、非发酵菌的鉴别:氧化酶试验+,发酵葡萄糖产酸产气
│ │   ├─ 属间鉴别:O/129敏感,TCBS生长
│ │   └─ 种间鉴别:耐盐试验(0~6%NaCl生长,副溶血性弧菌1%~7%NaCl生长)
│ └─ 副溶血性弧菌
│   ├─ 临床意义　食物中毒,尤其是沿海地区
│   ├─ 形态染色　G⁻,弧形、棒状,单鞭毛,运动活泼
│   └─ 菌落特征
│   ├─ 3.5%NaCl琼脂平板:蔓延生长
│   └─ TCBS平板:蓝绿色菌落(不发酵蔗糖)
└─ 气单胞菌属
   ├─ 临床意义　肠外感染,肠内感染
   ├─ 形态染色　G⁻直杆菌,有单端鞭毛,呈穿梭状运动
   ├─ 菌落特征
   │ ├─ 血平板、氨苄西林血平板:灰白色菌落
   │ ├─ MAC平板:无色菌落(豚鼠气单胞菌除外)
   │ └─ TCBS平板、SS平板:不生长
   └─ 生化反应
      ├─ 与肠杆菌、非发酵菌的鉴别:氧化酶试验+,发酵葡萄糖
      └─ 属间鉴别:O/129耐药,TCBS-,耐盐试验0~5%NaCl生长

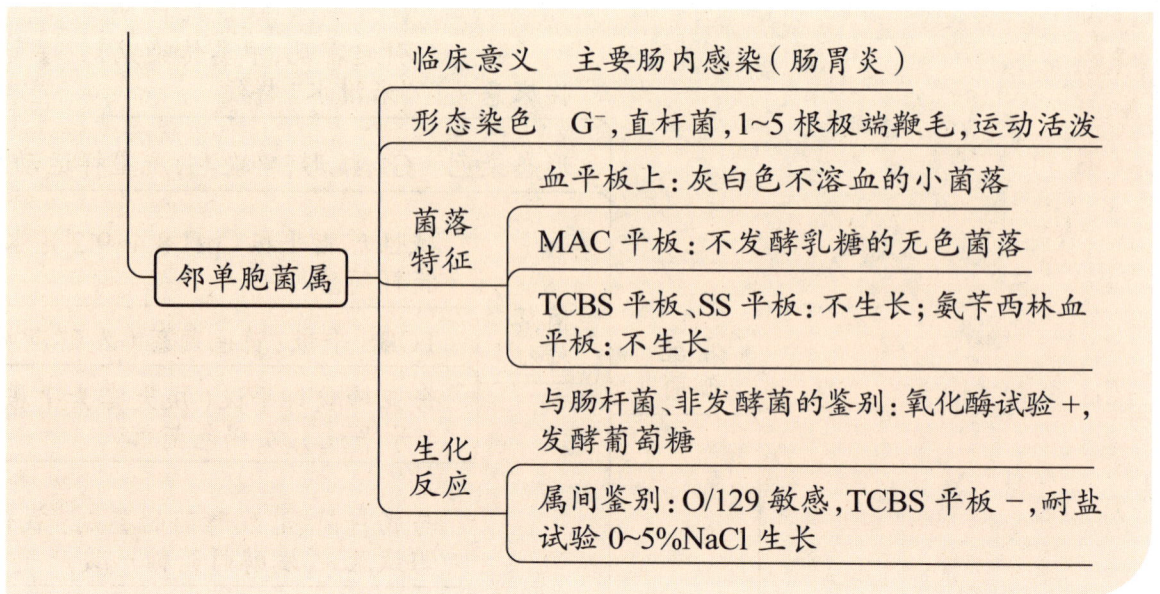

	临床意义	主要肠内感染（肠胃炎）

邻单胞菌属的思维导图：

- 临床意义　主要肠内感染（肠胃炎）
- 形态染色　G^-，直杆菌，1~5 根极端鞭毛，运动活泼
- 菌落特征
  - 血平板上：灰白色不溶血的小菌落
  - MAC 平板：不发酵乳糖的无色菌落
  - TCBS 平板、SS 平板：不生长；氨苄西林血平板：不生长
- 生化反应
  - 与肠杆菌、非发酵菌的鉴别：氧化酶试验＋，发酵葡萄糖
  - 属间鉴别：O/129 敏感，TCBS 平板－，耐盐试验 0~5%NaCl 生长

思考与练习

一、填空题

1. 霍乱弧菌有两个生物群即_____和_____。霍乱弧菌标本悬滴法镜检可见_____运动。

2. 霍乱弧菌对酸碱度的耐受性表现为耐_____不耐_____。增菌培养常用_____。分离培养常用选择培养基有_____、_____、_____。

3. 霍乱弧菌主要通过污染的_____或_____经口传播，霍乱弧菌的主要致病物质为_____，根据霍乱的发病机制，治疗霍乱的关键是_____，并同时应用_____进行治疗。

4. 副溶血性弧菌在含_____NaCl 的培养基上生长良好。分离培养常用选择培养基有_____、_____。

5. 副溶血性弧菌是一种_____菌，该菌广泛分布于_____中，可引起_____。

6. 霍乱弧菌、副溶血性弧菌在 TCBS 平板上菌落特征分别是_____、_____。

二、名词解释

1. 神奈川现象
2. TCBS 平板

三、简述题

1. 列表简述弧菌科三个菌属的鉴别。
2. 简述霍乱弧菌和副溶血性弧菌的鉴别（形态染色、菌落特征及生化反应）。
3. 简述气单胞菌属与邻单胞菌属的鉴定依据。

第九章 | 革兰氏阴性非发酵菌检验

09章

09 章 数字资源

学习目标

知识目标：

1. 掌握：非发酵菌的含义；常见非发酵菌属的种类及其生物学特性和微生物学检验方法。
2. 熟悉：常见非发酵菌的临床意义。
3. 了解：其他非发酵菌的生物学特性及鉴定要点。

能力目标：

1. 能正确采集、处理非发酵菌感染标本。
2. 能正确选择试验项目对非发酵菌进行检验、判断结果及发出检验报告。

素养目标：

1. 具有探究学习、实践创新精神及严谨科学的微生物学检验态度。
2. 具有防止耐药菌形成和防控医院内感染的责任担当。

非发酵菌是一群不发酵葡萄糖或仅以氧化方式利用葡萄糖的需氧或兼性厌氧、无芽孢的革兰氏阴性杆菌。

非发酵菌在分类学上分属于不同的科、属和种，但在生化特征方面十分相似。与人类疾病相关的非发酵菌主要有以下菌属：假单胞菌属、产碱杆菌属、不动杆菌属、莫拉菌属、黄杆菌属、窄食单胞菌属等。多为条件致病菌，是目前引起医院内感染的常见菌，而且随着耐药率逐渐增高，已被临床高度重视。

非发酵菌的鉴定一般先初步鉴定菌属，常用鉴定试验主要有：氧化酶试验、葡萄糖氧化发酵试验（O/F 试验）、动力试验、吲哚试验等，见表 9-1。

表 9-1　主要革兰氏阴性非发酵菌属生化特征鉴别

菌属	氧化酶	葡萄糖 O/F	鞭毛	吲哚
假单胞菌属	+	O/−	单毛 / 丛毛	−
窄食单胞菌属	+	O	丛毛	−
产碱杆菌属	+	−	周毛	−
不动杆菌属	−	O/−	−	−
黄杆菌属	+	O	−	−
莫拉菌属	+	−	−	+

第一节　假单胞菌属

假单胞菌属的共同特征:①G⁻,杆菌,无芽孢,端鞭毛;②严格需氧,营养要求不高,生长温度范围广(最适 35℃,4℃或 42℃亦可生长);③广泛分布于自然界,多为腐生菌,少数为条件致病菌。

在人类非发酵菌的感染中,假单胞菌属占 70%~80%,主要为铜绿假单胞菌,其次为荧光假单胞菌、恶臭假单胞菌、产碱假单胞菌等。特别是近年来从住院患者体内分离率逐年增高,感染主要来源于患者自身、环境、污染的医疗器械、注射或输液等,因此被列为医院感染的重点监测对象。

案例导学

患者,男,58 岁,5d 前在工厂工作中,左手掌大面积皮肤不慎被锅炉蒸汽烫伤,在当地卫生院治疗,3d 后体温升高,面部潮红,呼吸急促,创面出现感染,遂转院治疗。体格检查:体温 39.9℃,急性发热面容,精神差,烫伤创面表面有黄绿色脓性分泌物,其他未见异常。

请思考:

1. 患者创面感染的病原体可能是什么?是如何感染的?其特性有哪些?

2. 为明确诊断,需采集何种标本检查?如何对标本进行微生物学检验?

3. 为预防该菌医院内感染,检验工作者应具怎样的职责?

一、铜绿假单胞菌

铜绿假单胞菌俗称绿脓杆菌,由于在生长过程中产生水溶性绿色色素,可使培养基、脓液或敷料上呈现绿色,故得名。

(一)临床意义

1. 致病物质　致病物质有多种毒素和侵袭性酶,包括荚膜、菌毛、内毒素、外毒素、神经氨酸酶、磷脂酶、绿脓素等。外毒素 A 的毒性作用类似白喉毒素,可抑制宿主细胞合成蛋白质,具有很强的细胞毒作用,引起组织坏死,是铜绿假单胞菌最强的毒力因子。绿脓素的作用机制是:具有氧化还原活性,能催化超氧化物和过氧化氢产生有毒氧基团,引起组织损伤,是该菌的重要致病物质及鉴定依据之一。

2. 所致疾病　铜绿假单胞菌广泛分布于自然界,为条件致病菌,已成为医院内感染的主要病原体之一,其感染多见于皮肤黏膜受损部位或因化疗、使用免疫抑制剂等抵抗力低下者,亦可见于使用介入性临床诊疗措施者。

本菌主要引起局部化脓性炎症,如伤口(烧伤、创伤或手术切口)感染、呼吸道感染、尿路感染、中耳炎、角膜炎、心内膜炎等,还可导致败血症、脓毒血症。本菌引起的败血症病死率在革兰氏阴性杆菌败血症中居首位。对于烧伤患者伤口感染,应特别注意防止脓毒血症的发生,以降低病死率。

3. 防治原则　铜绿假单胞菌多引起医院内感染,加强消毒隔离是预防该菌感染的关键,同时对感染者进行抗菌治疗。

(1)医务人员应严格执行无菌操作,接触患者前后须洗手消毒。

(2)加强医院环境消毒、灭菌工作,病房应加强通风,并定期进行紫外线照射或空气消毒。

(3)治疗时,应根据体外药敏试验的结果合理使用抗生素,可选用复合青霉素类(哌拉西林)、头孢菌素类(头孢他啶、头孢吡肟)、碳青霉烯类(亚胺培南)、氨基糖苷类(阿米卡星)、喹诺酮类(环丙沙星)等进行药敏试验。

知识拓展

击破铜绿假单胞菌的"防弹衣"

铜绿假单胞菌呈现明显的固有耐药性,其耐药机制涉及许多方面,生物被膜形成是至关重要的一种。生物被膜是指细菌黏附于接触表面,分泌多种物质,将其自身包绕其中而形成的大量细菌聚集膜样物,膜中的胞外高分子基质(EPS)可有效阻挡包括抗生素在内的多种杀菌物质的渗透,使细菌对抗生素的耐受性提高100~1 000倍。因此,如何击破生物被膜这层"防弹衣",是有效对抗铜绿假单胞菌感染的关键。2020年,中国科学家首次研制出一种名为壳聚糖-聚乙二醇-抗菌肽复合物的抗菌剂,该抗菌剂成功实现了对生物被膜的深层渗透及对生物膜中铜绿假单胞菌的高效杀灭,为解决临床治疗耐药性细菌感染这个困扰全世界医生的难题开辟了一条新的道路。检验工作者应具备科学家的这种探索研究精神,在实践中创新,以解决实际问题。

(二)生物学特性

1. 形态与染色　G⁻,杆菌,长短不一,呈长丝状或球杆状,菌体大小(0.5~1.0)μm×(1.5~5.0)μm,单个、呈双或短链状排列(图9-1)。无芽孢,有荚膜,有菌毛,单鞭毛。

2. 培养特性　严格需氧,营养要求不高,生长温度范围广(25~42℃,4℃-,42℃+),最适温度35℃,经35℃培养18~24h后的生长特点如下:

(1)普通肉汤:肉汤液面可形成菌膜,细菌在深层发育不良,呈微浑浊或透明状,菌液上层为绿色(图9-2)。

(2)普通琼脂平板:常形成大而扁平、边缘不齐、伞状伸展、生姜气味、灰绿色、湿润菌落,常融合(图9-3)。可产生水溶性色素绿脓素和青脓素(荧光素),两者结合使得培养基亦呈亮绿色;另外还可产生红脓素或黑脓素。

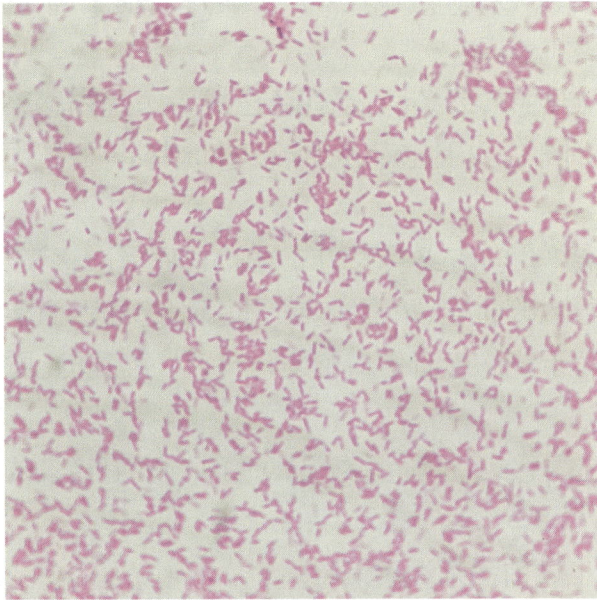

图9-1　铜绿假单胞菌革兰氏染色镜检
(×1 000)

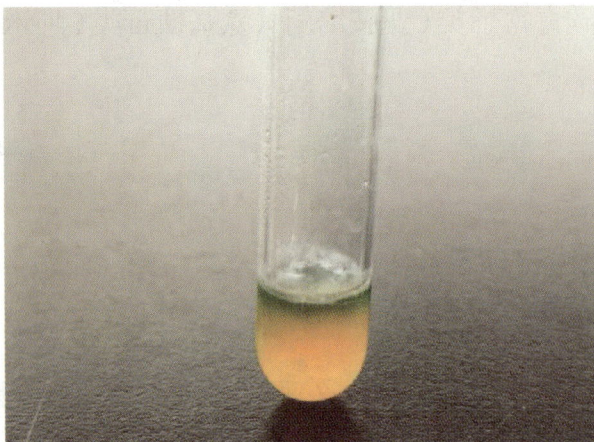

图9-2　铜绿假单胞菌在肉汤培养基中24h生长现象

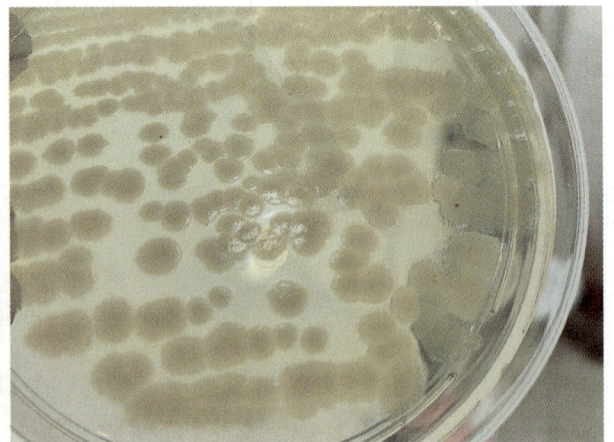

图9-3　铜绿假单胞菌在普通琼脂平板上24h呈融合状态的菌落

（3）血琼脂平板：可形成金属光泽，β溶血环（图9-4）。部分菌株可形成灰白色似大肠菌样型菌落；或形成粗糙型菌落（图9-5）；或形成似肺炎克雷伯菌的黏液型菌落；或形成似链球菌的侏儒型菌落。

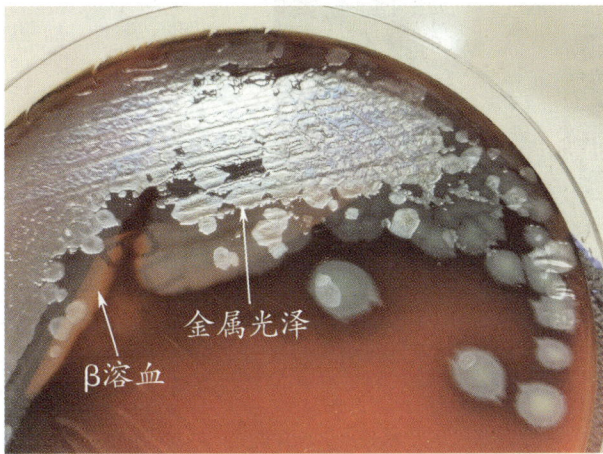

図9-4　铜绿假单胞菌在血琼脂
平板上菌落

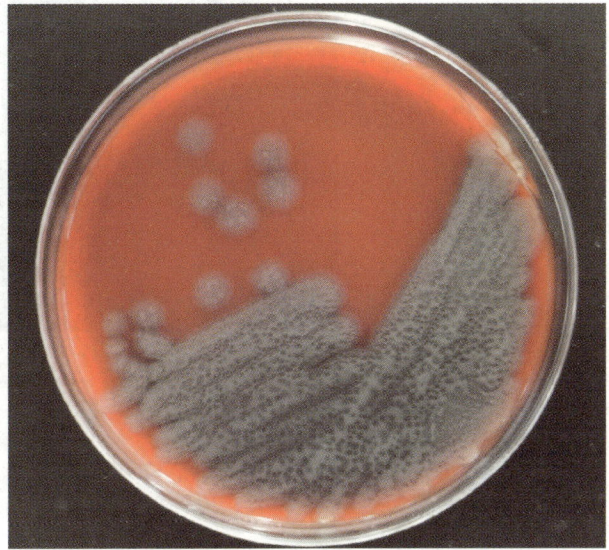

図9-5　铜绿假单胞菌在血平板上
24h粗糙型菌落

（4）SS、MAC平板：形成微小、无色半透明菌落（图9-6），48h后菌落中心呈棕绿色。SS平板上24h菌落类似沙门菌。

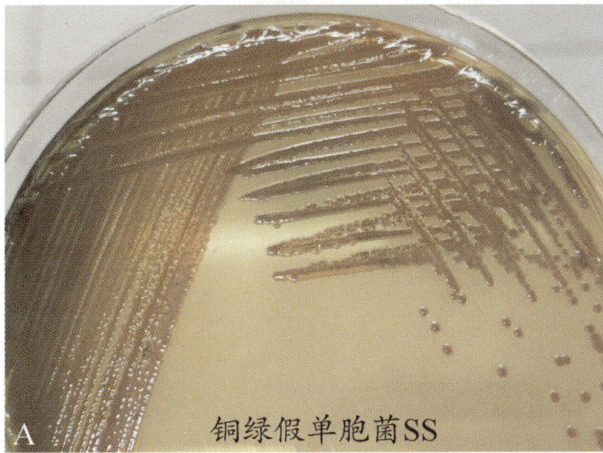

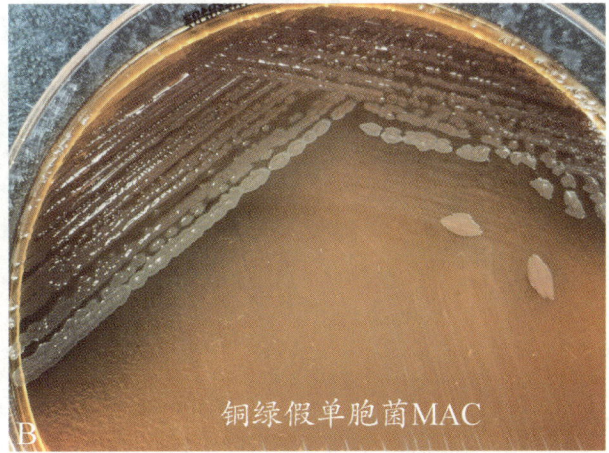

図9-6　铜绿假单胞菌在SS、MAC平板上48h菌落
A. SS平板；B. MAC平板。

3. 生化反应

（1）触酶、氧化酶：++。氧化酶可与肠杆菌科细菌（氧化酶-）相鉴别。

（2）葡萄糖、木糖O/F：O型（图9-7），产酸不产气。

（3）乙酰胺酶（图9-8）、精氨酸双水解酶：++。

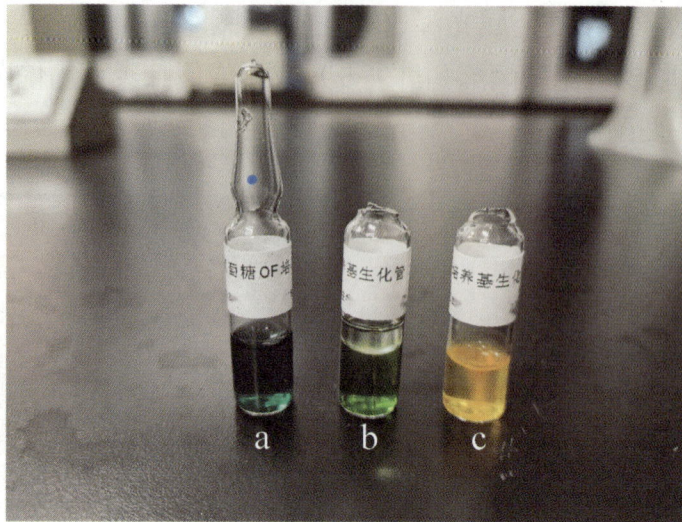

图 9-7　铜绿假单胞菌葡萄糖 O/F 试验结果

a 瓶:空白对照;b 瓶:接种后加液体石蜡,结果为阴性;c 瓶:接种后不加液体石蜡,结果为阳性。

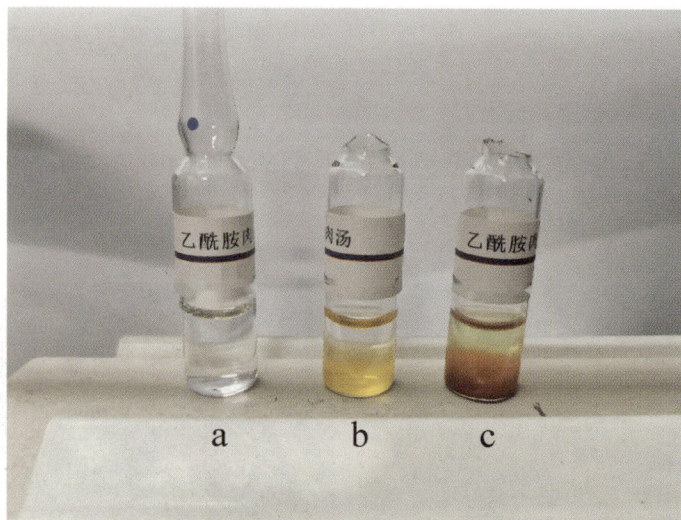

图 9-8　铜绿假单胞菌乙酰胺酶试验结果

a 瓶:空白对照管;b 瓶:阴性对照;c 瓶:铜绿假单胞菌阳性结果。

（4）硝酸盐还原（产 N_2）（图 9-9）、枸橼酸盐利用（图 9-10）:++。

（5）明胶液化（图 9-11）:+。

4. 抵抗力　抵抗力较其他无芽孢革兰氏阴性菌强。

（1）在潮湿的环境中能长期生存,对干燥、紫外线有抵抗力,但对热抵抗力不强,加热 56℃ 30min 可被杀灭。

（2）对某些消毒剂敏感,如表面活性剂（度米芬、新洁尔灭、消毒净）及氯己定 5min 内均可杀灭该菌,0.5%~1% 醋酸也可快速将其杀灭。

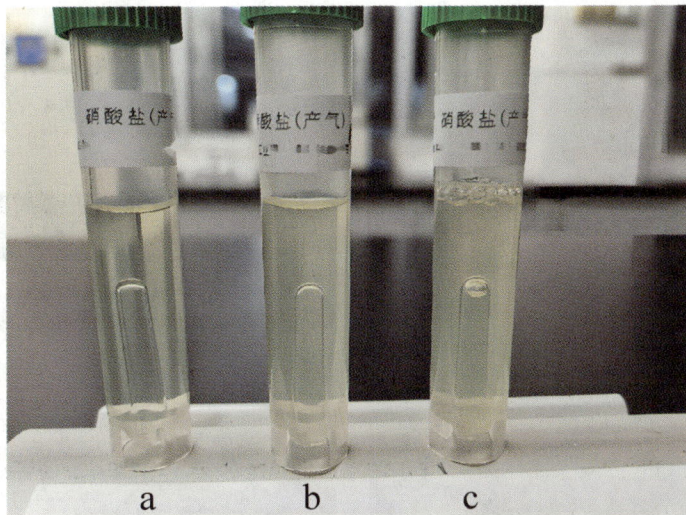

图 9-9　铜绿假单胞菌硝酸盐还原试验结果
a 管：空白对照；b 管：阴性对照；c 管：铜绿假单胞
菌硝酸盐还原试验产气结果。

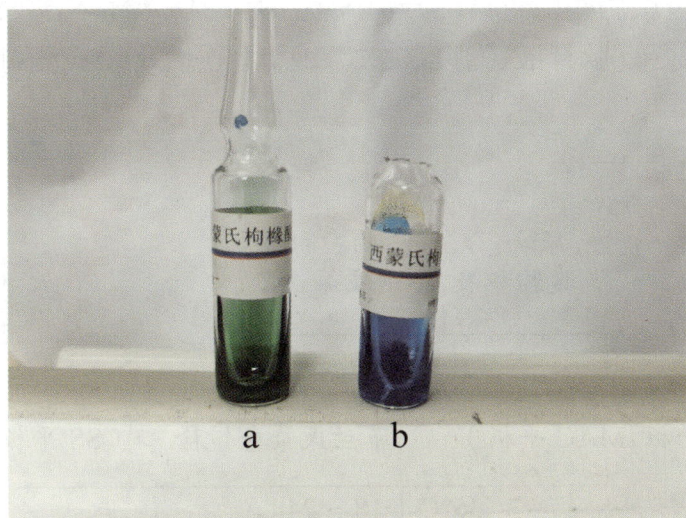

图 9-10　铜绿假单胞菌枸橼酸盐利用试验结果
a 瓶：空白对照；b 瓶：铜绿假单胞菌枸橼酸盐利用
阳性结果。

（3）对氨基糖苷类、复合青霉素类、第三和第四代头孢菌素、第三和第四代喹诺酮类抗生素敏感。青霉素对此菌无效，有些菌株对庆大霉素、磺胺、链霉素、氯霉素敏感，但极易产生耐药性，故临床治疗多联合用药。

（三）微生物学检验

器材准备：氧化酶试纸、血琼脂平板、麦康凯平板、葡萄糖 O/F 培养基、无菌液体石蜡、明胶生化管、枸橼酸盐培养基、乙酰胺肉汤、精氨酸肉汤、硝酸盐蛋白胨水培养基、半固体培养基、绿脓菌素测定培养基。

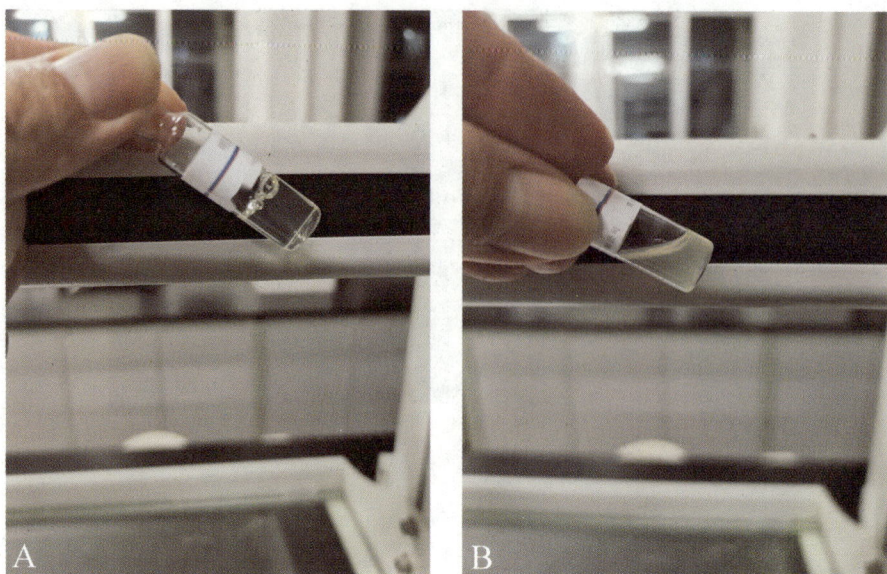

图 9-11 铜绿假单胞菌明胶液化试验结果
A. 空白对照；B. 铜绿假单胞菌明胶液化试验阳性。

1. 标本采集　按疾病和检查目的分别采取不同的临床标本,如脓液及伤口分泌物、痰液、穿刺液、血液、尿液、脑脊液、胸腹水、关节液等。医院环境检测可从空气、水、物体表面等处采样。

2. 检验程序　见图 9-12。

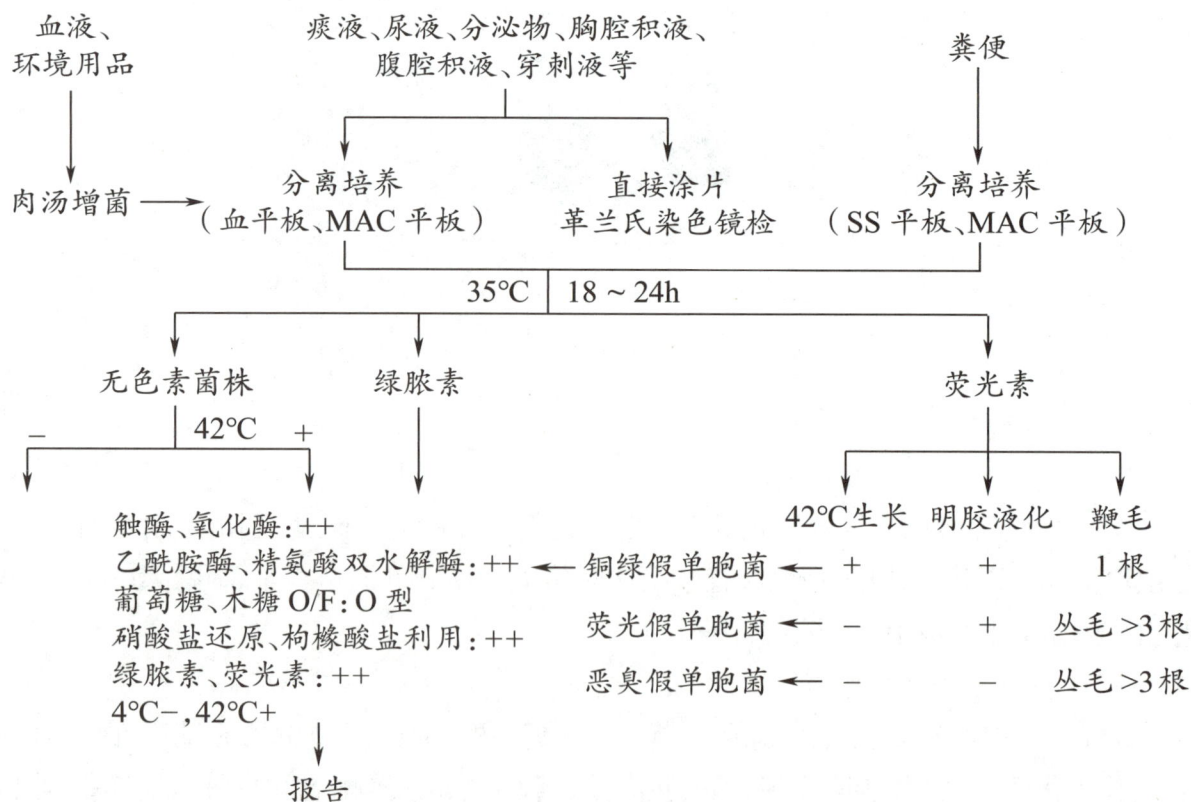

图 9-12　铜绿假单胞菌检验程序

3. 鉴定依据　典型铜绿假单胞菌的鉴定依据主要有以下几点：

（1）形态染色：G⁻，杆菌，长短不一，单鞭毛。

（2）菌落特征：血平板上大而扁平、边缘不齐、生姜气味、金属光泽的灰绿色菌落，β溶血。

（3）鉴定试验

1）两对酶：均阳性。触酶、氧化酶：++；乙酰胺酶、精氨酸双水解酶：++。

2）两种糖：均氧化。葡萄糖、木糖 O/F：O 型（氧化型）。

3）两种盐：均阳性。硝酸盐还原（产 N_2）、枸橼酸盐利用：++。

4）两色素：均阳性。绿脓素、荧光素：++。

5）两温度：4℃ −，42℃ +。

6）明胶液化试验：+。

【注意事项】

1. 待检菌如为革兰氏阴性杆菌，氧化酶及绿脓菌素试验皆为阳性者，即可报告标本中检出铜绿假单胞菌；如绿脓菌素试验阴性而液化明胶、硝酸盐还原产气、42℃生长试验、乙酰胺酶试验皆为阳性时，仍可报告标本中检出铜绿假单胞菌。

2. 从临床标本中分离出铜绿假单胞菌，需要排除污染。

3. 从患者血液、无菌体液及尿液中分离到本菌，特别是反复检出者，结合临床表现即可确定是病原体。

4. 铜绿假单胞菌下呼吸道感染需连续三次痰培养阳性才能确立。

5. 如患者无感染的临床表现，虽然分离到铜绿假单胞菌应视为正常菌群。

二、其他临床常见的假单胞菌

人类假单胞菌感染中，除了铜绿假单胞菌外，其他较为常见的菌种有荧光假单胞菌、恶臭假单胞菌、产碱假单胞菌等。

（一）荧光假单胞菌

1. 临床意义　荧光假单胞菌广泛分布于自然界，4℃时繁殖速度很快，是奶类、蛋类在低温条件下保存时导致腐败变质的主要细菌之一。

荧光假单胞菌可从患者伤口、痰液、胸腔积液、尿液和血液中分离出，由于现有的许多抗生素对荧光假单胞菌都不敏感，所以一旦感染此菌，病死率很高。

该菌具有嗜冷性，可在血库储存血液中繁殖，若输入含有此菌的血液，可导致败血症，发生不可逆性的休克而死亡。输血科应重视血液的检验及保存，避免污染该菌引起医院内感染。

2. 生物学特性

（1）形态与结构：G⁻，杆菌，呈单个或成双排列，丛鞭毛（>3 根）。

（2）培养特性：专性需氧，营养要求不高，最适生长温度为25~30℃，大多数菌株在4℃生长，42℃不生长。约94%的菌株产生水溶性荧光素（青脓素），在紫外线（360nm）照射下呈黄绿色荧光。在普通培养基、麦康凯和SS平板上可生长，形成灰白色菌落，黄绿色荧光。

3. 鉴定与鉴别　见表9-2。

表9-2　铜绿假单胞菌与其他假单胞菌的鉴别要点

菌种	氧化酶	葡萄糖O/F	绿脓素	荧光素	鞭毛	4℃生长	42℃生长
铜绿假单胞菌	+	O	+	+	1	−	+
荧光假单胞菌	+	O	−	+	>3	+	−
恶臭假单胞菌	+	O	−	+	>3	V	−
产碱假单胞菌	+				1		
施氏假单胞菌	+	O			1	−	V

菌种	赖氨酸脱羧酶	鸟氨酸脱羧酶	精氨酸双水解酶	乙酰胺酶	明胶液化	硝酸盐还原	枸橼酸盐利用
铜绿假单胞菌	−	−	+	+	+	+	+
荧光假单胞菌	−	−	+	−	+	+	+
恶臭假单胞菌	−	−	+	−	−	−	+
产碱假单胞菌	−	−	V	−	−	V	V
施氏假单胞菌	+	−	−	−	−	+	V

注：V表示不定。

4. 鉴定依据　①G⁻，杆菌，丛鞭毛（>3根）；②触酶、氧化酶：++；③绿脓素、荧光素：−+；④4℃ +，42℃ −；⑤明胶液化：+。

（二）恶臭假单胞菌

1. 临床意义　恶臭假单胞菌为鱼的一种致病菌，常从腐败的鱼中检出。该菌为人类咽部的正常菌群，是人类少见的条件致病菌，偶从人类尿道感染、皮肤感染和骨髓炎标本中分离出，分泌物有腥臭味。

2. 生物学特性

（1）形态与结构：G⁻，杆菌，丛鞭毛（>3根），运动活泼。

（2）培养特性：专性需氧，最适生长温度为25~30℃，42℃不生长，4℃生长不定，菌落与铜绿假单胞菌相似，但只产生荧光素（青脓素），不产生绿脓素，菌落为黄绿色。其陈旧培养物有腥臭味。

3. 鉴定与鉴别　见表9-2。42℃ -,绿脓素 -,明胶液化 -,与铜绿假单胞菌区别;明胶液化 -,也与荧光假单胞菌区别。

（三）产碱假单胞菌

1. 临床意义　该菌为自然界腐生菌,广泛分布在多种水源。同时该菌也常常污染医疗用水,如污染新生儿温箱湿化用水和氧气湿化用水,极容易导致新生儿呼吸道感染甚至败血症等。产碱假单胞菌还可引起化脓性脑膜炎、尿道炎、肺炎等感染性疾病。

2. 生物学特性　G⁻,杆菌,单鞭毛,专性需氧,最适生长温度为35℃,42℃不生长,不产生色素,不发酵糖类(产碱型),生化反应不活泼,一般均阴性。氧化酶阳性。

3. 鉴定与鉴别　见表9-2。

第二节　其他非发酵菌

一、产碱杆菌属

（一）临床意义

与假单胞菌属相同,广泛分布于自然界,以粪产碱杆菌最为常见,是医院感染的病原体之一,主要来自潮湿环境,如雾化器、呼吸机和灌洗液等,可引起抵抗力低下患者发生败血症,可从患者痰液、尿液、血液及脑脊液中分离出来。

（二）生物学特性

1. 形态与染色　G⁻,短杆菌,常单个、成双或链状排列,有周鞭毛,无芽孢。

2. 培养特性　专性需氧,最适生长温度25~37℃,部分菌株42℃能生长,营养要求不高,在普通平板、麦康凯和SS平板上均可生长,形成无色透明菌落。血平板上形成灰色、扁平、有水果味的扩散性菌落(图9-13);在含蛋白胨的肉汤中产氨,可使培养基pH增至8.6以上,为该菌的重要特征。

3. 鉴定与鉴别

（1）鉴定:触酶 +;氧化酶 +;葡萄糖 O/F-(产碱型);脲酶 -;明胶液化 -;蛋白胨肉汤培养:产氨,使肉汤pH上升至8.6。

（2）属间鉴别:见表9-1。

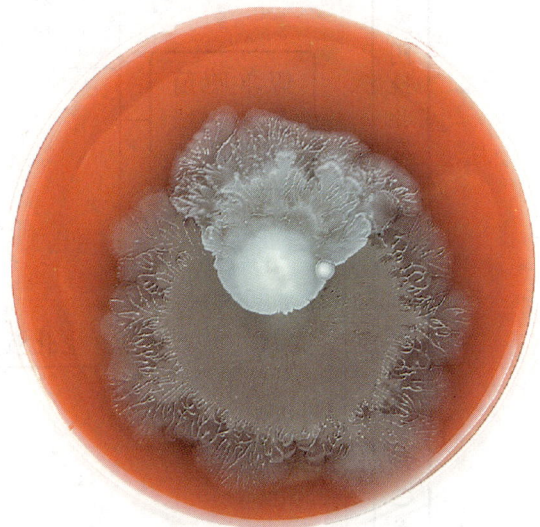

图9-13　粪产碱杆菌在血琼脂平板48h的扩展型菌落

二、不动杆菌属

（一）临床意义

不动杆菌属广泛分布于自然界，以鲍曼不动杆菌最常见，是医院感染的主要病原体之一，是临床分离阳性率第二位的非发酵菌，仅次于假单胞菌。在医院内污染的医疗器械、医护人员的手是重要的传播媒介，常引起伤口、呼吸道、消化道、泌尿生殖道感染等。

（二）生物学特性

1. 形态与染色　G^-，球杆菌，可单个、成双或链状排列，无芽孢、无鞭毛，黏液型菌株有荚膜。

2. 培养特性　专性需氧菌，最适生长温度35℃，营养要求不高，在各种培养基上生长良好，一般不产生色素。在SS、MAC平板上形成粉红色菌落；在血平板上可形成圆形凸起、光滑、边缘整齐、灰白色菌落。溶血不动杆菌可呈β溶血。

3. 鉴定与鉴别

（1）鉴定："三阴"特征（氧化酶 –，动力 –，硝酸盐还原试验 –），明胶液化 –（溶血不动杆菌除外）。

（2）属间鉴别：见表9-1。

（杜彬彬）

本章小结

革兰氏阴性非发酵菌（氧化酶＋、葡萄糖○或－）

假单胞菌属－铜绿假单胞菌

- 临床意义　导致医院内感染，引起化脓性炎症及败血症
- 形态特征　G^-，杆菌，长短不一，单鞭毛
- 培养特性
  - 严格需氧，营养不高，4℃－、42℃＋，可产生水溶性色素：绿脓素和荧光素
  - 血平板菌落：大而扁平、边缘不齐、生姜气味、金属光泽、灰绿色
- 生化反应
  - 两对酶：触酶、氧化酶：++；乙酰胺酶、精氨酸双水解酶：++
  - 两种糖：葡萄糖、木糖 O/F：O 型
  - 两种盐：硝酸盐还原（产氮气）、枸橼酸盐利用：++
  - 两色素：绿脓素、荧光素：++
  - 两温度：4℃不生长，42℃生长
  - 明胶液化 +

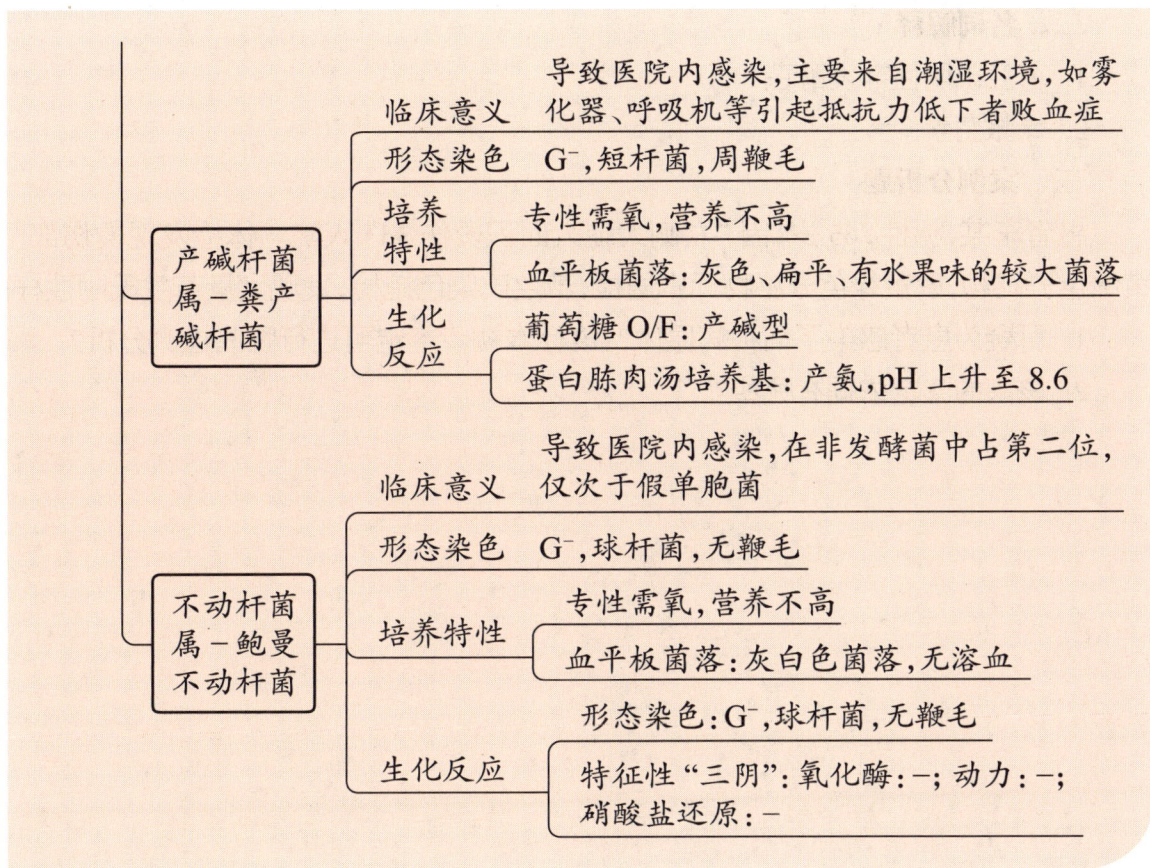

```
                    ┌ 临床意义    导致医院内感染,主要来自潮湿环境,如雾
                    │            化器、呼吸机等引起抵抗力低下者败血症
                    │  ┌ 形态染色   G⁻,短杆菌,周鞭毛
  产碱杆菌           │  │
  属－粪产  ─────────┤  ├ 培养     ┌ 专性需氧,营养不高
  碱杆菌             │  │ 特性     └ 血平板菌落:灰色、扁平、有水果味的较大菌落
                    │  │
                    │  └ 生化     ┌ 葡萄糖O/F:产碱型
                    │    反应     └ 蛋白胨肉汤培养基:产氨,pH上升至8.6
  ─────┤
                    ┌ 临床意义    导致医院内感染,在非发酵菌中占第二位,
                    │            仅次于假单胞菌
                    │  ┌ 形态染色   G⁻,球杆菌,无鞭毛
  不动杆菌           │  │
  属－鲍曼  ─────────┤  ├ 培养特性 ┌ 专性需氧,营养不高
  不动杆菌           │  │         └ 血平板菌落:灰白色菌落,无溶血
                    │  │
                    │  │         ┌ 形态染色:G⁻,球杆菌,无鞭毛
                    │  └ 生化反应 │
                    │             └ 特征性"三阴":氧化酶:－;动力:－;
                    │               硝酸盐还原:－
```

❓ 思考与练习

一、填空题

1. 革兰氏阴性非发酵菌致病多为_____,目前已成为_____感染的重要病原体。

2. 铜绿假单胞菌可生长的温度范围为_____,最适生长温度是_____。

3. 铜绿假单胞菌在血平板上的典型菌落为_____色,边缘不规则,表面可见_____光泽,常可见_____溶血环。

4. 不动杆菌属氧化酶_____性,动力_____性,硝酸盐还原_____性。最常见的菌种是_____。

5. 粪产碱杆菌在 O/F 培养基上生长可导致培养基呈_____性,在含有蛋白胨的肉汤培养基中产_____,导致培养基 pH 升高达_____。

6. 铜绿假单胞菌可形成圆形,边缘不齐、扁平菌落的培养基是_____。

7. 铜绿假单胞菌可形成类似沙门菌菌落的培养基是_____。48h 后菌落呈_____。

8. 铜绿假单胞菌可形成扁平、湿润、生姜气味、金属光泽的灰绿色或蓝绿色菌落的培养基是_____。

9. 铜绿假单胞菌可形成微小、凸起、无色半透明菌落的培养基是_____。

二、名词解释

1. 革兰氏阴性非发酵菌
2. 绿脓菌素

三、案例分析题

患者李某,男性,65岁,因"左侧大腿大面积烫伤3d"入院。体检发现烫伤部位出现黄绿色分泌物,取黄绿色分泌物标本送检,革兰氏染色镜检,发现大量革兰氏阴性杆菌。

1. 可疑为患者感染了何种病原体?该标本初步鉴定可进行哪些检测分析?
2. 该菌的鉴定依据有哪些?

第十章 | 革兰氏阴性弯曲菌检验

10章 数字资源

知识目标：

1. 掌握：幽门螺杆菌的主要生物学特征、临床意义及检验方法。
2. 熟悉：弯曲菌属的主要生物学特征、临床意义及检验方法。
3. 了解：弯曲菌属和幽门螺杆菌的防治。

能力目标：

1. 会幽门螺杆菌快速脲酶试验。
2. 能对幽门螺杆菌进行系统的微生物学检验并发出检验报告。

素养目标：

1. 具有努力学习以报效国家、甘于奉献的爱国情怀。
2. 具有运用公勺公筷就餐的良好生活习惯、珍惜生命及健康的生活理念。
3. 具有运用实践检验理论、实践创新、精益求精的职业理念。

弯曲菌是一类细长弯曲的革兰氏阴性菌，其特征主要有：①G⁻，细长弯曲，呈弧形、S形、螺旋形或海鸥展翅状；②端鞭毛，"投标样"运动；③微需氧、耐酸；④无芽孢、无荚膜；⑤可存在于动物和人的口腔、胃肠道和生殖器中，主要引起人类消化道感染。常见弯曲菌有弯曲菌属和螺杆菌属。

第一节　弯　曲　菌　属

弯曲菌属（*Campylobacter*）最早在1906年被Mcfaydean和Stockman从流产绵羊胎儿体内分离得到，Smith对其进行研究，发现其形态与弧菌相似，故将这种病原体称作胎儿弧菌。20世纪30年代，Veron的研究表明该菌在生长代谢过程中不发酵葡萄糖，对应的DNA和弧菌属也明显不同，因而将其称作弯曲菌。

某小学发生了一起集体食物中毒事件，105名学生和教职员工在吃过学校提供的午餐后出现发热、腹泻等症状，一名负责烹饪午餐的女性职工也出现发热、腹泻等症状。经调查，当地卫生部门对食物进行了初步检验，在午餐的鸡肉中发现了革兰氏阴性海鸥展翅状细菌。

请思考：

1. 该食物中毒病原体可能是什么？其特性有哪些？
2. 如何进行系统的微生物学检验？

弯曲菌属细菌广泛分布于动物界，常定居于家禽和野鸟的肠道内。对人致病的主要有空肠弯曲菌、结肠弯曲菌和胎儿弯曲菌，是一类重要的人兽共患病病原体，主要引起人类胃肠炎，亦可引起肠道外感染，其中空肠弯曲菌是腹泻的常见病原体。

一、临 床 意 义

（一）致病物质

1. **鞭毛和外膜蛋白** 本菌借助鞭毛"投标样"运动穿透肠黏液层到达肠黏膜上皮细胞，再经外膜蛋白黏附定植于细胞，然后侵入上皮细胞生长繁殖。

2. **毒素** 主要有肠毒素、细胞毒素和内毒素，分别引起腹泻、肠黏膜细胞坏死和发热等。

（二）所致疾病

弯曲菌的传染源为带菌的人或动物，其粪便中的活菌可以污染环境，通过污染的水或食物经消化道传播，食用未煮熟的食物、饮用未经处理的水和生牛乳均可感染弯曲菌，主要引起以下疾病：

1. **肠道感染** 空肠弯曲菌主要引起肠道感染，是引发散发性细菌性肠炎的最常见病原体之一，临床表现为痉挛性腹痛、腹泻（主要症状），先为水样便（3~20次/d），后转为黏液脓血便或果酱样便，并伴有发热、恶心等，多呈自限性。

吉兰－巴雷综合征（GBS）是空肠弯曲菌感染后最严重的并发症，是一种急性炎症性脱髓鞘性多发性神经病，表现为神经根疼痛（以颈、肩、腰和下肢为多）、急性进行性对称性肢体弛缓性瘫痪、主观感觉障碍、腱反射减弱或消失等，可因呼吸肌麻痹而死亡。

2. **肠道外感染** 胎儿弯曲菌主要引起肠道外感染，其中胎儿亚种为主要的人类致病菌，可引起菌血症、心内膜炎、脑膜炎等。

（三）防治

目前尚无特异性疫苗。预防主要是注意饮食卫生，加强人、畜、禽类的粪便管理。本菌感染轻症患者一般不需要治疗，如需治疗可用红霉素、氨基糖苷类、喹诺酮类抗生素等。

二、生物学特性

1. 形态与染色 G^-，细长弯曲，呈弧形、螺旋形、S形或海鸥展翅状，大小为（0.5~5）μm×（0.2~0.8）μm（图10-1、图10-2）。一端（胎儿弯曲菌）或两端具有单鞭毛（空肠弯曲菌、结肠弯曲菌），运动活泼，呈"投标样"运动。无芽孢、无荚膜。

2. 培养特性 微需氧菌，初次分离时需在含5%O_2、10%CO_2、85%N_2气体环境中生长，传代培养时需在含10%CO_2环境中生长。最适生长温度随菌种而异：空肠弯曲菌、结肠弯曲菌最适温度为42℃（25℃−、42℃＋）；胎儿弯曲菌最适温度为37℃（25℃＋、42℃−）；简明弯曲菌最适温度为37℃（25℃−、42℃−）。营养要求高，常用的选择培养基有Skirrow培养基、Butzler培养基和Campy-BAP培养基，这些培养基以血琼脂为基础，加入多种抗生素（主要为头孢哌酮），头孢哌酮具有超广的抗菌谱，能抑制革兰氏阳性

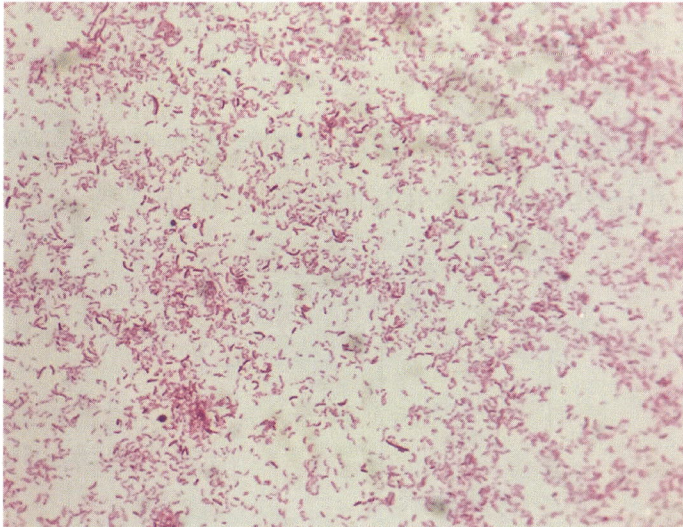

图10-1 空肠弯曲菌革兰氏染色（×1 000）

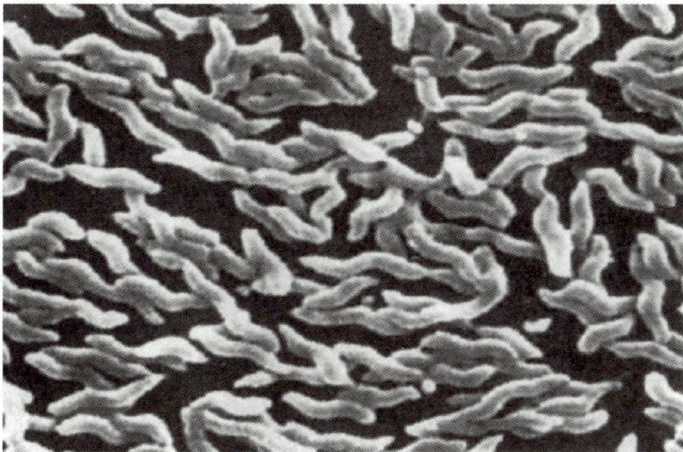

图10-2 空肠弯曲菌电镜图（×10 000）

菌、革兰氏阴性菌及厌氧菌,而有利于本菌分离。空肠弯曲菌初次分离时,经48h培养可形成两种菌落:一种为扁平、湿润、灰白色半透明、边缘不齐、常沿接种线扩散生长呈拖尾样外观的菌落;另一种为凸起、湿润、灰白色半透明、周围有黏液样外观的单个细小菌落。两种菌落均不溶血。

3. 生化反应　该菌属生化反应不活泼。糖类－、明胶－、脲酶－,VP和MR均阴性、触酶＋,氧化酶＋,硝酸盐还原＋,空肠弯曲菌马尿酸盐水解试验＋。空肠弯曲菌是唯一能水解马尿酸盐的弯曲菌,并且是区分空肠弯曲菌和结肠弯曲菌的唯一生化指标。

4. 抵抗力　弱。对冷、热、干燥及一般消毒剂敏感;在室温保存的培养物中可存活2~20周;在4℃下可存活3~4周;在干燥环境中仅存活3h;56℃ 5min即被杀死。

三、微生物学检验

器材准备:革兰氏染液、改良弯曲菌琼脂平板(Campy-BAP平板)、布氏肉汤、氧化酶试剂、触酶试剂、生化鉴定管。

(一)标本采集

本菌为微需氧菌,标本采集后应立即送检,尽量减少在空气中暴露。粪便、肛拭子及剩余食物可接种于卡－布运送培养基中送检;血液或脑脊液应立即注入布氏肉汤中增菌。

(二)检验程序(图10-3)

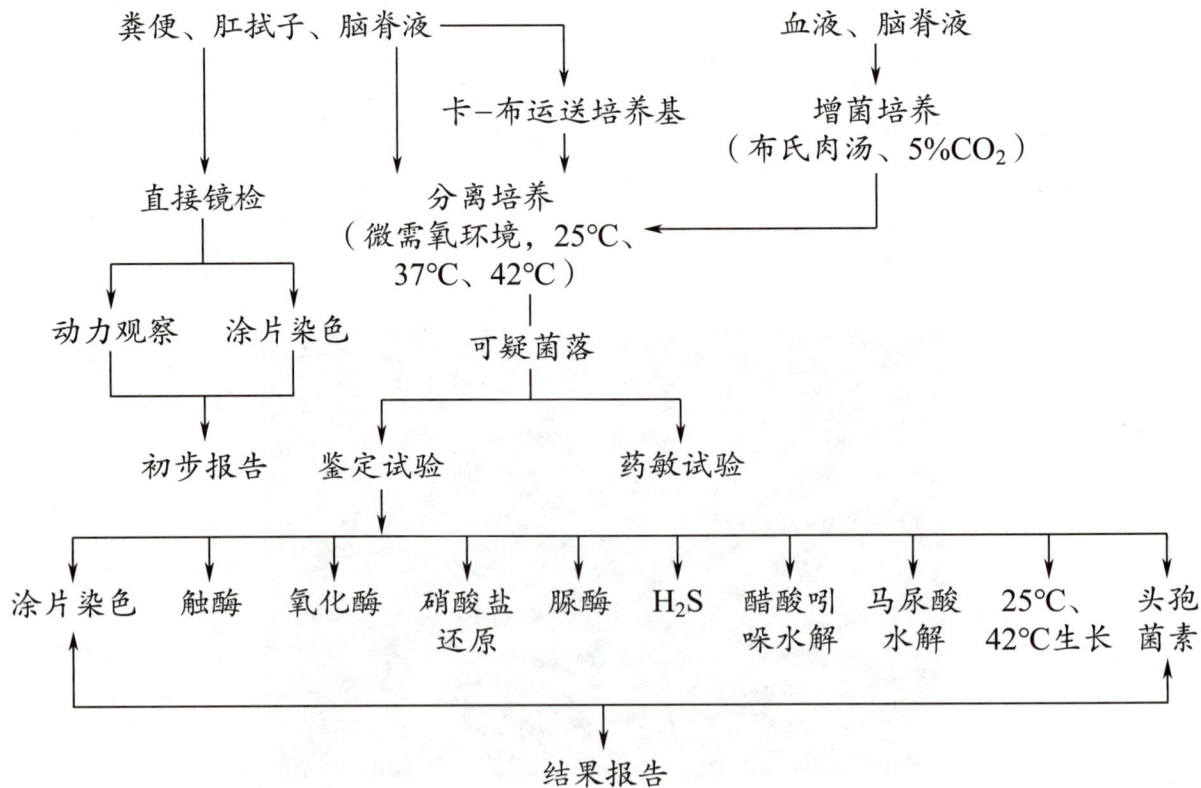

图 10-3　弯曲菌属检验程序

（三）检验方法

1. **直接镜检** 弯曲菌感染的粪便、肛拭子标本可直接检查。①粪便、肛拭子、脑脊液离心沉淀物直接涂片革兰氏染色镜检，可见 G⁻、弧形、螺旋形、S 形或海鸥展翅状细菌；②取标本作悬滴法暗视野镜检，可见"投标样"运动的细菌。

2. **分离培养** 粪便和肛拭子标本直接接种于改良 Campy-BAP 平板；血液或脑脊液标本接种布氏肉汤增菌后，转种 Campy-BAP 平板，分置于 25℃、37℃、42℃，在微需氧、湿润环境下培养 24~72h，观察菌落特征。

3. **鉴定** 取可疑菌落进行鉴定。

（1）涂片染色：G⁻ 弧形、螺旋形、S 形或海鸥展翅状细菌。

（2）生化反应：不活泼。糖类、明胶、脲酶、VP、MR 均阴性；触酶、氧化酶、硝酸盐还原均阳性。

4. **鉴别** 可依据 42℃生长试验、头孢噻吩敏感试验、萘啶酸敏感试验、醋酸吲哚水解、马尿酸盐水解等试验鉴别。弯曲菌属的主要菌种的鉴别特征见表 10-1。

表 10-1 弯曲菌属主要鉴别要点

试验	胎儿弯曲菌		空肠弯曲菌		结肠弯曲菌
	胎儿亚种	性病亚种	空肠亚种	多伊尔亚种	
醋酸吲哚水解	−	−	+	+	+
马尿酸盐水解	−	−	+	++	−
25℃生长	+	+	−	−	−
42℃生长	−	−	+	V	+
头孢噻吩	S	S	R	S	R
萘啶酸	R	R	S	S	S

5. **药敏试验** K-B 法药敏试验。

6. **结果分析及报告** 见表 10-2。

表 10-2 结果分析及报告

标本	形态染色	菌落特征	鉴定试验	药敏试验	结果与报告
粪便					

第二节 螺杆菌属

螺杆菌属约有 23 个种,多数定居于哺乳动物的胃肠道。幽门螺杆菌(*Helicobacter pylori*,HP)是螺杆菌属的代表菌种。幽门螺杆菌是多种上消化道疾病的危险因素,已被世界卫生组织列为第 Ⅰ 类生物致癌因子。

案例导学

1981 年,澳大利亚医生巴里·马歇尔和罗宾·沃伦在皇家珀斯医院以 100 例接受胃镜检查及活检的胃病患者为对象进行研究,发现超过 90% 的十二指肠溃疡和 80% 左右的胃溃疡都与幽门螺杆菌感染有关联。1982 年,他们提取了幽门螺杆菌的初始培养体,并发表了关于胃溃疡与胃癌是由幽门螺杆菌引起的假说。幽门螺杆菌假说在刚刚提出时被科学家和医生们嘲笑,他们不相信会有细菌生活在酸性很强的胃里面,因为当时主流学说认为胃溃疡主要是由于压力、刺激性食物和胃酸过多引起的。由于动物实验失败且缺乏人体试验对象,1984 年的一天,马歇尔吞服了含有大量幽门螺杆菌的培养液,试图让自己患上胃溃疡。5d 后,冒冷汗、进食困难、呕吐、口臭等症状接踵而来。直到 10d 后,马歇尔在胃镜检查时发现,自己的胃黏膜上果然长满了这种"弯曲的细菌",而穿过胃壁而出的白细胞正努力吃掉并杀死那些幽门螺杆菌——这就是造成胃溃疡的原因。为此他狂喜不已,但经不住妻子的劝说,这才服下抗生素,真正向炎症宣战。"马歇尔疯了!"人们惊呼这种"疯狂举动"。

截至 1992 年,全世界至少进行了 3 组大规模临床试验,在 1994 年美国国立卫生研究院才基本上同意幽门螺杆菌是胃溃疡的元凶。2005 年巴里·马歇尔和罗宾·沃伦共同获得诺贝尔生理学或医学奖,表彰他们发现幽门螺杆菌及其在胃炎和胃溃疡中所起的作用。

请思考:

1. 幽门螺杆菌感染的条件及感染后症状有哪些?为避免该菌感染,应具备怎样的健康生活理念?

2. 怎样进行幽门螺杆菌感染的微生物学检查?

3. 澳大利亚医生巴里·马歇尔的"疯狂举动"体现了何种精神?

一、临床意义

（一）致病物质

1. 鞭毛和黏附素　幽门螺杆菌通过鞭毛"投标样"运动穿透胃黏液层，经黏附素定植于黏膜上皮细胞表面，引起炎症。

2. 脲酶　幽门螺杆菌利用脲酶分解尿素产生 NH_3，NH_3 中和胃酸，既有利于本菌生存和黏附于胃黏膜，又对胃黏膜有毒性作用。

3. 毒素　空泡毒素（VacA）和细胞毒素相关蛋白A（CagA）可损伤胃黏膜上皮细胞，形成溃疡。研究表明 CagA 与胃癌发生密切相关。

（二）所致疾病

幽门螺杆菌专性寄生于人胃黏膜，胃窦是其最佳定居部位，是引起胃部疾病的重要致病菌之一。我国人群感染率达 60% 以上。传播途径是消化道。所致疾病包括功能性消化不良、慢性胃炎、消化性溃疡，特别是十二指肠溃疡。感染 Hp 后的症状常见有口臭、嗳气、反酸、胃灼热、胃痛以及呕吐等，Hp 诱发胃泌素大量分泌是导致发生反酸和胃灼热的原因。另外，幽门螺杆菌感染还与胃癌、胃淋巴瘤有关，与冠心病、缺铁性贫血和特发性血小板减少性紫癜等消化道系统以外的疾病亦有关联。

（三）防治

目前尚无特异性疫苗。

1. 预防　主要是改善饮食习惯，提倡分餐制，减少感染的机会；餐具定期消毒，避免家庭性感染，避免导致母婴传播的不良喂食习惯。

2. 治疗　幽门螺杆菌耐药是全球面临的重要难题，我国的耐药形势更为严峻。目前治疗主要选用一种质子泵抑制剂（PPI）或一种胶体铋剂为基础，加上克拉霉素、阿莫西林（或四环素）、甲硝唑（或替硝唑）三种抗菌药物中的两种，组成三联疗法，也可用 PPI、胶体铋剂联合两种抗生素的四疗法。根据《第五次全国幽门螺杆菌感染处理共识报告》推荐的铋剂四联方案作为主要的经验性治疗。

二、生物学特性

1. 形态与染色　G^-，细长弯曲，呈螺旋形、S 形或海鸥状（图 10-4、图 10-5），大小为（2.5~4.0）$\mu m \times$（0.5~1.0）μm。陈旧培养物可呈球形或长丝状。菌体的一端有 2~6 条带鞘的鞭毛，呈"投标样"运动。无芽孢、无荚膜。在胃黏膜层中呈"鱼群样"排列。

2. 培养特性　微需氧菌，在含 $5\%O_2$、$10\%CO_2$、$85\%N_2$ 气体环境中生长为宜，最适温度 37℃，最适 pH7.0，相对湿度 98% 以上为宜。营养要求高，常以布氏琼脂为基础培养

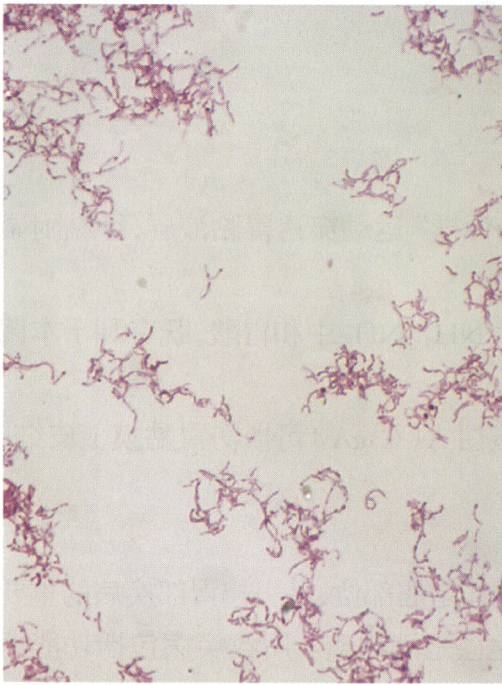

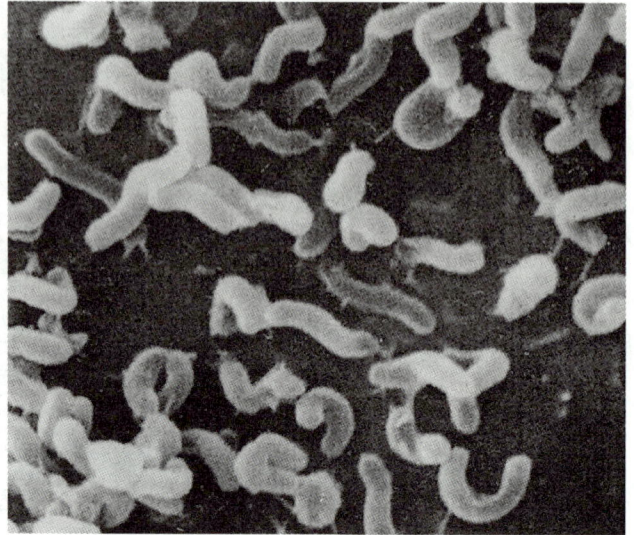

图 10-4　幽门螺杆菌革兰氏染色（×1 000）　　图 10-5　幽门螺杆菌电镜图（×10 000）

基,加入血液或血清。加入多黏菌素 B（抑制革兰氏阴性杆菌）、万古霉素（抑制革兰氏阳性球菌）、甲氧苄啶（TMP）（抑制多种革兰氏阴性和阳性菌）、两性霉素 B（抑制真菌）等组成抑菌剂防止杂菌生长。可在巧克力色血琼脂平板、哥伦比亚血琼脂平板、脑心浸液血琼脂平板、布氏血琼脂培养基上生长,生长缓慢,培养 3~4d 形成圆形、凸起、光滑、半透明、针尖状菌落,有轻度的 β 溶血。

3. 生化反应　糖类 −、明胶 −、硝酸盐还原 −。触酶、氧化酶、脲酶、碱性磷酸酶、γ−谷氨酰转肽酶、亮氨酸肽酶和乳酸脱氢酶这七种酶反应阳性,是作为幽门螺杆菌生化鉴定的依据。其中脲酶强阳性,是鉴定的重要依据。

4. 抵抗力　弱,对冷、热、干燥、常用化学消毒剂敏感。

三、微生物学检验

器材准备：革兰氏染液、幽门螺杆菌荧光染色试剂、尿素培养基、巧克力色血琼脂平板或 Skirrow 琼脂平板、布氏肉汤为基础的选择性液体培养基、氧化酶试剂、触酶试剂、生化鉴定管、幽门螺杆菌核酸检测试剂盒、金标法抗体快速检测试剂、金标法抗原快速检测试剂。

（一）标本采集

多部位（幽门部、胃窦部或病变部位）采集胃黏膜组织活检标本两份,立即送检,一份做病理检查,一份做细菌学检查。

（二）检验程序（图 10-6）

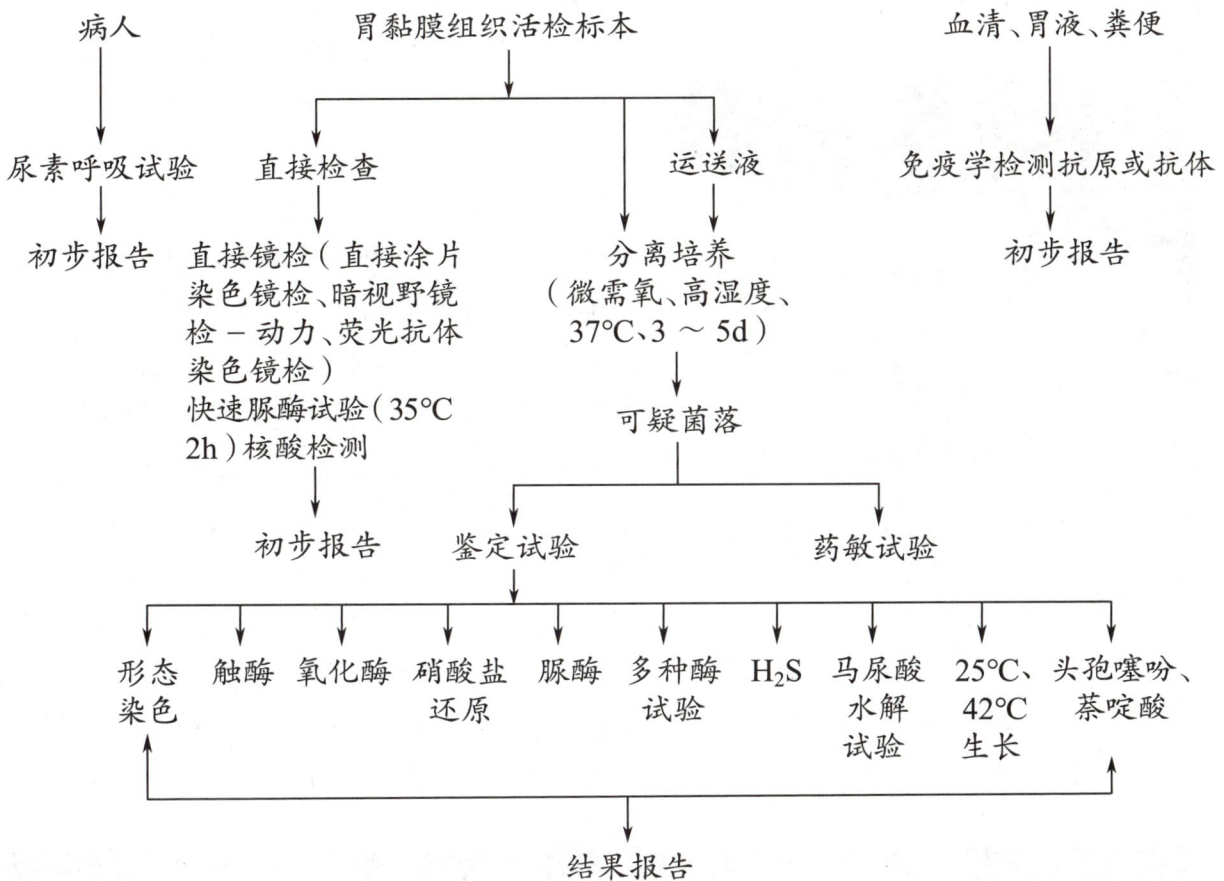

```
      病人              胃黏膜组织活检标本                血清、胃液、粪便
       ↓                    ↓                              ↓
   尿素呼吸试验      直接检查        运送液         免疫学检测抗原或抗体
       ↓              ↓             ↓                      ↓
   初步报告      直接镜检（直接涂片    分离培养             初步报告
                 染色镜检、暗视野镜   （微需氧、高湿度、
                 检－动力、荧光抗体    37℃、3～5d）
                 染色镜检）              ↓
                 快速脲酶试验（35℃    可疑菌落
                 2h）核酸检测            ↓
                     ↓          鉴定试验        药敏试验
                 初步报告
```

形态染色　触酶　氧化酶　硝酸盐还原　脲酶　多种酶试验　H₂S　马尿酸水解试验　25℃ 42℃ 生长　头孢噻吩、萘啶酸

结果报告

图 10-6　幽门螺杆菌检验程序

（三）检验方法

1. 直接镜检　将活检组织切碎并研磨均匀进行直接涂片革兰氏染色镜检、悬滴暗视野镜检、荧光抗体染色镜检（图 10-7）。可见 G⁻,细长弯曲,呈弧形、螺旋形、S 形或海鸥展翅状,呈"投标样"运动。

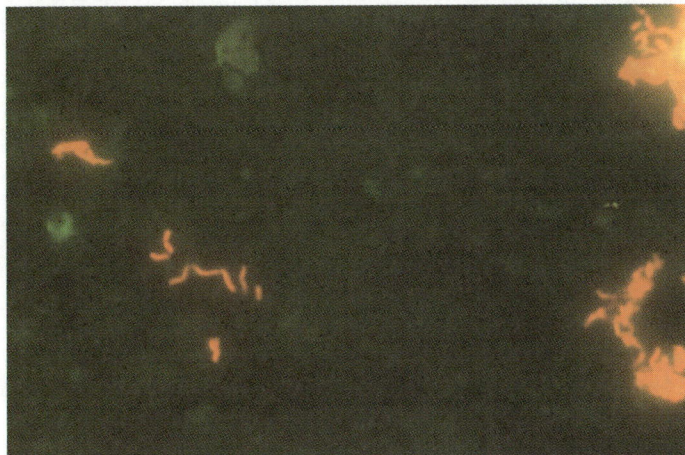

图 10-7　幽门螺杆菌荧光染色结果

2. 快速脲酶试验(rapid urase test ,RUT) 将研磨均匀的活检组织标本接种尿素培养基,35℃ 2h 培养,阳性者培养基由黄色变红色(图 10-8)。

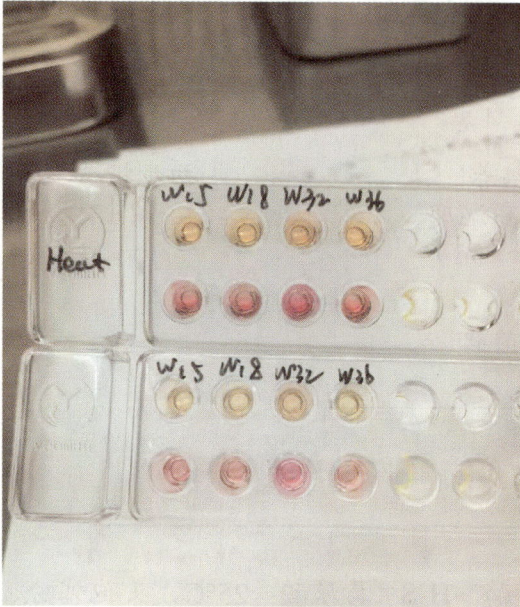

3. 尿素呼气试验 给患者服用含同位素 ^{13}C 或 ^{14}C 的尿素,HP 产生的丰富脲酶可以使尿素分解产生标有同位素的 CO_2,后者存在于受试者呼出的气体中,可通过仪器检测到,这是一个敏感而特异的用于监测 HP 感染和治疗的试验方法。

4. 分离培养及鉴定 将研磨均匀的活检组织标本,接种于巧克力色血琼脂平板或 Skirrow 琼脂平板,分别于 25℃、37℃、42℃ 微需氧、湿润环境培养 3~5d,对可疑菌落进行鉴定。

也可将活检标本直接接种于以布氏肉汤为基础的选择性液体培养基中培养,阳性者培养基由黄色变红色(图 10-9),再对阳性培养基进行鉴定。其鉴定特征见表 10-3。

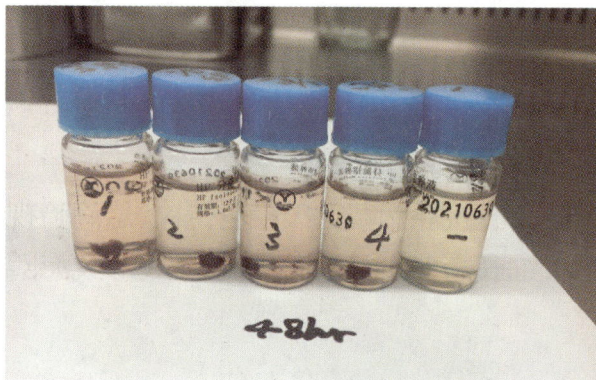

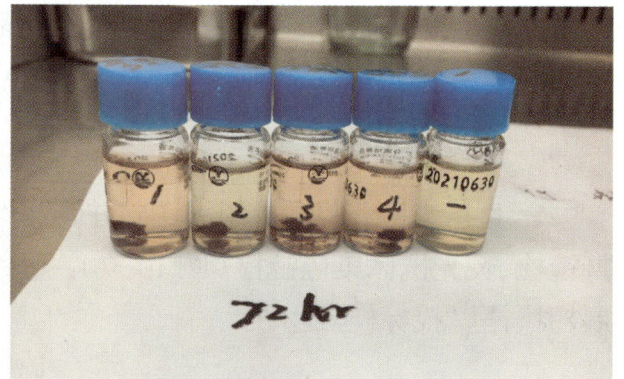

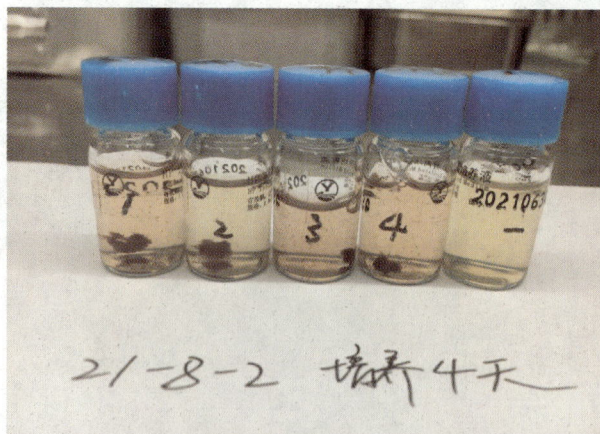

图 10-8 幽门螺杆菌快速脲酶试验结果
第一行为阴性;第二行为阳性。

图 10-9 幽门螺杆菌选择性液体培养基培养 48h、72h、96h,出现颗粒且变紫红为阳性

表 10-3　幽门螺杆菌的鉴定特征

鉴定试验	形态	触酶	氧化酶	脲酶（快速）	马尿酸水解	醋酸吲哚酚水解	头孢噻吩	萘啶酸	25℃	37℃	42℃
结果	螺形	+	+	+	−	−	S	R	−	+	−

5. 核酸检测　采用 PCR 技术检测幽门螺杆菌的核酸。

6. 血清学检测和粪便抗原检测　常规的血清学试验检测幽门螺杆菌抗体 IgG，其阳性不一定是现症感染，不能用于根除治疗后复查，因此其临床应用受限，通常用于流行病学调查。粪便抗原检测在尿素呼气试验和侵入性检查方法不可用时，才被推荐使用，特别适用于儿童的诊断。

7. 药敏试验　因幽门螺杆菌生长缓慢，且在体外对很多药物敏感，故临床一般不做药敏试验，多采用联合应用抗生素的治疗方法。

8. 结果分析及报告　见表 10-4。

表 10-4　结果分析及报告

标本	形态染色	菌落特征	鉴定试验	药敏试验	结果与报告
胃黏膜组织					

（伍绍航）

本章小结

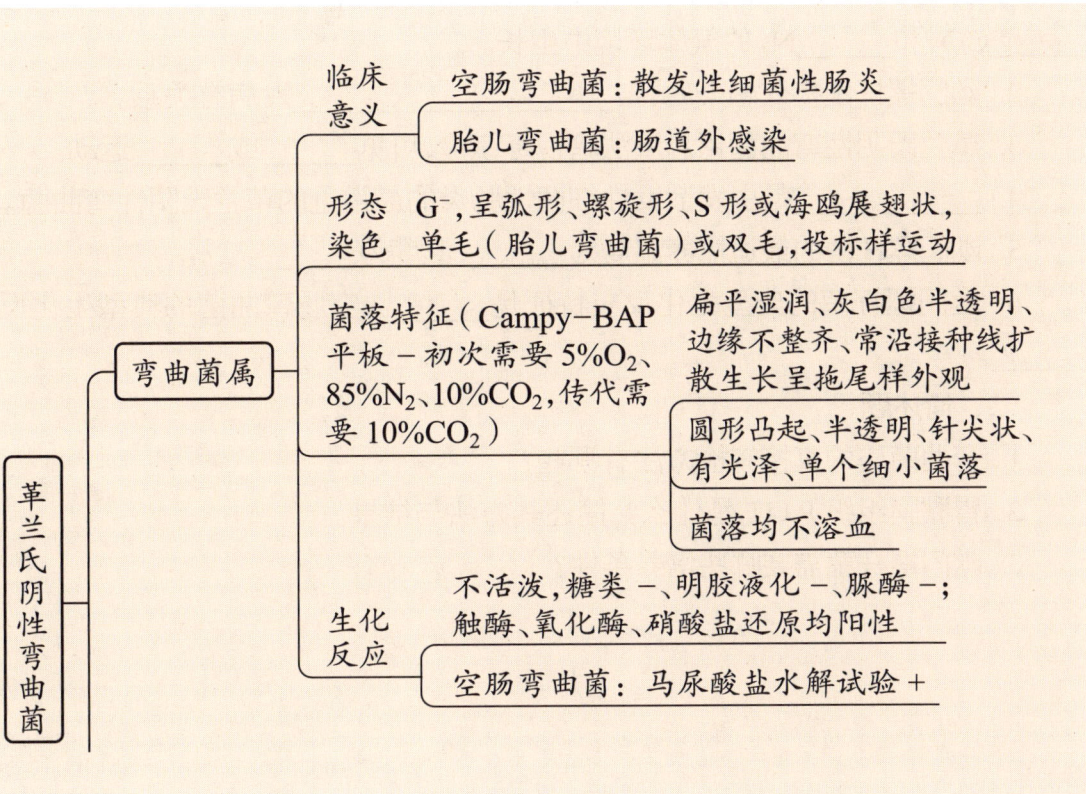

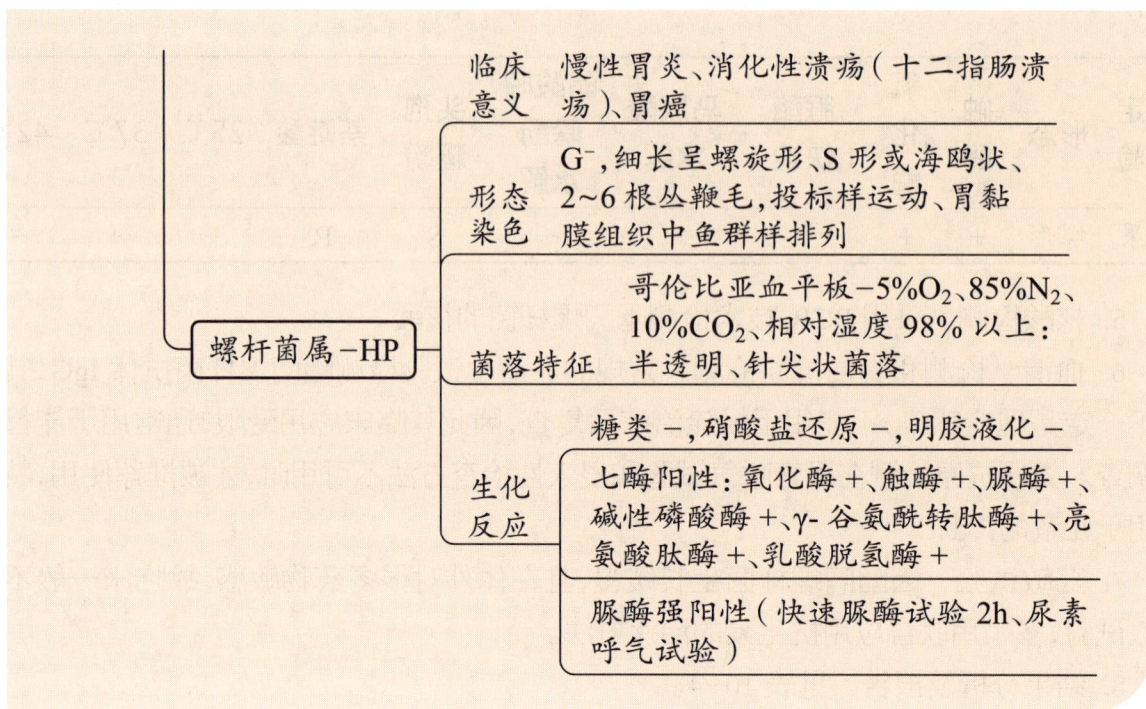

螺杆菌属-HP
- 临床意义　慢性胃炎、消化性溃疡(十二指肠溃疡)、胃癌
- 形态染色　G^-,细长呈螺旋形、S形或海鸥状、2~6根丛鞭毛,投标样运动、胃黏膜组织中鱼群样排列
- 菌落特征　哥伦比亚血平板-5%O_2、85%N_2、10%CO_2、相对湿度98%以上;半透明、针尖状菌落
- 生化反应
  - 糖类-,硝酸盐还原-,明胶液化-
  - 七酶阳性:氧化酶+、触酶+、脲酶+、碱性磷酸酶+、γ-谷氨酰转肽酶+、亮氨酸肽酶+、乳酸脱氢酶+
  - 脲酶强阳性(快速脲酶试验2h、尿素呼气试验)

❓ 思考与练习

一、填空题

1. 弯曲菌属细菌为微需氧菌,初次分离时,多数种类的弯曲菌需在含_____O_2、_____CO_2和_____N_2的气体环境中生长。

2. 幽门螺杆菌持久感染后,与_____、_____、_____发病有关系。

3. 革兰氏阴性弯曲菌用悬滴法暗视野镜检,可见_____或_____运动。

4. _____是引发散发性细菌性肠炎的最常见的革兰氏阴性弯曲菌。

5. 幽门螺杆菌的最适培养温度为_____,湿度为_____。

6. 幽门螺杆菌的典型生化反应特征是_____。空肠弯曲菌的典型生化反应特征是_____。

二、简述题

1. 弯曲菌属的直接镜检方法有哪些?

2. 胃黏膜组织RUT是什么?简述其方法与结果。

3. 幽门螺杆菌需要哪些培养条件?

第十一章 | 革兰氏阴性苛养菌检验

学习目标

知识目标：

1. 掌握：革兰氏阴性苛养菌的基本特征；常见的主要菌属及其生物学特性和检验方法。
2. 熟悉：常见革兰氏阴性苛养菌主要菌属的临床意义。
3. 了解：革兰氏阴性苛养菌的防治。

能力目标：

能正确采集和处理常见苛养菌检验标本及进行相关检测并发出检验报告。

素养目标：

1. 具有科学严谨的检验态度及院内感染防控的责任意识。
2. 具有生物安全防护意识及有关传染病防治的宣传意识。

　　苛养菌是指对生长环境、营养要求比较苛刻，在一般培养基上不生长或难以生长，体外培养需添加某些特殊因子或其他营养成分才能生长的一类细菌。临床上常见革兰氏阴性苛养菌有嗜血杆菌属、鲍特菌属、军团菌属及引起人兽共患病的布鲁氏菌属。

　　革兰氏阴性苛养菌的基本特征：①革兰氏阴性杆菌；②在血琼脂平板上菌落细小，在麦康凯、伊红亚甲蓝和中国蓝琼脂平板上不生长，则提示为苛养菌；③在血琼脂平板 18~24h 不生长，放置 48~72h 才生长，则提示为苛养菌；④临床表现疑似感染，但在普通培养基上不生长，且排除厌氧菌，应怀疑苛养菌，需另行培养，并采用高营养培养基，延长培养时间；⑤培养时要置于 CO_2 环境，并保持一定湿度。

第一节 嗜血杆菌属

嗜血杆菌属（Haemophilus）因在人工培养时须提供含有生长因子（X因子、V因子）的血液而得名。该属细菌共有21个种，其中最常见的是流感嗜血杆菌，俗称流感杆菌，于1892年流行性感冒世界大流行时从流感患者鼻咽部分离，当时误认为是流行性感冒的病原体，由此得名。直至1933年Smith成功分离出流感病毒，才明确了流感的真正病原体为流感病毒，但流感嗜血杆菌这一名称却仍沿用至今。该菌是流感时继发感染的常见菌，可引起咽炎、肺炎、脑膜炎、菌血症等。另外，嗜血杆菌属还包括副流感嗜血杆菌、杜克雷嗜血杆菌等。副流感嗜血杆菌为上呼吸道正常菌群，可引起咽炎和心内膜炎。杜克雷嗜血杆菌可引起性传播疾病——软性下疳。本节重点介绍流感嗜血杆菌。

案例导学

患者，女，60岁，于3d前突然出现持续性头痛，似针扎样。就诊前2h感觉发冷、寒战，体温40℃，于抗感染治疗前患者抽单侧双瓶血培养进行细菌培养，需氧瓶于56h报警，厌氧瓶于106h报警，分别抽取瓶内液体进行革兰氏染色，发现革兰氏阴性小杆菌，成堆排列，排除厌氧菌和布鲁氏菌可能后，将需氧瓶内液体分别接种于巧克力色血琼脂平板、血琼脂平板及麦康凯平板24h观察菌落，发现只有巧克力色血琼脂平板上有菌生长，形成细小露珠样菌落，其他平板上未见细菌生长。

请思考：

1. 该患者感染的病原体可能是什么？该病原体是如何致病的？
2. 该病原体的鉴定依据有哪些？

一、临 床 意 义

（一）致病物质

流感嗜血杆菌的致病物质主要有荚膜、菌毛、内毒素及IgA蛋白酶，荚膜是主要的致病物质，具有抗吞噬作用。根据有无荚膜分为有荚膜株和无荚膜株，其中荚膜b型菌株（Hib）致病性最强。

（二）所致疾病

大多数嗜血杆菌常寄居于上呼吸道，流感嗜血杆菌在人群上呼吸道的定植率为50%，多为无荚膜株；其中有荚膜的b型菌株定植较少，在健康儿童中定植率约3%~5%。

1. 荚膜b型菌株　引起原发感染，表现为急性化脓性感染，如急性咽炎、气管支气管炎、肺炎、脑膜炎、菌血症等。多见于儿童,常表现为化脓性脑膜炎和肺炎。

2. 无荚膜株　引起继发感染,常继发于流感、麻疹、肺结核等呼吸道疾病,表现为慢性支气管炎、鼻窦炎、中耳炎等,常伴有菌血症。多见于疫力低下者。

(三)免疫性

以体液免疫为主,荚膜多糖抗体有保护作用。荚膜多糖可制成疫苗用于特异性预防。

(四)防治

1. 非特异性预防　加强体育锻炼,提高免疫力。

2. 特异性预防　接种 b 型菌株荚膜多糖疫苗,常与白喉类毒素、破伤风类毒素、百日咳菌苗、脊髓灰质炎病毒减毒活疫苗联合制成五联疫苗,以减少接种次数。

3. 治疗　对氨苄西林和氯霉素普遍耐药,应根据药敏试验结果选择敏感药物。

二、生物学特性

(一)形态与染色

G⁻,小/球杆菌(图 11-1),在恢复期病灶或陈旧培养物中呈多形性(长杆状或长丝状)。无鞭毛、无芽孢,有菌毛,产毒株有荚膜,在陈旧培养基上荚膜常消失。

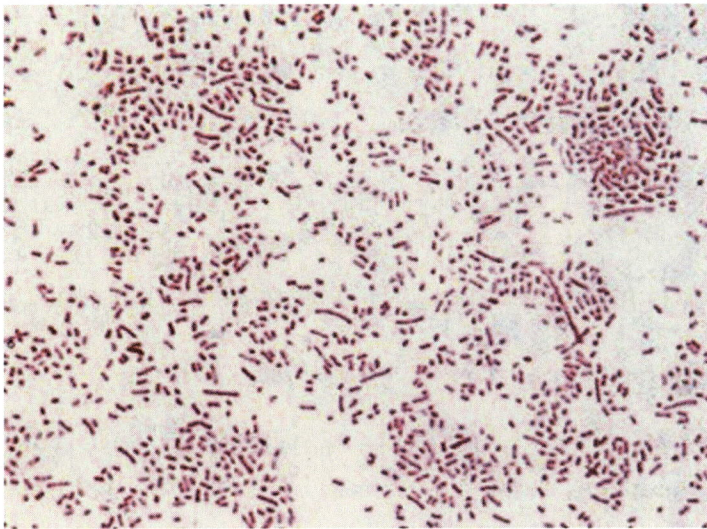

图 11-1　流感嗜血杆菌革兰氏染色镜检

(二)培养特性

需氧或兼性厌氧,在 5%~10%CO_2 环境中生长良好。最适生长温度为 35℃,最适 pH7.6~7.8。营养要求高,生长时需要 X 因子(正铁血红素)和 V 因子(辅酶Ⅰ、NAD、烟酰胺腺嘌呤二核苷酸)。血细胞中含有 X 因子、V 因子,但 V 因子通常处于抑制状态,将血液加热至 80~90℃ 10min 才能释放出来,血液加热后成为巧克力色,因此,流感嗜血杆菌最佳培养基是巧克力色血琼脂平板,在普通琼脂平板和血琼脂平板上不生长。流感嗜血杆菌经 35℃ 培养 24h 后的生长特点如下：

1. 兔血肉汤　有荚膜株呈均匀混浊，无荚膜株呈颗粒状沉淀。
2. 巧克力色血琼脂平板　形成无色透明、似露珠的小菌落（图 11-2）。
3. 血琼脂平板　不生长。当流感嗜血杆菌与金黄色葡萄球菌共同培养于血琼脂平板时，由于金黄色葡萄球菌能合成 V 因子并释放于培养基中，因而邻近金黄色葡萄球菌菌落的流感嗜血杆菌菌落较大，远离者则较小，此现象称为"卫星现象"（图 11-3）。

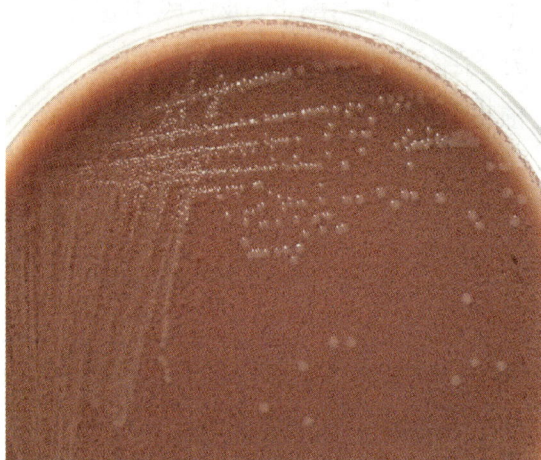

图 11-2　流感嗜血杆菌巧克力色血琼脂平板上菌落

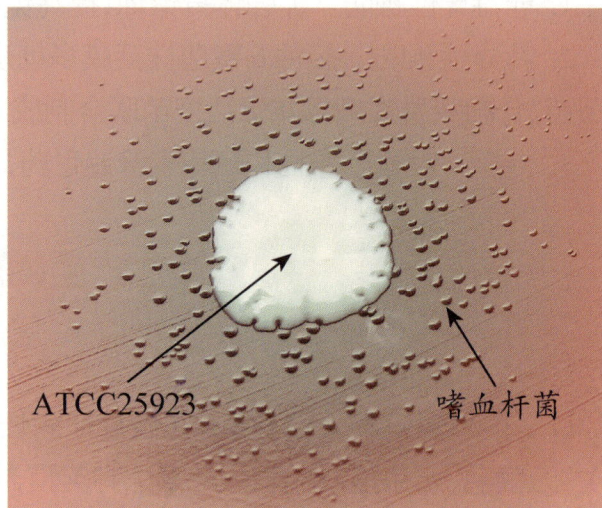

图 11-3　流感嗜血杆菌卫星现象

ATCC25923

嗜血杆菌

（三）分类

流感嗜血杆菌隶属于巴斯德菌科嗜血杆菌属。根据其对吲哚、脲酶及鸟氨酸脱羧酶试验结果的不同可分为 8 个生物型。根据荚膜多糖抗原的不同分为 a、b、c、d、e、f 6 个血清型，其中 b 型菌株（Hib）致病性最强，是儿童感染最常见的菌型，脑膜炎患者中检出率最高。

（四）抵抗力

较弱，对冷、热、干燥及一般消毒剂敏感，加热 56℃ 30min 可被杀灭，室温保存比在 4℃ 或 37℃ 下存活时间更长。

三、微生物学检验

器材准备：普通琼脂平板、巧克力色血琼脂平板、血琼脂平板、金黄色葡萄球菌、10% 血清肉汤、兔血肉汤、葡萄糖、蔗糖、乳糖、硝酸盐培养基、靛基质试剂、3%H_2O_2 溶液。

（一）标本采集

根据不同病症采集标本，如脓液、血液、脑脊液、痰液、鼻咽分泌物等。本菌不耐干燥，不易存活,标本采集后应注意保温、保湿并及时送检。如鼻咽拭子标本可用肉汤湿润,防止干燥。

(二)检验方法

1. 直接涂片染色镜检　可见革兰氏阴性球杆菌。

2. 荚膜肿胀试验　脑脊液标本发现可疑菌时,用荚膜肿胀试验有助于快速鉴定。

3. 抗原检测　检测标本中的 b 型荚膜多糖抗原,有助于快速分型鉴定。尤其对已使用了抗生素治疗的患者标本,用包被抗体的乳胶微粒凝集反应鉴定 b 型抗原是常用方法。

4. 核酸检测　PCR 技术可用于鉴定脓液标本中流感嗜血杆菌和生殖器溃疡标本中的杜克雷嗜血杆菌。

5. 分离培养

(1)脓液、脑脊液标本:将脓液、脑脊液沉淀物接种于巧克力色血琼脂平板上,经 35℃ 5%~10%CO$_2$ 培养 18~24h 后,观察记录可疑菌落。若有杂菌的痰液标本,可接种在含抗生素(万古霉素、杆菌肽、克林霉素)的巧克力色血琼脂平板上,以抑制革兰氏阳性菌生长。

(2)血液标本:接种于兔血肉汤增菌培养基,经 35℃ 5%~10%CO$_2$18~24h 增菌培养后,若有均匀混浊或沉淀生长,则转种到巧克力色血琼脂平板进行分离培养,观察记录可疑菌落,并做进一步鉴定;若无细菌生长,则继续培养 5d 后,并转种到巧克力色血琼脂平板上确定有无细菌生长。

6. 鉴定　挑取可疑菌落进行鉴定。

(1)涂片染色镜检:可见革兰氏阴性球杆菌。

(2)卫星试验:将待检菌密集划线接种于兔血琼脂平板,再将金黄色葡萄球菌点种于血琼脂平板上(2~3 处),35℃孵育 18~24h 后,若见邻近金黄色葡萄球菌的待检菌菌落较大,而远离金黄色葡萄球菌的待检菌菌落较小甚至无细菌生长,即"卫星试验"阳性。

(3)X 因子与 V 因子需要试验:取待检菌分别接种于兔血肉汤及 10% 兔血清肉汤中,35℃孵育 18~24h,观察生长情况。因流感嗜血杆菌生长时需 X 因子和 V 因子,故只能在兔血肉汤中生长,而在血清肉汤中不能生长。亦可用纸片法在 MH 培养基上进行 X 因子、V 因子需求试验(图 11-4)。操作方法同 K-B 法药敏试验,试验结果及嗜血杆菌属种间的鉴别见表 11-1。

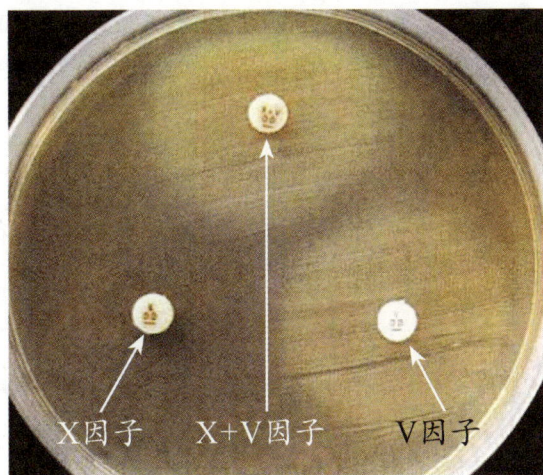

图 11-4　副流感嗜血杆菌 X 因子、V 因子需求试验(纸片法)

表 11-1　嗜血杆菌属菌种的鉴别

鉴定项目	流感嗜血杆菌	溶血嗜血杆菌	副流感嗜血杆菌	副溶血嗜血杆菌	杜克雷嗜血杆菌
X 因子需求	+	+	−	−	+
V 因子需求	+	+	+	+	−
溶血	−	+	−	+	−

7. 药敏试验　K-B 法药敏试验。使用含 X 因子和 V 因子的嗜血杆菌专用药敏培养基（HTM）。

8. 结果分析及报告　见表 11-2。

表 11-2　结果分析及报告

标本	形态染色	菌落特征	鉴定试验	药敏试验	结果与报告
脓液					

第二节　鲍特菌属

鲍特菌属有 8 个菌种,其中临床常见的有百日咳鲍特菌、副百日咳鲍特菌、支气管败血鲍特菌,可引起急性呼吸道感染。近年来发现鲍特菌可引起 AIDS 患者严重的上呼吸道疾病。本节主要介绍百日咳鲍特菌,又称百日咳杆菌。

案例导学

患儿,男,1 月龄。因咳嗽伴咽部痰声 10d 收治入院,患儿 10d 前出现阵发性咳嗽伴鸡鸣样吼声,每天 5~10 次,咳嗽以晨起时明显,血常规检查白细胞计数 21.5×10^9/L,淋巴细胞 65%。临床初步诊断为百日咳鲍特菌感染。

请思考:

1. 该病原体是如何致病的? 有哪些生物学特性?

2. 为明确诊断,应怎样进行系统的微生物学检验?

一、临床意义

(一)致病物质

百日咳鲍特菌的致病物质包括荚膜、菌毛、内毒素及百日咳毒素等多种外毒素。百日咳毒素是主要的毒力因子,与阵发性咳嗽、支气管痉挛有关。

（二）所致疾病

百日咳鲍特菌引起百日咳，人是该菌的唯一宿主。冬春季节发病较多，儿童易感。

该菌主要通过飞沫传播，黏附在气管和支气管上皮细胞上并迅速繁殖，释放毒素，引起局部炎症、坏死，上皮细胞纤毛运动受抑制或破坏，黏稠分泌物增多不能及时排出，导致剧烈咳嗽。临床病程可分三期。①卡他期：类似普通感冒，有低热、打喷嚏、轻度咳嗽，可持续 1~2 周，此期传染性很强；②痉咳期：出现阵发性痉挛性咳嗽，常伴吸气吼声（如鸡鸣样吼声），直至咳出黏稠的痰液或呕吐为止，伴有呼吸困难、发绀等症状。每日激烈阵咳可达 10~20 次，可持续 1~6 周；③恢复期：阵咳逐渐减轻，完全恢复需数周至数月不等。由于整个病程较长，故称百日咳。整个病程中百日咳鲍特菌不进入血流。若治疗不及时，部分患者可发生肺炎链球菌、金黄色葡萄球菌和溶血性链球菌等继发感染，出现肺炎、中耳炎等。

（三）免疫性

病后产生持久的免疫力，再次感染少见。sIgA 在局部黏膜免疫起主要作用。

（四）防治

1. 特异性预防　接种百日咳死菌苗，常与白喉类毒素、破伤风类毒素制成三联疫苗。

2. 治疗　首选红霉素，次选氨曲南及磺胺增效剂，对青霉素不敏感。

二、生物学特性

（一）形态与染色

G^-，小 / 球杆菌，$0.2~0.5\mu m \times 0.5~2.0\mu m$，无芽孢，无鞭毛，有荚膜，有菌毛。

（二）培养特性

专性需氧，营养要求很高，生长需要半胱氨酸和组氨酸等，最适生长温度为 35~37℃，最适 pH 为 6.8~7.0。

1. 鲍－金（B－G）培养基（含甘油、马铃薯、血液）　3~4d 后形成细小、光滑、珠光光泽、银灰色露滴样菌落，周围有狭窄的 β 溶血环。

2. 液体培养基　呈均匀混浊生长，管底有少量沉淀。

（三）生化反应

生化反应不活泼，触酶、氧化酶阳性，一般生化反应均为阴性，如糖类，吲哚、硝酸盐还原、脲酶、硫化氢、枸橼酸盐利用均为阴性。

（四）抗原结构

新分离菌株有荚膜，毒力强，菌落为光滑型，称 I 相菌，具有菌体（O）和荚膜表面（K）抗原。I 相菌人工培养后可发生变异，荚膜和毒力逐渐消失，形成 IV 相菌，即为粗糙型菌落的无毒株。II、III 相为过渡相。

（五）抵抗力

较弱，对紫外线敏感，日光照射 60min 死亡。对红霉素、氨曲南及磺胺增效剂敏感。对青霉素不敏感，培养基中加入青霉素可抑制杂菌生长。

三、微生物学检验

器材准备：鲍－金培养基、硝酸盐培养基、尿素培养基、枸橼酸盐培养基，靛基质试剂、3%H$_2$O$_2$ 溶液，氧化酶纸片。

（一）标本采集

1. 咳碟法　将鲍－金培养基打开对准患者的口，咳嗽数次，收集患者咳出的飞沫培养。

2. 鼻咽拭子法　固定患儿头部，将拭子通过鼻孔进入鼻咽部采集标本。

（二）检验方法

1. 直接涂片染色镜检　标本可直接涂片染色镜检，但阳性率低，仅做参考。

2. 抗原检测　用荧光抗体检查标本中的抗原，在荧光显微镜下，可见外周呈绿色荧光、中心暗的球杆菌为阳性，用于早期快速诊断。但与其他细菌间有交叉反应，假阳性率较高。

3. 核酸检测　采用 PCR 法，可快速诊断。

4. 分离培养　标本接种于鲍－金培养基，经 35~37℃培养 3~4d，观察记录可疑菌落。

5. 鉴定　挑取可疑菌落进行鉴定。

（1）涂片染色镜检：革兰氏阴性球杆菌。

（2）生化反应鉴定：触酶试验＋，氧化酶试验＋。其他生化反应不活泼。

6. 鉴别　与其他鲍特菌鉴别见表 11-3。

表 11-3　三种常见鲍特菌的鉴别

鉴定项目	百日咳鲍特菌	副百日咳鲍特菌	支气管败血鲍特菌
氧化酶	＋	－	＋
动力	－	－	＋
脲酶	－	＋	＋
枸橼酸盐利用	－	＋	＋
硝酸盐还原	－	－	＋
血平板生长	－	＋	＋

7. 药敏试验　鲍特菌营养要求高、生长缓慢，体外药敏试验尚无统一标准。

8. 血清学检测　可采用 ELISA 法检测百日咳患者血清中的 FHA（丝状血细胞凝集素）抗体和 PT（百日咳毒素）抗体（IgA、IgG），其中 IgA 不受疫苗接种的影响，更有诊断价值。

9. 结果分析及报告　见表 11-4。

表 11-4　结果分析及报告

标本	形态染色	菌落特征	鉴定试验	药敏试验	结果与报告
鼻咽拭子					

第三节　军团菌属

1976 年在美国费城举行退伍军人会议期间暴发了一种原因不明的严重肺炎，称为军团病，以发热、咳嗽为主要症状，与会者 149 人，有 34 人死亡。后从死亡者的肺组织中分离出一种新的革兰氏阴性杆菌，1978 年美国 CDC 及 WHO 在亚特兰大将该菌正式命名为军团菌。对人致病的主要有嗜肺军团菌。

案例导学

患者，男，65 岁，自诉可能因连日吹空调引发感冒，在间断发热伴咳嗽、咳痰 14d 收治入院。体温波动于 37.1~37.8℃，经柴胡、安痛定给药治疗体温降至正常，12d 前再次发热，体温最高达 41℃，伴咳嗽，咳黄白痰，发热前寒战，伴乏力，肌肉剧痛。胸部 CT 显示：双肺纹理增多紊乱，右上叶后段局部呈蜂窝网格样改变，双肺内多发斑片状高密度影，可见支气管扩张和肺大疱。初步诊断军团菌肺炎。

请思考：

1. 该病病原体是什么？该病原体是如何致病的？有哪些生物学特性？

2. 如何进行系统的微生物学检验并发出检验报告？针对军团菌培养困难的特点，在检验过程中应具备怎样的职业素养以防漏检或误检？

3. 为避免该菌感染，生活中应注意哪些问题？

一、临 床 意 义

（一）致病物质
嗜肺军团菌的致病物质主要是菌毛、内毒素和多种酶类。

（二）所致疾病
嗜肺军团菌可引起军团病，夏秋季节高发，主要通过呼吸道传播。

该菌主要污染供水系统、空调冷却水、呼吸机等，形成带菌气溶胶，通过空气传播，自呼吸道侵入机体，到肺泡或终末细支气管部位，通过菌毛黏附于上皮细胞，侵入巨噬细胞和中性粒细胞中繁殖,导致炎症反应,引起军团病,临床上有三种类型。

1. 肺炎型　又称军团菌肺炎,起病急,以肺炎症状为主,伴有多器官损伤。患者出现高热寒战、头痛、肌痛剧烈、开始干咳,后出现脓痰或咯血,常伴消化道及神经系统症状,救治不及时可导致死亡。

2. 肺外感染型　感染从肺部播散,导致肝、肾、脑等多脏器感染。

3. 流感样型　又称庞蒂亚克热,其名得于首次被确定的地点,为轻度感染,主要表现为急性发热、寒战、肌肉酸痛等,病程呈自限性。

近年来,军团菌导致的机会感染及医院内感染越来越引起重视。医院中央空调冷却塔污染的循环水形成气溶胶是医院内感染的重要来源。

（三）免疫性

嗜肺军团菌为胞内寄生菌,细胞免疫在抗感染中起主要作用。

（四）防治

目前尚无嗜肺军团菌特异性疫苗。

应加强水源管理,尤其是医院空调冷却水、辅助呼吸机等设施的消毒处理,防止军团菌造成空气和水源的污染,是预防军团病扩散的重要措施。

由于嗜肺军团菌为胞内寄生菌,而新型大环内酯类、喹诺酮类及利福平抗菌药物因可选择性进入细胞体,故为治疗军团菌病的首选抗菌药物。治疗时首选红霉素,可联合使用利福平、氨曲南。而氨基糖苷类抗生素、青霉素、头孢菌素类抗生素无效。

二、生物学特性

（一）形态与染色

G^-,小／球杆菌,人工培养呈多形性(图11-5)。常规革兰氏染色不易着色,多用镀银染色法(黑褐色)或吉姆萨(Giemsa)法染色法(红色)。无芽孢,无荚膜,有端鞭毛,有菌毛。

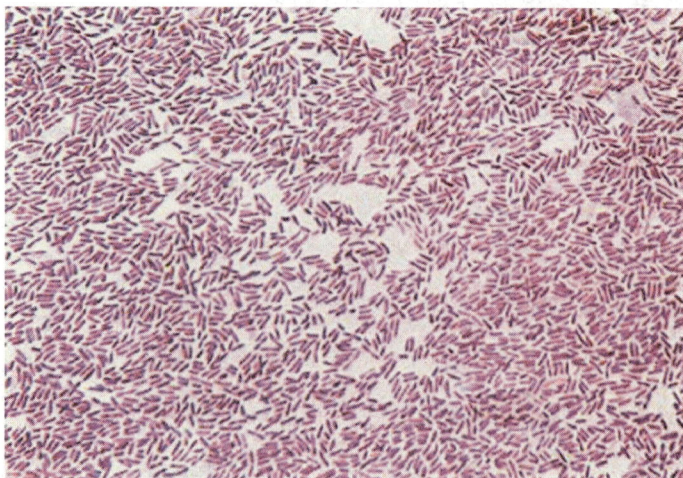

图 11-5　嗜肺军团菌显微镜下形态

（二）培养特性

专性需氧，2.5%~5%CO$_2$环境中生长良好（高浓度CO$_2$有抑制作用），最适生长温度为35℃，最适pH6.7~7.0。营养要求较苛刻，需L-半胱氨酸、甲硫氨酸和铁盐等。

1. 活性炭-酵母浸液（BCYE）琼脂平板　3~5d形成圆形、凸起、灰白色有光泽的菌落（图11-6）。在紫外线照射下可发出荧光。

2. F-G（Feeley-Gorman）琼脂平板　3~5d可见针尖大小、颜色多变、有光泽的菌落，有特殊臭味，在紫外线照射下可发出荧光。

3. 生化反应　触酶、氧化酶均阳性，明胶液化阳性，不分解糖类，脲酶、硝酸盐还原阴性。

4. 抵抗力　较强，在蒸馏水中可存活100d以上，在下水道污水中可存活1年。对热、干燥和常用消毒剂敏感。但对氯或酸有一定抵抗，如在pH2.0盐酸中可存活30min，利用这一特点处理标本可去除杂菌。

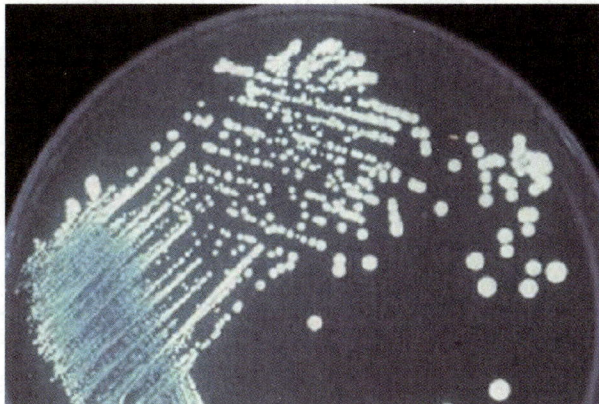

图11-6　嗜肺军团菌在BCYE
琼脂平板上菌落

三、微生物学检验

器材准备：活性炭-酵母浸液琼脂，明胶、尿素、硝酸盐培养基，3%H$_2$O$_2$溶液，氧化酶纸片。

（一）标本采集

根据不同病症和体征采集不同的标本，如痰液、气管分泌物、血液、胸腔积液等。

（二）检验方法

1. 直接涂片染色镜检　直接涂片革兰氏染色镜检意义不大。

2. 抗原检测　用荧光抗体检查标本中的抗原，与其他军团菌无交叉反应，有诊断意义。

3. 核酸检测　PCR技术检测军团菌的rRNA，可快速鉴定。

4. 分离培养　将标本接种于BCYE平板上，培养后，观察记录可疑菌落。分离培养是检测军团菌的金标准。

5. 鉴定依据　挑取可疑菌落进行鉴定。

（1）形态染色：革兰氏阴性小杆菌，着色浅，有显著的多形性。

（2）菌落特征：在血琼脂平板、巧克力色血琼脂平板及不含L-半胱氨酸的BCYE平板上不生长；在含有L-半胱氨酸和铁盐的BCYE和F-G培养基上生长缓慢（3~5d）、形成典型菌落:灰白色有光泽,在紫外线照射下可发出荧光。

(3)生化反应:符合军团菌生化反应。

第四节　布鲁氏菌属

布鲁氏菌属为人兽共患病的病原体,因最早由美国医师 David Bruce 首先分离出,故得名。对人致病的有牛布鲁氏菌、羊布鲁氏菌、猪布鲁氏菌、犬布鲁氏菌,引起人兽共患布鲁氏菌病。我国流行的主要是牛、羊、猪布鲁氏菌,其中尤以羊布鲁氏菌最常见。

案例导学

患者,男,30 岁。反复发热 10 余天,伴乏力、咽痛,全身肌肉痛,无肝、脾及淋巴结肿大,近期曾饮用未经灭菌的鲜羊奶。采集患者静脉血置血培养瓶(双侧双瓶)中送检、培养。当培养瓶阳性报警后,用注射器抽取瓶内培养物进行革兰氏染色镜检,镜下可见革兰氏阴性短小杆菌。

请思考:

1. 患者可疑为何种疾病?该病病原体可能是什么?其特性有哪些?

2. 为明确诊断,如何进行系统的微生物检验并发出检验报告。

3. 为避免感染该菌,应具有怎样的生活习惯?对于从事畜牧业的人群你有何建议?

一、临 床 意 义

(一)致病物质

布鲁氏菌致病物质主要是内毒素(发热反应),另外还有荚膜及侵袭性酶(透明质酸酶、过氧化氢酶),增强了细菌的侵袭力,可使细菌突破完整的皮肤和黏膜进入机体内,并在脏器大量繁殖、迅速扩散进入血流。

(二)所致疾病

布鲁氏菌引起布鲁氏菌病。主要通过接触病畜及其分泌物或被污染的畜产品,经皮肤黏膜、消化道和呼吸道等多种途径感染。

1. **急性期**　布鲁氏菌侵入机体被中性粒细胞和巨噬细胞吞噬,成为胞内寄生菌,在淋巴结内增殖,当细菌繁殖达一定数量,突破淋巴结而侵入血流,出现菌血症。发热 2~3 周,随后细菌进入肝、脾、骨髓和淋巴结等脏器细胞,发热也渐消退,间歇数日。细菌在细胞内繁殖到一定程度可再度入血,又出现菌血症而致体温升高。如此反复形成的菌血症,使患者的热型呈波浪式,临床上称为波浪热。抗菌药物及抗体等均不易进入细胞内,因此,本病较难根治,易转为慢性,反复发作。

2. 慢性期　病程超过 1 年,全身各处引起迁徙性病变,伴随发热、肌肉与关节疼痛、肝脾大、全身乏力等症状。神经系统病变也常见,如周围神经炎、脑膜炎等。泌尿生殖系统病变也可见,如睾丸炎、卵巢炎等。布鲁氏菌的致病机制与该菌引起的Ⅳ型超敏反应有关。

家畜感染可引起母畜流产。

（三）免疫性

机体感染布鲁氏菌后可产生一定免疫力,以细胞免疫为主。一般为有菌免疫。

（四）防治

布鲁氏菌病为乙类传染病,一旦发现,应在 24h 内报告。免疫接种和切断传播途径是控制和消灭布鲁氏菌病的主要措施。

1. 一般预防　加强家畜的管理,加强乳制品及肉类的卫生监督管理。牛奶中的布鲁氏菌可用巴氏消毒灭菌法。

2. 特异性预防　免疫接种以畜群为主,牧场、屠宰场工作人员及相关职业的人群也应接种。用冻干减毒活疫苗进行皮上划痕法接种,免疫有效期约 1 年。

3. 治疗　布鲁氏菌是兼性细胞内寄生菌,临床治疗需用渗透力强的药物,首选利福平和多西环素联合用药,同时辅以免疫增强剂配合治疗。由于病程长,需长疗程彻底治疗,以防转为慢性,用药时间约为 4~6 周。

知识拓展

做好生物安全——防止交叉感染

布鲁氏菌侵袭力较强,可以通过完整的皮肤、黏膜、呼吸道和消化道侵入机体。因此,应提高对布鲁氏菌及其流行病学的认识。气溶胶是实验室获得性感染的主要原因,国内外文献有实验室暴发感染的报道。因此对实验人员,一定要做好生物安全的防护工作,担负起防止交叉感染的责任担当。

二、生物学特性

（一）形态与染色

G^-,小 / 球杆菌,无鞭毛,无芽孢,光滑型菌株有微荚膜,革兰氏染色经常着色不佳,复染可延长染色时间至 3min(图 11-7),常用柯兹洛夫斯基染色法,布鲁氏菌呈鲜红色,其他菌和背景呈绿色。

（二）培养特性

专性需氧,需 5%~10%CO_2,最适生长温度为 35℃,最适 pH 为 6.6~6.8。营养要求高,生长缓慢,培养时需加入多种氨基酸、维生素B_1、烟酸、生物素等。可在普通培养基中加入血清或肝浸液。常用巧克力色血琼脂平板、哥伦比亚血琼脂平板及双相肝浸液培养基。

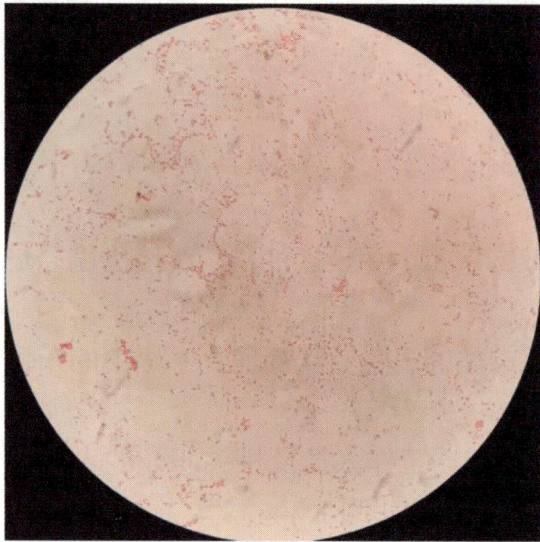

图 11-7　布鲁氏菌革兰氏染色镜检

1. 巧克力色血琼脂平板或哥伦比亚血琼脂平板　3~5d 长出无色透明、光滑型小菌落,无溶血(图11-8)。人工传代后可成为粗糙型。

2. 液体培养基　轻度混浊有沉淀。

3. 生化反应　多数布鲁氏菌生化反应活泼。触酶、氧化酶、脲酶、分解葡萄糖产酸、硝酸盐还原、H_2S 均阳性。

4. 抗原结构　A 抗原和 M 抗原,两种抗原在各种布鲁氏菌中含量不同,牛布鲁氏菌 A:M=20:1;羊布鲁氏菌 A:M=1:20;而猪布鲁氏菌 A:M=2:1。

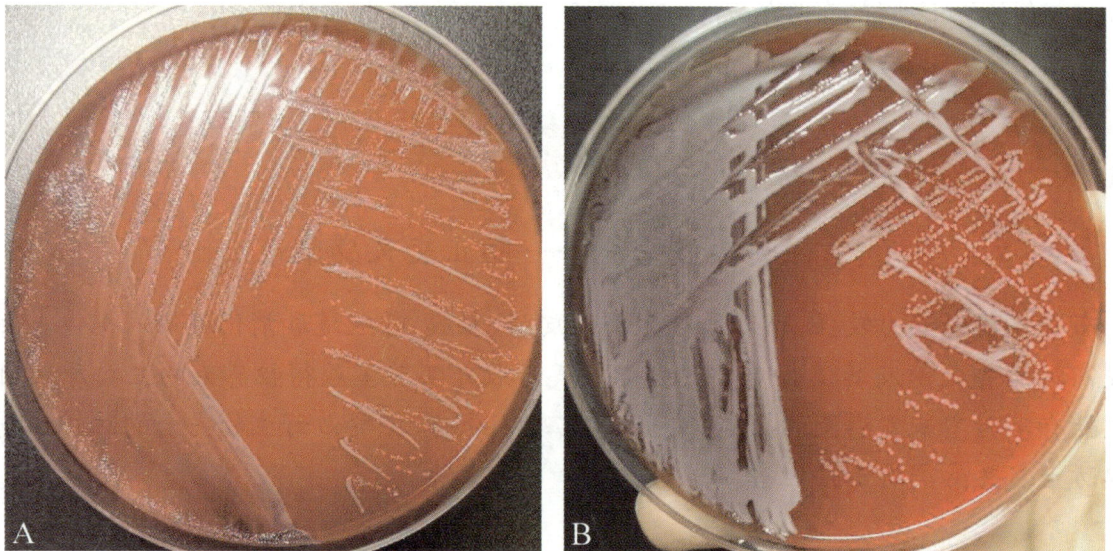

图 11-8　布鲁氏菌 72h 菌落
A. 巧克力色血琼脂平板;B. 哥伦比亚血琼脂平板。

5. 抵抗力　在外界环境中抵抗力较强,在水中可生存 4 个月,在土壤、皮毛和乳制品中可生存数周至数月。对热、紫外线、常用消毒剂均很敏感。

三、微生物学检验

器材准备:哥伦比亚血琼脂平板、巧克力色血琼脂平板、双相肝浸液培养基,葡萄糖、硝酸盐、尿素培养基,3%H_2O_2溶液,氧化酶纸片。

（一）标本采集

在急性期取血液,亚急性期患者可取骨髓。病畜的子宫分泌物、羊水,流产动物的肝、脾、骨髓等也可作为分离培养的标本。

（二）检验方法

1. 直接涂片染色镜检　病畜的子宫分泌物可直接涂片染色镜检,意义不大。

2. 分离培养　将标本接种于双相肝浸液培养基（一半为斜面,一半为液体）,经35℃ 3~5d 培养后,观察记录可疑菌落。若30d 仍无细菌生长,报告阴性。

3. 鉴定　挑取可疑菌落进行涂片染色镜检及鉴定（表 11-5）。

表 11-5　布鲁氏菌属种间鉴别

菌种	糖分解			精氨酸脱羧酶	脲酶	H_2S产生	染料的耐受		凝集试验	
	葡萄糖	半乳糖	阿拉伯糖				硫堇	复红	抗A因子	抗M因子
羊布鲁氏菌	+	−	−	−	V	−	+	+	−	+
牛布鲁氏菌	+	+	+	−	+	+	−	+	+	−
猪布鲁氏菌	+	+	+	+	+	（−）	+	−	+	+

注:V:不定;（−）:大部分菌株阴性。

4. 血清学检查　是诊断布鲁氏菌病最常用的方法,特别是慢性期的患者,对早期和复发诊断都具有重要意义。

（江伟敏）

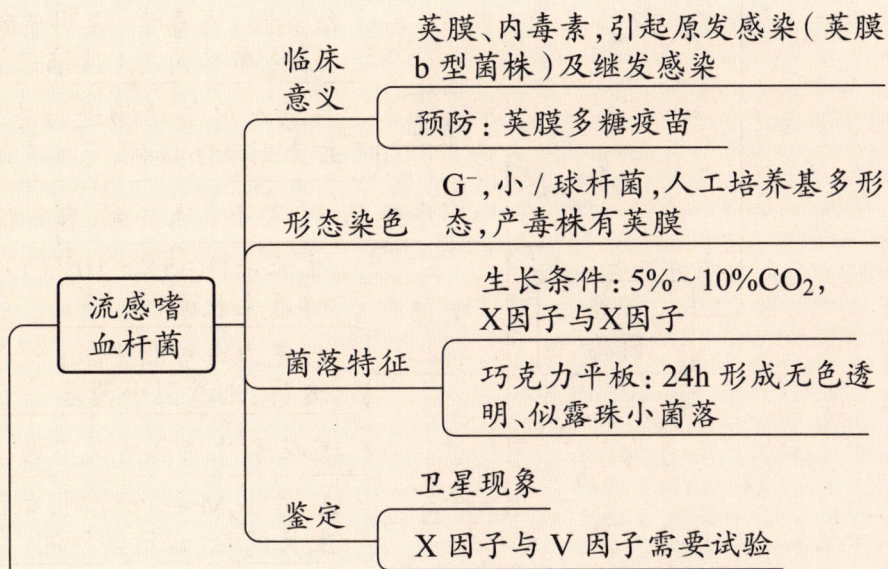

本章小结

流感嗜血杆菌

临床意义
- 荚膜、内毒素,引起原发感染（荚膜b型菌株）及继发感染
- 预防:荚膜多糖疫苗

形态染色
- G^-,小/球杆菌,人工培养基多形态,产毒株有荚膜

菌落特征
- 生长条件:5%~10%CO_2,X因子与X因子
- 巧克力平板:24h 形成无色透明、似露珠小菌落

鉴定
- 卫星现象
- X因子与V因子需要试验

革兰氏阴性苛养菌

百日咳鲍特菌
- 临床意义
  - 产生百日咳毒素，引起百日咳
  - 预防：百日咳死菌苗或百白破三联疫苗
- 形态染色 G⁻，小/球杆菌，有荚膜
- 菌落特征
  - 生长条件：半胱氨酸和组氨酸
  - 鲍-金培养基：3~5d形成灰色、露滴状小菌落
- 鉴定
  - 鼻咽拭子与痰标本直接涂片染色意义不大
  - 血清学检测：检测血清中的百日咳毒素抗体

嗜肺军团菌
- 临床意义
  - 菌毛、毒素及多种酶。引起军团菌肺炎
  - 无疫苗，需加强医院输水管道、呼吸机的消毒管理
- 形态染色 G⁻，小/球杆菌，人工培养呈多形性，有鞭毛
- 菌落特征
  - 生长条件：2.5%~5%CO_2，半胱氨酸和铁盐
  - BCYE培养基：3~5d形成灰白色有光泽的菌落，有荧光
  - F-G培养基：针尖大小菌落，有荧光
- 鉴定 直接涂片染色意义不大，可用荧光抗体染色检查抗原

布鲁菌属
- 临床意义
  - 微荚膜、内毒素、透明质酸酶，过氧化氢酶。布鲁菌病（波浪热、母畜流产）
  - 易感人群与动物进行冻干减毒活疫苗皮上划痕法接种，免疫有效期约1年
- 形态染色 G⁻，小/球杆菌，有荚膜
- 菌落特征
  - 生长条件：5%~10%CO_2，硫胺、烟酸、酵母生长素
  - 巧克力血琼脂平板：5~7d形成无色透明、光滑型小菌落
- 鉴定
  - 直接涂片染色意义不大
  - A抗原、M抗原检测，碱性染料培养基生长试验，血清学检测

思考与练习

一、填空题

1. 流感嗜血杆菌属于革兰氏_____性短小杆菌。

2. 嗜血杆菌属因在人工培养时须提供含有生长因子_____、_____的血液而得名。

3. 当流感嗜血杆菌与_____菌在血琼脂平板上一起培养时,具有"卫星现象"。

4. 流感嗜血杆菌主要引起_____感染及_____感染。致病菌株多为_____。

5. 鲍特菌属代表菌是_____菌,是_____的病原体

6. 百日咳鲍特菌营养要求很高,生长需要____和____。常用____培养基进行培养,形成菌落特点为_____。

7. 嗜肺军团菌可引起军团菌病,夏秋季节高发,主要通过_____感染。

8. 嗜肺军团菌营养要求较苛刻,生长需要_____和_____盐。在_____培养基中形成的菌落特征为_____。

9. 布鲁氏菌为人兽共患病的病原体,我国流行的主要是_____、_____、_____布鲁氏菌,其中尤以_____布鲁氏菌最常见。羊布鲁氏菌 A∶M=_____。

10. 布鲁氏菌属营养要求较苛刻,生长需要_____,在_____培养基中形成的菌落特征为____。

二、名词解释

1. 苛养菌
2. 波浪热
3. 卫星现象

三、案例分析题

患者,女性,56 岁,家中养羊,近日体温波动,午后低热,下午 6 点左右体温达到最高(38.7~39.1℃),晨起体温下降至正常。关节痛,体虚出汗,浑身乏力,有脾大等症状。用退热药无明显降温。怀疑为布鲁氏菌病。

1. 布鲁氏菌病又称为什么疾病?
2. 分离布鲁氏菌阳性率最高的标本是什么标本?
3. 简述布鲁氏菌的鉴定依据。

第十二章 | 革兰氏阳性杆菌检验

12章 数字资源

知识目标:

1. 掌握:白喉棒状杆菌和炭疽杆菌的生物学特性、检验方法和鉴定依据。
2. 熟悉:白喉棒状杆菌和炭疽杆菌的临床意义。
3. 了解:蜡样芽孢杆菌、单核细胞增生李斯特菌、阴道加德纳菌的主要生物学特性、临床意义及检验方法。

能力目标:

能正确采集和处理标本,选择试验项目对常见革兰氏阳性杆菌进行检验、结果分析及发出检验报告。

素养目标:

1. 具有健康生活理念和生物安全防护意识。
2. 具有尊重生命、珍爱和平的价值观以及爱国情怀。
3. 具有科学严谨、实践创新的职业理念及有关传染病防控的责任担当。

  革兰氏阳性杆菌种类繁多,广泛分布于水和土壤中,多为人和动物体内的正常菌群,少数具有致病性。本章主要阐述不产生芽孢的棒状杆菌属(白喉棒状杆菌)、李斯特菌属(单核细胞增生李斯特菌)、加德纳菌属(阴道加德纳菌),以及产生芽孢的需氧芽孢杆菌属(炭疽杆菌和蜡样芽孢杆菌)。

第一节　革兰氏阳性无芽孢杆菌

一、白喉棒状杆菌

案例导学

患儿,女,3岁,因发热、咽痛、咳嗽3d入院就诊。查体:患儿颈前淋巴结肿大,体温38.6℃,两侧扁桃体及咽后壁可见灰白色膜状物,用无菌棉拭子不易擦掉。涂片染色镜检可见革兰氏阳性棒状杆菌并有明显异染颗粒。

请思考:

1. 患者可能患何种传染病? 其病原体是什么? 该病原体是如何致病的?

2. 为明确诊断,应怎样进行微生物学检验与鉴定?

白喉棒状杆菌是急性呼吸道传染病白喉的病原体,因患者咽喉部充血、肿胀并有灰白色假膜形成,故名"白喉"。

（一）临床意义

1. 致病物质　主要是白喉外毒素。该毒素具有强烈的细胞毒作用,能抑制细胞蛋白质的合成,致细胞坏死。当无毒的白喉棒状杆菌感染了β-棒状杆菌噬菌体而成为溶原性细菌时,噬菌体的毒素基因与细菌的染色体整合,使无毒的白喉棒状杆菌转变成产毒的白喉棒状杆菌,产生白喉毒素,引起病理反应。

2. 所致疾病　引起白喉。人是白喉棒状杆菌唯一宿主,普遍易感,儿童最易感。传染源为白喉患者和带菌者,细菌经飞沫或污染物品而传播,侵入鼻咽部生长繁殖并产生白喉毒素,使黏膜上皮细胞坏死并产生炎性渗出,渗出液中的纤维蛋白将炎性细胞、黏膜坏死组织和菌体凝结在一起形成灰白色膜状物,称为"假膜"。假膜与黏膜紧密粘连,不易拭去,若延伸到喉内或脱落于气管内,可引起呼吸道阻塞甚至窒息,是白喉患者早期致死的主要原因。细菌一般不侵入血流,但其外毒素可被吸收入血,引起毒血症,并迅速与易感细胞结合,常侵入心肌、外周神经、肾上腺组织等,引起心肌炎、软腭麻痹、声嘶及肝、肾、肾上腺组织严重病变,心肌炎是白喉患者后期致死的主要原因。少数可侵犯眼结膜、外耳道、阴道等处。

3. 免疫力　白喉病后可获得牢固的免疫力,以体液免疫为主,主要是抗毒素的中和作用。

锡克试验:是调查人群对白喉棒状杆菌是否有免疫力的皮内试验,其原理为毒素和抗毒素中和反应。皮内注射一定量的毒素，24~48h观察结果：①皮肤反应阴性，说明体内有抗毒素，对白喉有免疫力；②皮肤出现红肿等阳性反应，表明体内无抗毒素，无免疫力。

4. 防治

（1）特异性预防：①易感儿童注射白喉类毒素，可刺激机体产生抗毒素而使机体获得免疫力。我国应用百白破三联疫苗；②密切接触者应注射白喉抗毒素进行紧急预防。

（2）治疗：早期、足量注射白喉抗毒素以中和体内毒素，并使用青霉素或红霉素等抗生素进行抗菌治疗。

新型白喉疗法——在实践中创新

白喉在19世纪曾被称为"扼杀天使"，全球每年有数十万儿童因其死亡。德国学者Emil von Behring因为发现并研制白喉抗毒素获得了历史上第一个诺贝尔生理学或医学奖。但是有些人认为利用动物产生、提取抗毒素可能不人道，另外约有5%的患者免疫系统会对马血清产生超敏反应，甚至危及生命，即"血清病"。故科学家们在积极寻找马血清替代品。最新研究表明利用实验室培养的细胞产生的抗体可以保护豚鼠不受皮下注射的白喉毒素的影响，科学家希望下一步可以进行人体试验，若试验成功，最终可以取代马血清，也会"终结"首个诺贝尔生理学或医学奖。作为一名检验工作者，一方面，应在检验过程中具备科学严谨的检验态度，为临床提供及时、准确的鉴定结果。另一方面，应具有探究学习和实践创新精神，以解决在实践中遇到的问题，攻克难关，为医学的发展作出贡献。

（二）生物学特性

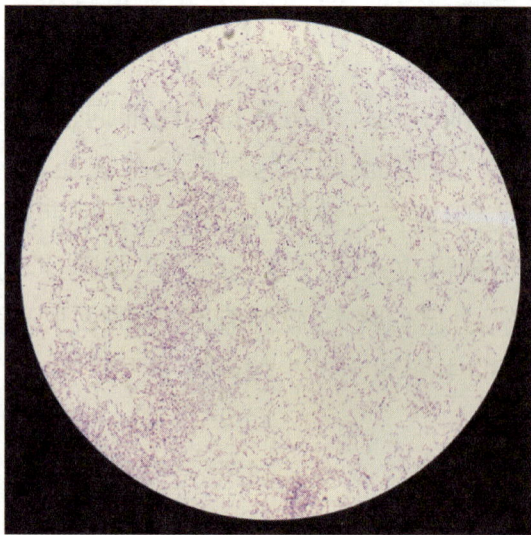

图12-1 白喉棒状杆菌革兰氏染色镜下形态

1. 形态与染色 G^+，杆菌，细长略弯，一端或两端膨大呈棒状，排列不规则，常呈L、V等字形或排成栅栏状（图12-1），无荚膜、鞭毛和芽孢。用奈瑟（Neisser）染色（菌体黄褐色，颗粒紫黑色）或阿尔倍德染色（Albert）染色（菌体蓝绿色，颗粒蓝黑色），菌体一端、两端或中央可见明显浓染且与菌体颜色不同的颗粒，称为异染颗粒（图12-2）。颗粒主要成分是核糖核酸与多偏磷酸盐，是该菌贮存的养分，也是白喉棒状杆菌的鉴别特征。

2. 培养特性 需氧或兼性厌氧，最适

温度为 35℃，最适 pH 为 7.2~7.8。营养要求高，在含血液、血清或鸡蛋的培养基上生长良好。

（1）吕氏血清斜面或鸡蛋斜面培养基：生长迅速，10~18h 形成灰白、细小（1~2mm）、S 型菌落，涂片染色细菌形态典型、异染颗粒明显。

（2）血琼脂平板：35℃培养 24h 后形成灰白色、S 型菌落。

（3）亚碲酸钾血琼脂平板：是白喉棒状杆菌的选择鉴别培养基。本菌能还原亚碲酸钾成元素碲，35℃培养 48h 后形成黑色或灰黑色菌落（图 12-3）。根据此培养基上菌落特点，可将其分为重型（灰色、不溶血、大菌落）、轻型（黑色、溶血、小菌落）和中间型（灰黑色、不溶血、小菌落）三型，三型与疾病轻重无关，但常随地区和年份有别，有流行病学意义。我国以轻型产毒株多见。

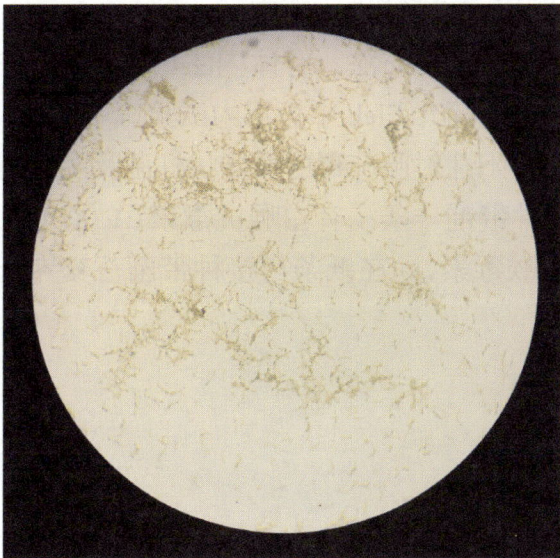

图 12-2　白喉棒状杆菌异染颗粒（Neisser 染色）

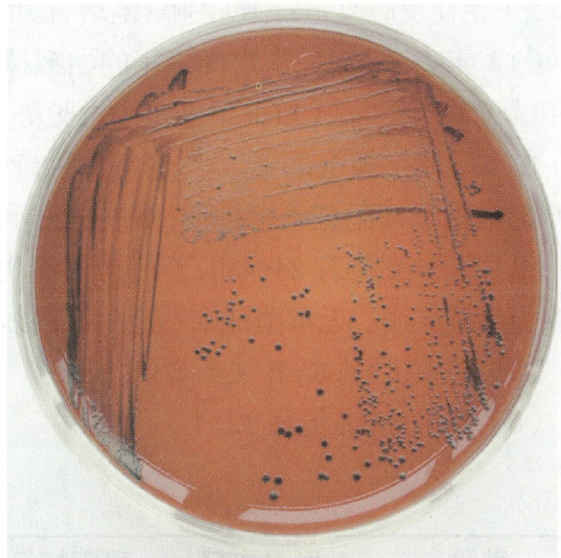

图 12-3　白喉棒状杆菌在亚碲酸钾血琼脂平板上菌落

3. 生化反应　发酵葡萄糖、麦芽糖产酸不产气，触酶 +，氧化酶 -，硝酸盐还原 +，MIU：---。

4. 抵抗力　不强，对湿热、一般消毒剂和常用抗生素敏感，煮沸 1min 即可死亡。但对干燥、寒冷和紫外线的抵抗力较强。对青霉素和红霉素敏感，对磺胺类、卡那霉素和庆大霉素不敏感。

（三）微生物学检验

器材准备：血琼脂平板、吕氏血清斜面、亚碲酸钾血琼脂平板、葡萄糖发酵管、硝酸盐培养基、MIU 培养基、3%H_2O_2 溶液、Elek 琼脂蛋白胨培养基、白喉抗毒素（1 000U/ml）、兔或马血清（无菌）。

1. 标本采集　用无菌棉拭子采取患者鼻咽部假膜边缘的分泌物，疑似患者或带菌者可采集鼻咽部或扁桃体黏膜上的分泌物。应在抗生素使用前采集标本,如不能及时送检,应将标本浸于生理盐水或15%甘油盐水中保存。

2. 检验方法

(1)直接涂片染色镜检:将标本制成两张涂片,分别进行革兰氏染色和异染颗粒染色,镜检如发现革兰氏阳性棒状杆菌,有明显异染颗粒,可初步报告"找到革兰氏阳性棒状杆菌,疑为白喉棒状杆菌"。

(2)分离培养:将标本同时接种于吕氏血清斜面、血琼脂平板及亚碲酸钾血琼脂平板上进行培养。

(3)鉴定:取可疑菌落进行鉴定。

1)涂片革兰氏染色和异染颗粒染色镜检:可见革兰氏阳性棒状杆菌,有明显异染颗粒。

2)生化反应鉴定:根据白喉棒状杆菌的生化反应特征进行鉴定。

(4)毒力试验:是鉴定产毒素的白喉棒状杆菌重要方法。有体内法(豚鼠体内进行中和试验)和体外法(Elek平板毒力试验等)。下面简介Elek平板毒力试验。

Elek琼脂平板上,平行划线密集接种待检菌、阳性对照产毒白喉棒状杆菌及阴性对照非产毒类白喉杆菌三条接种带,然后垂直于接种带铺一条浸有白喉抗毒素(1 000U/ml)的滤纸片。37℃孵育24~48h,若待检菌产生白喉毒素,则在纸条与接种带菌苔交界处出现有白色沉淀线。无毒菌株则不产生沉淀线。

(5)药敏试验:K-B法药敏试验。

(6)结果分析:见表12-1。

表12-1　结果分析

菌种	形态染色	菌落特征	鉴定试验	药敏试验	毒力试验
白喉棒状杆菌					

白喉棒状杆菌的鉴定依据:①G⁺杆菌,细长略弯,有异染颗粒;②吕氏血清斜面上12h形成灰白色小菌落,亚碲酸钾血琼脂平板上48h形成黑色或灰黑色菌落;③触酶+,氧化酶-,硝酸盐还原+,MIU:---;④毒力试验+。

二、单核细胞增生李斯特菌

李斯特菌属包含7种细菌,对人和动物致病的是单核细胞增生李斯特菌。

(一)临床意义

1. 致病物质　主要是李斯特菌溶血素和菌体表面侵袭蛋白等成分。

2. 所致疾病　本菌广泛分布于自然界,健康带菌者是主要传染源。主要经粪-口途径传播,也可通过胎盘或产道传播,引发流产、死胎等。多感染新生儿和免疫力低下者。

引起的疾病主要有：①常伴随EB病毒引起传染性单核细胞增多症；②脑膜炎、脑炎、败血症；③食物中毒：该菌4℃能生长，可污染食品（尤其是速冻食品），是冷藏食品威胁人类健康的主要病原体之一。

本菌是胞内寄生菌，病后免疫主要是细胞免疫。

知识拓展

健康生活，谨防冰箱杀手

李斯特菌是为纪念英国外科医生约瑟夫·李斯特而命名的一类细菌。对人有致病性的单核细胞增生李斯特菌具有极强的生命力，耐盐、耐碱、耐冷。因其在冰箱的4℃冷藏条件下仍能很好地生长繁殖，而被誉为"冰箱杀手"。常污染乳制品、肉类、海产品、蔬菜、沙拉等食品，易感者主要为新生儿、孕妇及老年人，感染者可出现高热、肌肉疼痛、呕吐、头痛、抽搐、颈部僵硬、昏迷甚至死亡。

预防李斯特菌感染应具备健康的生活理念及生物安全防护意识：①注意饮食卫生，生熟食品要分开；②冰箱保存的食物要充分加热后再食用；③厨房和冰箱定期清洁和消毒；④从事动物屠宰、食品加工等行业的人群，要加强生物安全防护。

（二）生物学特性

1. 形态与染色　G^+，小/球杆菌，多数菌体一端膨大，似棒状，常呈V字形排列。陈旧培养物上常呈G^-。有1~5根鞭毛，20~25℃时有动力，37℃时动力缓慢或消失。无芽孢，一般无荚膜。

2. 培养特性　需氧或兼性厌氧菌，营养要求不高，普通培养基上可生长。0~45℃均可生长，最适生长温度30~37℃，由于该菌4℃仍可生长，故冷增菌可提高其检出率。血琼脂平板上形成直径1~2mm大小、圆形、光滑、灰白色的菌落，周围有狭窄的β溶血环。在半固体培养基中，20~25℃时穿刺培养2~5d可出现倒伞形生长。

3. 抵抗力　本菌耐盐（20%NaCl溶液中长期存活）、耐碱（2.5%NaOH溶液存活20min）、耐冷（4℃可生长）；对热和一般的消毒剂敏感，60~70℃经5~20min可被杀死；氨基糖苷类抗菌药物能增强青霉素对产单核细胞增生李斯特菌抗菌（杀菌）活性，故治疗首选氨基青霉素（如阿莫西林或氨苄西林）加庆大霉素，对头孢菌素、磷霉素及夫西地酸耐药。

（三）鉴定依据

单核细胞增生李斯特菌主要有：①G^+，小/球杆菌；②在血琼脂平板上形成灰白色小菌落，有狭窄的β溶血环；③4℃可生长，可进行冷增菌；④25℃有动力，半固体穿刺培养可出现倒伞形生长。

三、阴道加德纳菌

阴道加德纳菌（*Gardnerella vaginalis*，GV）是加德纳菌属中唯一的菌种，为阴道内正常菌群，是导致非特异性细菌性阴道病（*Bacterial Vaginosis*，BV）的病原体。

（一）临床意义

1. 致病性　该菌可通过性接触传播，还可以通过间接接触传播，如共用毛巾、浴盆、使用公共厕所的坐便器等。主要引起细菌性阴道病（BV）。①发病机制：是由阴道内正常菌群微生态平衡失调，优势菌群乳酸杆菌减少或消失，阴道加德纳菌和厌氧菌（类杆菌、消化球菌）、支原体等微生物过度繁殖而引起，无炎症病变和白细胞浸润；②临床表现：阴道分泌物增多，呈灰白色、稀薄、奶油状脓性白带，有鱼腥味。另外，BV 可导致多种妇科疾病，如产后子宫内膜炎、子宫全切术后感染、绒毛膜炎、羊水感染、早产等。本菌还可引起新生儿败血症和软组织感染。

BV 一般为混合感染，并非阴道加德纳菌阳性者均引发疾病，20%～40% 的正常妇女阴道内也可检出本菌，因此，BV 诊断一般不需做 GV 的分离培养。

2. 防治　预防细菌性阴道病，主要是形成健康的生活理念，一是要洁身自好并注意公共卫生，二是要具备良好的卫生习惯，勤换内衣，维护阴道内正常菌群。治疗时，可用 1% 乳酸或醋酸溶液作阴道冲洗及甲硝唑栓剂，以抑制 GV 及厌氧菌生长。

（二）生物学特性

1. 形态与染色　小杆菌，菌体大小约 $0.5\mu m \times (1.5～2.5)\mu m$，两端钝圆，但其形态及染色性常多变，视菌株和菌龄有所不同，实验室保藏菌株趋向 G^-，而新鲜临床标本中分离到的菌株趋向 G^+，高浓度血清中生长的菌株呈 G^+。无芽孢、鞭毛和荚膜。

2. 培养特性　多为兼性厌氧，营养要求较高，最适 pH6.0～6.5，最适生长温度 35～37℃。置 3%～5%$CO_2$35℃培养 48h，形成圆形、光滑、不透明、针尖大小的菌落。在含人血或兔血琼脂平板上可出现 β 溶血，在羊血琼脂平板上不溶血。

3. 生化反应　触酶 −，氧化酶 −，水解淀粉和马尿酸。

4. 抵抗力　本菌抵抗力不强，对热和一般消毒剂敏感，对青霉素、氨苄西林、TMP、万古霉素、甲硝唑（50μg/ 片）等敏感，但随着抗生素的广泛应用，耐药菌株逐年增多，应根据药敏试验结果合理使用抗生素。

（三）微生物学检验

1. 标本采集　疑为细菌性阴道病患者可借助窥阴器采集阴道分泌物。

2. 检验方法　一般情况下不做细菌的分离培养和生化反应鉴定。

（1）直接湿片镜检：取阴道分泌物与数滴生理盐水混合涂片，高倍镜下观察，可见大量线索细胞，即脱落的阴道上皮细胞上黏附大量的阴道加德纳菌及其他小杆菌，表面毛糙，有斑点和大量细小颗粒，使细胞边缘呈锯齿状，细胞部分溶解或已经溶解，核模糊不清,检出线索细胞提示加德纳菌感染。

（2）涂片染色镜检：若见到革兰氏染色阴阳不定的小杆菌以及其他 G⁻ 杆菌、弧菌或 G⁺ 菌的混合细菌群，但缺乏 G⁺ 大杆菌（乳酸杆菌）或 <5 个 / 油镜视野，提示为细菌性阴道病患者；若仅有 G⁺ 大杆菌（乳酸杆菌）或仅含少量短杆菌则为非 BV 患者。

（3）pH 测定：用精密 pH 试纸直接浸在窥阴器下叶分泌物中数秒，若 pH>4.5 为可疑患者。

（4）胺试验：在阴道分泌物载玻片上滴加数滴 10%KOH，若发出腐败的鱼腥样胺臭味即为阳性。

阴道加德纳菌的鉴定依据：①湿片镜检找到线索细胞；②革兰氏染色镜检观察到阴阳不定的小杆菌；③阴道分泌物 pH 测定 >4.5；④胺试验阳性；⑤水解淀粉和马尿酸；⑥分泌物无乳酸杆菌（革兰氏阳性大杆菌）或 <5 个 / 油镜视野。

第二节　革兰氏阳性需氧芽孢杆菌属

需氧芽孢杆菌属是一大类在有氧条件下能产生芽孢的革兰氏阳性大杆菌，在自然界广泛存在，大多数为腐生菌，一般不致病，许多菌种是实验室等环境的污染菌，如枯草芽孢杆菌。少数有致病性，主要有炭疽杆菌和蜡样芽孢杆菌。炭疽杆菌是需氧芽孢杆菌属中致病力最强的细菌，也是人类历史上第一个被发现的病原体，可引起人兽共患炭疽病。

一、炭 疽 杆 菌

案例导学

患者，男，14 岁，因发热、呕吐、血便、右手臂出现丘疹、水疱、局部有坏死伴黑色焦痂入院就诊。取水疱内容物涂片进行革兰氏染色镜检，发现 G⁺ 大杆菌。根据临床表现及初步检查结果医生怀疑为炭疽病。

请思考：

1. 该病病原体是什么？是如何致病的？其生物学特性有哪些？

2. 该病原体的鉴定依据有哪些？

3. 为防控该菌的传播，检验工作者需要具备哪些职业素养和责任担当？

（一）临床意义

1. 致病物质　主要有荚膜和炭疽毒素。荚膜有抗吞噬作用；炭疽毒素是由保护性抗原（PA）、致死因子（LF）和水肿因子（EF）三种蛋白质组成的复合体，其毒性作用有：①直接损伤微血管内皮细胞，增加血管通透性而形成水肿；②抑制、麻痹呼吸中枢而引起呼吸衰竭死亡，是感染者发病和死亡的主要原因。

2. 所致疾病　传染源主要是患病的食草动物（牛、羊、马等），可以通过多种方式传播，引起炭疽病。

（1）皮肤炭疽：细菌经皮肤小伤口侵入，在局部形成小丘疹，继而形成水疱、坏死，最后形成黑色焦痂，故名炭疽。皮肤炭疽最常见，约占90%以上。

（2）肠炭疽：食入未煮熟的病畜肉类或污染食物而感染。潜伏期为12~18h，突然出现恶心、呕吐、肠麻痹、腹胀及血便，伴有全身中毒症状，2~3d可死于脓毒症休克。

（3）肺炭疽：吸入含炭疽芽孢的尘埃或气溶胶可发生肺炭疽。表现为高热、寒战、呼吸急促、咯血样痰，伴有全身中毒症状，2~3d可死于脓毒症休克。

上述三种类型均可并发败血症，甚至脑膜炎，病死率高。

3. 免疫性　病后可获得牢固的免疫力。

4. 防治原则　重点应放在家畜感染的防治和牧场的卫生防疫上。

（1）病畜应严格隔离，严禁剥皮或煮食，必须焚烧或深埋于2m以下。

（2）特异性预防：接种炭疽减毒活疫苗，免疫力可维持1年。主要针对疫区牧民、屠宰人员、兽医和皮革、毛纺业工人。

（3）治疗：以青霉素类为首选药物，也可选用链霉素、庆大霉素、红霉素、环丙沙星等。

（二）生物学特性

1. 形态与染色　G^+，粗大杆菌（致病菌中最大），大小（1~3）μm×（5~10）μm，两端平截，链状排列，如竹节状（图12-4）。在有氧条件下可形成芽孢，椭圆形，位于菌体中央，小于菌体。有毒菌株在体内或含血清的培养基中可形成荚膜。无鞭毛。

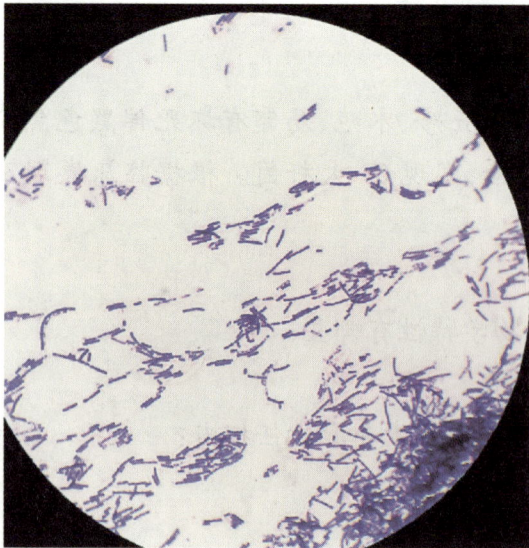

图12-4　炭疽杆菌革兰氏染色镜下形态

2. 培养特性　需氧或兼性厌氧，营养要求不高，最适生长温度为30~35℃。炭疽杆菌在各种培养基上经35℃培养24h后的生长现象如下：

（1）液体培养基：絮状沉淀。

（2）普通琼脂平板：形成大而扁平、边缘不齐、灰白干燥的粗糙型（R）菌落（图12-5），低倍镜下观察，菌落边缘呈卷发状（图12-6）。

（3）血琼脂平板：菌落不溶血或轻度溶血（图12-7）。

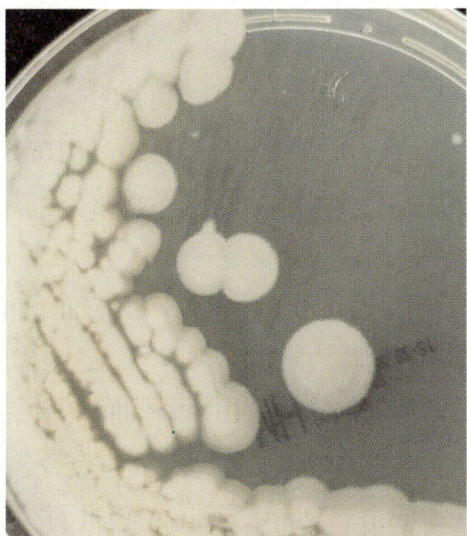

图 12-5　炭疽杆菌在普通琼脂
平板上菌落

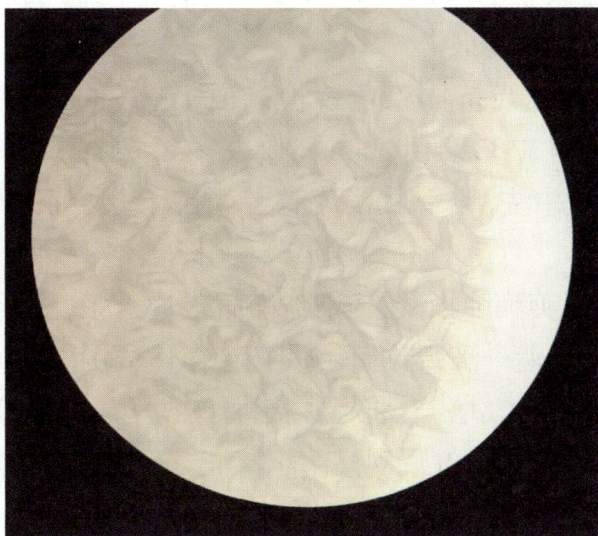

图 12-6　在低倍镜下炭疽杆菌
菌落边缘呈卷发状

（4）NaHCO₃ 血琼脂平板：产毒株置 5%CO_2 环境中培养，24~48h 可产生荚膜，形成黏液型（M）菌落。

3. 生化反应

（1）发酵葡萄糖、麦芽糖、蔗糖产酸不产气。

（2）触酶、卵磷脂酶、硝酸盐还原试验：+++。

（3）IMViC 试验：－－＋－；MIU 试验：－－－。

4. 抵抗力　繁殖体抵抗力不强，对热和一般消毒剂敏感，加热 60℃ 30min 可被杀死。但芽孢在干燥土壤或皮毛中可存活数十年，对化学消毒剂的抵抗力不一，5%苯酚需数日才被杀死，对碘和氧化剂敏感。

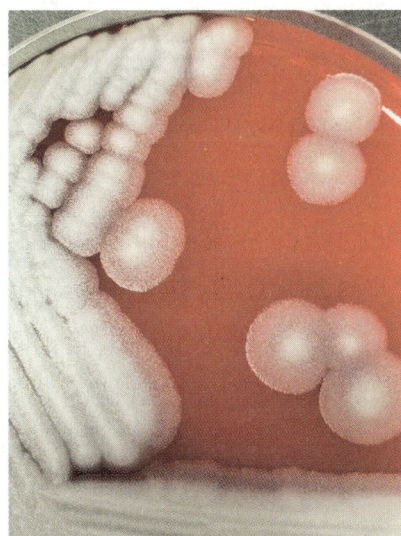

图 12-7　炭疽杆菌在血琼脂
平板上菌落

（三）微生物学检验

1. 标本采集　可采集水疱内容物、病灶渗出液、血液、粪便、呕吐物、痰液、脑脊液、动物尸体、皮毛或其他可疑污染物等。

采取标本时必须遵循以下原则：①注意生物安全，加强自我防护；②尽可能在使用抗菌药物治疗前采集；③不得用解剖的方式获取标本，所需标本均应以穿刺方式取得。

2. 检验方法　炭疽杆菌检验时要在三级生物安全实验室进行，必须严格按照甲类传染病检验规则操作。

（1）直接镜检

1）直接涂片染色镜检：标本涂片、干燥后用 1∶1 000 升汞固定后杀死芽孢，分别进行革兰氏染色和荚膜染色,如发现呈链状排列的革兰氏阳性大杆菌,有荚膜,结合临床症状可作出初步报告。

2)荧光抗体染色镜检:在固定好的标本涂片或组织印片上,滴加抗荚膜荧光抗体,置37℃染色30min,倾去多余荧光抗体,在pH8.0的缓冲液中浸泡10min,用蒸馏水冲洗,晾干后置荧光显微镜下,找到链状粗大杆菌周围有发荧光的荚膜者为阳性。

3)荚膜肿胀试验:取洁净载玻片一张,将标本与高效价炭疽荚膜多肽抗血清混匀,再加亚甲蓝一滴,若镜下可见蓝色菌体周围出现肿胀的荚膜为阳性。

(2)分离培养:将标本接种于2%兔血清肉汤增菌培养37℃4h,再于血琼脂平板分离培养,35℃24h后观察菌落特征。污染的固体标本可加10倍量生理盐水充分浸泡,振荡10~15min,静置10min,取上层悬液置65℃水浴30min或85℃5min。将非芽孢菌杀死,保留芽孢活性,再进行增菌培养,然后转种于戊烷脒多黏菌素B血琼脂平板等选择性培养基上,培养时间较长,菌落较小。

(3)鉴定:挑取可疑菌落进行鉴定。

1)涂片染色镜检:可见G$^+$,粗大杆菌,竹节排列,菌体中央有芽孢。

2)生化反应:符合炭疽杆菌的生化反应。

(4)鉴别试验

1)串珠试验:炭疽杆菌在含有低浓度青霉素(0.05~0.5U/ml)的培养基中,由于细胞壁的合成被抑制,细菌可发生形态变异,菌体膨大为圆球形并相连成串珠状排列(图12-8)。类炭疽杆菌无此现象,具有鉴别意义。

2)青霉素抑制试验:将待检菌分别接种于含青霉素5U/ml、10U/ml、100U/ml的普通琼脂平板上,炭疽杆菌一般在含有5U/ml青霉素的平板上仍能生长,在含有10U/ml、100U/ml青霉素的平板上生长受到抑制。

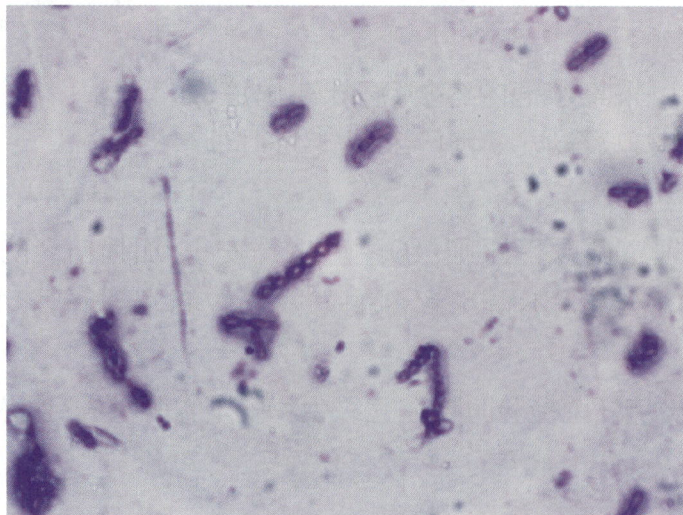

图12-8 炭疽杆菌的串珠试验结果

3）噬菌体裂解试验：将炭疽杆菌肉汤培养物涂布于普通琼脂平板上，再将炭疽杆菌噬菌体滴于平板中央或划一直线，35℃培养18h，出现噬菌斑或噬菌带为阳性。

4）重碳酸盐毒力试验：将炭疽杆菌接种于含0.5%NaHCO$_3$和10%马血清的琼脂平板上，置于10%CO$_2$环境中35℃培养24~48h，有毒株形成荚膜，菌落呈黏液型（M），而无毒株不形成荚膜，菌落呈粗糙型（R）。

5）动物毒力试验：将肉汤培养物接种于小白鼠皮下，2~3d后小白鼠发病死亡。解剖可见接种部位呈胶冻样水肿，肝脾肿大、出血，血液呈黑色且不凝固。在内脏及血液中可检出有荚膜的炭疽杆菌。

6）与其他需氧芽孢杆菌的鉴别：见表12-2。

表12-2　炭疽杆菌与其他需氧芽孢杆菌的鉴别

性状	炭疽杆菌	其他需氧芽孢杆菌
荚膜	有	无
动力	无	有
血琼脂平板	不溶血或微溶血	多有明显溶血
青霉素串珠试验	+	−
噬菌体裂解试验	+	−
NaHCO$_3$血琼脂平板	黏液型菌落（有毒株）	粗糙型菌落
动物毒力试验	+	−

炭疽杆菌的鉴定依据：①G$^+$，粗大杆菌，竹节排列，菌体中央有芽孢；②普通琼脂平板上形成大而扁平、灰白干燥的粗糙型菌落；③串珠试验、青霉素抑制试验、噬菌体裂解试验、重碳酸盐毒力试验均为阳性。

二、蜡样芽孢杆菌

蜡样芽孢杆菌因在普通琼脂平板上形成似白蜡状粗糙型菌落而得名。

（一）临床意义

蜡样芽孢杆菌广泛存在于自然界，是条件致病菌。易污染淀粉制品、乳制品等食品引起食物中毒，还可引起败血症、心内膜炎、外伤后眼部感染等。该菌引起的食物中毒夏秋季最为常见，引起食物中毒时含菌量需达到10^{5}CFU/g（ml）以上才能发病。

食物中毒分两种类型。①呕吐型：由耐热肠毒素（ST）引起，进食后1~6h出现恶心、呕吐症状，仅少数伴有腹泻；②腹泻型：由不耐热肠毒素（LT）引起，主要为腹痛、腹泻和里急后重，偶有呕吐和发热。

吃剩饭警惕蜡样芽孢杆菌性食物中毒

蜡样芽孢杆菌于1950年首次在挪威报告有致病作用,是一种条件致病菌。该菌在室温下可繁殖产生肠毒素,易在室温下长时间放置的炒饭或米饭等剩饭中发现,引起的病症通常称为"炒饭综合征"。夏、秋季最常见,常因保存温度不当、放置时间较长引起。故生活中要养成良好的饮食卫生习惯,肉类、乳制品及剩饭等食品在低温只能短时间存放,食用前需彻底加热煮熟,才能有效降低食物中毒的发生。

（二）生物学特性

1. 形态与染色　G^+,粗大杆菌,两端钝圆,链状排列,芽孢椭圆形,位于菌体中央或次极端,小于菌体,有鞭毛,无荚膜（图12-9）。

2. 培养特性　需氧或兼性厌氧,营养要求不高,最适生长温度为30~35℃。最适pH7.0~7.4,在不同培养基中生长特点如下:

（1）肉汤培养基:均匀混浊,常形成菌膜,管底有散在沉淀。

（2）普通琼脂平板:形成大而扁平、边缘不齐、乳白色、粗糙型菌落,常沿划线蔓延扩展成片,如同白蜡（图12-10）。

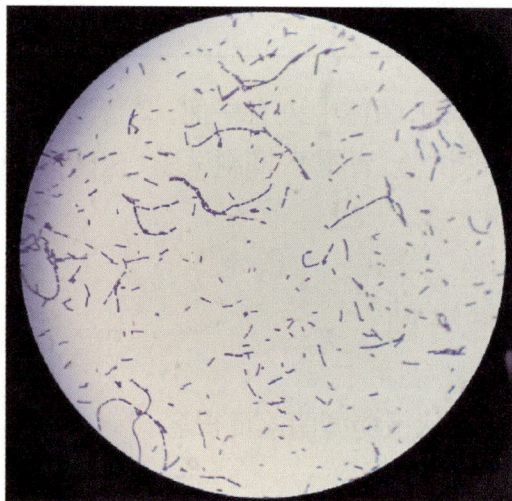

图 12-9　蜡样芽孢杆菌革兰氏
染色镜下形态

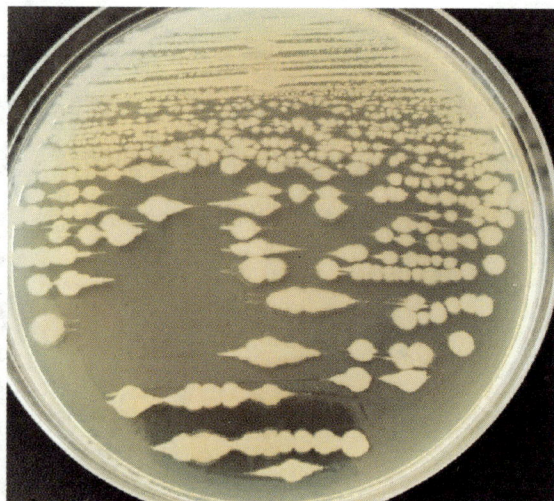

图 12-10　蜡样芽孢杆菌在
普通琼脂平板上菌落

（3）血琼脂平板:菌落浅灰色、毛玻璃样,有 α 或 β 溶血环（图12-11）。

（4）卵黄琼脂平板:培养3h,虽尚未看见菌落,但可见细菌产生卵磷脂酶分解卵磷脂形成乳白色混浊环,称为乳光反应或卵黄反应。

3. 生化反应　发酵葡萄糖、麦芽糖、蔗糖产酸不产气，卵磷脂酶＋，IMViC试验：－－＋＋，MIU试验：＋－－。

4. 抵抗力　耐热，加热100℃ 20min死亡。芽孢抵抗力更强，煮沸30min，干热120℃ 60min才被杀死。对红霉素、氯霉素、克林霉素、氨基糖苷类等敏感，对青霉素、头孢菌素、氨苄西林等耐药。

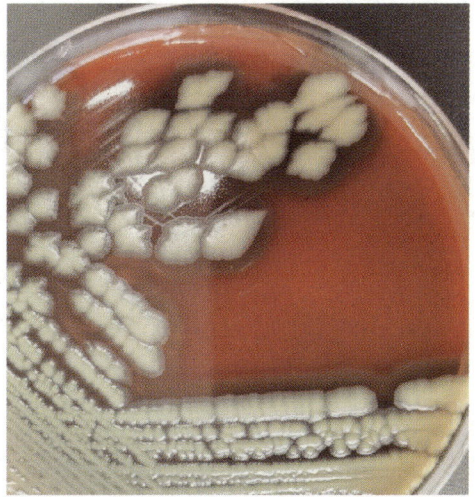

图12-11　蜡样芽孢杆菌在血琼脂平板上菌落

（三）微生物学检验

器材准备：血琼脂平板、普通琼脂平板、卵黄琼脂平板、MYP琼脂平板（甘露醇卵黄多黏菌素琼脂）、糖发酵培养基、枸橼酸盐培养基。

1. 标本采集　可疑食物、患者的呕吐物、粪便等。

2. 检验方法

（1）直接涂片染色镜检：将标本用无菌盐水制成菌悬液涂片染色镜检，如见到呈链状排列的革兰氏阳性大杆菌，可初步报告。

（2）分离培养：将可疑食物、粪便制成悬液，接种于普通琼脂平板和血琼脂平板，呕吐物可直接接种，35℃培养18~24h观察菌落。

（3）鉴定：挑取可疑菌落进行鉴定。

1）涂片染色镜检：G^+，粗大杆菌，两端钝圆，链状排列，菌体中央有芽孢。

2）生化反应鉴定：符合蜡样芽孢杆菌生化特征。

（4）活菌计数：将待检标本用无菌生理盐水稀释成10^{-5}~10^{-1}的稀释液，根据对样品污染的估计选择2~3个适宜稀释度，每个稀释度取0.1ml均匀涂布于选择培养基（MYP琼脂平板）进行计数。一般认为含菌量>10^5CFU/g或10^5CFU/ml才有发生食物中毒的可能性。

（5）药敏试验

（6）结果分析与报告：见表12-3。

表12-3　结果分析与报告

标本	形态染色	菌落特征	卵黄反应	生化反应	药敏试验	结果报告
可疑食物						

蜡样芽孢杆菌的鉴定依据：①G^+大杆菌，呈链状排列，菌体中央或次极端有芽孢。②菌落特征：普通琼脂平板上呈乳白色、白蜡状；血琼脂平板上呈浅灰色、毛玻璃样，有溶血；③卵黄反应＋。

（王美兰）

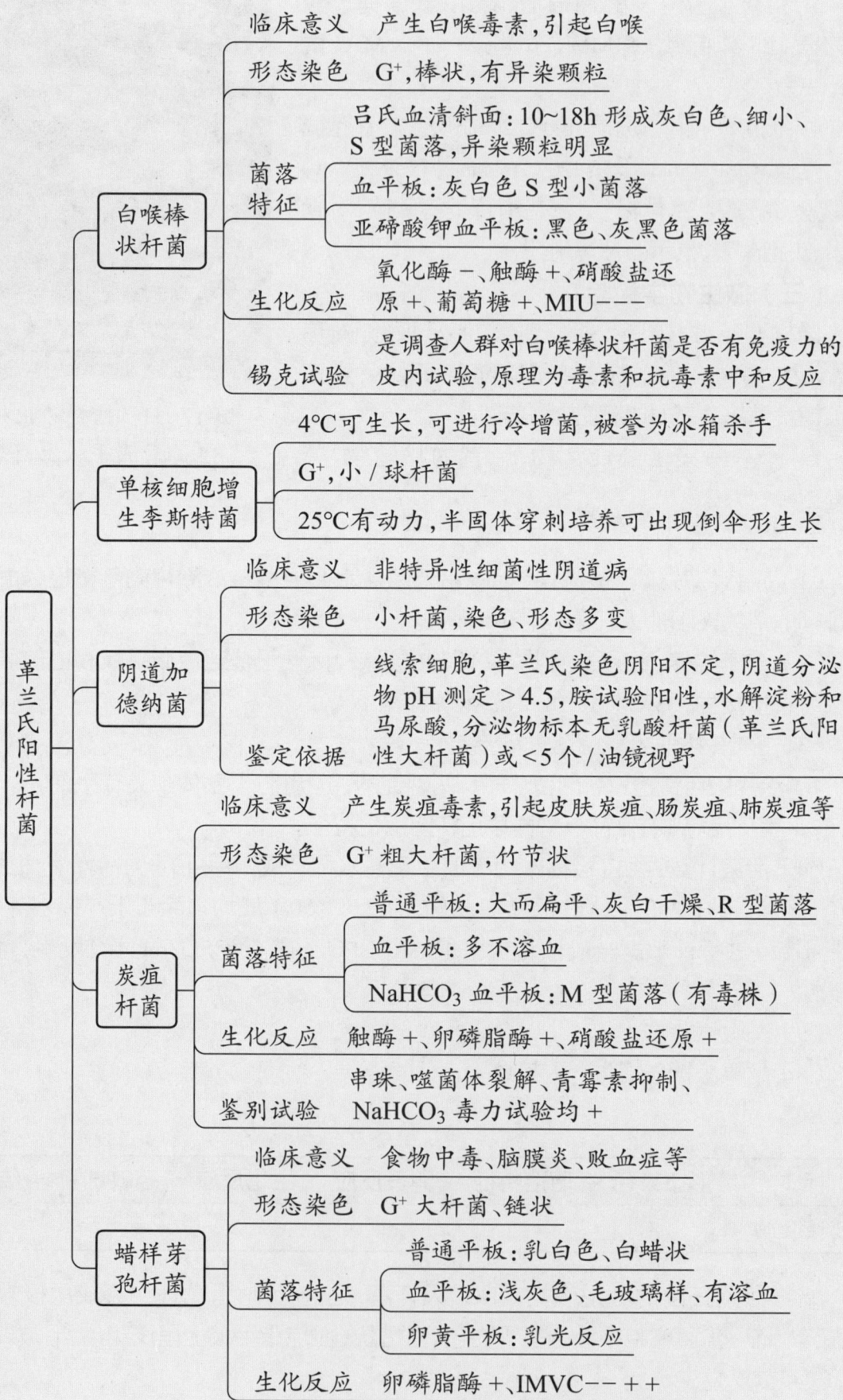

革兰氏阳性杆菌

白喉棒状杆菌
- 临床意义　产生白喉毒素,引起白喉
- 形态染色　G^+,棒状,有异染颗粒
- 菌落特征
  - 吕氏血清斜面:10~18h 形成灰白色、细小、S 型菌落,异染颗粒明显
  - 血平板:灰白色 S 型小菌落
  - 亚碲酸钾血平板:黑色、灰黑色菌落
- 生化反应　氧化酶 -、触酶 +、硝酸盐还原 +、葡萄糖 +、MIU - - -
- 锡克试验　是调查人群对白喉棒状杆菌是否有免疫力的皮内试验,原理为毒素和抗毒素中和反应

单核细胞增生李斯特菌
- 4℃可生长,可进行冷增菌,被誉为冰箱杀手
- G^+,小 / 球杆菌
- 25℃有动力,半固体穿刺培养可出现倒伞形生长

阴道加德纳菌
- 临床意义　非特异性细菌性阴道病
- 形态染色　小杆菌,染色、形态多变
- 鉴定依据　线索细胞,革兰氏染色阴阳不定,阴道分泌物 pH 测定 > 4.5,胺试验阳性,水解淀粉和马尿酸,分泌物标本无乳酸杆菌(革兰氏阳性大杆菌)或 < 5 个 / 油镜视野

炭疽杆菌
- 临床意义　产生炭疽毒素,引起皮肤炭疽、肠炭疽、肺炭疽等
- 形态染色　G^+ 粗大杆菌,竹节状
- 菌落特征
  - 普通平板:大而扁平、灰白干燥、R 型菌落
  - 血平板:多不溶血
  - $NaHCO_3$ 血平板:M 型菌落(有毒株)
- 生化反应　触酶 +、卵磷脂酶 +、硝酸盐还原 +
- 鉴别试验　串珠、噬菌体裂解、青霉素抑制、$NaHCO_3$ 毒力试验均 +

蜡样芽孢杆菌
- 临床意义　食物中毒、脑膜炎、败血症等
- 形态染色　G^+ 大杆菌、链状
- 菌落特征
  - 普通平板:乳白色、白蜡状
  - 血平板:浅灰色、毛玻璃样、有溶血
  - 卵黄平板:乳光反应
- 生化反应　卵磷脂酶 +、IMVC - - + +

? 思考与练习

一、填空题

1. 白喉棒状杆菌的形态染色特征是_____,其快速生长的培养基是_____,在亚碲酸钾血琼脂平板上菌落特征为____。炭疽杆菌的形态染色特征是_____,在普通琼脂平板上菌落特征为_____。蜡样芽孢杆菌的形态染色特征是_____,在普通琼脂平板和血琼脂平板上菌落特征分别是_____、_____。

2. 炭疽杆菌的主要致病物质为_____。炭疽病主要有____、____、____等类型。其中人类炭疽病最常见的是_____。

3. 青霉素串珠试验阳性的细菌是_____。

4. 白喉棒状杆菌的致病物质是____,菌体中异染颗粒的主要成分是_____。

5. 白喉棒状杆菌的鉴定依据_____、_____、_____、_____。

6. 菌体中常见到异染颗粒的细菌是_____。

7. 炭疽杆菌的鉴别试验有_____、_____、_____以及重碳酸盐毒力试验等。

8. 食入被大量蜡样芽孢杆菌污染的食物可引起_____。皮毛加工厂工人最容易感染的需氧芽孢杆菌是_____。

9. 阴道加德纳菌的鉴定依据有_____、_____、_____、_____、_____、_____。

10. 单核细胞增生李斯特菌在4℃可生长,因此可进行_____提高其检出率。

二、名词解释

1. 异染颗粒

2. 串珠试验

三、案例分析题

某皮革厂一工人剥了一只死羊的皮后,左手臂先出现了丘疹,次日疹顶部出现水疱,内含金黄色液体,周围组织明显肿胀,硬而不凹陷,随后中心区呈现出血性坏死,四周有成群的小水疱。取出疱的分泌物涂片进行革兰氏染色和荚膜染色。镜检发现有荚膜的革兰氏阳性竹节状大杆菌。

请思考:

1. 患者可能患何种疾病?该病病原体是什么?

2. 该病原体的鉴定依据有哪些?

第十三章 | 厌氧菌检验

13章 数字资源

第一节　概　述

厌氧菌是一群必须在无氧或低氧环境中才能生长繁殖的细菌。

一、分类及临床意义

厌氧菌广泛分布于自然界，根据其能否形成芽孢，可分为有芽孢厌氧菌和无芽孢厌氧菌两大类，见表 13-1。

表 13-1　临床上常见的重要厌氧菌

| 有芽孢厌氧菌 | 无芽孢厌氧菌 | | | |
G⁺ 杆菌	G⁺ 杆菌	G⁻ 杆菌	G⁺ 球菌	G⁻ 球菌
梭菌属	丙酸杆菌属	拟杆菌属	消化球菌属	韦荣球菌属
	双歧杆菌属	梭杆菌属	消化链球菌属	
	乳酸杆菌属			

有芽孢厌氧菌只有 1 个属,即梭状芽孢杆菌属(梭菌属),该属细菌以芽孢的形式存在于外环境,侵入机体后发芽形成繁殖体,产生多种外毒素及侵袭性酶,致病性较强。无芽孢厌氧菌包括 40 多个菌属,广泛存在于人体体表和腔道中,在定居部位改变、菌群失调或机体免疫力下降时,可引起内源性感染。

厌氧菌感染的临床指征有:①感染组织局部产生大量气体,造成组织肿胀和坏死,皮下有捻发感,是产气荚膜梭菌所引起的感染特征;②在口腔、鼻咽腔、肠道、阴道等处的感染,易发生厌氧菌感染;③深部外伤、动物咬伤后的继发感染,均可能是厌氧菌感染;④分泌物有恶臭或呈暗红色,并在紫外光下发出红色荧光,均可能是厌氧菌感染。分泌物或脓肿有硫磺样颗粒,为放线菌感染;⑤分泌物涂片经革兰氏染色,镜检发现有细菌,而培养阴性者,或在液体及半固体培养基深部有生长的细菌,均可能为厌氧菌感染;⑥长期应用氨基糖苷类抗生素无效的病例可能是厌氧菌感染;⑦胃肠手术后的感染。

二、微生物学常规检验

(一)标本的采集与送检

1. 标本采集　厌氧菌标本采集的原则是:①尽量避免正常菌群的污染;②尽量避免空气暴露或尽可能缩短空气暴露的时间;③根据容器大小尽可能多收集标本充盈容器从而减少容器中残留空气的影响;④能够无菌穿刺的标本尽可能避免用拭子送检。

2. 标本的运送　标本采集后应尽快送检,避免标本干燥和接触空气。如果条件允许,首选床边接种。标本运送方法主要有:

(1)注射器运送法:可用于运送各种液体标本。用无菌注射器抽出标本后排尽空气,将针头插入无菌橡皮塞中,立即送检。

(2)无氧小瓶运送法:通常用于少量脓液标本的运送。用无菌小瓶装入 0.5ml 的培养基,培养基内含有 0.000 3% 刃天青氧化还原指示剂,有氧时粉红色,无氧时无色。经抽气换气法去除瓶内氧气后密封,高压灭菌备用。运送时挑选无色小瓶,抽取 0.5~1ml 标本,排尽空气后通过橡皮塞注入瓶中即可。

(3)标本充盈运送法:用于运送大量液体标本。将液体标本装满无菌小瓶,密封运送。

（4）组织块运送法：组织块放入无菌容器，然后放入密闭的厌氧罐中运送。

（5）厌氧袋运送法：床边直接接种至预还原的培养基中，放入厌氧袋，打开气体发生装置，密封后运送至实验室。

标本应尽快送到实验室，一般应在 20~30min 内处理完毕，最迟不超过 2h。避免其中的兼性厌氧菌过度生长而抑制厌氧菌的生长。标本如不能及时接种，置室温下保存，不应放在冰箱里，因低温对厌氧菌有害，且低温下氧的溶解度高，标本吸收氧气较多。

（二）检验方法

1. 肉眼观察　根据标本性状（脓性、恶臭、带血、黑色坏死组织或分泌物、硫磺样颗粒、紫外线灯照射下是否有砖红色荧光等）可以初步作出判断。

2. 直接镜检　标本在接种前应进行染色镜检，若恶臭标本染色镜检发现细菌呈多形态，且染色不均匀，常有厌氧菌感染的可能。

3. 分离培养

（1）初代培养：厌氧菌的初代培养需要提供类似于感染部位的厌氧环境和营养丰富的培养基。

1）培养基有两类。①非选择培养基：庖肉培养基、巯乙醇酸盐培养基和厌氧血平板（强化血琼脂平板），厌氧血平板营养丰富，是以牛心浸液及布氏肉汤为基础，加入 0.5% 酵母浸液、5μg/ml 氯化血红素、10μg/ml 维生素 K_1 及 5%~10% 脱纤维血而制成的平板，几乎能培养出所有的厌氧菌；②选择培养基：有目的选择培养常见厌氧菌。常见的有胆汁七叶苷平板（BBE，用于选择培养脆弱类杆菌）、卡那万古冻溶血琼脂平板（KVLB，用于选择培养拟杆菌、普雷沃菌和卟啉单胞菌）、FS 平板（用于选择培养梭杆菌）、VS 平板（用于选择培养韦荣球菌）、环丝氨酸－头孢西丁－果糖－卵黄琼脂平板（CCFA，用于选择培养艰难梭菌）、卵黄平板（EYA，用于选择培养产气荚膜梭菌）。

2）标本接种：初代培养应同时接种固体和液体两种培养基。每份标本分离培养应同时接种三个平板，分别置在有氧、无氧和含有 5%~10%CO_2 环境中培养。

3）常用的厌氧培养法有 5 种。①庖肉培养法：用牛肉渣加适量肉汤，表面覆以无菌的凡士林制备而成。肉渣中含有谷胱甘肽和不饱和脂肪酸，具有还原性，能吸收培养基中的氧气，表面凡士林隔绝空气，使培养基内形成厌氧环境，此法适用于所有厌氧菌特别是梭状芽孢杆菌的培养；②焦性没食子酸法：在一清洁的玻璃板上放置一块消毒纱布或滤纸，在纱布上加 1g 焦性没食子酸，然后再混入 20%NaOH 溶液 0.5ml，迅速将已接种标本的平板倒扣在上面，平板四周用石蜡密封，阻止氧气进入。焦性没食子酸是还原剂，在碱性溶液中能吸收氧气，形成深棕色的焦性没食子橙，用于厌氧不严格的厌氧菌的培养，操作简便，一般实验室均可应用；③厌氧罐法：用物理或化学方法除去密闭容器内的氧，造成无氧环境，有利于专性厌氧菌的生长。常用抽气换气法和冷触媒法。抽气换气法是将已接种的平板放入罐中，加入催化剂钯粒和指示剂亚甲蓝，抽出罐内空气，充入氮气，如此反复三次,最后充入80%N_2、10%H_2、10%CO_2的混合气体,达到厌氧环境。冷触媒法是在罐内放置产气袋和催化剂钯粒,产气袋内有硼氢化钾、碳酸氢钠和枸橼酸制成的药片,使用时剪开产气袋一角,加入10ml水,立即盖好罐盖,产气袋内发生化学反应产生H_2,H_2在钯粒的催化下与罐内的O_2结合成水,达到厌氧环境。两者都是利用罐内预置的亚甲蓝指示剂检查无氧状态,有氧时亚甲蓝显蓝色,无氧时为无色。厌氧罐法适用于工作量较大的实验室,具有设备简单、操作方便、所占空间小等优点;④厌氧气袋法:厌氧气袋法将接种好的平板培养基,置入特制的塑料袋内,内装气体发生管、钯粒和亚甲蓝小管并密封袋口,其原理同厌氧罐的冷触媒法,使用时折断气体发生小管,发生化学反应产生H_2,在催化剂钯的作用下H_2与袋中剩余O_2生成H_2O,使袋内环境达到无氧,约半小时,再折断亚甲蓝小管,如无色说明厌氧状态良好。此法简便易行,携带方便,尤其适合床边接种和基层医院使用;⑤厌氧手套箱法:是一个自动控制的密闭的大型金属箱,由手套操作箱和传递箱两部分组成,操作箱内还附有小型恒温培养箱。通过自动化装置自动抽气、换气,保持箱内的厌氧状态。厌氧手套箱是目前最先进的厌氧培养设备,也是国际上公认的最好的厌氧培养方法,但价格昂贵培养成本高。

（2）次代培养和厌氧菌的确定:当初代厌氧培养有细菌生长时,为确定是否为厌氧菌,必须做耐氧试验,即从每个平板上挑取4~5个不同性状的菌落,每个菌落分别接种2~3个平板,然后分别放有氧、无氧和含5%~10%CO_2环境培养48h,只有在无氧条件下生长的为专性厌氧菌。

第二节　梭状芽孢杆菌属

梭状芽孢杆菌属是一群革兰氏阳性大杆菌,能形成芽孢,芽孢呈圆形或卵圆形,直径多大于菌体,使菌体膨大呈梭形。该属细菌主要分布于土壤、人和动物的肠道中,多数是腐生菌,对人致病的主要有破伤风梭菌、产气荚膜梭菌、肉毒梭菌和艰难梭菌等。

案例导学

患者,男,47岁。因吞咽困难1d,全身抽搐2次入院。患者因7d前在田里干活,脚背扎入一长约2cm的铁钉,自行拔出,未做任何处理。5d后,患者出现呼吸困难,全身抽搐,表情痛苦,临床诊断为破伤风。

请思考:

1. 破伤风是由何种病原体引起? 该病原体是如何致病的? 其特征有哪些?

2. 应做哪些微生物学检查?

3. 为避免该菌感染,劳动时应如何防护及外伤时应如何正确处理?

一、破伤风梭菌

（一）临床意义

1. 致病物质　主要是破伤风痉挛毒素，另外还有溶血毒素。破伤风痉挛毒素的特性主要有 3 种。①毒性极强：仅次于肉毒毒素，对人的致死量小于 $1\mu g$；②为蛋白质：不耐酸，不耐热，$65℃$ 30min 即被破坏；亦可被肠道中存在的蛋白酶所破坏；③属神经毒素：作用于脊髓前角运动神经细胞，与神经细胞表面的神经节苷脂结合，封闭了脊髓抑制性突触，阻抑制性神经递质的释放，从而引起肌肉强直性痉挛。

2. 感染条件　伤口局部形成厌氧微环境。造成厌氧微环境的条件有：①伤口窄而深（如刺伤、扎伤、枪伤等），有泥土或异物污染；②大面积创伤、烧伤，创面坏死组织多，局部组织缺血、缺氧；③伤口同时伴有需氧菌或兼性厌氧菌的混合感染。

3. 所致疾病

（1）破伤风：潜伏期一般 7~8d，多数在外伤后 3 周内发病。

1）致病机制：细菌通过创伤进入伤口局部繁殖，不侵入血流，其外毒素（痉挛毒素）进入血流，作用于脊髓前角运动神经细胞，引起骨骼肌强直性痉挛，称为破伤风。

2）临床表现：牙关紧闭、苦笑面容（咀嚼肌痉挛）和角弓反张（背部肌肉持续性痉挛）等。可因呼吸困难导致窒息而死亡。病死率高达 52%。

（2）新生儿破伤风：主要是因为分娩时使用不洁器械剪断脐带或脐部消毒不严格，破伤风梭菌芽孢侵入脐部所致。一般出生后 4~7d 发病，俗称"七日风""脐带风"或"锁口风"。早期出现哭闹、张口和吃奶困难等症状，有助于诊断，进展的症状与全身型破伤风相同，病死率 3%~88%。

4. 免疫性　主要是抗毒素免疫，即抗毒素对毒素的中和作用，属于体液免疫。然而，破伤风痉挛毒素毒性很强，极少量毒素即可致病，而少量的毒素不足以刺激机体产生抗毒素，故病后一般不会获得牢固免疫力。

5. 防治

（1）特异性预防：接种破伤风类毒素或百白破三联疫苗，破伤风类毒素可刺激机体产生抗毒素而使机体获得免疫力。

（2）紧急预防

1）正确处理伤口：及时清创、扩创，用 $3\%H_2O_2$ 冲洗伤口，防止伤口厌氧微环境的形成。

2）注射破伤风抗毒素：对伤口较深或污染严重者应及时肌内注射破伤风抗毒素进行紧急预防。在使用抗毒素前，应做皮肤过敏试验。

（3）治疗

1）注射破伤风抗毒素：对已发病的患者，应早期、足量注射抗毒素，中和体内毒素。

2）注射抗生素：用青霉素和甲硝唑等抗生素做抗菌治疗，必要时可用镇静剂或解痉药对症治疗。

（二）生物学特性

1. 形态与染色　G^+，细长杆菌，芽孢正圆形，位于顶端，大于菌体，呈鼓槌状，为本菌典型特征（图 13-1），有周鞭毛，无荚膜。

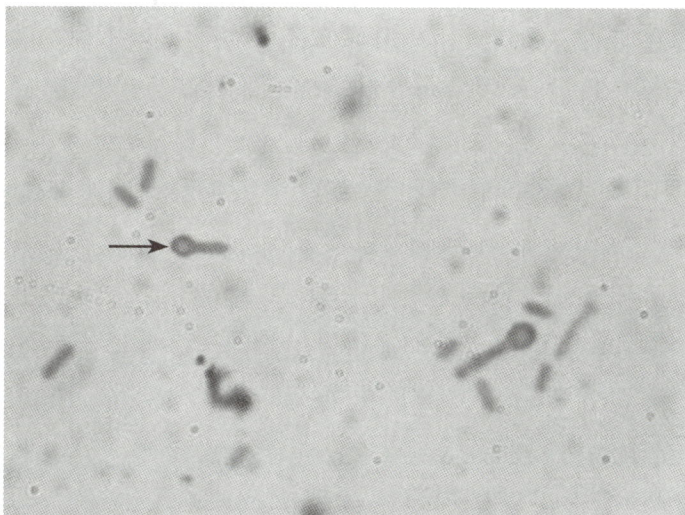

图 13-1　破伤风梭菌

2. 培养特性　严格厌氧，营养要求高，生长较缓，37℃培养 48h 的生长特点如下：

（1）庖肉培养基：肉渣部分消化，微变黑，产生少量气体，有腐败性恶臭（产生甲基硫醇和 H_2S），见图 13-2b。

（2）厌氧血琼脂平板：形成灰白扁平、边缘疏松、呈羽毛状菌落，β 溶血。

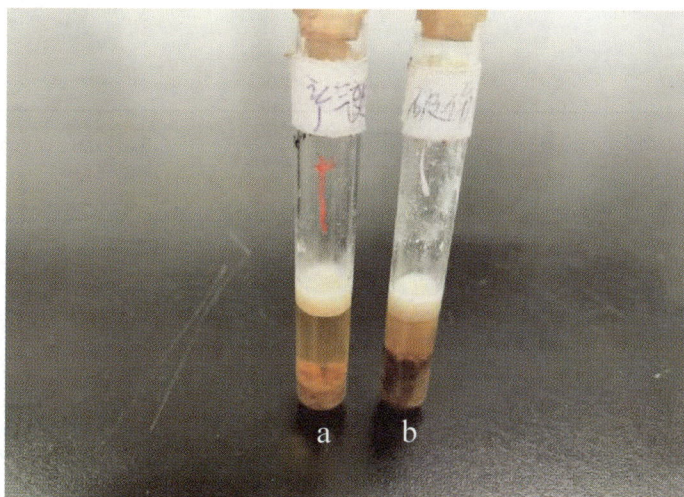

图 13-2　庖肉培养基生长现象
a. 产气荚膜梭菌；b. 破伤风梭菌。

3. 生化反应 一般不发酵糖类，对蛋白质有弱消化作用，明胶液化 +，H_2S+，吲哚 +，硝酸盐还原 -。

4. 抵抗力 该菌的芽孢抵抗力强，在干燥的土壤和尘埃中可存活数十年。能耐干热 150℃ 1h，煮沸 100℃ 1h 方可杀灭。繁殖体对青霉素、红霉素、四环素敏感，对氨基糖苷类耐药，磺胺类药物对其有抑制作用。

（三）微生物学检验

根据破伤风的典型临床表现和病史即可作出诊断，一般不做细菌学检查。除有特殊需求才进行检查，包括伤口直接涂片染色镜检和厌氧培养。

器材准备：破伤风梭菌模拟标本、庖肉培养基、厌氧血琼脂平板、革兰氏染液、厌氧袋等。

1. 标本采集 从可疑的感染伤口采取脓液、组织液和坏死组织块等。

2. 检验方法

（1）直接涂片染色镜检：若发现 G^+，细长杆菌，呈鼓槌状，可初步报告。

（2）厌氧培养：将标本接种于庖肉培养基增菌培养 2~4d，若有细菌生长，转种厌氧血平板，厌氧培养 2d。

（3）鉴定：取可疑菌落进行鉴定。

1）涂片染色镜检：可见 G^+，细长杆菌，呈鼓槌状。

2）生化反应鉴定：符合破伤风梭菌的生化反应。

3）动物实验：常用小白鼠做毒力试验和保护性试验，以确定毒素的有无和性质。取 2 只小鼠，一只皮下注射破伤风抗毒素 0.5ml，作为保护性试验（对照），然后各给两只小鼠肌内注射庖肉培养物 0.1ml，观察 12~24h，未接种抗毒素的小鼠出现尾巴强直竖起，后肢肌肉强直痉挛，甚至死亡，为毒力试验阳性。接种抗毒素的小鼠不发病，为保护性试验阳性，说明培养物中有破伤风痉挛毒素。

3. 结果记录 见表 13-2。

表 13-2 破伤风梭菌的鉴定结果

菌名	形态染色	菌落特征	生化反应	毒力试验
破伤风梭菌				

二、产气荚膜梭菌

案例导学

患者，男，79 岁，患者被刺划伤右手，当时感轻微疼痛，随后右手逐渐肿胀，随即到当地医院就诊。专科检查：右手掌处可见一 0.3cm 破口，局部淡红色液体流出，右手指端皮肤灰暗,右手及右腕部肿胀、发亮,按之可听到"捻发音",根据肿胀、"捻发音"的表现,临床医生初步诊断为由产气荚膜梭菌引起的气性坏疽。实验室初次对伤口内分泌物涂片检查,并未查见可疑的革兰氏阳性粗大杆菌,而患者病情逐渐蔓延加重,发展到前臂肿胀,皮肤发黑并出现水疱,面临截肢的危险。实验室再次取材并进行涂片染色检查发现了革兰氏阳性粗大杆菌,经过系统的检验及药敏试验最终发出检验报告。临床医师根据药敏试验结果选择敏感药物治疗,很快控制了病情、挽救了患者。

请思考:

1. 该患者可能感染了哪种病原微生物?该微生物的特性有哪些?

2. 该微生物的鉴定依据有哪些?

3. 实验室初次对伤口内分泌物涂片检查为何未查到可疑的病原体?为作出快速、准确的诊断并与临床医师有效沟通以提供有效的药物信息,真正做到以患者为中心,工作中应具备哪些职业素养?

（一）临床意义

1. 致病物质　主要有外毒素（12种）、多种侵袭性酶类和荚膜。根据产气荚膜梭菌的4种主要毒素（α、β、ε、ι）产生情况,可将其分为A、B、C、D和E五个血清型。对人致病的主要为A型,可引起气性坏疽。C型是坏死性肠炎的病原体。

（1）α毒素（卵磷脂酶）：毒性最强,以A型菌株产量最大。该毒素能分解细胞膜上的磷脂,造成红细胞、白细胞、血小板及血管内皮细胞等多种细胞溶解,导致溶血、血管通透性增加,引起出血、水肿、组织坏死等。在气性坏疽的形成中起主要作用。

（2）β毒素：C型菌株产生,与肠黏膜损伤、坏死、进展为坏死性肠炎有关。

（3）肠毒素：A型菌株产生,为不耐热的蛋白质,100℃立即被破坏。肠毒素能增强回肠和空肠上皮细胞膜的通透性,导致细胞内液体和离子的丢失,引起腹泻。

2. 所致疾病

（1）气性坏疽：是严重的急性创伤感染,多见于战伤和地震灾害,也可见于工伤、车祸等所致的大面积创伤。致病条件与破伤风梭菌相似。

1）致病机制：细菌通过创伤进入伤口局部繁殖,发酵肌肉和组织中的糖类,产生大量气体,造成气肿;同时α毒素损伤血管内皮细胞,使血管通透性增加,引起出血、水肿;水肿、气肿挤压软组织和血管,影响血液供应,造成组织坏死（坏疽）。

2）临床表现：出血、水肿、气肿（组织胀痛、水气夹杂、触摸有捻发音）、组织坏死,伴有恶臭。毒素进入血流引起毒血症,导致脓毒症休克,病情进展和恶化快,病死率达40%。

（2）食物中毒：主要由A型产气荚膜梭菌污染食物,产生肠毒素引起,临床表现为剧烈腹痛、腹胀和水样腹泻，无发热、恶心和呕吐。1~2d 可自愈。

（3）坏死性结肠炎：由 C 型产气荚膜梭菌产生的 β 毒素引起，主要症状为腹痛、腹泻、血便、肠壁溃疡甚至穿孔。注意与细菌性痢疾、出血性肠炎相鉴别。

3. 防治　目前尚无类毒素进行特异性预防，受伤后应紧急处理。

（1）正确处理伤口：及时清创、扩创，用 3%H_2O_2 冲洗伤口，消除局部厌氧微环境。

（2）治疗：采取多种措施综合治疗。①以切除局部坏死组织为主，必要时截肢以防止病变扩散；②中和毒素（注射多价抗毒素血清）+ 抗菌治疗（使用青霉素等抗生素）；③辅以高压氧舱治疗，提高机体内含氧量，抑制厌氧菌生长和毒素的产生。

食物中毒的预防主要是低温保存食物，高温破坏毒素。

（二）生物学特性

1. 形态与染色　G^+，粗大杆菌。无鞭毛，有荚膜（机体内），芽孢椭圆形（在组织或体外培养时少见，无糖培养基中易于形成芽孢），位于中央或次极端，小于菌体（图 13-3）。

2. 培养特性　专性厌氧（不十分严格），营养要求不高，繁殖迅速，35℃培养 18~24h。

（1）庖肉培养基：肉渣不被消化，变为粉红色，产生大量气体（图 13-2a）。

（2）厌氧血琼脂平板：形成圆形凸起、边缘整齐、光滑型菌落，有双层溶血环，内环是由 θ 毒素所致的完全溶血环，外环是由 α 毒素所致的较宽的不完全溶血环（图 13-4）。

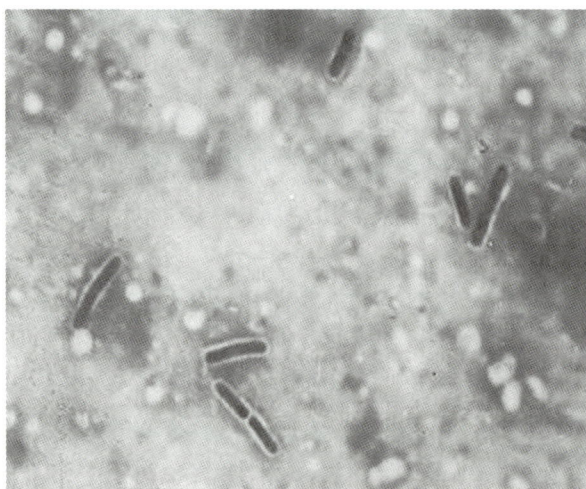

图 13-3　产气荚膜梭菌　　　图 13-4　双层溶血环

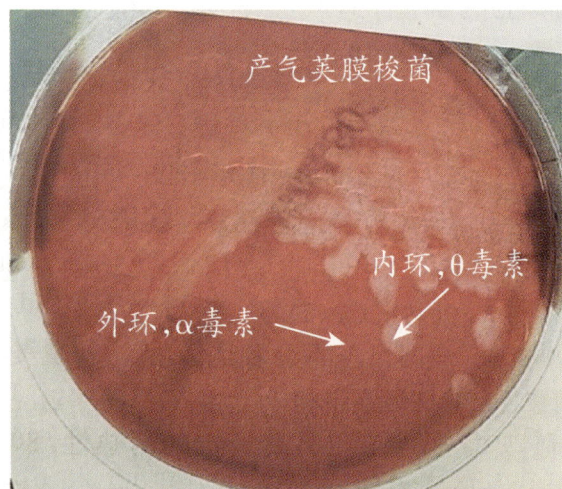

（3）牛乳培养基：细菌能分解乳糖产酸而使酪蛋白凝固，同时产生大量气体将凝固的酪蛋白冲成蜂窝状，气势凶猛，称为"汹涌发酵"现象，是本菌的特征之一（图 13-5）。

（4）卵黄琼脂平板：细菌产生 α 毒素（卵磷脂酶），分解卵黄中的卵磷脂，导致菌落周围出现乳白色的混浊环,若在培养基中加入 α 毒素的抗血清,则不出现乳浊环,该现象称为 Nagler 反应(图 13-6)。

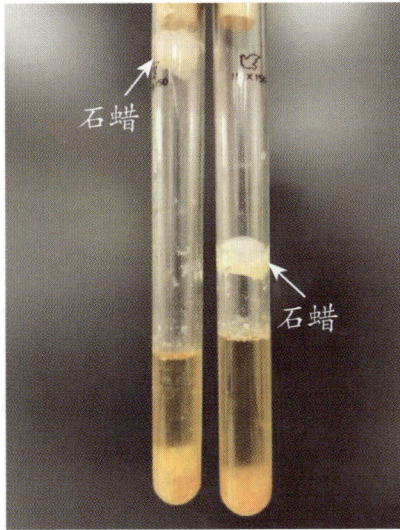

图 13-5 "汹涌发酵"现象

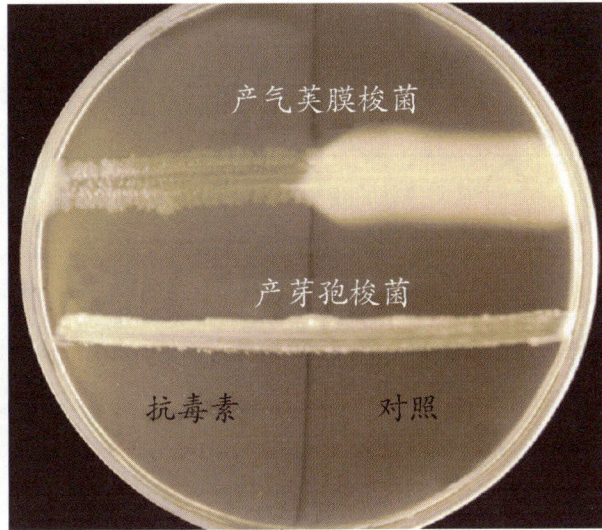

图 13-6　Nagler 反应

3. 生化反应　发酵多种糖类产酸产气,明胶液化 +,H_2S+,吲哚 −,卵磷脂酶 +。

(三)微生物学检验

器材准备:产气荚膜梭菌模拟标本、疱肉培养基、厌氧血琼脂平板、牛乳培养基、革兰氏染液、厌氧袋等。

1. 标本采集　一般取创伤深部的分泌物、穿刺物、坏死组织块(研磨制成悬液);菌血症采集血液;食物中毒取可疑食物、呕吐物及粪便。

2. 检验方法

(1)直接涂片染色镜检:如查到 G^+,粗大杆菌;白细胞少、形态不典型(因是毒素作用,白细胞无趋化反应);伴有其他菌。具备此 3 个特点可初步报告。芽孢不经常看到。

(2)分离培养:将标本接种于疱肉培养基增菌培养 8~10h 后,转种厌氧血平板和卵黄琼脂平板,厌氧培养 18h。

(3)鉴定:取可疑菌落进行鉴定。

1)涂片染色镜检:可见 G^+,粗大杆菌。

2)生化反应鉴定:符合产气荚膜梭菌的生化反应特点。

3)汹涌发酵试验:+。

4)Nagler 试验:+。

5)动物实验:取疱肉培养基纯培养物 0.5~1ml,接种小白鼠,10min 后处死小白鼠,置 37℃培养 5~8h 后,如小鼠躯体膨胀,出现泡沫肝,取肝或腹腔渗出液涂片染色镜检,可见 G⁺,粗大杆菌,并有明显荚膜,即可报告。

3. 结果记录 见表 13-3。

表 13-3 产气荚膜梭菌的鉴定结果

菌名	形态染色	培养特性	生化反应	汹涌发酵	Nagler 试验	动物实验
产气荚膜梭菌						

三、肉毒梭菌

肉毒梭菌是一种厌氧性腐生菌,广泛分布于土壤及动物粪便中,污染食品后,在厌氧条件下,产生毒性极强的神经毒素——肉毒毒素,经消化道吸收,引起以肌肉麻痹为主要表现的神经中毒症状,病死率极高。

案例导学

某煤矿接连发生三起因食用自制豆豉引起肉毒中毒,致 10 人发病 5 人死亡的事故。患者有头痛、头昏、乏力、复视、眼睑下垂、咽肌瘫痪、呼吸困难等麻痹表现。部分患者起初因误诊为吉兰－巴雷综合征而治疗无效死亡,部分患者因注射了肉毒毒素多价血清(A、B 型)而得到了救治。

请思考:

1. 引起肉毒中毒的病原体是什么?致病机制是什么?该病原体的生物学特性有哪些?

2. 为明确肉毒中毒的诊断,实验室应进行哪些检查?

3. 为避免此类中毒,医疗卫生部门应承担何种职责?个人应具备怎样的饮食卫生习惯?

(一)临床意义

1. 致病物质 为肉毒毒素,其特性主要有 3 种。①剧毒:是目前已知最毒的外毒素,毒性比氰化钾强 1 万倍,比响尾蛇毒素高 10 万倍,对人的致死量约为 0.1~1.0μg;②耐酸、不耐热,在胃液中 24h 不被破坏,但煮沸很快被破坏;③嗜神经性:抑制神经肌肉接头处乙酰胆碱的释放,导致肌肉收缩运动障碍,出现弛缓性麻痹、瘫痪。

2. 所致疾病 主要引起肉毒中毒,肉毒中毒的发生主要有以下几种情况:

(1)食源性肉毒中毒:肉毒梭菌污染罐头、腊肠、发酵豆制品等食品后,在厌氧条件下生长繁殖并产生大量肉毒毒素。在食入含肉毒毒素的食物后,可出现脑神经麻痹(乏力、头痛)、眼肌麻痹(复视,斜视、眼睑下垂)、咽肌麻痹(吞咽困难、语言障碍、声音嘶哑)、呼吸肌、心肌等麻痹表现，严重者可出现呼吸、心跳停止而死亡。很少见肢体麻痹。不发热，神志清楚。完全康复需要几个月到几年，直到受累的神经末梢再生。

（2）婴儿肉毒中毒：常发生在1岁以下，尤其是6个月以内的婴儿。因为婴儿肠道内缺乏能拮抗肉毒梭菌的正常菌群，食入被肉毒梭菌芽孢污染的食品（如蜂蜜）后，芽孢能在肠道发芽、繁殖，产生的肉毒毒素经肠道吸收入血而导致肉毒中毒。早期症状是先有便秘，然后出现全身软弱，吮吸、啼哭无力，严重可出现呼吸衰弱。

（3）创伤性、医源性或吸入性肉毒中毒：若伤口被肉毒梭菌芽孢污染后，芽孢在局部的厌氧环境中能发芽并释放出肉毒毒素，吸收后引起肉毒中毒；因美容或治疗而应用肉毒毒素超过剂量可导致医源性肉毒中毒；肉毒毒素还可被浓缩成气溶胶形式作为生物武器经呼吸道进入机体，导致吸入性肉毒中毒，病情进展快速，病死率高。

知识拓展

皱纹的克星——肉毒毒素

肉毒毒素是一种强烈的神经毒素。其生物学作用是在神经肌肉接头处阻止神经末梢释放乙酰胆碱，使肌肉收缩运动障碍，发生弛缓性瘫痪。据此原理医学上运用适量的肉毒毒素治疗各种痉挛、强直以及震颤性疾病。1986年，加拿大医生卡鲁瑟夫妇发现用肉毒毒素治疗眼肌痉挛时，有良好的除皱效果，并于1992年首先报道了这一消息，从此开创了肉毒毒素在美容领域的应用。然而用肉毒毒素美容时因操作不当也会导致严重危害，如注射肉毒毒素的剂量过多或注射部位不当引起面瘫的病例时常发生。因此，我们应该树立正确的人生观、价值观，慎用肉毒毒素美容，以防发生医源性肉毒中毒。

3. 防治　尚无类毒素进行特异性预防。

（1）一般性预防：加强卫生管理和监督，食品应注意低温保存（防止芽孢发芽），加热食用（高温破坏肉毒毒素）。

（2）治疗：中和毒素（注射多价抗毒素血清）＋抗菌治疗（用青霉素、甲硝唑等抗菌药物）。

4. 抵抗力　芽孢抵抗力很强，可耐100℃高温1h以上。毒素不耐热，80~90℃加热5~10min或煮沸1min可破坏。

（二）生物学特性

1. 形态与染色　G^+，粗大杆菌，有周鞭毛，无荚膜，芽孢卵圆形，位于次极端，大于菌

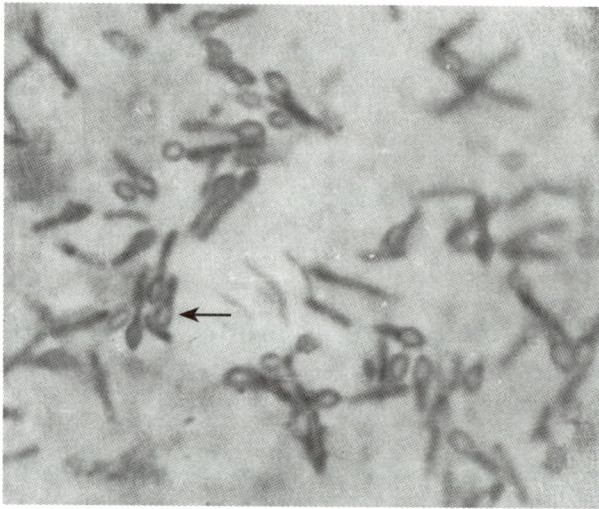

图 13-7　肉毒梭菌

体,使菌体呈汤匙状或网拍状(图 13-7)。

2. 培养特性　严格厌氧,营养要求不高。最适温度为 35℃,培养 18~24h。

(1)庖肉培养基:消化肉渣,变黑,有腐败恶臭气味。

(2)厌氧血平板:形成灰白色、边缘有皱褶的不规则菌落,有 β 溶血。

(3)卵黄琼脂平板:除 G 型外,均产生乳浊环(产生脂酶)和珠光层。

3. 生化反应　除 G 型外,均发酵葡萄糖和麦芽糖,不发酵乳糖,明胶液化 +,H_2S+,吲哚 -。

4. 毒素与分型　根据产生毒素的抗原特性的不同,分为 8 个型,以 A、B、C_1、C_2、D、E、F、G 表示。引起人类疾病的有 A、B、E、F 型,我国报道以 A 型多见。

(三)微生物学检验

器材准备:肉毒梭菌模拟标本、庖肉培养基、厌氧血琼脂平板、革兰氏染液、厌氧袋等。

1. 标本采集　对于食源性肉毒中毒,因肉毒梭菌本身不致病,其诊断主要是依据检出肉毒毒素。可采集剩余食物或早期患者的呕吐物、胃液、粪便及血清等。从患者血清中检出肉毒毒素是最直接、最有效的方法,但血清标本采取不及时或患者摄取的毒素量过少,检验结果可能为阴性;婴儿肉毒中毒,必须在粪便中检出肉毒梭菌,并证实其产生毒素方可确诊。

2. 检验方法

(1)直接涂片染色镜检:见 G^+,粗大杆菌,芽孢位于次级端,呈网球拍状可初步报告。

(2)分离培养:取标本在庖肉培养基增菌,以促进肉毒梭菌的生长和毒素的产生,再接种血平板和卵黄琼脂平板进行次代培养,厌氧培养 36~48h 后,取可疑菌落做最后鉴定。因本菌对氧极为敏感,故接种好的平板应立即放入厌氧环境中培养。

(3)鉴定

1)涂片染色镜检:G^+,粗大杆菌,网球拍状。

2)生化反应鉴定。

3)毒素检测:对标本或肉汤培养物低温离心取上清液做毒素定性和分型鉴定。

定性检测:进行动物毒力试验和保护试验。分别用上清液 0.5ml 腹腔接种两只小鼠,其中 1 只在接种前预先注射肉毒毒素的多价抗毒素血清作为保护试验。接种后约经数小时的潜伏期即出现早期症状:呼吸困难,两侧腰肌明显凹陷呈"蜂腰"。继后出现无力、麻痹、四肢伸长,一般在18~24h死亡,也可延迟到4d左右。保护试验动物则无上述症状而存活。

毒素分型鉴定:可用分型血清作中和试验和反向间接血凝试验。反向间接血凝试验是用特异性抗毒素致敏红细胞,测定标本或肉汤培养物中存在的毒素,并可检测其型别。

3. 结果记录　见表13-4。

表13-4　肉毒梭菌的鉴定结果

菌名	形态染色	菌落特征	生化反应	毒素测定
肉毒梭菌				

四、艰 难 梭 菌

本菌对氧极为敏感,很难分离培养,故名艰难梭菌。艰难梭菌广泛分布于自然界及人和动物肠道中。大多数人是无症状的携带者,曾误认为是肠道正常菌群,后来发现在患者长期使用克林霉素等治疗时,耐药的艰难梭菌则会大量繁殖引起假膜性肠炎,因而目前被公认为医源性抗生素相关性腹泻最重要的病原体。

（一）临床意义

1. 致病物质　主要有黏液层、肠毒素、细胞毒素(直接损伤肠黏膜细胞)。

2. 所致疾病

（1）假膜性肠炎:为菌群失调性肠炎。本菌对氨苄西林、头孢菌素、红霉素、克林霉素等抗菌药物耐药,当临床长期使用这些抗菌药物后,导致肠道菌群失调,耐药的艰难梭菌繁殖,产生毒素,引起肠黏膜细胞坏死,导致假膜性结肠炎。患者出现腹痛、腹泻,排出假膜,伴有发热、白细胞增多等全身中毒表现,严重者可危及生命。艰难梭菌是假膜性肠炎最主要的病原体。

（2）其他:还可引起气性坏疽、菌血症、脑膜炎、肾盂肾炎、腹腔感染等。已成为医院内感染的重要病原体之一。

3. 防治　目前尚无疫苗用于特异性预防。

（1）一般性预防:医疗从业人员应重视手卫生并使用含氯消毒剂,对芽孢污染的医疗环境可采用过氧化氢气化灭菌;合理使用抗生素等。

（2）治疗:对假膜性肠炎患者应采取积极的治疗措施。①立即停用相关抗生素,轻度腹泻症状即可缓解;②较重的腹泻或结肠炎患者需要采用甲硝唑或万古霉素等治疗;③大约20%~30%的患者会复发、甚至反复复发,主要原因是抗生素可杀灭细菌繁殖体但未杀灭芽孢,可尝试采用健康人的粪菌移植治疗。

（二）生物学特性

1. **形态与染色** G⁺，粗大杆菌。有周鞭毛，无荚膜，芽孢卵圆形，略大于菌体，位于次级端（图13-8）。

2. **培养特性** 严格厌氧，用常规的厌氧培养法不易生长。最适温度为35℃，培养48h。

（1）厌氧血平板：形成圆形凸起、白色或淡黄色、表面粗糙、边缘不齐、不溶血的菌落（图13-9）。

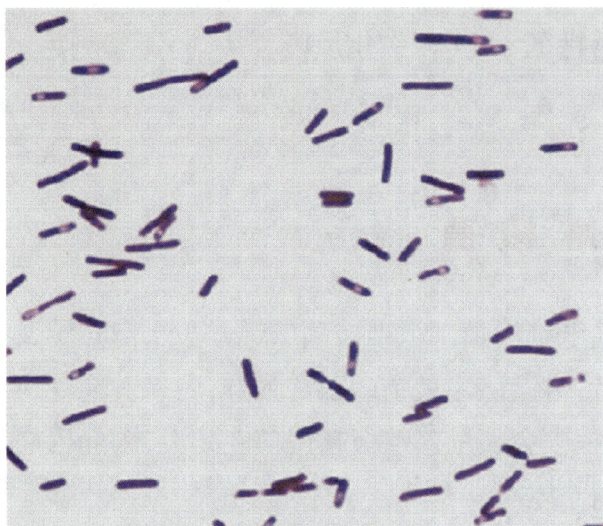

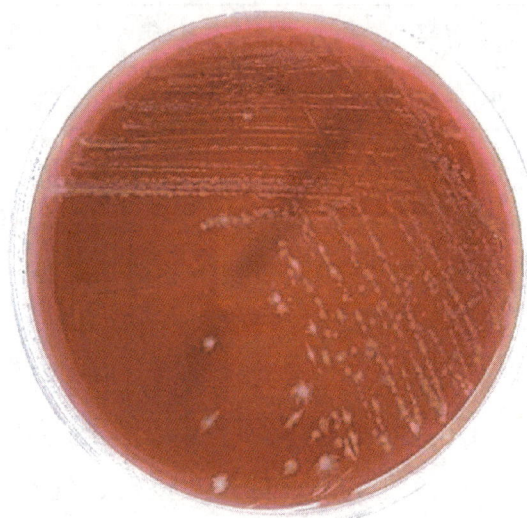

图 13-8 艰难梭菌 　　　　　图 13-9 艰难梭菌厌氧血平板菌落

（2）CCFA平板（环丝氨酸－头孢西丁－果糖－卵黄琼脂平板）：形成黄色、表面粗糙、边缘不齐的较大菌落，在366nm紫外线照射下，可见黄绿色荧光。

3. **生化反应** 发酵葡萄糖、果糖和甘露醇，不分解乳糖、麦芽糖和蔗糖，七叶苷＋，明胶液化＋，不分解蛋白质（H_2S试验－，吲哚试验－），硝酸盐还原－，卵磷脂酶和酯酶－。

（三）微生物学检验

器材准备：庖肉培养基、厌氧血琼脂平板、革兰氏染液、厌氧袋等。

1. **标本采集** 应采集新鲜粪便标本。

2. **检验方法**

（1）直接涂片染色镜检：取标本涂片，革兰氏染色镜检，如查到大量呈优势生长的G⁺粗大杆菌，芽孢卵圆形，位于菌体次级端。结合患者长期大量使用抗生素的病史，可初步报告。

（2）分离培养：粪便标本可接种CCFA选择培养基，可形成黄绿色荧光菌落，转种于庖肉培养基中进行纯培养，做生化鉴定和毒素测定。

（3）毒素测定：取腹泻粪便标本，3 000r/min离心30min后，取上清液过滤除菌，或庖肉培养基37℃ 4d的培养液，离心沉淀，取上清液过滤除菌，进行细胞毒性试验、家兔肠祥试验及动物致死试验。亦可以用对流免疫电泳和 ELISA 方法进行毒素检测。

（4）毒素基因检测：分子生物学方法检测粪便标本中的细菌毒素基因，以辅助诊断。

3. 结果记录　见表 13-5。

表 13-5　艰难梭菌的鉴定结果

菌名	形态染色	培养特性	生化反应	毒素检测
艰难梭菌				

第三节　无芽孢厌氧菌

无芽孢厌氧菌广泛存在于人体体表和腔道中，是体内的正常菌群（占正常菌群的90%~99%），主要引起内源性感染。其感染的条件主要有：①局部组织的氧化还原电势（Eh）降低，如各种因素导致的局部缺血缺氧；②机体局部的免疫屏障受损，厌氧菌群发生易位，如拔牙或外科手术；③机体全身免疫功能下降，如接受免疫抑制剂、放疗或化疗的患者；④长期应用氨基糖苷类、头孢菌素类或四环素类抗生素无效的患者，均可因机体的微生态平衡被破坏而诱发厌氧菌感染。

无芽孢厌氧菌引起的感染有多种：①口腔感染：无芽孢厌氧菌单一菌或混合感染，是坏死性溃疡性牙龈炎、牙周炎、坏疽性口腔炎等的主要原因；②女性生殖道及盆腔感染；③腹腔感染：占半数以上的肝脓肿，由厌氧菌引起；④肺部和胸膜感染；⑤颅内感染：包括硬膜外和硬膜下脓肿、血栓性静脉炎、脑膜炎和脑脓肿等；⑥败血症：厌氧菌败血症占败血症的 10%~20%；⑦感染性心内膜炎；⑧皮肤软组织慢性脓肿。

常见无芽孢厌氧杆菌主要有以下几种（表 13-6）。

表 13-6　无芽孢厌氧杆菌

菌种	生物学特性	临床意义
拟杆菌属（脆弱类杆菌）	G^- 杆菌，两端浓染，有荚膜，专性厌氧，血平板上形成圆形、灰白色菌落，大多不溶血。在胆汁七叶苷（BBE）培养基中使培养基变黑	人类肠道及女性生殖道的正常菌群，可引起内源性感染。是临床上最常见的厌氧感染病原体，居临床厌氧菌分离株首位
梭杆菌属（具核梭杆菌）	G^- 杆菌，梭形，专性厌氧，在血平板形成灰白色、不规则圆形面包屑样菌落	人和动物的口腔、上呼吸道、肠道、泌尿生殖道的正常菌群，以口腔最为多见

菌种	生物学特性	临床意义
丙酸杆菌属	G⁺杆菌，棒状或略弯，V形排列，厌氧或兼性厌氧，在血平板上，形成圆形、灰白色菌落，多数菌株不溶血。在葡萄糖肉汤生长呈混浊并有颗粒沉淀	主要寄居于人和动物的皮肤、皮脂腺、肠道中，与痤疮、酒渣鼻有关
乳杆菌属	G⁺杆菌，两端钝圆，成双或短链状，表面粗糙细小菌落，触酶试验阴性，气液相色谱可见到乳酸高峰	人肠道、阴道、口腔正常菌群，广泛存在乳制品中。可引起亚急性细菌性心内膜炎、败血症等，与龋齿的形成有关

常见无芽孢厌氧球菌主要有以下几种（表13-7）。

表13-7　无芽孢厌氧球菌

菌种	生物学特性	临床意义
韦荣球菌属	G⁻球菌，菌体极小，专性厌氧，在血琼脂平板上形成中等大小、灰白色至黄色混浊菌落，不溶血。硝酸盐还原试验阳性	口腔、咽部，胃肠道及女性生殖道的正常菌群，可作为条件致病菌引起内源性感染
消化球菌属	G⁺球菌，成双、短链或成堆。生长缓慢，血平板上厌氧培养2~4d才形成黑色不溶血的小菌落。不发酵糖，触酶阳性为其特点	人的体表与腔道中的正常菌群，引起内源性感染
消化链球菌属	G⁺球菌，大小不等，常成双或呈短链状排列，专性厌氧菌，在血平板上形成灰白色、不溶血小菌落，发酵葡萄糖，不发酵乳糖，对多聚茴香脑磺酸钠特别敏感	人和动物的正常菌群，在厌氧菌感染中仅次于脆弱类杆菌

（秦　艳）

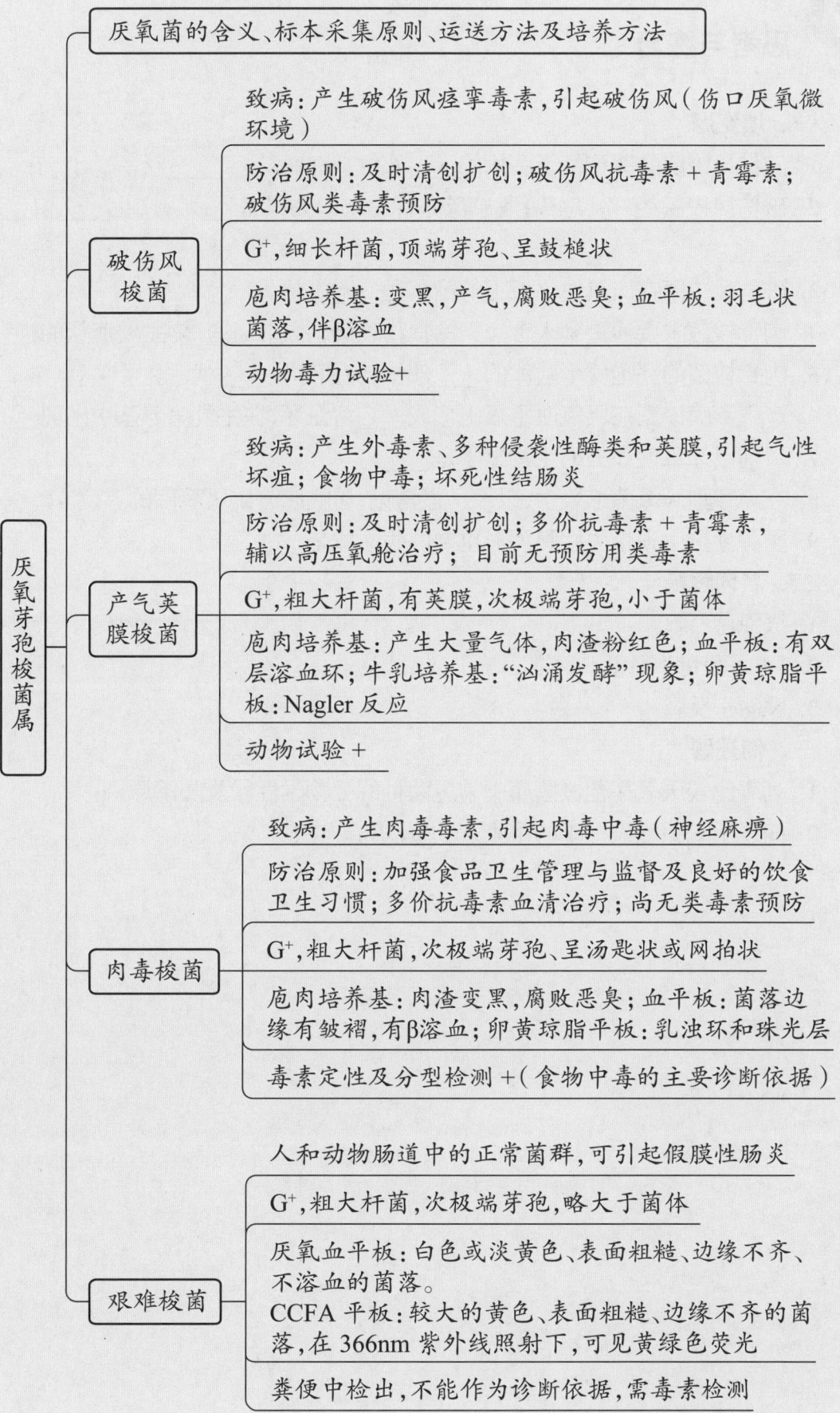

厌氧菌的含义、标本采集原则、运送方法及培养方法

厌氧芽孢梭菌属

破伤风梭菌

致病:产生破伤风痉挛毒素,引起破伤风(伤口厌氧微环境)

防治原则:及时清创扩创;破伤风抗毒素+青霉素;破伤风类毒素预防

G⁺,细长杆菌,顶端芽孢、呈鼓槌状

庖肉培养基:变黑,产气,腐败恶臭;血平板:羽毛状菌落,伴β溶血

动物毒力试验+

产气荚膜梭菌

致病:产生外毒素、多种侵袭性酶类和荚膜,引起气性坏疽;食物中毒;坏死性结肠炎

防治原则:及时清创扩创;多价抗毒素+青霉素,辅以高压氧舱治疗;目前无预防用类毒素

G⁺,粗大杆菌,有荚膜,次极端芽孢,小于菌体

庖肉培养基:产生大量气体,肉渣粉红色;血平板:有双层溶血环;牛乳培养基:"汹涌发酵"现象;卵黄琼脂平板:Nagler反应

动物试验+

肉毒梭菌

致病:产生肉毒毒素,引起肉毒中毒(神经麻痹)

防治原则:加强食品卫生管理与监督及良好的饮食卫生习惯;多价抗毒素血清治疗;尚无类毒素预防

G⁺,粗大杆菌,次极端芽孢、呈汤匙状或网拍状

庖肉培养基:肉渣变黑,腐败恶臭;血平板:菌落边缘有皱褶,有β溶血;卵黄琼脂平板:乳浊环和珠光层

毒素定性及分型检测+(食物中毒的主要诊断依据)

艰难梭菌

人和动物肠道中的正常菌群,可引起假膜性肠炎

G⁺,粗大杆菌,次极端芽孢,略大于菌体

厌氧血平板:白色或淡黄色、表面粗糙、边缘不齐、不溶血的菌落。
CCFA平板:较大的黄色、表面粗糙、边缘不齐的菌落,在366nm紫外线照射下,可见黄绿色荧光

粪便中检出,不能作为诊断依据,需毒素检测

一、填空题

1. 破伤风梭菌的芽孢位于菌体的____部位,使菌体呈_____状。

2. 破伤风梭菌经____感染,其感染条件是伤口要具备____。产生____和____两种毒素,引起____。

3. 破伤风梭菌在厌氧血平板上的菌落呈_____状。

4. 肉毒梭菌主要通过食入含____的食物感染,引起以____为主要症状的神经中毒。

5. 肉毒梭菌的芽孢位于菌体的____部位,使菌体呈____状。

6. 产气荚膜梭菌在厌氧血平板上形成____溶血环,在牛乳培养基中出现____现象。

7. 目前已知毒性最强的生物毒素是____。

8. 在无芽孢厌氧菌感染中,以____最常见,居临床分离厌氧菌的首位。

9. 医源性抗生素相关性腹泻最重要的病原体是____。

二、名词解释

1. 厌氧菌

2. "汹涌发酵" 现象

3. Nagler 反应

三、简述题

1. 列表比较厌氧芽孢梭菌属中常见菌种的生物学性状及防治原则。

2. 简述厌氧菌感染标本的采集、运送及培养方法。

第十四章 | 抗酸性分枝杆菌检验

14章 数字资源

知识目标：

1. 掌握：结核分枝杆菌的生物学特性及检验方法。
2. 熟悉：结核分枝杆菌的临床意义。
3. 了解：麻风分枝杆菌和非典型分枝杆菌的临床意义、生物学特性及检验。

能力目标：

能正确采集和处理标本、选择试验项目对常见抗酸性分枝杆菌进行检验、判断结果及发出检验报告。

素养目标：

1. 具有科学严谨的治学态度和工作作风。
2. 具有医者仁心、服务至善职业理念及良好的医患沟通能力。
3. 具有生物安全防护意识及结核病流行病学调查与防控的责任担当。

    抗酸性分枝杆菌是一类细长略弯呈分枝生长的杆菌，故称分枝杆菌。分枝杆菌为 G^+ 菌，因其细胞壁含有大量的脂质（分枝菌酸）包围在肽聚糖的表面，影响染料的吸附和渗入，因而革兰氏染色不易着色，经加热或延长染色时间可使其吸收染料而着色，而一旦着色，又能抵抗盐酸乙醇的脱色作用，即该菌有抗酸性，故又称抗酸杆菌。常用齐-内（Ziehl-Neelsen）抗酸染色，染色后菌体呈红色，背景及杂菌呈蓝色。抗酸性分枝杆菌主要有结核分枝杆菌、非结核分枝杆菌及麻风分枝杆菌。

第一节　结核分枝杆菌

    结核分枝杆菌简称结核杆菌，是引起人和动物结核病的病原体。对人致病的主要有人型、牛型和非洲型结核分枝杆菌。人型结核分枝杆菌的感染率最高。

患者,女,32岁,就诊时主诉近1个多月来,自觉食欲减退,身体乏力,消瘦,午后低热,心悸,盗汗,咳嗽,痰中带有血丝,无胸痛。入院后查体:体温38℃,慢性病容。实验室检查:白细胞9×10^9/L,血沉70mm/h。X线透视:右肺尖有多发性小斑片状阴影,边缘模糊。取清晨咳痰进行抗酸染色,镜下可见红色细长略弯的杆菌。根据患者的临床表现及实验室初步染色结果,临床医师初步诊断为结核病。

请思考:

1. 该病病原体可能是什么?其致病性及生物学特征有哪些?

2. 应采集何种标本进行检验?采集标本时如何与患者和临床医师进行有效的沟通?

3. 如何对标本进行系统的微生物检验并发出检验报告。

4. 为防止耐药菌株的形成与传播,作为一名检验工作者,应具备怎样的职业素养?

一、临 床 意 义

(一)致病物质

结核分枝杆菌不产生内毒素、外毒素和侵袭性酶类,其致病物质与菌体成分(荚膜、脂质、蛋白质)有关,使细菌逃避吞噬细胞的杀伤清除,而在细胞内大量繁殖引起炎症,并诱导迟发型超敏反应,导致免疫病理损伤。

1. 荚膜 有抗吞噬和抗杀菌物质的作用。

2. 脂质 为主要毒力因子。

(1)磷脂:能刺激单核细胞增生,并使炎症灶中的巨噬细胞转变为类上皮细胞,形成结核结节。

(2)分枝菌酸:在脂质中比重较大,与分枝杆菌的抗酸性有关。其中6,6-双分枝菌酸藻糖具有破坏细胞线粒体膜,影响细胞呼吸,抑制白细胞游走,引起慢性肉芽肿的作用,并能使细菌在液体培养基中呈索状生长又称索状因子。

(3)蜡质D:是肽糖脂与分枝菌酸的复合物,具有免疫佐剂作用,可刺激机体发生迟发型超敏反应。

(4)硫酸脑苷脂:能抑制吞噬细胞中的吞噬体与溶酶体结合,降低溶酶体对细菌的杀伤作用,使细菌能在吞噬细胞内长期存活。

3. 蛋白质 本菌含有多种蛋白质成分,如结核菌素等。具有抗原性,与蜡质D结合可诱导机体发生迟发型超敏反应,引起组织坏死,并参与结核结节的形成。

(二)所致疾病

人类对结核分枝杆菌高度易感,通过呼吸道、消化道以及皮肤黏膜损伤等多种途径侵入机体,可经淋巴-血液播散,引起多种组织和脏器的结核病,如肺结核(亦称痨病)、皮肤结核、肾结核、骨结核、结核性脑膜炎等。其中以肺结核最为常见,分为原发感染与继发感染。肺结核的临床表现主要有全身症状和局部症状。①全身症状:发热(午后低热)、盗汗、乏力、食欲减退等;②局部症状:咳嗽、咳痰、咯血、胸痛、呼吸困难等。

(三)免疫性

结核分枝杆菌是胞内寄生菌,其免疫主要为细胞免疫,且为感染性免疫或带菌免疫,即当体内有结核分枝杆菌或卡介苗(BCG)成分存在时,机体有免疫力,一旦体内的结核分枝杆菌或其成分从体内全部消失,机体的免疫力也就随之消失。机体在产生抗结核免疫的同时,往往伴有迟发型超敏反应的发生。

机体感染结核分枝杆菌后,虽然能产生多种抗体,但对机体无保护作用,与机体免疫程度也无平行关系。

(四)结核菌素试验

结核菌素即结核分枝杆菌蛋白质,常用的结核菌素制剂是纯蛋白衍生物(PPD)。

1. 原理　是用结核菌素进行皮肤试验,检查受试者对结核分枝杆菌有无迟发型超敏反应,以判断机体对结核分枝杆菌有无免疫力。

2. 方法　受试者前臂掌侧皮内注射 PPD5U,48~72h 后观察有无红肿、硬结。

3. 结果及意义(表14-1)。

表14-1　结核菌素试验结果及意义

红肿、硬结直径	结果	意　义
<5mm	阴性反应	表示无结核分枝杆菌感染或无特异性免疫力或细胞免疫功能低下(严重结核病、艾滋病、肿瘤或用过免疫抑制剂)
≥5mm	阳性反应	表示曾感染过结核分枝杆菌或接种过卡介苗,有免疫力
≥15mm	强阳性反应	表示可能有活动性结核病,尤其是婴儿,应进一步检查

4. 应用　结核菌素试验主要用于:①选择卡介苗接种对象和测定接种效果;②辅助诊断婴幼儿结核病;③在流行病学中,作为调查人群感染结核分枝杆菌的一个指标;④测定机体的细胞免疫功能。

(五)防治

约有 10% 的结核分枝杆菌感染者可能发生结核病,发病与否主要取决于感染者的抵抗力和感染结核分枝杆菌的数量。因此,防控结核病的关键,一是增强人群抵抗力,二是对结核患者进行早期、彻底的治疗,缩短其传染期。

1. 开展卫生宣传及健康教育　①生活、饮食有规律、避免长期熬夜、适当进行锻炼等,增强抵抗力;②戒烟。吸烟数量越大,患结核病机会越多。③戒酒。大量饮酒可导致营养不良和抵抗力下降,同时酒可损伤肝脏,一旦患结核病,可增加抗结核药对肝脏的毒性而影响治疗;④养成不随地吐痰的卫生习惯。

2. 建立与健全各级结核防控组织。

3. 特异性预防　接种卡介苗。接种对象为新生儿及结核菌素试验阴性儿童。

4. 治疗　对患者应早发现、早隔离、彻底治疗。用药原则是早期、联合、适量、规律、全程。常见一线药物为链霉素、异烟肼、利福平、盐酸乙胺丁醇、吡嗪酰胺等。应定期进行药敏试验,选用敏感药物。

知识拓展

结 核 病

结核病旧称"痨病",又称"白色瘟疫",是一种与人类长期缠斗的慢性传染病。1944年,美国科学家 S.A.Waksman 发现了第一个治疗结核病的有效药物——链霉素,此后,随着异烟肼、利福平等有效抗结核药物相继发明,结核病一度得到了有效的控制。直到20世纪80年代后期,因艾滋病、结核分枝杆菌耐药菌株的出现、免疫抑制剂的使用、不规范治疗及人口流动、结核病防控疏忽等因素,导致结核病"死灰复燃",再次成为威胁人类健康的主要传染病。目前,全球每年约有700万~1 000万结核病新发病例,每年约200万人因结核病失去生命。我国是世界上结核病高负担国家之一,主要体现在6个方面:①感染人数多,全国约有 5.5 亿人口感染过结核分枝杆菌;②患病人数多,传染性肺结核患病率约 122/10 万;③新发患者多,每年新发病人数约为 100 万,位居全国甲、乙类传染病的首位;④死亡人数多,每年约有 13 万人死于结核病;⑤农村患者多,约占 80%;⑥耐药患者多,耐药率大约为 28%。WHO 于 1995 年把每年的 3 月 24 日定为"世界防治结核病日",以进一步推动全球预防与控制结核病。面对结核病的严峻形势,临床检验工作者应承担起结核病防控的责任担当:①高度重视对结核病的检测,以便早发现、早控制、早治疗;②为防止耐药菌株的形成,检验过程中要具备严谨的检验态度,为临床医师提供准确的检验及药敏结果,指导临床医师合理用药;③工作中要做好生物安全防护、预防院内感染;④承担起结核病防治宣传的社会责任。

二、生物学特性

1. 形态与染色　G$^+$,抗酸杆菌,细长略弯,大小约(1~4)μm×(0.3~0.6)μm,呈分枝状、束状排列。无芽孢、无鞭毛、有荚膜。抗酸染色呈红色(图 14-1)。

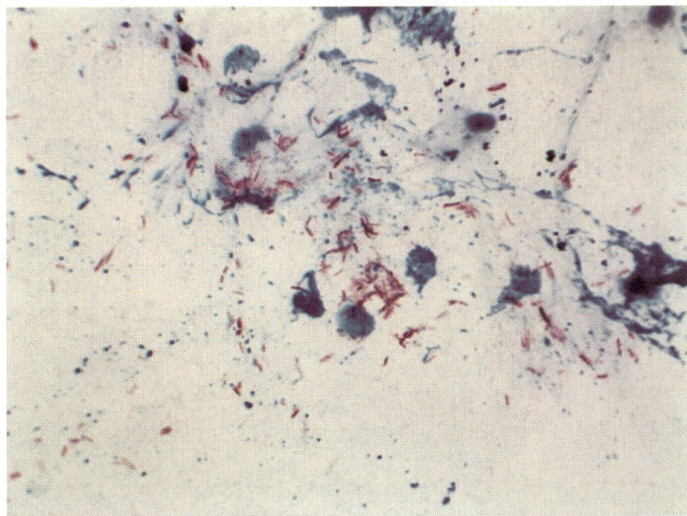

图 14-1　结核分枝杆菌抗酸染色镜检

2. 培养特性　专性需氧,5%~10%CO_2 可促进生长。最适温度 35℃,pH6.5~6.8。营养要求高,必须在含有机物(血清、鸡蛋、甘油、马铃薯等)以及少量无机盐(磷、钾、硫、镁)的特殊培养基上才能生长,生长缓慢,15~20h 繁殖一代,2~4 周可见菌落。

(1)罗氏(L-J)固体培养基:形成表面干燥呈颗粒状、乳白色或淡黄色、粗糙型、菜花样菌落(图 14-2)。牛型结核分枝杆菌的菌落为光滑型。

(2)L-J 液体培养基:形成菌膜、束状或团状。有毒株呈索状生长。

3. 生化反应　不发酵糖类。耐热触酶、耐热磷酸酶均阴性,借此与非结核分枝杆菌鉴别。人型结核分枝杆菌硝酸盐还原试验、烟酸合成试验和烟酰胺酶试验为阳性,可与牛型结核分枝杆菌鉴别。

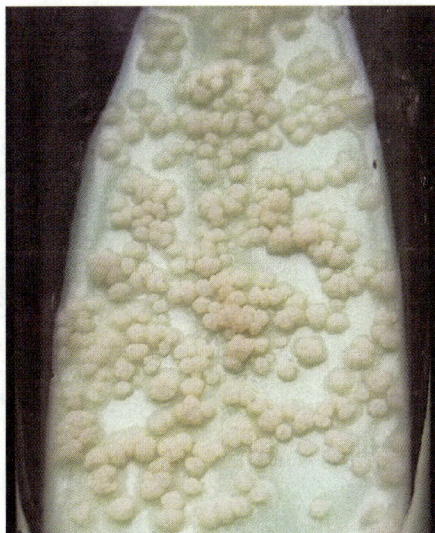

图 14-2　结核分枝杆菌菌落
(L-J 培养基)

4. 抵抗力　结核分枝杆菌由于细胞壁中含有大量的脂质,对理化因素的抵抗力较强。①耐干燥:在干燥的痰中可存活 6~8 个月,黏附在尘埃上的细菌可保持传染性 8~10d;②耐酸碱:可抵抗 3% 盐酸、4% 氢氧化钠或 6% 硫酸长达 30min,因此可用酸或碱对细菌标本进行前处理以杀死杂菌;③耐染料:可抵抗结晶紫、孔雀绿等染料,将染料加入培养基中可抑制杂菌生长;④对湿热敏感:加热 65℃ 30min 或 95℃ 1min 即可被杀死;⑤对乙醇敏感;⑥对紫外线敏感:日光照射 2h 即可被杀死;⑦对抗结核药物敏感:如异烟肼、利福平、链霉素、卡那霉素等,但易产生耐药性。

5. 变异性　结核分枝杆菌可发生形态(药物诱导出现 L 型)、菌落(R-S)、毒力(强 - 弱)和耐药性(多重耐药)等变异。卡介苗(BCG)就是牛型结核分枝杆菌的毒力变异株,是 Calmette 与 Guerin 两人将有毒的牛型结核分枝杆菌接种于含有甘油、胆汁、马铃薯的培养基中,经 13 年传种 230 代,获得的减毒活疫苗,1921 年起应用于人类,现已广泛应用于结核病的预防接种。

三、微生物学检验

器材准备:改良罗氏(L-J)培养基,齐-内抗酸染色液等。

(一)标本采集

1. 痰液　留取清晨清水漱口后第一口痰 3~5ml。合格的痰标本应是患者深吸气后,由肺部深处咳出,以干酪痰、血痰或黏液痰为合格标本。

2. 其他标本　如脓液、穿刺液(脑脊液、胸腔积液、心包液)、尿液、粪便等。

(二)检验方法

1. 直接镜检

(1)直接涂片:有两种方法。①薄涂片:取 0.01ml 标本均匀涂抹呈 10mm×10mm 圆形范围;②厚涂片:取 0.1ml 标本均匀涂抹呈 20mm×15mm 椭圆形范围。

(2)集菌涂片:将标本浓集后再涂片,可以提高标本阳性检出率。先将标本用酸、碱、消化酶或高压加热进行液化处理,如痰液 5~10ml 加 2~3 倍 0.5%NaOH 煮沸 30min 或高压灭菌 20min,消化标本中的黏液和蛋白,细菌从中释放出。集菌方法有两种。①沉淀集菌法:将处理后的标本离心沉淀,取沉淀物涂片;②漂浮集菌法:在处理后的标本内加入汽油或二甲苯 1ml,置振荡器振荡 30min,加入生理盐水静置 30min,吸取液体和汽油层之间的乳油样物质涂片。

(3)抗酸染色镜检:若在淡蓝色背景下发现红色杆菌,报告"找到抗酸性杆菌",具体报告方式见表 14-2。

表 14-2　齐-内抗酸染色和荧光染色镜检结果报告标准

报告方法	镜检结果	
	齐-内抗酸染色	荧光染色
-	300 个视野未发现抗酸菌	50 个视野未发现抗酸菌
±	300 个视野内发现 1~2 条抗酸菌	50 个视野内发现 1~9 条抗酸菌
1+	100 个视野内发现 1~9 条抗酸菌	50 个视野内发现 10~99 条抗酸菌
2+	10 个视野内发现 1~9 条抗酸菌	每个视野内发现 1~9 条抗酸菌
3+	每个视野内发现 1~9 条抗酸菌	每个视野内发现 10~99 条抗酸菌
4+	每个视野内发现 9 条以上抗酸菌	每个视野内发现 100 条以上抗酸菌

（4）荧光染色镜检：涂片作金胺"O"染色，荧光高倍镜检查，在暗背景下，发现呈黄绿色或橙色荧光杆菌（图14-3），报告"找到抗酸性杆菌"，具体报告方式见表14-2。此方法的优点是简便、快速、视野覆盖面大和阳性检出率高。

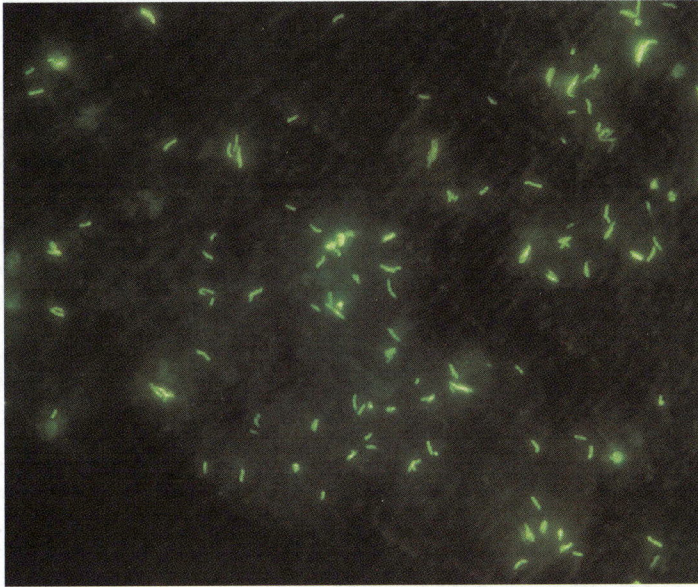

图14-3　结核分枝杆菌荧光染色结果

2. 分离培养

（1）标本的前处理：一是杀死杂菌，二是液化标本。常用的方法有：

1）4%NaOH法：1份痰液加2份4%NaOH溶液，充分震荡，置35℃水浴中消化15~30min，期间震荡2~3次，以3 000r/min离心15min，倒去上清液，沉淀物用于接种培养。

2）4%H₂SO₄法：多用于尿标本的前处理。取标本加2~4倍量的4%H_2SO_4溶液混合，置室温下作用20min，期间震荡2~3次，以3 000r/min离心15min，倒去上清液，沉淀物用于接种培养。

3）胰酶-苯扎溴铵法：先用1g/L的胰酶液化后，再用0.3%苯扎溴铵处理5min。

（2）接种与培养：碱处理过的标本0.1ml，接种于酸性罗氏培养基斜面上，酸处理过的标本则接种在改良罗氏培养基斜面上。转动试管使标本接触全部培养基斜面。每份标本接种2支，平卧放置斜面于35℃ 5%~10%CO_2环境中培养24h，然后直立放置继续培养。

（3）结果：①3d内有菌落生长，可报告非分枝杆菌生长；②7d内发现菌落生长，经抗酸染色证实，可报告快速生长分枝杆菌。7d以后发现菌落生长，经抗酸染色证实，可报告分枝杆菌生长；③56d后仍无菌落生长，可报告阴性。

3. 生化反应鉴定　符合结核分枝杆菌生化反应。

4. 动物实验　动物实验对于排菌量少或某些非典型病例的诊断以及毒力的测定有

一定价值。多接种于豚鼠皮下或小白鼠的静脉，4~8 周后解剖检查，观察内脏组织有无发生病变，并作形态、培养等检查。

5. 其他检测　抗原检测、抗体检测及核酸检测。

6. 结果分析及报告　见表14-3。

表14-3　结果分析及报告

标本	形态染色	菌落特征	鉴定试验	鉴定结果与报告
痰液				

【注意事项】

结核分枝杆菌为致病菌，传染性强，应注意做好防护及无菌操作。

第二节　麻风分枝杆菌

麻风分枝杆菌简称麻风杆菌，是麻风病的病原体。麻风病是一种慢性传染病，在世界各地均有流行。

一、临 床 意 义

麻风病的传染源是患者，细菌可随鼻咽分泌物、痰液、汗液、乳汁、精液或阴道分泌物等排出，经飞沫或破损的皮肤黏膜密切接触等途径传播。潜伏期长，一般为 1~5 年，长者可达数十年。麻风分枝杆菌侵入机体后，主要表现为皮肤、黏膜和神经末梢的损害，晚期可侵犯深部组织和器官，形成肉芽肿。

麻风病根据其临床表现、免疫病理变化和细菌检查结果等分为 3 种临床类型。

1. 瘤型麻风　瘤型麻风传染性强且病情严重，占麻风病例的 20%~30%。该型患者细胞免疫功能缺陷而体液免疫正常。细菌主要侵犯皮肤、黏膜，严重时可累及神经、内脏。在皮肤和黏膜下形成结节性红斑，称为麻风结节。面部结节融合可呈"狮面"状。

2. 结核样型麻风　约占本病的 60%~70%，常为自限性疾病，病情较稳定，病损可自行消退。细菌主要侵犯皮肤、外周神经，很少侵犯内脏。该型患者细胞免疫正常，巨噬细胞将麻风分枝杆菌杀灭，很少被检出，传染性小，故称闭锁性麻风。

3. 界线类综合征　约占麻风病例的 5%，介于上述两型之间，具有上述两型的特点，可向两型转化。

此病尚无特异性预防方法，对患者要早发现、早隔离、早治疗，对密切接触者要做定期检查，治疗主要用砜类（氨苯砜、苯丙砜）、利福平、氯法齐明及丙硫异烟胺等药物。目前多采用 2 至 3 种药物联合应用，以减少耐药菌株的出现。

二、生物学特性

1. 形态与染色　G$^+$，抗酸杆菌，菌体粗短，两端尖细，呈束状或团状排列。是典型的胞内寄生菌，患者渗出物标本涂片中可见细胞内存在大量麻风分枝杆菌，这种细胞的细胞质呈泡沫状，称麻风细胞（图14-4），与结核分枝杆菌区别有重要意义。无鞭毛、无芽孢、无荚膜。

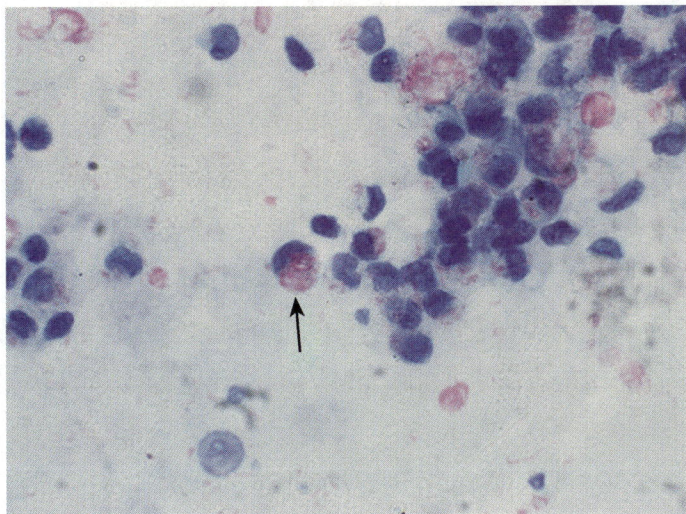

图 14-4　麻风细胞抗酸染色镜检

2. 培养特性　麻风分枝杆菌体外人工培养尚未成功，目前接种于犰狳体内建立麻风病的动物模型，可进行细菌鉴定、筛选药物及治疗方法等各种研究。

三、微生物学检验

（一）标本采集

活体组织或组织液。从患者眶上、下颌、耳郭及鼻黏膜等处采取标本。步骤为消毒后切开表皮，深达真皮，用刀刮取组织液。

（二）检验方法

1. 涂片染色镜检　涂片检查仍是目前主要的诊断方法。

（1）抗酸染色镜检：细胞呈蓝色，麻风分枝杆菌呈红色。

（2）金胺"O"染色镜检：可提高阳性率，瘤型、界线类多为麻风分枝杆菌阳性。在镜检时应注意与结核分枝杆菌形态相鉴别。

2. 鉴定　麻风分枝杆菌与结核分枝杆菌的鉴别见表14-4。

3. 病理组织切片检查　活体组织切片经抗酸染色及病理学检查。

表 14-4　麻风分枝杆菌与结核分枝杆菌的鉴别

鉴别要点	麻风分枝杆菌	结核分枝杆菌
菌体形态	粗短杆菌,两端尖细	细长略弯,有分枝现象
排列	束状或成团聚集	散在,偶有聚集
抗酸性	弱	强
标本种类	皮肤、黏膜和神经组织	全身各处,包括体液、组织等

第三节　非典型分枝杆菌

非典型分枝杆菌不是分类学上的名称,是指结核分枝杆菌和麻风分枝杆菌以外的分枝杆菌,又称非结核分枝杆菌。因其具有抗酸性,又称非典型抗酸菌。

1. 临床意义　非典型分枝杆菌广泛分布于自然界,亦称环境分枝杆菌。多数不致病,少数可寄居于人体,条件致病,一般发生于机体防御功能低下时(艾滋病患者是高发人群),引起肺内、外或淋巴结类似结核的病变,在临床上难以与结核病区别,而且此类细菌多数对常用抗菌药物和抗结核药物耐药,所以区分鉴别非典型分枝杆菌具有重要的意义。

2. 生物学性状　抗酸杆菌,菌体粗短,呈束状或团状排列;在改良罗氏培养基、对硝基苯甲酸培养基和噻吩 -2- 羧酸酰肼培养基上均可生长;生长温度不如结核分枝杆菌严格;对酸、碱较敏感。

3. 分类　Runyon 根据菌落色素与生长速度将非典型分枝杆菌分为 4 群,即光产色分枝杆菌(Ⅰ群)、暗产色分枝杆菌(Ⅱ群)、不产色分枝杆菌(Ⅲ群)和快速生长分枝杆菌(Ⅳ群)。

4. 鉴定　非典型分枝杆菌与结核分枝杆菌的鉴别要点见表 14-5。

表 14-5　非典型分枝杆菌与结核分枝杆菌的主要区别

鉴定项目	结核分枝杆菌	非典型分枝杆菌
菌落形态	粗糙、颗粒状	光滑或粗糙
菌落颜色	乳白色或淡黄色	黄色或橘红色
耐热触酶试验	−	+
耐热磷酸酶	−	+
中性红试验	+	±
索状因子	+	±
豚鼠致病性	+	−

(厉彦翠)

致病物质:脂质、蛋白质、荚膜,无毒素与酶

所致疾病:结核病,肺结核最常见

免疫性:主要为细胞免疫,属于带菌免疫

结核菌素试验:利用Ⅳ型变态反应原理,检查受试者对结核分枝杆菌能否有细胞免疫;硬结直径≥0.5cm为阳性;≥1.5cm为强阳性,表示有活动性结核

预防:健康生活方式,增强抵抗力;接种卡介苗

临床意义

形态与染色 抗酸杆菌,细长略弯,分枝生长,有荚膜

培养特性 专性需氧,pH 6.5~6.8,罗氏培养基:2~4周可见菜花样菌落

生化反应 不发酵糖类,耐热触酶、耐热磷酸酶试验阴性

抵抗力 "三耐四敏"

变异性 卡介苗就是牛型结核分枝杆菌的毒力减弱变异株

结核分枝杆菌

临床意义 经过飞沫、密切接触传播,引起人类麻风病

形态与染色 抗酸杆菌,菌体粗短

胞内寄生,形成泡沫细胞

培养特性 不可人工培养,动物模型是犰狳

麻风分枝杆菌

临床意义 条件致病,引起肺内、外或淋巴结类似结核的病变

分4群:光产色菌、暗产色菌、不产色菌和速生菌

形态与染色 为抗酸杆菌,较结核分枝杆菌短而粗

生化反应 耐热触酶试验+(与结核分枝杆菌鉴别)

非典型分枝杆菌

抗酸性分枝杆菌

思考与练习

一、填空题

1. 结核分枝杆菌是结核病的病原体,侵入机体的途径有_____、_____、_____等,最常引起_____。对人有致病性的结核分枝杆菌主要有_____和_____。

2. 常用于培养结核分枝杆菌的培养基为_____,生长缓慢,繁殖一代时间为_____,2~4 周可形成_____样菌落。

3. 抗结核免疫主要为_____,属于_____;预防结核病可接种_____。

4. 结核分枝杆菌的涂片检查方法有_____和_____。

5. 结核分枝杆菌的痰涂片常用的染色方法有_____和_____。

6. 结核分枝杆菌分离培养前用 4%NaOH 处理标本的目的是_____和_____。

7. 麻风分枝杆菌是引起_____病的病原体,其形态较结核分枝杆菌_____、呈_____状或_____状排列,抗酸染色呈_____色。

二、名词解释

1. 抗酸杆菌

2. 结核菌素试验

3. 麻风细胞

三、简述题

1. 简述结核菌素试验的原理、结果及意义。

2. 列出结核分枝杆菌的鉴定要点及抗酸染色结果的报告方式。

3. 结核分枝杆菌与非典型分枝杆菌如何鉴别?

第十五章 | 其他原核细胞型微生物检验

学习目标

知识目标:

1. 掌握:螺旋体、支原体、衣原体、放线菌的概念、生物学特性及微生物学检验。
2. 熟悉:螺旋体、支原体、衣原体、放线菌的临床意义。
3. 了解:立克次体的含义、临床意义、生物学特性及微生物学检验。

能力目标:

能正确采集其他原核细胞型微生物感染标本并进行检验。

素养目标:

1. 具有科学严谨的检验态度、奉献精神及家国情怀。
2. 具有正确的人生观、健康的生活理念及有关传染病防控的责任担当。

第一节 螺 旋 体

螺旋体是一类革兰氏阴性、细长、柔软、螺旋状、运动活泼(内鞭毛或轴丝)的原核细胞型微生物。螺旋体的基本结构及生物学性状与细菌相似:有核质、类似革兰氏阴性菌的细胞壁、二分裂方式繁殖以及对多种抗生素敏感等,故生物分类学上将螺旋体列入广义的细菌学范畴。

螺旋体广泛存在于自然界和动物体内,种类繁多,对人致病的主要有钩端螺旋体属、密螺旋体属及疏螺旋体属。

一、钩端螺旋体属

钩端螺旋体属螺旋细密规则,一端或两端弯曲成钩状,故名钩端螺旋体(简称钩体),其中问号钩端螺旋体有致病性,可引起人兽共患钩端螺旋体病(简称钩体病)。

案例导学

患者,男,26岁,农民。前几日一直赤脚在田间劳作,近日突起寒战、高热,伴头痛、头晕、乏力,眼结膜充血,自行服用感冒药后症状未得到缓解,遂入院就诊。因患者眼结膜充血及持续两下肢肌肉酸痛,考虑有钩端螺旋体病可能,实验室检查:钩端螺旋体显微镜凝集试验阳性(1:800)。

请思考:

1. 该病的病原体是什么?该病原体是如何致病的?有何特性?

2. 何为钩端螺旋体显微镜凝集试验?为明确诊断,还可做哪些检查?

3. 为避免该病原体传播,作为一名医务工作者应负有怎样的责任担当?

(一)临床意义

1. 致病物质　主要有内毒素样物质、溶血素和细胞毒因子等。

2. 所致疾病　引起钩体病,是一种自然疫源性的人兽共患传染病。

鼠类和猪为钩体的储存宿主和传染源,传播方式主要是接触传播,也可经垂直传播,感染胎儿。动物大多为隐性感染,但钩体可在其肾脏长期大量繁殖,并不断随尿液排出,污染土壤和水源(称为"疫土"和"疫水")。当人与疫土或疫水接触时,钩体可经完整或破损的皮肤黏膜侵入机体,在局部迅速繁殖,经淋巴系统或直接进入血液循环并释放内毒素样物质,引起钩体血症,因而钩体病早期特点是寒战、高热、疲乏无力、全身酸痛、眼结膜充血、腓肠肌压痛、表浅淋巴结肿大等,早期症状可概括为"寒热、酸痛、一身乏;眼红、腿痛、淋巴结大"。随后钩体经血流侵入肝、脾、肾、心、肺、淋巴结和中枢神经系统等,引起相关脏器和组织损害并出现相应体征,因而钩体病后期则出现肺、肝、肾等组织器官出血和坏死,病情较为凶险,甚至死亡。

3. 免疫性　钩体病痊愈后可获得对同型钩体的牢固免疫力,以体液免疫为主。

4. 防治　钩体病多发于20~40岁的青壮年。在从事田间劳作、开荒生产、野营训练、施工时,如与污染环境接触常易发生感染。防治措施主要有以下几点:

(1)一般性预防:①要加强预防钩体病的宣传普及教育,劳作时必须做好自我防护,如穿上雨靴等;②加强家畜管理,积极防鼠、灭鼠。

(2)特异性预防:易感人群或流行疫区人群接种灭活多价钩体疫苗。

（3）治疗：首选青霉素，其次为庆大霉素、多西环素等。

（二）生物学特性

1. 形态与染色　G^-，螺旋状，长 6~12μm，宽 0.1~0.2μm，螺旋最为细密而规则（12~18 个螺旋），一端或两端弯曲呈钩状，似"C、S、问号"等字形，运动活泼，具有内鞭毛（2 根缠绕原生质体的细丝），使其呈现沿长轴旋转、滚动、伸屈式运动。因螺旋非常细密，故在光学显微镜下看不清其螺旋，暗视野显微镜下观察，似细小珍珠排列的细链。革兰氏染色不易着色，常用 Fontana 镀银染色，呈棕褐色（图 15-1）。

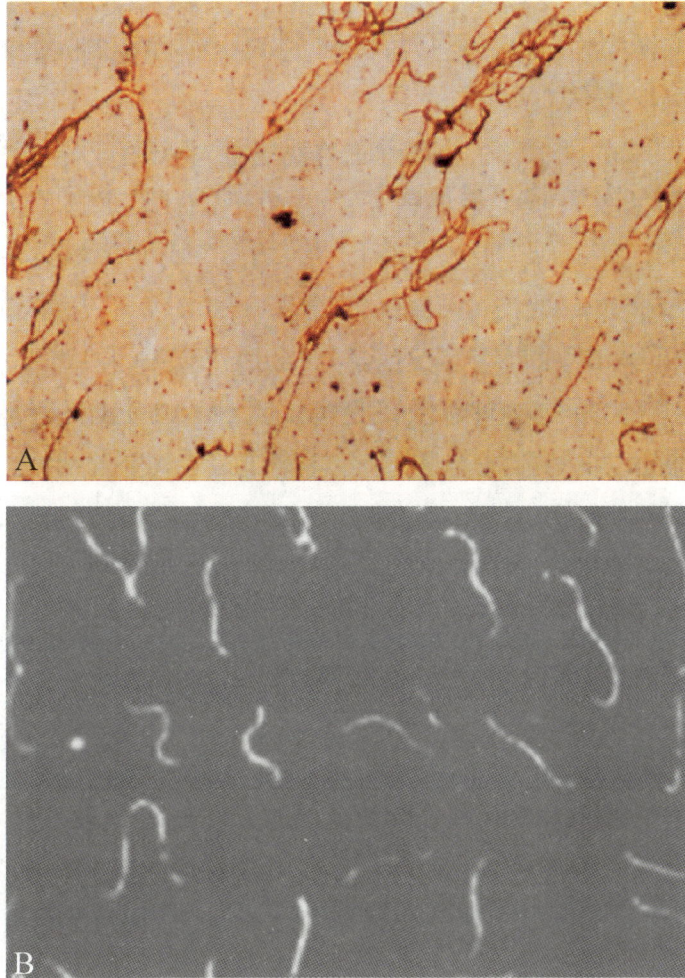

图 15-1　问号钩端螺旋体

A. 镀银染色（×1 000）；B. 暗视野显微镜（×1 500）。

2. 培养特性　需氧或微需氧，营养要求高，生长缓慢（1~2 周），最适温度为 28~30℃，最适 pH7.2~7.6。常用含 10% 兔血清的柯氏（Korthof）培养基培养。非致病菌株 13℃可生长，依此可鉴别致病株。

（1）液体培养基：肉眼可见呈半透明云雾状混浊。

（2）固体培养基：形成扁平、透明、不规则的小菌落。

3. 抵抗力　较弱。对热、干燥、酸、碱、多种消毒剂及抗生素均敏感，但耐受磺胺类药物。在夏秋季的水和湿土中可存活数周至数月,在钩体病传播上有重要意义。

(三)微生物学检验

器材准备:暗视野显微镜、镀银染色液、无水乙醇、生理盐水、载玻片、盖玻片、柯氏培养基、钩端螺旋体诊断血清、钩端螺旋体标准菌株。

1. 标本采集　发病 1 周左右取血液;2 周后取尿液;有脑膜炎症状者取脑脊液(CSF);有眼部症状者取房水。血清标本在发病初期和第 3~4 周各取一份。

2. 检验方法

(1)直接镜检

1)暗视野显微镜镜检:标本离心沉淀物制成压滴标本片,暗视野显微镜下观察,黑暗的背景中可见钩体闪烁发光,运动活泼。

2)Fontana 镀银染色镜检:可见淡黄色背景中有棕褐色或棕黑色的螺旋体。

3)荧光抗体染色镜检:荧光显微镜下可见发荧光的螺旋体,此法简单易行且特异。

(2)分离培养与鉴定:标本接种于柯氏液体培养基增菌培养 2~4 周,暗视野显微镜观察有钩体存在时,即刻转种于柯氏固体培养基分离培养,待出现透明细小菌落后,即可用已知诊断血清进行群和型的鉴定。若培养 30d 后仍未发现生长,可报阴性。

(3)血清学检测:常用方法有显微镜凝集试验(MAT)或称凝溶试验、ELISA 等。

MAT:用钩体标准株为抗原,分别与不同倍比稀释度的患者血清(经 56℃ 30min 灭活)混合,若患者血清中有相应抗体存在时,则标准株钩体凝集成团,形似蜘蛛样;若血清中抗体效价较高时,凝集的钩体被溶解。一般患者血清凝集效价为 1:300 以上或恢复期血清比早期血清效价高 4 倍以上才有诊断意义。

1)操作方法:微孔板法操作方法见表 15-1。

表 15-1　钩端螺旋体显微镜凝集试验操作方法

板孔号	1	2	3	4	5	6
血清原始稀释度	1:50	1:100	1:150	1:200	1:400	对照
生理盐水 /μl	—	—	—	—	—	100
各稀释度的被检血清每孔 /μl	100	100	100	100	100	—
标准株钩体液每孔 /μl	100	100	100	100	100	100
血清最终稀释度	1:100	1:200	1:300	1:400	1:800	—
混匀,置 25℃~35℃孵育 1~2h,用暗视野显微镜观察						
假定结果	4+	3+	2+	2+	1+	—

2)结果解释:在暗视野显微镜下看到小蜘蛛样的凝块者,为典型凝集。如钩体正常分散者为不凝集。盐水对照孔全部钩体正常,运动活泼,分散存在。结果判定见表 15-2。

表 15-2　钩端螺旋体显微镜凝集试验结果判定

结果	暗视野显微镜所见
4+	几乎全部钩体发生凝集,偶见极少数正常钩体存在
3+	75% 以上钩体凝集,凝集者呈蜘蛛状,间有少数游离
2+	50% 以上钩体凝集呈蜘蛛状,约有半数不凝集
1+	25% 以上钩体凝集呈小蜘蛛状,大多数游离,运动活泼
－	钩体正常分散存在,无凝集现象

3)结果报告:通常以出现"++"的最高稀释度计算凝集效价,一般在 1:400~1:300 以上,或早、晚期双份血清凝集效价相差 4 倍以上时,才具有诊断意义。

(4)动物实验:是分离钩端螺旋体的敏感方法,尤其适用于被杂菌污染的标本,可以得到纯化株。常用动物有幼龄豚鼠和 6 周龄金地鼠,将标本接种于动物腹腔,一般 3~7d 发病,观察动物体温、厌食、流泪、竖毛等症状。第 1 周末,取心血及腹腔液用暗视野显微镜检查并作分离培养。动物病死后解剖,可见皮下和肺部有大小不等的出血灶,呈蝴蝶状,具有诊断价值。肝和脾脏组织显微镜下可见大量钩体存在。

二、密螺旋体属

密螺旋体属中对人致病的主要是苍白密螺旋体的苍白亚种,是引起人类梅毒的病原体,又称梅毒螺旋体。本节主要介绍梅毒螺旋体。

案例导学

患者,男,有过不洁的两性史,在外生殖器出现无痛性硬下疳,去参加无偿献血,验血结果中 TRUST(+)。后入院就诊,临床诊断为"Ⅰ期梅毒"。

请思考:

1. 何为梅毒?其病原体是什么?是如何致病的?生物学特性有哪些?

2. 何为 TRUST?为明确诊断,还可以做哪些检查?

3. 为防止该病原体的感染,应树立怎样的人生观和生活理念?

(一)临床意义

1. 致病物质　主要有荚膜样物质、外膜蛋白(黏附)和透明质酸酶(协助扩散)等。

2. 所致疾病　引起梅毒,人是唯一传染源。分为获得性梅毒和先天梅毒。

(1)获得性梅毒:又称后天梅毒。传播途径主要为性接触或间接接触(如输血),临床过程大致分为三期。以反复、潜伏和再发为特点。

Ⅰ期梅毒（硬下疳期、早期梅毒）：在感染3周左右，在局部（多在外生殖器）出现无痛性硬下疳，其溃疡渗出液中有大量的梅毒螺旋体，传染性极强。约经1个月，硬下疳自然愈合。进入血液中的梅毒螺旋体潜伏于体内，经2个月左右无症状的潜伏期后进入Ⅱ期。

Ⅱ期梅毒（梅毒疹期）：全身皮肤黏膜出现梅毒疹，淋巴结肿大。梅毒疹及淋巴结中有大量的梅毒螺旋体，传染性强。如不治疗在3周~3个月症状可消退，但常反复发作。Ⅰ、Ⅱ期传染性强，但破坏性较小。部分患者经2年左右或更长时间（10~30年）可进入Ⅲ期。

Ⅲ期梅毒（晚期梅毒）：病变累及全身组织和器官，表现为皮肤黏膜溃疡性坏死或内脏器官肉芽肿样病变（梅毒瘤），严重者可引起心血管及中枢神经系统病变，导致动脉瘤、脊髓痨或全身麻痹等。此期病灶中不易找到梅毒螺旋体，传染性小，但破坏性大，可危及生命。

（2）先天梅毒：又称胎传梅毒，多发生于妊娠4个月之后。经胎盘传播，梅毒螺旋体经胎盘进入胎儿血液并扩散至其他脏器，致胎儿全身感染，引起流产、早产、死胎或出生后成为先天梅毒儿，出现马鞍鼻、间质性角膜炎、神经性耳聋和锯齿形牙等特殊体征。

3. 免疫性　梅毒的免疫属于传染性免疫或有菌免疫。梅毒螺旋体可被吞噬细胞吞噬，但不一定被杀灭，因此主要依赖细胞免疫发挥抗感染作用。

4. 防治　目前尚无梅毒疫苗。预防主要是加强卫生宣教，治疗时应及早、彻底，首选药物是青霉素。

（二）生物学特性

1. 形态与染色　G⁻，螺旋状，菌体纤细，长6~15μm，宽0.1~0.2μm，螺旋较为细密而规则（8~14个呈锐角弯曲的螺旋），两端尖直，运动活泼，具有内鞭毛（是3~4根缠绕原生质体的细丝），使其呈现旋转、蛇行、伸屈式运动。革兰氏染色不易着色，常用Fontana镀银染色，呈棕褐色（图15-2）。

2. 培养特性　不能在无生命的人工培养基中生长繁殖。在家兔睾丸内或眼前房内可以缓慢繁殖并保持毒力，目前多用此法来分离培养及保存菌种。

3. 抵抗力　极弱。对冷、热、干燥和一般消毒剂极为敏感。离体后1~2h即死亡。血液中的梅毒螺旋体，在4℃置3d后即可死亡，故在4℃血库存放3d以上的血液无传染性。对青霉素、红霉素、四环素及砷制剂等敏感。

（三）微生物学常规检验

器材准备：甲苯胺红不加热血清试验试剂。

1. 标本采集　采集硬下疳渗出物、梅毒疹渗出液、淋巴结抽出液等。标本应及时送检。

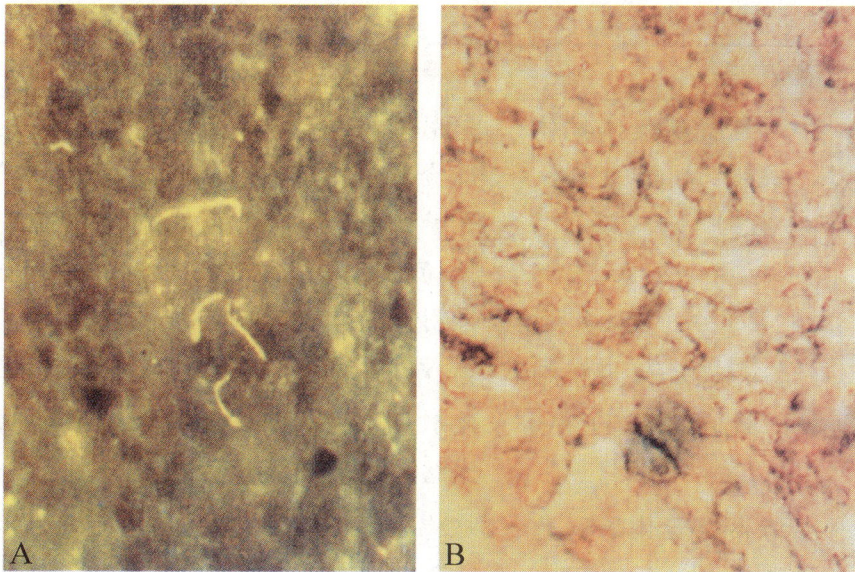

图 15-2　梅毒螺旋体

A. 睾丸组织（荧光抗体染色）；B. 病理组织（镀银染色，×1 000）。

2. 检验方法

（1）直接镜检：方法同钩端螺旋体。

（2）血清学检测：包括非梅毒螺旋体抗原试验和梅毒螺旋体抗原试验（表 15-3）。

人体感染梅毒螺旋体后，可产生非特异性的抗脂类抗体（反应素）和特异性抗梅毒螺旋体抗体。

1）非梅毒螺旋体抗原试验：是用牛心肌的心脂质为抗原，检测患者血清中的抗脂类抗体，具有非特异性，用作梅毒的筛选试验。

表 15-3　梅毒螺旋体血清学试验

试验类型		试验原理
非梅毒螺旋体抗原试验	性病研究实验室试验（VDRL）	VDRL 是 1946 年由美国性病研究实验室创建。以胆固醇为载体，包被心脂质构成 VDRL 抗原微粒，与血清中的反应素进行玻片凝集，用低倍显微镜观察
	快速血浆反应素环状卡片试验（RPR）	RPR 是 VDRL 的改良。用活性炭颗粒吸附 VDRL 抗原，凝集则形成肉眼可识别的黑色凝集块。在专用纸卡的反应圈（内径 18mm）内进行，不需显微镜，易于推广
	甲苯胺红不加热血清试验（TRUST）	TRUST 是用甲苯胺红颗粒代替 RPR 中的碳颗粒作为指示物，凝集则形成肉眼可识别的红色絮状物

试验类型		试验原理
梅毒螺旋体抗原试验	荧光密螺旋体抗体吸收试验（FTA-ABS）	先用吸收剂（非致病性螺旋体 Reier 株抗原）将待检血清中非特异性抗体吸附去除。再用梅毒螺旋体 Nichols 株的抗原悬液在玻片上涂成菌膜，可结合待检血清中梅毒螺旋体的 IgG 抗体，再用荧光素标记的羊抗人 IgG 抗体反应
	梅毒螺旋体明胶颗粒凝集试验（TPPA）	TPPA 是用超声裂解梅毒螺旋体 Nichols 株抗原致敏明胶颗粒，与待测血清中的梅毒螺旋体抗体结合出现凝集
	梅毒螺旋体酶联免疫吸附试验（TP-ELISA）	以梅毒螺旋体 Nichols 株为抗原，用 ELISA 法检测待测血清中的梅毒螺旋体抗体。该法灵敏度高，试剂稳定、价廉，是目前梅毒血清学诊断的常用方法

2）梅毒螺旋体抗原试验：是用梅毒螺旋体为抗原，检测患者血清中的抗梅毒螺旋体的抗体，具有特异性，用作梅毒的确认试验。

三、其他螺旋体

其他螺旋体主要特点见表 15-4。

表 15-4　其他螺旋体主要特点

种类	形态特点	所致疾病
伯氏疏螺旋体	有 5~10 个不规则的螺旋，两端稍尖	莱姆病（在美国莱姆镇发现），属自然疫源性传染病，鼠类为传染源，蜱为传播媒介，临床表现为游走性皮肤红斑和神经系统损害
回归热螺旋体	与伯氏螺旋体相似，有 3~10 个大而不规则的螺旋，呈波状	人类回归热，啮齿类为传染源，分为流行性回归热（体虱为媒介）和地方性回归热（软蜱为媒介）
奋森疏螺旋体	形态纤细，有 3~8 个大而不规则的螺旋	在口腔与梭杆菌共生，协同引起溃疡性牙龈炎或咽峡炎

第二节　支　原　体

支原体是一类革兰氏阴性、没有细胞壁、呈高度多形性、能通过滤菌器、可在无生命培养基中生长繁殖的最小原核细胞型微生物。因其能形成有分支的长丝，故称为支原体。

支原体广泛分布于自然界，种类繁多，大多数不致病，为口腔、呼吸道及泌尿生殖道的正常菌群。其中对人致病的主要有肺炎支原体、人型支原体、生殖支原体和解脲支原体等。

一、临床意义

1. 肺炎支原体　肺炎支原体通过飞沫传播，以其表面蛋白（P1蛋白）黏附黏膜上皮细胞表面，繁殖后释放毒性产物如过氧化氢与核酸酶等使细胞受损，引起原发性非典型病原体肺炎，是呼吸道和肺部的急性炎症。多发生在夏末秋初，5~15岁易感。临床主要表现为发热、头痛、咳嗽、咽痛和肌痛等，约3%~10%可发展为肺炎。支原体肺炎占非细菌性肺炎的1/3以上，个别患者出现脑膜炎、心肌炎等其他系统的并发症。

2. 解脲支原体、人型支原体和生殖支原体　主要通过性接触传播，引起泌尿生殖道感染。解脲支原体是引起人类非淋菌性尿道炎的主要病原体之一，仅次于衣原体（50%），亦可通过母婴传播。

二、生物学特性

1. 形态与染色　G^-，个体微小，一般为0.2~0.3μm。无细胞壁，呈高度多形性，如球形、长丝形和分枝形等（图15-3）。革兰氏染色不易着色，常用吉姆萨（Giemsa）染色，呈淡紫色。细胞膜有三层结构：内外两层为蛋白质和多糖的复合物，中间层为脂质。脂质中胆固醇含量占36%，凡能作用于胆固醇的物质，如两性霉素B、皂素等均可导致细胞膜破裂而死亡。

2. 培养特性　微需氧（含5%CO_2和90%N_2），营养要求较高，对低渗透压敏感，故须在培养基内加入10%~20%灭活血清等含胆固醇及长链脂肪酸的物质（以提供合成细胞

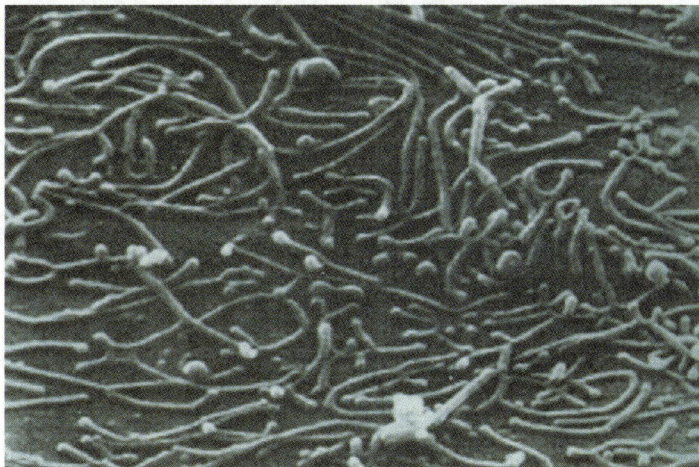

图15-3　肺炎支原体（扫描电镜×5 500）

膜的原料和稳定细胞膜）、新鲜的酵母浸液、青霉素 G 和 pH 指示剂。常用含有 20% 小牛血清、新鲜酵母浸液的脑心浸液培养基。最适温度 37℃，最适 pH7.6~8.0（解脲支原体最适 pH 为 6.0~6.5）。生长缓慢，人型支原体、解脲支原体需培养 2~4d，肺炎支原体需培养 2~4 周或更久。

在高渗低琼脂（1.4%）培养基上，初次分离时菌落为细小的草莓状，反复传代后菌落呈圆形、光滑、边缘整齐，中央较厚不透明，向下长入培养基，周边为一层薄薄的透明区，呈"油煎蛋"样（图 15-4）。

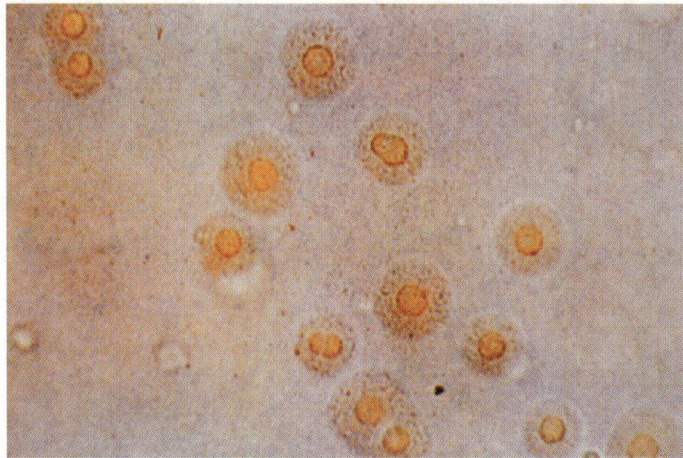

图 15-4　肺炎支原体"油煎蛋"样菌落

3. 生化反应　根据葡萄糖、精氨酸、尿素的分解情况可初步进行鉴别（表 15-5）。

表 15-5　支原体鉴别

支原体	葡萄糖	精氨酸	尿素	吸附红细胞
肺炎支原体	+	－	－	+
人型支原体	－	+	－	－
生殖支原体	+	－	－	－
解脲支原体	－	－	+	－

4. 抵抗力　比细菌弱，对低渗、热、干燥及多种消毒剂敏感。其耐受性主要体现在：①耐醋酸铊、结晶紫和亚碲酸盐，可用于抑制杂菌生长；②耐冷冻，液氮或 -70℃ 能长期冻存，需要检验时可置 35℃ 水浴中迅速融化。4℃ 放置不宜超过 3d；③耐青霉素、头孢菌素等（支原体没有细胞壁），但对四环素类（多西环素、米诺环素等）、大环内酯类（红霉素、螺旋霉素、交沙霉素、克拉霉素、阿奇霉素等）和喹诺酮类（环丙沙星、左氧氟沙星、司帕沙星等）抗生素敏感。

三、微生物学检验

器材准备:蔗糖磷酸盐缓冲液、葡萄糖、精氨酸、尿素、解脲支原体和人型支原体的培养鉴定药敏试剂盒。

(一)标本采集

采集呼吸道分泌物和泌尿生殖道分泌物等,因支原体有黏附细胞的作用,所以最好采用拭子标本。支原体对干燥敏感,应注意即采即种或置于转运培养基(蔗糖磷酸盐缓冲液)中。

(二)检验方法

1. 肺炎支原体检验

(1)直接检查

1)直接涂片染色镜检:支原体无固定形态,镜检意义不大。

2)核酸检测:常用 PCR 技术检测标本中肺炎支原体 DNA,可快速诊断肺炎支原体感染。

(2)分离培养:先将标本接种于加有葡萄糖、酚红及亚甲蓝指示剂、醋酸铊、青霉素的液体培养基中(pH7.6~8.0)增菌,1 周后若培养液 pH 改变,培养基由紫色变为绿色,进而变黄色,液体清晰,可考虑支原体生长。再立即转种于固体培养基上(SP-4 培养基),5%CO$_2$ 环境 37℃培养,一般 10d 左右长出细小菌落,数次传代后形成典型"油煎蛋"样菌落。

(3)鉴定

1)生化反应:分解葡萄糖产酸不产气,不分解精氨酸和尿素。

2)生长抑制试验(GIT):将可疑肺炎支原体的菌落连同琼脂一起切下,接种于专用的液体培养基中,37℃孵育一周后,取 0.3ml 培养液涂布于固体平板表面,待稍干,将浸有肺炎支原体抗体的滤纸片贴于其上,经 37℃孵育 2~4 周后,在滤纸片周围出现抑菌环为试验阳性。该试验特异性高于其他试验。

3)溶血试验:在生长有疑似肺炎支原体的培养基上,加一层含有 8%豚鼠红细胞的琼脂,置 37℃温箱中培养过夜,若在菌落周围出现溶血环为阳性。

4)冷凝集试验:患者血清与人 O 型血红细胞在 4℃条件下发生凝集。约 50%肺炎支原体感染者为阳性(抗体效价≥1:64),或双份血清效价升高 4 倍以上。

5)其他试验:MG 株链球菌凝集试验、TTC(氯化三苯基四氮唑)还原试验(能使 TTC 还原为粉红色的甲嚓)、红细胞吸附试验等可协助诊断。

2. 解脲支原体和人型支原体检验

(1)直接检查:核酸检测,采用 PCR 技术检测标本中支原体 DNA。

（2）分离培养：将标本接种在pH6.0±0.5的含有尿素（精氨酸）和酚红的液体培养基内增菌，37℃孵育1~2d,如培养基由橘黄色变为粉红色（分解尿素或精氨酸，呈碱性），为生长指征。再立即转种固体培养基，2d后可见典型"油煎蛋"样菌落。

（3）鉴定

1）生化反应：能分解尿素产氨，不能分解葡萄糖和精氨酸。

2）代谢抑制试验（MIT）：解脲支原体能分解尿素产氨，当加入特异性抗血清后，能抑制相应菌株的生长，则培养基中的酚红指示剂不显色。

3）生长抑制试验（GIT）：操作同肺炎支原体的鉴定。低倍镜下观察滤纸片周围的抑菌环及宽度。该法具有特异性，但敏感性较差。

4）其他鉴定试验：临床上常用解脲支原体和人型支原体商品化鉴定系统（图15-5），多用含有蛋白胨、酵母提取物、马血清、生长因子等营养物，并加有尿素（精氨酸）底物及酚红指示剂，当有解脲支原体或人型支原体生长时，尿素（精氨酸）被分解生成的碱性物质引起pH上升，培养基由黄色变成红色（图15-6）。解脲支原体孔要在24h内判断结果，而人型支原体必须在48h内判读。

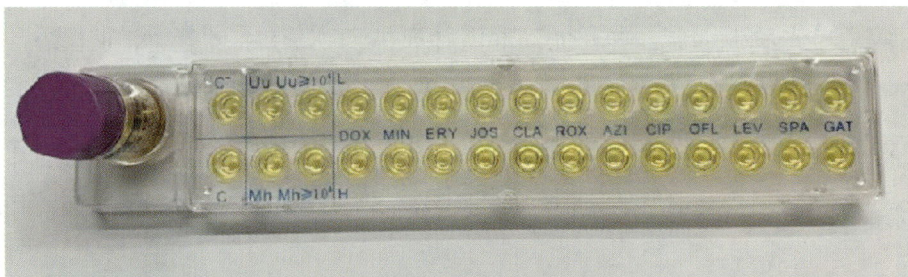

图15-5　解脲支原体和人型支原体培养鉴定／计数／药敏

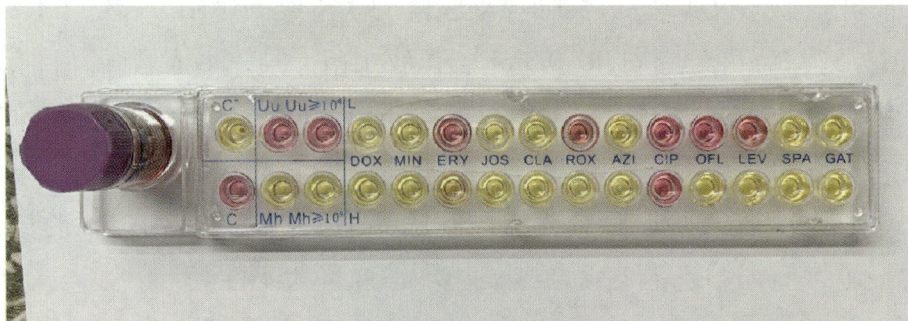

图15-6　解脲支原体和人型支原体培养鉴定／计数／药敏结果

3. 其他支原体鉴定　生殖支原体的培养需要厌氧环境，而且生长缓慢，较难培养，一般不适宜实验室常规应用。临床常用PCR方法进行核酸检测。

4. 支原体与L型细菌的鉴别　支原体检验应注意与L型细菌区别（表15-6）。

表 15-6　支原体与 L 型细菌的区别

生物学特性	支原体	细菌 L 型
形态与大小	多形态,大小基本一致	多形态,大小相差悬殊
细胞壁	无	无,可返祖
细胞膜	含高浓度胆固醇	不含胆固醇
菌落(油煎蛋样)	小,直径 0.1~0.3mm	大,直径 0.5~1.0mm
培养特性	在一般培养基中稳定	大多需高渗培养基
对低渗敏感性	敏感	敏感

第三节　衣　原　体

衣原体是一类革兰氏阴性、能通过滤菌器、专性活细胞内寄生、有独特发育周期的原核细胞型微生物。与细菌类似的特征有:①圆形或卵圆形,革兰氏阴性;②有类似革兰氏阴性菌的细胞壁结构,含肽聚糖;③含有 RNA 和 DNA 两种类型核酸;④以二分裂方式进行繁殖;⑤对多种广谱抗生素敏感等。

衣原体广泛寄生于人类、哺乳类动物及禽类,仅少数致病,对人类致病的主要有沙眼衣原体、肺炎衣原体和鹦鹉热衣原体。

知识拓展

衣原体之父——汤飞凡

沙眼衣原体是沙眼的病原体,由我国微生物学家汤飞凡(1897—1958)于 1955 年采用鸡胚卵黄囊接种法在世界上首次分离培养成功,结束了半个多世纪关于沙眼病原的争论。自此医生得以对症下药,短短两年间,就将沙眼的发病率从 84% 降到了 5.4%。汤飞凡为人类沙眼的研究作出了重大贡献。1981 年国际沙眼防治组织为故去的汤飞凡颁发防治沙眼金质奖章。

汤飞凡先生对中国的生物制品事业的发展也有不可磨灭的功绩。抗日战争全面爆发后,正在国外研究学习的他毅然选择了回国,积极投身抗日救亡的洪流,在昆明主持重建中国最早的生物制品机构——中央防疫处,利用简陋设备生产疫苗、血清和青霉素,拯救了无数人的生命。

汤飞凡先生坚定的爱国精神、专业上的工匠精神、科研上的献身精神,为社会和人类带来了巨大的精神财富。我们应该大力弘扬并践行"汤飞凡精神",为社会和国家作出应有的贡献。

一、临床意义

（一）沙眼衣原体

沙眼衣原体自然宿主是人，主要有沙眼生物变种和性病淋巴肉芽肿生物变种，除引起沙眼外，还可引起性传播疾病，已超过淋病奈瑟菌的感染，成为最常见的性传播疾病病原体。

1. 沙眼　由沙眼生物变种引起，通过眼－手－眼传播。主要在眼结膜上皮细胞内繁殖，引起局部炎症。表现为眼部发痒、流泪、分泌物增多、结膜充血、滤泡增生等。晚期可出现角膜血管翳、结膜瘢痕、眼睑内翻、倒睫等，重者可致盲。

2. 包涵体结膜炎　由沙眼生物变种引起。包括成人和婴儿两类。成人多因性接触，经手至眼感染，或因接触污染的游泳池水而感染。婴儿经产道感染。症状类似沙眼，但不出现角膜血管翳、结膜瘢痕，一般数周至数月痊愈。

3. 泌尿生殖道感染　由沙眼生物变种引起，经性接触传播，引起非淋菌性尿道炎等，感染率占非淋菌性尿道炎的 1/2 以上。

4. 性病淋巴肉芽肿　由性病淋巴肉芽肿生物变种引起。经性接触传播。在男性多侵犯腹股沟淋巴结，引起化脓性淋巴结炎和慢性淋巴肉芽肿，常形成瘘管。在女性多侵犯会阴、肛门、直肠等，引起会阴－肛门－直肠狭窄与梗阻，还可形成肠皮肤瘘管。

（二）肺炎衣原体

肺炎衣原体自然宿主主要是人，通过飞沫或呼吸道分泌物传播，引起急性肺部炎症。临床症状类似支原体肺炎，但较轻。

（三）鹦鹉热衣原体

鹦鹉热衣原体自然宿主为鸟类及低等哺乳动物。通过鸟类或动物粪便污染环境产生的气溶胶传播，引起鹦鹉热，表现为非典型病原体肺炎，患者多呈急性发病，发冷、头痛及喉痛、不适，体温 38℃，很快升到 39~40℃，干咳、少量黏痰，有时咳铁锈色痰等。

衣原体感染后，免疫力不强。沙眼衣原体预防应注意个人卫生（尤其是眼部卫生），加强卫生宣教。鹦鹉热衣原体预防主要是管理好家禽（如鸡、鸭、鸽子）等。积极治疗患者，可选取多西环素、大环内酯类和喹诺酮类抗生素。

二、生物学特性

（一）形态、染色和发育周期

衣原体在宿主细胞内生长繁殖，具有独特的发育周期（图 15-7），以两种发育类型交替存在：原体和始体。

衣原体的发育周期：当衣原体入侵机体后，原体首先吸附于有特异性受体的易感细胞表面，然后被细胞吞入其内，在吞噬泡内细胞壁变软，逐渐发育、增大形成始体，开始进

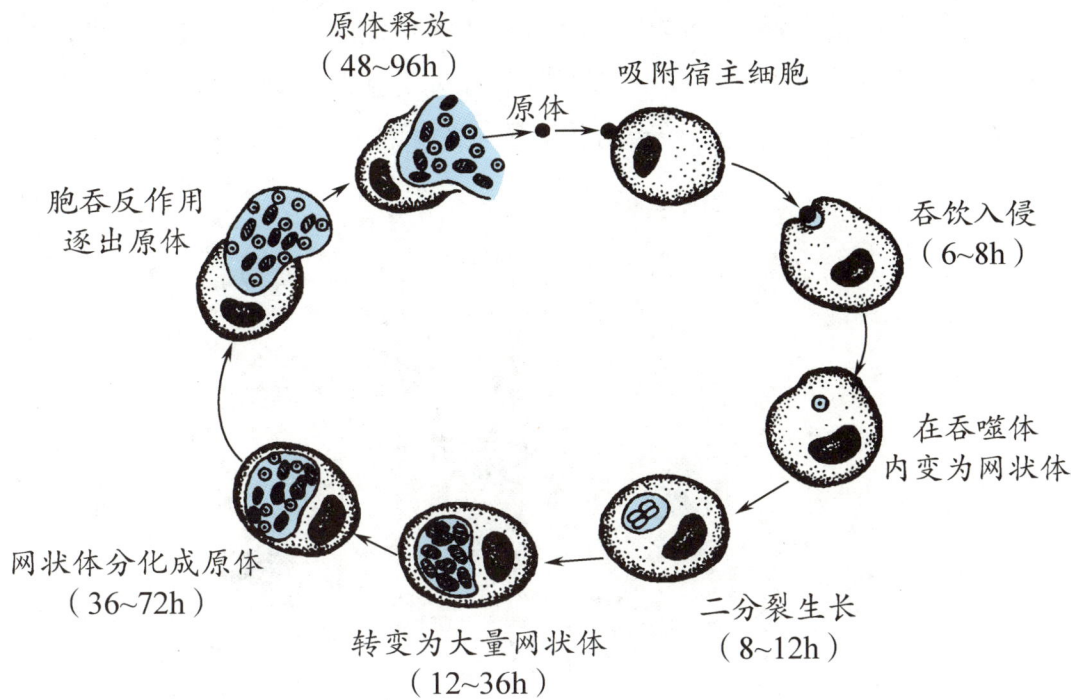

图 15-7　衣原体发育周期

行二分裂繁殖。约经18~24h后,始体开始浓缩,在空泡内形成具有坚韧细胞壁的许多子代原体。最后,成熟的子代原体随宿主细胞的破裂而释出,再去感染新的易感细胞,开始新的发育周期。每个发育周期约需24~72h。如此往复,交替进行。

1. 原体　为衣原体细胞外存在形式,较小,卵圆形,中央有一致密的拟核,有感染性。吉姆萨染色呈紫红色。

2. 始体(网状体)　为衣原体细胞内存在形式,较大,圆形或不规则形,中央呈纤细的网状结构,无致密拟核,有繁殖性,无感染性。吉姆萨染色呈蓝色。原体和始体性状见表15-7。

表 15-7　原体和始体性状

性状	原体	始体(网状体)
存在形式	细胞外	细胞内
细胞外的稳定性	稳定	不稳定
大小 /μm	小(0.2~0.4),结构致密	大(0.5~1.0),结构疏松
细胞壁	有	无
拟核	致密	呈纤细网状
感染性	有	无
繁殖性	无	有
细胞毒性	有	无
吉姆萨染色	紫红色	蓝色

3. 包涵体 衣原体在宿主细胞内繁殖形成许多子代原体,子代原体聚集,由膜包绕形成形态各异的斑块,称为包涵体。不同种类衣原体的包涵体,其位置、形态和染色性各异,有助于衣原体的鉴别。包涵体经吉姆萨染色呈深紫色(图 15-8)。

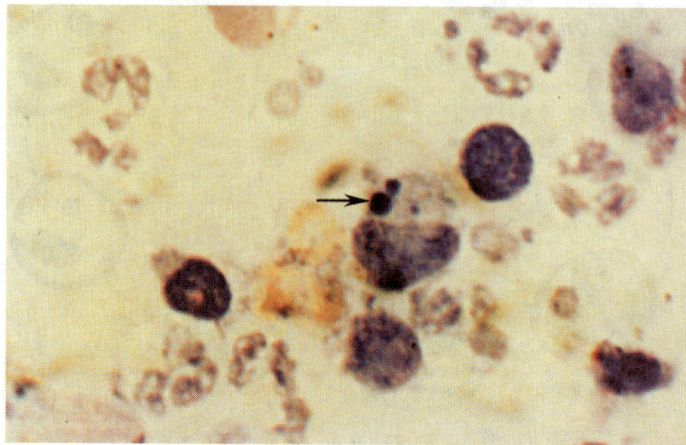

图 15-8 沙眼衣原体包涵体(Giemsa 染色)

(二)培养特性

衣原体为专性活细胞内寄生,常用的培养方法有鸡胚接种、动物接种和细胞培养。动物接种法一般只在研究中应用。目前临床最常用的方法为细胞培养法,是诊断衣原体的金标准。沙眼衣原体接种于经放线菌酮等代谢抑制剂处理过的单层 Hela-229 细胞或 McCoy 细胞,置于 35~37℃,培养 48~72h 后,将细胞进行包涵体染色鉴定。鸡胚接种用于衣原体培养一般都适用,其在 6~8d 龄鸡胚卵黄囊中生长繁殖后,可在卵黄囊膜中找到包涵体、原体和始体颗粒。

(三)抵抗力

抵抗力较弱,耐冷不耐热,56℃ 5~10min 灭活,-70℃可存活数年,冷冻干燥法可保存活力 30 年以上,对多西环素、红霉素、阿奇霉素、加替沙星等抗生素均敏感,对青霉素不敏感。

三、微生物学检验

(一)标本采集

根据不同疾病采集不同标本,如眼结膜刮片、泌尿生殖道分泌物、鼻咽拭子分泌物、痰、血液及其他活组织标本。标本可置于 2SP 培养基(含蔗糖、磷酸钾缓冲液、胎牛血清和抗生素)内送检,保存不得超过 5d。因衣原体的生物活性极不稳定,故检验标本应低温(-70℃或液氮)保存。标本在 2h 内接种,阳性检出率较高。

(二)检验方法

1. 直接检查

(1)吉姆萨染色:镜检细胞内呈蓝色的始体或紫红色的原体或深紫色的包涵体,宿

310

主细胞被染成蓝色。

（2）碘液染色：镜检细胞内棕褐色（沙眼衣原体含糖原）的包涵体。肺炎衣原体和鹦鹉热衣原体的包涵体不含糖原,碘染色为阴性。

（3）荧光抗体染色：在荧光显微镜下观察细胞内发荧光的衣原体或包涵体。

（4）核酸检测：核酸杂交、PCR 技术等。

2. 分离培养　用链霉素将标本（洗涤）处理后,接种于鸡胚卵黄囊或细胞进行分离培养,35℃培养 48~72h,取卵黄囊膜或培养细胞染色,镜检原体、始体或包涵体。

3. 血清学检测　常用微量免疫荧光法（推荐方法）、胶体金法来检测血清中的抗体。

第四节　立 克 次 体

立克次体是一类革兰氏阴性、以节肢动物为传播媒介、严格活细胞内寄生的原核细胞型微生物。立克次体的生物学性状介于细菌与病毒之间,更接近于细菌。专性活细胞内寄生的特点类似病毒。立克次体的共同特点包括：①为革兰氏阴性；②有细胞壁,但形态多样；③专性活细胞内寄生,以二分裂方式繁殖；④以节肢动物作为传播媒介或储存宿主；⑤多数是人兽共患病的病原体,可引起人类发热出疹性疾病；⑥对多种抗生素敏感。

知识拓展

立克次体的发现

立克次体是 1909 年美国病理学副教授立克次（Howard Taylor Ricketts, 1871—1910）在研究落基山斑疹热时首先发现的。第二年,他因不幸感染斑疹伤寒而为科学献身。1916 年罗恰·利马首先从斑疹伤寒患者的体虱中找到,并建议取名为立克次体,以纪念从事斑疹伤寒研究而牺牲的立克次。1934 年,我国科学工作者谢少文首先应用鸡胚培养立克次体成功,为人类认识立克次体作出了重大的贡献。

一、临 床 意 义

1. 致病性　对人致病的主要有普氏立克次体、莫氏立克次体和恙虫病立克次体。传播途径有节肢动物（人虱、鼠蚤、蜱和螨等）叮咬和其粪便污染伤口。

立克次体的致病物质主要有内毒素和磷脂酶 A 两类。前者可引起发热、血管内皮细胞损伤致皮疹、微循环障碍和脓毒症休克等,后者能溶解宿主细胞膜,有利于立克次体的穿入细胞。由立克次体所引起的疾病统称为立克次体病,包括斑疹伤寒和恙虫病等。

（1）普氏立克次体:引起流行性斑疹伤寒。患者是唯一传染源,人虱为主要传播媒介,通过人－虱－人方式传播,故又称虱型斑疹伤寒。表现为高热、头痛、皮疹,也可伴有神经系统、心血管系统或其他脏器损害等症状。

（2）莫氏立克次体（斑疹伤寒立克次体）:引起地方性斑疹伤寒。鼠是天然储存宿主和重要传染源,鼠蚤、鼠虱为传播媒介,传播方式为鼠－鼠虱、鼠蚤－鼠和鼠－鼠蚤－人,又称鼠型斑疹伤寒。临床症状与流行性斑疹伤寒相似,但发病缓慢,病情轻,很少侵害神经系统、心肌等。

（3）恙虫病立克次体:引起恙虫病,本病主要流行于东南亚、西南太平洋岛屿,又称东方立克次体病,我国国内主要见于东南及西南地区。恙虫病为自然疫源性传染病,鼠类是传染源。恙螨是传播媒介又是贮存宿主,传播方式为鼠－恙螨－人。患者在被恙螨叮咬处出现红色丘疹,成小疱后破裂,溃疡处形成黑色焦痂,是恙虫病的特征之一。

2. 免疫性　立克次体病后可获得牢固的免疫力。立克次体胞内寄生,以细胞免疫为主。

3. 防治　目前尚无有效疫苗预防。主要预防措施是保持个人卫生、加强防护,灭虱、灭蚤、灭鼠、灭螨等。治疗药物首选多西环素。

二、生物学特性

1. 形态与染色　G$^-$,球杆状,可呈多形态,在感染细胞内大多聚集成团且分布在胞质内（图 15-9）。常用吉姆萨染色,呈紫红色,两极浓染。

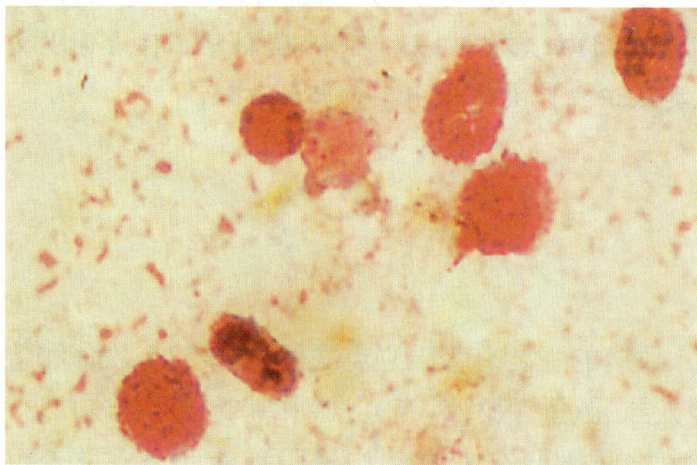

图 15-9　斑疹伤寒立克次体（Giemsa 染色）

2. 培养特性 除五日热巴通体外,均为专性活细胞内寄生。常用培养方法有动物(豚鼠、小鼠)接种、鸡胚(卵黄囊)接种和细胞(鸡胚成纤维细胞、L929 细胞、Vero 单层细胞)培养。培养温度为 32~35℃,6~10h 繁殖一代。

3. 抗原构造 立克次体有群和种两种特异性抗原。立克次体群特异性抗原与变形杆菌某些菌株(X_{19}、X_2、X_k)的菌体抗原(O 抗原)有相同的成分,可出现交叉反应(表 15-8)。因立克次体培养困难,抗原来源受限,故临床上常用变形杆菌 O 抗原(OX_{19}、OX_2、OX_K)代替立克次体作为相应抗原,来检测血清中的抗立克次体的抗体及其含量,以协助诊断立克次体病,这种交叉凝集反应,称为外 - 斐(Weil-Felix)反应。

表 15-8　主要立克次体与变形杆菌抗原的交叉现象

立克次体种类	变形杆菌抗原		
	OX_{19}	OX_2	OX_K
普氏立克次体	+++	+	−
莫氏立克次体	+++	+	−
恙虫病立克次体	−	−	+++

4. 抵抗力 对干燥、低温抵抗力较强,在干燥的虱、蚤粪中能保持传染性半年以上。一般消毒剂短时间内可将其杀灭。对氯霉素、四环素、多西环素等抗生素敏感。

三、微生物学检验

由于立克次体的传染性较强,必须保证在安全防护的条件下在生物安全三级实验室进行,严格遵守实验室操作规程,以防发生感染。

(一)标本的采集

在病程 1 周内、抗生素使用前采集患者静脉血 5~10ml。

(二)检验方法

1. 直接检查 因检材中立克次体含量很少,直接镜检意义不大。

(1)抗原检测:荧光抗体染色检测,多用于脏器,做印片标本的检查。

(2)核酸检测:PCR 技术检查标本中的核酸。

2. 分离培养

(1)动物接种:除恙虫病立克次体接种小白鼠外,其余皆用健康雄性豚鼠接种。用检材悬液 1~2ml,种入 2~3 只动物腹腔内,观察有无发热(>40℃)和豚鼠阴囊肿胀反应。有反应者,一半动物在发热期采血或取脏器制成悬液接种鸡胚卵黄囊,培养后取卵黄囊膜涂片,用荧光抗体染色检查;另一半动物留至恢复期(一般在接种后 28d)采血,测特异性抗体。无发热反应者,盲传 3 代后仍无发热反应又无抗体出现者,即可停止传代。

（2）人工培养：用于培养巴通体，常用脑心浸液双相琼脂或血琼脂平板等培养基。原始菌落呈菜花状，生长缓慢，传代后速度加快。

（3）细胞培养：埃立克体常用细胞进行培养。

3. 血清学检测（抗体检测） 检测血清中立克次体抗体是诊断立克次体感染的金标准，抗体效价高于160或早、晚期双份血清抗体效价相差4倍以上才有诊断意义。常用外-斐反应、IFA、ELISA等试验。

第五节 放 线 菌

放线菌是一类具有菌丝和孢子、呈分枝状生长的原核细胞型微生物。由于在培养基上的菌落及感染的组织中菌丝呈放射状，因此称为放线菌。放线菌的特性主要有：①繁殖方式类似真菌，具有菌丝和孢子，以产生孢子和菌丝断裂等方式繁殖；②细胞结构与化学组成类似细菌，属于一类有分枝状菌丝体的细菌；③革兰氏阳性；④广泛分布自然界，土壤特有的泥腥味，主要是放线菌的代谢产物；⑤能产生各种抗生素、维生素、酶制剂和有机酸等，目前临床应用的抗生素约70%由放线菌产生；⑥少数放线菌具有致病性，主要包括放线菌属和诺卡菌属，两者的特性见表15-9。

表15-9 放线菌属与诺卡菌属特性

特性	放线菌属	诺卡菌属
分布	为正常菌群，寄生于人和动物口腔及与外界相通的腔道	为腐生菌，存在于土壤等自然环境中
致病性	内源性感染	外源性感染
培养特性	厌氧或微需氧 35~37℃生长，20~25℃不生长	专性需氧 37℃或20~25℃均生长
革兰氏染色性	G$^+$	G$^+$
抗酸性	不含分枝菌酸，无抗酸性	含分枝菌酸，弱抗酸性
代表菌种	衣氏放线菌、牛型放线菌	星形诺卡菌、巴西诺卡菌

一、放 线 菌 属

放线菌属种类较多，多分布于口腔及与外界相通的腔道中，条件致病，引起内源性感染，主要有衣氏放线菌、牛型放线菌、内氏放线菌和黏液放线菌。

患者颈部出现软组织的化脓性感染,局部形成肉芽肿及坏死性脓肿,伴有瘘管形成,脓液中含有"硫磺样颗粒"。

请思考:

1. 该病是可能由何种病原体感染?该病原体是如何致病的?有何特征?

2. 如何进行微生物学检验?

3. 为避免此病原体感染,应养成哪些良好的卫生习惯?

(一)临床意义

1. 衣氏放线菌

(1)致病性:衣氏放线菌是黏膜腔(口腔和生殖道等)的正常菌群,当机体抵抗力下降、口腔卫生不良、拔牙或外伤时侵入体内,引起放线菌病。

1)面颈部放线菌病:占放线菌病的 60%。患者大多近期有口腔炎、拔牙史或下颌骨骨折史,临床表现为面部软组织的化脓性炎症,呈慢性无痛性过程,常伴有瘘管形成。脓液中常含有黄色小颗粒,称"硫磺样颗粒",该颗粒是放线菌在组织中的菌落,含有大量的放线菌菌丝。病原体可沿导管进入唾液腺和泪腺,或直接蔓延至鼻窦、眼眶和其他部位,若累及颅骨可引起脑膜炎和脑脓肿。

2)其他部位放线菌病:如胸部、腹部、盆腔、骨骼和中枢神经系统放线菌病。

(2)防治:注意口腔卫生,及时治疗口腔疾病是预防放线菌病的主要措施。对患者的脓肿及瘘管应及时进行外科清创处理,同时应大剂量、长期(0.5~1年)使用抗生素治疗。首选药物为青霉素,过敏者可选用林克霉素、红霉素等,对抗真菌药物不敏感。

(3)免疫性:机体对放线菌的免疫主要靠细胞免疫。

2. 内氏和黏液放线菌 与龋齿和牙周炎有关。内氏和黏液放线菌能产生一种多糖物,可将口腔中的放线菌和其他细菌黏附在牙釉质上形成菌斑。由于该菌能分解食物中的糖类产酸,酸化和腐蚀釉质形成龋齿,其他细菌可进一步引起牙龈炎和牙周炎。

3. 牛型放线菌 引起牛和猪的放线菌病。

(二)生物学特性

1. 形态染色 G^+,非抗酸性,无隔丝状菌,菌丝末端膨大,有分枝,断裂后可成链球状或链杆状,无荚膜,无芽孢,无鞭毛(图 15-10)。

将脓液中"硫磺样颗粒"置于载玻片上,以盖玻片压片后镜检可见放射状排列菌丝,菌丝末端由胶质样物质组成菌鞘包围,膨大呈棒状且透明发亮,形似菊花状(图 15-11)。染色后,中心的菌丝体为革兰氏阳性,菌丝末端为革兰氏阴性。

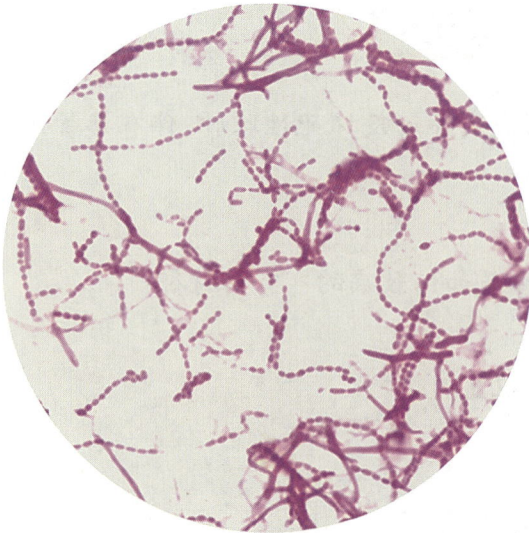

图 15-10　放线菌

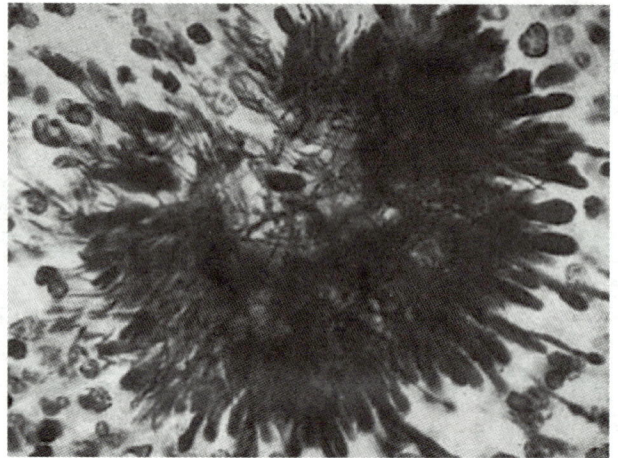

图 15-11　硫磺样颗粒压片镜检形态

2. 培养特性　培养比较困难,厌氧或微需氧,初次分离时加 5%CO_2 能促进生长,生长缓慢。血琼脂平板或脑心浸液琼脂平板上 37℃培养 3~4d 后才能形成肉眼可见的灰白色或淡黄色粗糙型小菌落,镜下可见蛛网状菌丝,又称蛛网状菌落。

3. 生化反应　分解葡萄糖产酸不产气,吲哚 -,触酶 -。衣氏放线菌硝酸盐还原 +(80%)、木糖 +、淀粉水解 -,可与牛型放线菌区别。

（三）衣氏放线菌鉴定要点

1. G^+,丝状菌,无抗酸性。

2. 脓液中可见"硫磺样颗粒",压片镜检呈菊花状,染色后,中心的菌丝体为革兰氏阳性,菌丝末端为革兰氏阴性。

3. 菌落为灰白色或淡黄色粗糙型小菌落,镜下可见蛛网状菌丝。

4. 生化反应:分解葡萄糖产酸不产气,触酶 -,硝酸盐还原 +,木糖 +,淀粉水解 -。

二、诺卡菌属

诺卡菌属种类较多,广泛分布于土壤,多为腐生菌,条件致病,外源性感染,主要有星形诺卡菌和巴西诺卡菌。多见于免疫力低下者,如 AIDS、肿瘤患者及使用免疫抑制剂者等。

（一）临床意义

1. 星形诺卡菌　通过呼吸道侵入,引起肺部化脓性感染,也可经肺部病灶转移到皮下组织,产生脓肿及多发性瘘管,或扩散至其他脏器,如脑膜炎、脑脓肿等。在病变组织或脓液中可见黄色、红色、黑色等色素颗粒。

2. 巴西诺卡菌　通过外伤侵入皮下组织,引起局部慢性化脓性肉芽肿,表现为肿胀、脓肿及多发性瘘管。感染好发于腿部和足,称足分枝菌病或足菌肿。

（二）生物学特性

1. 形态染色　G^+,弱抗酸性(抗酸染色弱阳性),无隔丝状菌,菌丝末端不膨大,分枝较少,同时有球状或杆状存在,使菌丝体呈粗细不等的串珠状。抗酸染色时若延长脱色时间,即失去抗酸性,此点可与结核分枝杆菌区别。

2. 培养特性　培养较易,专性需氧,但生长缓慢,在普通琼脂平板或沙保弱琼脂平板35℃(或室温)培养5~7d形成表面干燥或蜡样、有皱褶或呈颗粒状菌落,可呈现橙红、黄、紫等不同颜色。星形诺卡菌菌落多为橙红色或橘黄色,表面无白色菌丝;巴西诺卡菌菌落为橙棕色,表面有白色菌丝。星形诺卡菌可在45℃生长。

3. 生化反应　触酶 +,可分解糖类。

（三）诺卡菌鉴定要点

1. G^+,丝状菌,弱抗酸性。

2. 痰液、脓液中有色素颗粒,压片镜检呈菊花状,菌丝末端不膨大。

3. 菌落为橙红、黄等干燥、有皱褶或颗粒状小菌落,有泥土气味。

4. 生化反应　触酶 +,分解糖类。

5. 与分枝杆菌鉴别　抗酸性弱,盐酸乙醇易脱色。

6. 与放线菌鉴别　菌丝末端不膨大,有弱抗酸性。放线菌菌丝末端膨大,无抗酸性。

7. 星形诺卡菌和巴西诺卡菌区别　星形诺卡菌可在45℃生长。

（洪湘辉）

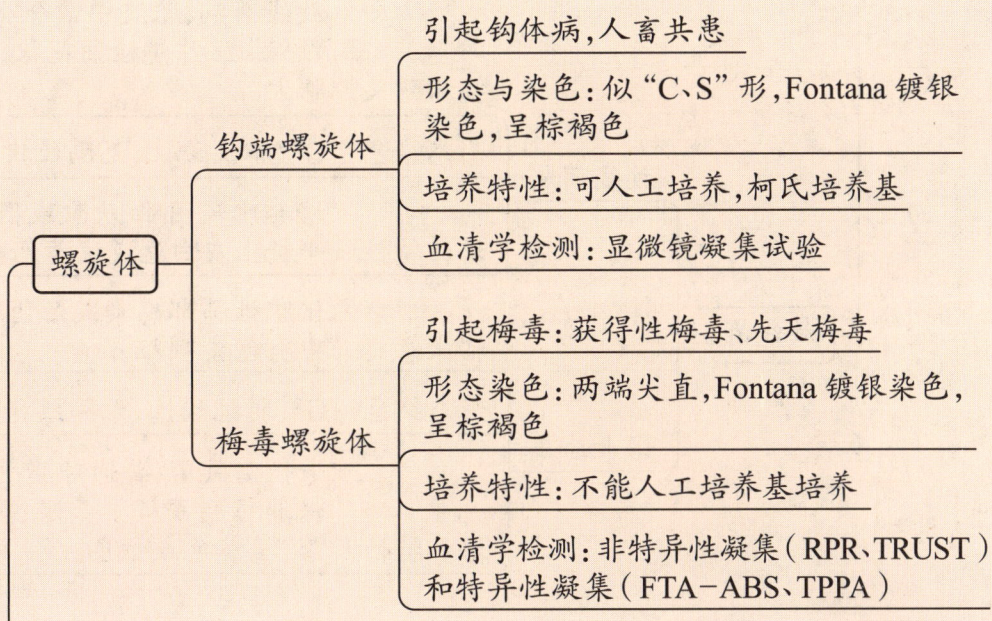

本章小结

螺旋体
- 钩端螺旋体
  - 引起钩体病,人畜共患
  - 形态与染色:似"C、S"形,Fontana 镀银染色,呈棕褐色
  - 培养特性:可人工培养,柯氏培养基
  - 血清学检测:显微镜凝集试验
- 梅毒螺旋体
  - 引起梅毒:获得性梅毒、先天梅毒
  - 形态染色:两端尖直,Fontana 镀银染色,呈棕褐色
  - 培养特性:不能人工培养基培养
  - 血清学检测:非特异性凝集(RPR、TRUST)和特异性凝集(FTA-ABS、TPPA)

其他原核细胞型微生物
├─ 支原体
│　├─ 临床意义
│　│　├─ 肺炎支原体：原发性非典型病原体肺炎
│　│　└─ 人型、生殖道、解脲支原体：泌尿生殖道感染
│　├─ 形态与染色　无细胞壁，多形性，吉姆萨染色，呈淡紫色
│　├─ 培养特性　营养要求较高（小牛血清、酵母浸液），"油煎蛋"样菌落
│　└─ 血清学检测　冷凝集试验；其他检测试验：代谢抑制和生长抑制试验
│
├─ 衣原体
│　├─ 临床意义
│　│　├─ 沙眼衣原体：沙眼、泌尿生殖道感染等
│　│　└─ 肺炎衣原体：肺炎衣原体肺炎
│　├─ 形态染色　有独特的发育周期（原体、始体），吉姆萨染色呈蓝色（始体）或紫红色（原体）
│　└─ 培养特性　专性活细胞内寄生，形成包涵体
│
├─ 立克次体
│　├─ 临床意义
│　│　├─ 普氏、莫氏立克次体：流行性、地方性斑疹伤寒
│　│　└─ 恙虫病立克次体：恙虫病
│　├─ 形态染色　多为球杆状，吉姆萨染色呈紫红色
│　├─ 培养特性　除五日热巴通体外，均为专性活细胞内寄生
│　└─ 血清学检测　为诊断金标准，有外－斐反应等
│
└─ 放线菌
　　├─ 放线菌属
　　│　├─ 临床意义　放线菌病，脓液中常含有"硫磺样颗粒"压片镜检菊花状，菌丝末端膨大
　　│　├─ 形态染色　G^+，非抗酸性、无隔丝状菌
　　│　└─ 培养特性　培养比较困难，厌氧或微需氧，血平板上灰白色或淡黄色粗糙菌落
　　└─ 诺卡菌属
　　　　├─ 临床意义　化脓性肺部感染或足菌肿，脓液中有色素颗粒
　　　　├─ 形态染色　G^+，弱抗酸性，无隔丝状菌
　　　　└─ 培养特性　专性需氧菌，普通琼脂平板或沙保弱琼脂平板上干燥、颗粒状菌落，呈黄色或红色

一、填空题

1. 钩端螺旋体镀银染色呈_____色，人工培养用_____培养基。

2. 钩端螺旋体储存宿主和传染源是_____和_____。钩体病早期症状有_____、_____、_____、_____、_____。

3. 梅毒螺旋体镀银染色呈_____色，传播方式有_____和_____。

4. 支原体吉姆萨染色呈_____色，最适温度_____℃，最适 pH_____（其中解脲支原体最适 pH 为_____）。

5. 能在无生命培养基上生长繁殖的最小原核细胞型微生物是_____，在低琼脂（1.4%）培养基上，反复传代后可形成典型的_____菌落。

6. 具有独特发育周期的原核细胞型微生物是_____，在发育周期中以_____和____两种形态交替存在，吉姆萨染色分别呈_____色和_____色。

7. 立克次体的致病物质主要有_____和_____两类，普氏立克次体、莫氏立克次体、恙虫病立克次体的传播媒介分别是_____、_____、_____。引起的疾病分别是_____、_____、_____。

8. 立克次体的群特异性抗原与____某些菌株（X_{19}、X_k、X_2）的菌体抗原（O 抗原）有相同的成分，以此建立的外 – 斐（Weil-Felix）反应可协助诊断立克次体病。

9. 诊断立克次体感染的金标准是_____。

10. 衣氏放线菌病病灶脓液中常含有黄色小颗粒，称"_____"，压片镜检呈_____状。

二、名词解释

1. 支原体
2. 螺旋体
3. 立克次体
4. 衣原体

三、简述题

1. 简述梅毒螺旋体微生物学检查方法。
2. 支原体和 L 型细菌有何区别？
3. 简述衣氏放线菌与星形诺卡菌的鉴定要点。

第十六章 | 真菌的基本性状

16章

16 章 数字资源

知识目标：

1. 掌握：菌丝、孢子的概念；单细胞真菌、多细胞真菌的形态结构特点；真菌的繁殖。
2. 熟悉：真菌的抵抗力。
3. 了解：真菌的致病性。

能力目标：

能对真菌类感染性疾病的微生物学检验选择合适的检验项目。

素养目标：

1. 具有健康的生活理念及有关真菌类疾病的防治宣传意识。
2. 具有善于观察、探究学习、实践创新的精神。

真菌（Fungus）是一类真核细胞型微生物。其特性主要有：①具有典型的细胞核和完整的细胞器；②不含叶绿素，无根、茎、叶；③细胞壁主要成分是多糖，另有少量的蛋白质和脂类。不同的真菌，其细胞壁所含多糖的种类不同。如酵母菌的细胞壁，结构似三明治：外层为甘露聚糖，内层为葡聚糖，中间为蛋白质；霉菌由内至外分别为几丁质层、蛋白质层和葡聚糖蛋白网层；④少数真菌为单细胞，多数为多细胞；⑤分布广泛，种类繁多，以寄生或腐生方式生存；⑥绝大多数对人类有益，如食用、酿酒、发酵以及生产抗生素等。少数对人和动物致病，可引起感染性、中毒性和变态反应性疾病等。近年来由于广谱抗生素、皮质激素、免疫抑制剂的大量应用及器官移植和介入性诊疗技术等的开展,导致机体菌群失调和免疫功能降低,使机会致病真菌感染率明显上升,危害人类健康,已经引起医学界的广泛关注。

第一节　真菌的形态与结构

真菌比细菌大几倍至几十倍,用光学显微镜放大 100~500 倍即可看清。真菌与细菌的区别见表 16-1。

表 16-1　真菌与细菌的区别

特征	真菌	细菌
核	真核(有核膜和核仁)	原核(无核膜和核仁)
细胞质	细胞器完整(核糖体、线粒体、内质网等)	细胞器不完整(核糖体)
细胞膜	含固醇	缺少固醇
细胞壁	几丁质(霉菌)、葡聚糖(酵母菌),对青霉素、溶菌酶不敏感	肽聚糖为主,对青霉素、头孢菌素、溶菌酶敏感
核糖体	80S	70S
孢子或芽孢	孢子,是真菌的繁殖方式	芽孢,是细菌的休眠体

真菌按形态可分为单细胞和多细胞两大类。

一、单细胞真菌

呈圆形或卵圆形,又称酵母菌或类酵母菌。常以芽生方式无性繁殖,芽生孢子成熟后脱落成新的独立个体。类酵母菌也以芽生方式无性繁殖,芽生孢子可持续延长,但不断裂、不与母细胞脱离,产生相互连接成藕节状较长的细胞链,可伸入培养基内,称假菌丝。对人致病的主要有白念珠菌和新型隐球菌。

二、多细胞真菌

多细胞真菌由菌丝和孢子组成,菌丝伸长分枝,交织成团称丝状菌,又称霉菌。繁殖方式多样,常以形成菌丝、产生孢子等方式进行无性或有性繁殖。对人致病的有皮肤癣菌等。多细胞真菌的菌丝和孢子形态因菌种而异,是鉴别真菌的重要标志。

(一)菌丝(hypha)
在适宜环境下,孢子长出芽管,逐渐延长呈丝状,称菌丝。菌丝根据作用分为营养菌丝（向下伸入培养基吸取营养）、气生菌丝（暴露于空气中）和生殖菌丝（能产生孢子）。菌丝根据内部有无隔膜分为有隔菌丝（一条菌丝分隔成多个细胞）和无隔菌丝（一条菌丝为一个细胞）。

不同种类的真菌，菌丝形态不同，如结节状、球拍状、梳状等（图16-1），是真菌鉴别和分类的依据。

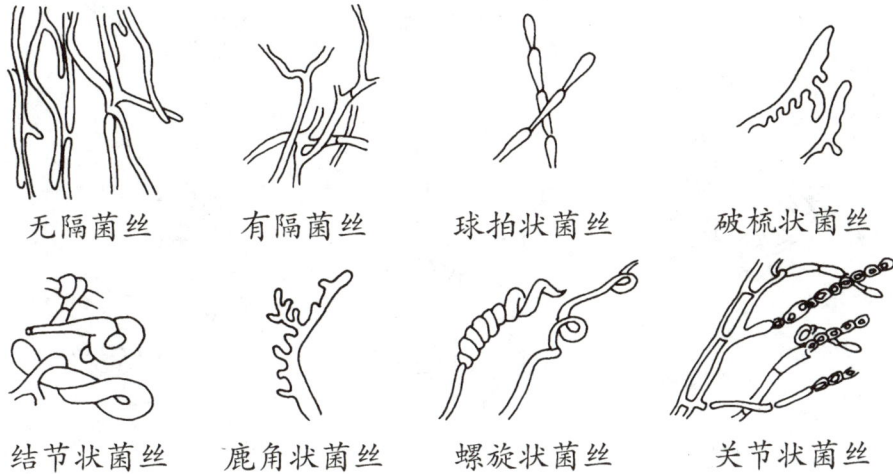

图 16-1 真菌的菌丝形状

（二）孢子（spore）

孢子是由生殖菌丝产生的繁殖结构，也叫繁殖体。一条菌丝可长出多个孢子，不同种类真菌，孢子形态不同，是真菌鉴别和分类的依据。真菌孢子与细菌芽孢不同，其区别见表16-2。

表 16-2 真菌孢子与细菌芽孢的区别

区别	真菌孢子	细菌芽孢
大小	较大	较小
形态	多样	圆形或卵圆形
抵抗力	不强，60℃左右短时间死亡	强，耐高温，100℃沸水需数小时
数目	一条菌丝可产生多个孢子	一个细菌只能形成一个芽孢
作用	真菌繁殖方式之一	细菌休眠状态
位置	可在细胞内和细胞外形成	只在细胞内形成

按细胞核是否融合，真菌孢子可分为有性孢子和无性孢子两类。

1. 有性孢子 是由同一个菌体或不同菌体的两个细胞配合（质配与核配）后，经减数分裂产生，可分为接合孢子、担孢子以及子囊孢子。非致病性真菌多产生有性孢子。

2. 无性孢子 是由菌丝上的细胞直接分化或出芽生成，不发生细胞融合。根据形态特征可分为三种类型,即叶状孢子(包括芽生孢子、关节孢子、厚膜孢子)、分生孢子(包括大分生孢子、小分生孢子)和孢子囊孢子(图 16-2)。致病性真菌多产生无性孢子。

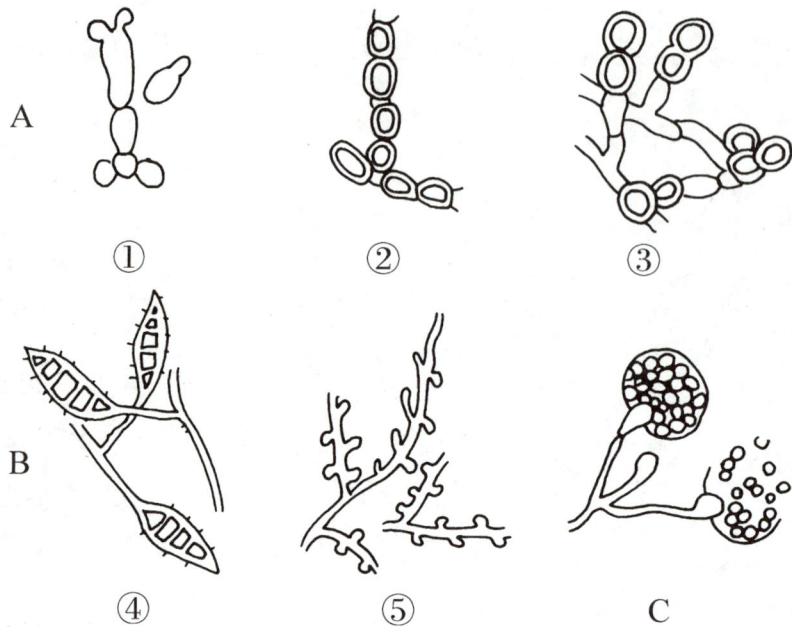

图 16-2　真菌的无性孢子形态
A. 叶状孢子:①芽生孢子;②关节孢子;③厚膜孢子;
B. 分生孢子:④大分生孢子;⑤小分生孢子;C. 孢子囊孢子。

第二节　真菌的繁殖与培养

一、真菌的繁殖

真菌的繁殖方式包括有性繁殖和无性繁殖。无性繁殖是真菌的主要繁殖方式,主要有下列 4 种:

(1)芽殖(出芽繁殖):从母细胞细胞壁发芽,母细胞进行核分裂,一部分核进入子细胞后在母细胞和子细胞之间产生横隔,成熟后从母细胞分离,常见于酵母型和类酵母型真菌。

(2)裂殖(分裂繁殖):细胞二分裂产生子细胞,多发生在单细胞真菌中。如裂殖酵母菌。

(3)芽管(形成菌丝):真菌孢子出芽后产生芽管,芽管延长形成菌丝,菌丝再分枝、断裂而繁殖。

(4)隔殖(产生孢子):菌丝的细胞内形成横隔,细胞质浓缩后形成一个新孢子。

二、真菌的培养

营养要求不高,在普通培养基上能生长,实验室常用沙保弱琼脂(Sabouraud's Agar,SDA)培养基(主要含有1%蛋白胨、4%葡萄糖等)。最适酸碱度为pH4.0~6.0。最适温度为22~28℃(浅部感染真菌)或37℃(深部感染真菌)。需高氧、高湿环境。深部感染真菌1~2d即可形成肉眼可见的菌落,浅部感染真菌则需培养1~4周才可观察到典型菌落。在SDA培养基上,真菌可形成以下3种菌落:

1. 酵母型菌落 是单细胞真菌的菌落。形似细菌菌落,但较大,菌落柔软致密,光滑湿润,边缘整齐,奶酪样(图16-3)。显微镜下可见圆形或卵圆形的芽生细胞,无菌丝,如新型隐球菌。

2. 类酵母型菌落 是单细胞真菌的菌落。与酵母型菌落类似,又称酵母样菌落。显微镜下可见假菌丝伸入培养基中,如白念珠菌。

3. 丝状菌落 是多细胞真菌的菌落,又称霉菌型菌落。菌落由许多疏松的菌丝体形成,呈粉末状、绒毛状、棉絮状,表面和底层可呈不同颜色,菌落形态和颜色可作为鉴定真菌的依据。

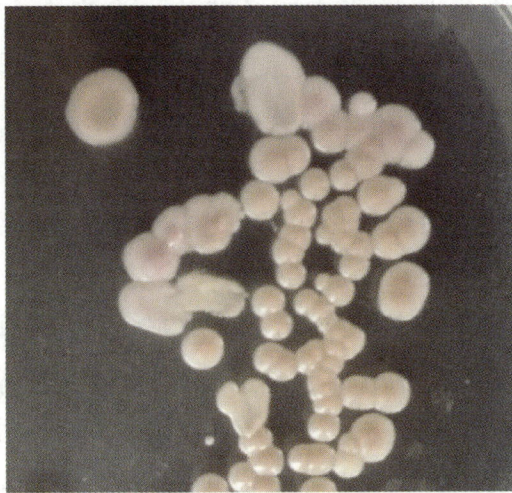

图16-3 酵母型菌落

第三节 真菌与环境

一、真菌的抵抗力

真菌对热敏感(60~70℃ 1h即可被杀死)。耐干燥、日光、紫外线、一般消毒剂及抗细菌药物。对1%~2%苯酚、2.5%碘酊、0.1%升汞及10%甲醛溶液敏感。对抗真菌药物(两性霉素B、制霉菌素、酮康唑、伊曲康唑、克霉唑等唑类药物)敏感。

二、真菌与人类的关系

(一)在生产生活方面

到目前为止,真菌的应用与人类生产生活密切相关。真菌已应用于工农业生产方面,如食品、制药等。各种菌类、蘑菇作为人类的美味食品早已出现在我们的餐桌;真菌药材历史久远,灵芝、虫草、猪苓等中药材早已驰名中外;青霉素和头孢霉素的问世更是直接改变了人类传染病的治疗方式。

天然青霉素和霉菌的关系——在实践探究中不断创新、揭示奥妙

1928 年英国细菌学家弗莱明首先发现了世界上第一种抗生素——青霉素,弗莱明由于一次幸运的过失而发现了青霉素。弗莱明发现,一个被霉菌污染的培养葡萄球菌的培养基上,霉菌周围的葡萄球菌菌落已被溶解,这意味着霉菌的某种分泌物能抑制葡萄球菌。此后的鉴定表明,上述霉菌为点青霉菌,因此,弗莱明将其分泌的抑菌物质称为青霉素。然而遗憾的是弗莱明一直未能找到提取高纯度青霉素的方法,于是他将点青霉菌菌株一代代地培养,并于 1939 年将菌种提供给准备系统研究青霉素的英国病理学家弗洛里和德国生物化学家钱恩,两位科学家经过大量的实践探索,最终提纯了青霉素,并在 1940 年用提纯的青霉素做了实验:给 8 只小鼠注射了致死剂量的链球菌,然后给其中的 4 只用青霉素治疗,结果只有那 4 只用青霉素治疗过的小鼠还健康活着。此后一系列临床试验证实了青霉素对链球菌、白喉杆菌等多种细菌感染的疗效。弗莱明、弗洛里和钱恩几位科学家凭着善于观察并在实践中锲而不舍的探索研究精神,发现并证明了青霉素的功效,从此开创了抗生素时代,为人类及医学事业作出了不朽的贡献。

(二) 真菌的致病性

1. 致病性真菌感染　多为外源性真菌感染,可引起皮肤、皮下组织和全身性真菌感染。

2. 条件致病性真菌感染　多为内源性真菌感染,如白念珠菌、毛霉菌、曲霉菌等。此类真菌是人体的正常菌群,毒力不强,属条件致病菌,多在机体免疫力下降时感染,如长期使用广谱抗生素、免疫抑制剂、皮质激素、放疗、化疗、肿瘤、AIDS、免疫缺陷病的患者。

3. 真菌超敏反应性疾病　多是过敏体质者吸入、食入或接触某些菌丝、孢子或其代谢产物等变应原引起超敏反应,出现过敏性皮炎、荨麻疹、哮喘等。

4. 真菌毒素中毒症　农作物及其他食物受潮会发生霉变,人类因食入被真菌毒素污染的食物而引发急性或慢性中毒,称为真菌毒素中毒症。真菌毒素主要作用于肝、肾、神经等。

5. 真菌毒素与肿瘤　近年来,研究发现一些真菌毒素和肿瘤有关,尤其是黄曲霉毒素,毒性强,小剂量即可致癌,是一种公认的致癌物质,可以导致肝癌。黄曲霉毒素的致癌性比致癌物亚硝胺类强 75 倍,该毒素能诱发人、猴、鼠、禽类发生肝癌,动物实验表明,其致癌所需时间最短为 24 周。研究数据显示在肝癌高发区的花生、玉米等粮食作物黄曲霉污染率较高。

第四节　真菌感染的检查方法

一、形态学检查

（一）直接镜检

直接镜检对真菌感染具有重要的诊断意义。许多真菌标本不需染色,可置显微镜下直接观察,若发现有菌丝或孢子即可初步判定为真菌感染。该法简便快速,但一般不能确定菌种。

（二）染色镜检

1. 革兰氏染色　各种真菌均为革兰氏阳性。常用于念珠菌的染色检查。

2. 乳酸酚棉蓝染色　该法适用于各种真菌的形态检查及小培养标本保存等。染色时,取标本少许置洁净载玻片上,滴加染液,加上盖玻片后镜检,真菌被染成蓝色。如需保存标本片,需在盖玻片周围用特种胶封固。常用于皮肤癣菌的染色检查。

3. 墨汁染色　用于检查有荚膜的真菌,如新型隐球菌。先将优质墨汁(如印度墨汁,无颗粒或杂质)滴于载玻片上,再滴加待检标本,将两者混匀,加盖玻片,轻压使标本混合液变薄,等待 3min 左右,镜检。背景染为黑色,菌体不着色,在黑色背景下可见透亮菌体及荚膜,又墨汁负染色。

4. 荧光染色　常用的染色液是 0.1% 吖啶橙溶液 1ml, 20%KOH 9ml。将吖啶橙溶液缓慢滴于 KOH 溶液中,临用时配制。染色时将染液滴加于标本片上,加盖玻片,荧光显微镜检查。

5. 糖原染色　又称过碘酸 Schiff 染色(简称 PAS 或 PASH)。真菌细胞壁含有多糖,过碘酸使糖氧化成醛,再与品红－亚硫酸结合成为红色,故菌体均染成红色。

二、培养检查

1. 试管培养法　一般用于菌种传代接种与保存,不易污染。

2. 大培养法　将培养基分装至培养皿或大型培养瓶,接种标本。因面积大,用于标本的分离培养,以便观察菌落形态。缺点是培养基用量较大水分易蒸发、容易污染。仅用于生长繁殖较快的真菌培养(白念珠菌、新型隐球菌)。

3. 小培养法　又称微量培养法,是观察真菌结构及生长发育的有效方法。常用于真菌菌种的鉴定。

（1）玻片培养法:①取无菌 V 形玻璃棒(或浸泡乙醇,干后)放入无菌平皿内,在玻璃棒上放一张无菌载玻片;②以无菌操作将融化的培养基倾注于载玻片上,制成约 $1cm^2$

的真菌培养基;③冷却后于琼脂块的每一侧用接种针点种待检菌,再盖上无菌盖玻片;④平皿内放少许无菌蒸馏水,加盖,置于25~28℃孵育,白念珠菌培养24~72h,皮肤癣真菌培养1~7d;⑤培养后,取下盖玻片弃琼脂块于消毒液中,滴加乳酸酚棉蓝染液于载玻片上,再将取下的盖玻片置于载玻片上镜检。

（2）琼脂方块培养法:方法同玻片培养法,只是将倾注培养基换成从平板培养基上取下的4~5mm厚、8mm×8mm大小的琼脂块置于载玻片上。

（刘东平）

本章小结

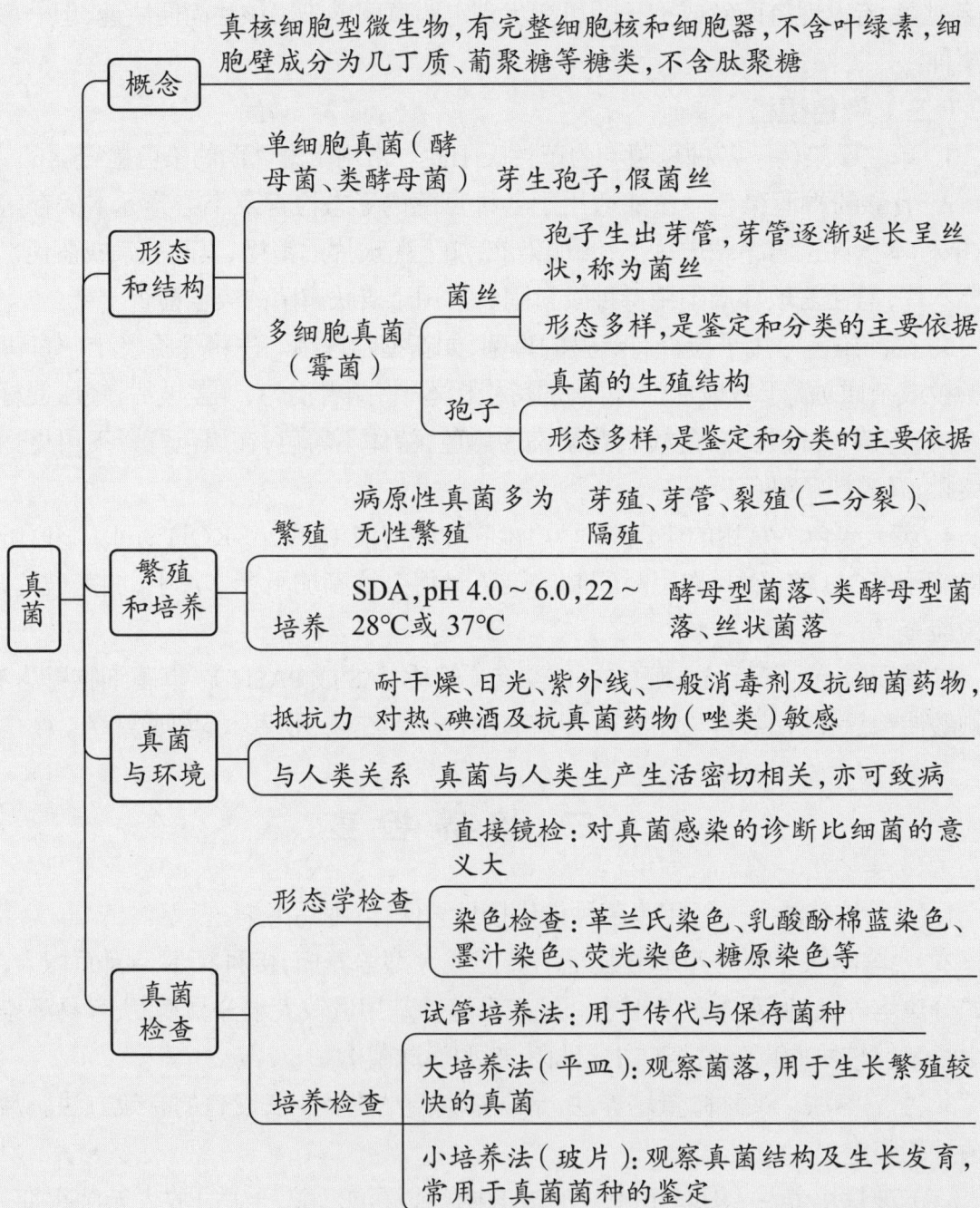

真菌

概念 ── 真核细胞型微生物,有完整细胞核和细胞器,不含叶绿素,细胞壁成分为几丁质、葡聚糖等糖类,不含肽聚糖

形态和结构
- 单细胞真菌(酵母菌、类酵母菌) 芽生孢子,假菌丝
- 多细胞真菌(霉菌)
  - 菌丝 ── 孢子生出芽管,芽管逐渐延长呈丝状,称为菌丝 / 形态多样,是鉴定和分类的主要依据
  - 孢子 ── 真菌的生殖结构 / 形态多样,是鉴定和分类的主要依据

繁殖和培养
- 繁殖 病原性真菌多为无性繁殖 芽殖、芽管、裂殖(二分裂)、隔殖
- 培养 SDA,pH 4.0~6.0,22~28℃或37℃ 酵母型菌落、类酵母型菌落、丝状菌落

真菌与环境
- 抵抗力 耐干燥、日光、紫外线、一般消毒剂及抗细菌药物,对热、碘酒及抗真菌药物(唑类)敏感
- 与人类关系 真菌与人类生产生活密切相关,亦可致病

真菌检查
- 形态学检查
  - 直接镜检:对真菌感染的诊断比细菌的意义大
  - 染色检查:革兰氏染色、乳酸酚棉蓝染色、墨汁染色、荧光染色、糖原染色等
- 培养检查
  - 试管培养法:用于传代与保存菌种
  - 大培养法(平皿):观察菌落,用于生长繁殖较快的真菌
  - 小培养法(玻片):观察真菌结构及生长发育,常用于真菌菌种的鉴定

思考与练习

一、填空题

1. 真菌可以分成_____细胞真菌和_____细胞真菌两类,其中后者由菌丝和_____组成。

2. 真菌培养常用的培养基为_____,其菌落形态有3种,即_____、_____和_____。

3. 真菌的繁殖方式包括_____和_____。无性繁殖方式有_____、_____、_____、_____。

4. 真菌对_____、_____、_____及一般消毒剂有较强的抵抗力。但对_____抵抗力不强,_____1h即可被杀死。真菌对抗细菌的各种抗生素均_____,但对两性霉素B、酮康唑、伊曲康唑、克霉唑等唑类药物_____。用于真菌的消毒剂有_____、_____、_____等。

5. 真菌细胞壁的主要成分是_____或葡聚糖,由于不含_____,真菌通常对以肽聚糖为作用靶点的_____或头孢菌素类抗生素不敏感。

二、名词解释

1. 真菌
2. 孢子
3. 菌丝

三、简述题

1. 简述真菌的致病性。
2. 简述常用的真菌形态学检查和培养检查方法。

第十七章 | 常见病原性真菌检验

17章

17章 数字资源

知识目标：

1. 掌握：皮肤癣真菌的种类、生物学特性和微生物学检验；白念珠菌和新型隐球菌的生物学特性和微生物学检验。
2. 熟悉：浅部和深部感染真菌的临床意义与防治。
3. 了解：其他真菌的生物学特性、临床意义和检验方法。

能力目标：

能正确采集和处理真菌感染标本、进行检验、判断结果及发出检验报告。

素养目标：

1. 具有医者仁心的服务理念及良好的医患沟通能力。
2. 具有科学严谨的检验态度和生物安全防护意识。
3. 具有健康的生活卫生习惯。

病原性真菌按其侵犯机体部位可分为：浅部感染真菌和深部感染真菌。

第一节　浅部感染真菌

浅部感染真菌主要侵犯机体皮肤、毛发、指（趾）甲，主要包括皮肤癣真菌、表面感染真菌、皮下组织感染真菌三种，其中皮肤癣真菌在临床上最为多见。

案例导学

患者，女，46岁。因头皮斑块伴痒痛20d，来医院就诊。20d前患者头顶部头皮痒痛起红斑，抓后逐渐扩大，近10d来皮疹隆起流脓，取头部皮损标本检查。直接镜检：菌丝

（＋）；经沙保弱培养基培养,菌落生长快,呈白色及黄白色粉末状,背面呈棕黄色;菌落涂片染色镜下可见少量棒形、壁薄而光滑的大分生孢子及较多圆形小分生孢子聚集成葡萄状,有较多的螺旋状菌丝。

请思考：

1. 患者可能患什么疾病？是何种病原体引起？该病原体的特征有哪些？

2. 如何进行微生物学检查？

3. 为防止该菌感染,生活中应养成哪些良好的卫生习惯？

一、皮肤癣菌

皮肤癣菌为多细胞真菌,又称皮肤丝状菌,寄生于皮肤的角蛋白组织,具有嗜角质蛋白的特性,经接触传播,在角化的表皮、毛发和指（趾）甲大量繁殖并产生角质溶解酶,从而刺激局部产生病理反应,引起皮肤癣症。以手足癣最为多见。对人致病的有20余种,分为毛癣菌属、小孢子癣菌属和表皮癣菌属3个菌属,我国以红色毛癣菌最多,其次是絮状表皮癣菌。3个菌属特征见图17-1、表17-1。

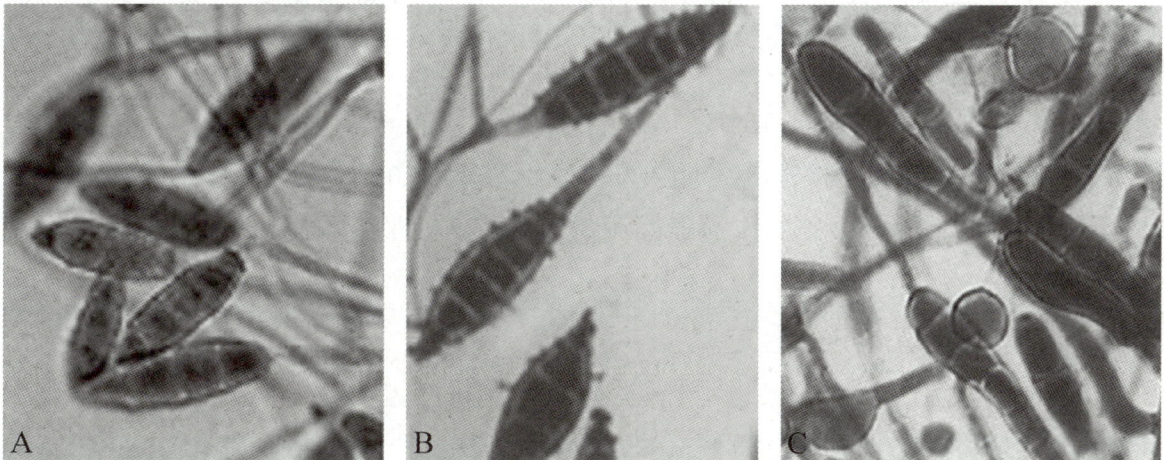

图 17-1　皮肤癣菌各属的形态

A. 毛癣菌属；B. 小孢子癣菌属；C. 表皮癣菌属。

（一）微生物学检验

器材及试剂准备：显微镜、载玻片、镊子、沙保弱培养基、75%乙醇、10%KOH、25%KOH、生理盐水等。

1. **标本采集**　采集标本前先用75%乙醇消毒,根据病变部位分别取皮屑、病发或甲屑等标本。

2. **检验方法**

（1）直接镜检：皮屑用10%KOH,甲屑用25%KOH含5%甘油处理10min软化后制

表 17-1　皮肤癣菌各属的特征

| 菌属 | 侵犯部位 | | | 形态、菌落特征 | | | | 主要菌种 |
	皮肤	毛发	指甲	大分生孢子	小分生孢子	菌丝	菌落	
毛癣菌属	+	+	+	棒形、壁薄、少见	梨形、多见	螺旋状等多样	绒毛、蜡状、粉末状，灰白、红、紫等	红色毛癣菌石膏样毛癣菌
小孢子菌属	+	+	−	纺锤、壁厚、多见	卵圆、少见	球拍状梳状	绒毛、粉末状，白色、棕黄、橘黄	奥杜安小孢子菌
表皮癣菌属	+	−	+	梨形、壁薄、多见	无	单纯菌丝	白色鹅毛状转为黄色粉末状	絮状表皮癣菌

片；病发置载玻片上，加 10%KOH 微加热使角质溶解。镜检可见透明、有隔、分枝的菌丝及成链的关节孢子，三个癣菌属难以鉴别。在病发中应注意有发外型孢子和发内型孢子，如毛癣菌属感染的病发中两种孢子均有，而小孢子菌属感染的只有发外型孢子。

（2）分离培养：将标本在 75% 乙醇或青、链霉素混合液中处理 5min 后，再用生理盐水洗 3 次，然后接种沙保弱培养基（加入 0.05% 氯霉素，0.05% 放线菌酮）上，经 25℃ 4 周培养，每周观察菌落颜色及形态。必要时可做毛发穿孔试验、脲酶试验和特殊营养需要试验进行鉴定。

（3）鉴定：挑取菌落进行鉴定。

1）镜检：镜检菌丝和孢子，也可乳酸酚棉蓝染色后镜检或做小培养后镜检。

2）毛发穿孔试验：是将大约 1cm 长的人的若干正常毛发，放置在含 25ml 蒸馏水和 2~3 滴 10% 酵母浸液的平皿内，高压蒸汽灭菌 10min。将待检真菌接种于平皿内，25℃ 孵育 4 周，每周取出毛发置载玻片上，经乳酸酚棉蓝染色后，低倍镜观察，直到第 4 周。如果毛发有裂口或凹陷则穿孔试验阳性；毛发无穿孔，试验阴性。每次同时用已知红色毛癣菌、石膏样毛癣菌分别作阴性和阳性对照。

（4）药敏试验：皮肤癣菌对咪康唑、伊曲康唑等唑类药物敏感，同时对特比萘芬、阿莫罗芬、利拉萘酯及环吡酮胺等药物敏感。临床治疗时常两种药物联合使用。

（二）防治

皮肤癣真菌具有传染性，应注意避免与患者接触。日常应注意个人卫生，保持鞋袜干燥、透气。咪康唑、酮康唑、特比萘芬等外用抗真菌药对多数皮肤癣菌感染局部治疗效果较好。对于局部治疗耐药或感染部位较广的患者应口服伊曲康唑给予全身性治疗。

二、表面感染真菌

我国主要的表面感染真菌为秕糠马拉癣菌。

（一）临床意义

秕糠马拉癣菌主要寄生在人体皮肤和毛干的最表层，是一种嗜脂性真菌，条件致病。由于不接触组织细胞，因此很少引起宿主细胞病理反应。它侵犯皮肤角质层外 2/3，无明显炎症反应，主要是色素异常改变，表现为黄褐色的花斑癣，俗称汗斑，好发于颈、胸、腹和上臂。导致此菌感染主要有两方面因素。①内在因素：油性皮肤、出汗、遗传及免疫缺陷等；②外在因素：相对高温、高湿或应用肾上腺皮质激素等药物治疗。

（二）微生物学检验

1. 直接镜检　采用透明胶纸法，将透明胶贴于皮肤表面，数分钟后取下直接贴于载玻片上镜检，亦可革兰氏染色或棉蓝染色后镜检，可见菌丝和孢子。孢子为圆形或卵圆形，壁厚，芽颈较宽，常成簇分布。菌丝为分枝、有隔、粗短，呈腊肠状。

2. 分离培养与鉴定　将鳞屑接种于含菜籽油的培养基上，37℃培养 3~4d 后生长，约 20d 形成乳酪色表面光滑的酵母样菌落。取菌落涂片染色镜检。

三、皮下组织感染真菌

引起皮下组织感染的常见真菌主要有着色真菌和孢子丝菌。

（一）着色真菌

1. 临床意义　着色真菌常在外伤后感染皮肤，潜伏期半个月至 1 个月，少数潜伏期可达 1 年，引起感染皮肤变黑，产生着色真菌病。皮损早期为小丘疹，有鳞屑或鳞痂，表面干燥或湿润，损害向周围组织扩散，丘疹增大形成斑块、结节，融合后呈疣状或菜花状。

2. 微生物学检验

（1）直接镜检：皮屑用 10%~20%KOH 溶液加热处理后镜检，镜下可见单个或成群的厚壁孢子，有横隔或中央十字分隔，直径 6~12μm。

（2）分离培养与鉴定：生长缓慢，菌落颜色从灰黑色至黑色，有绒毛状气生菌丝，镜下菌丝粗短，有分隔，呈棕色。分生孢子有 3 种类型，有鉴定着色真菌的价值：①树枝型，菌丝末端有分生孢子柄，柄端分叉长出孢子；②剑顶型，围绕菌丝末端或菌丝横隔处长有一圈分生孢子；③花瓶型，在菌丝分隔处长出花瓶状的分生孢子柄，在瓶口长出成丛的小分生孢子（图 17-2）。

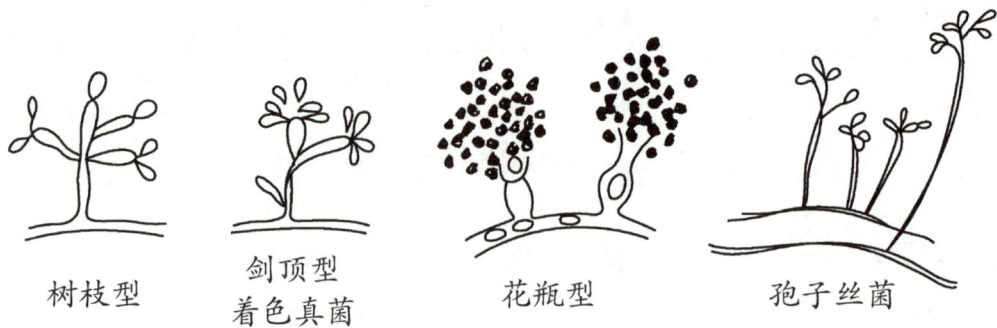

树枝型　　剑顶型　　　花瓶型　　　孢子丝菌
　　　　　着色真菌

图 17-2　着色真菌与孢子丝菌的分生孢子

（二）孢子丝菌

孢子丝菌为腐生性真菌。临床上最常见的孢子丝菌为申克孢子丝菌，是一种二相性真菌，常因外伤感染此菌，引起孢子丝菌病。

1. 临床意义　孢子丝菌病为人兽共患病，传染源为人和动物，传播途径主要是破损皮肤接触感染，少数患者经呼吸道感染，引起孢子丝菌病。创口局部出现炎症性小结节，逐渐扩大，形成炎症性斑块或增生性糜烂。也可沿淋巴管分布，引起亚急性和慢性肉芽肿，使淋巴管形成几个、十几个甚至几十个串珠状的链状硬结，称为孢子丝菌性下疳。

2. 微生物学检验

（1）直接镜检：标本经革兰氏染色或 PAS 染色后，在中性粒细胞或巨噬细胞内外，可见革兰氏染色阳性或 PAS 染色阳性卵圆形或梭形孢子，极易与组织结构相混淆。

（2）分离培养与鉴定：将标本接种于沙保弱培养基上 25℃培养 2~3d，可见菌落初为白色湿润的酵母型菌落（组织相），后变为淡咖啡色至黑褐色，3~5d 则形成褶皱或薄膜样丝状菌落（菌丝相）。菌落涂片镜检，菌丝相可见菌丝两侧伸出细长的分生孢子柄，末端长出 2~8 个梨状或球形的小分生孢子，呈梅花状排列。组织相可见卵圆形孢子，形似雪茄。

第二节　深部感染真菌

深部感染真菌指的是可侵袭机体深部组织和内脏引起全身感染的真菌。深部感染真菌分为两大类：①条件致病性真菌，是人体的正常菌群，当机体免疫力下降时引起内源性感染，常见的有白念珠菌、卡氏肺孢菌、曲霉菌和毛霉菌等；②致病性真菌，致病性较强，引起外源性感染，最常见的是新型隐球菌。

患者,女,34岁,因外阴瘙痒、灼痛,严重时坐卧不宁、痛苦异常来院就诊。查体:可见阴道黏膜红肿、糜烂,上面附着白色膜状物,擦除而露出红肿黏膜面,白带增多而稠厚,呈豆腐渣样。分泌物镜检可见卵圆形孢子和假菌丝。

请思考:

1. 患者最有可能感染了何种病原体?该病原体是如何致病的?

2. 确定该病原体的依据有哪些?

3. 具备哪些良好的生活卫生习惯有助于预防该病的发生?

一、白念珠菌

(一)临床意义

1. **致病性** 白念珠菌通常存在于人体的口腔、上呼吸道、肠道及阴道黏膜上,当机体免疫力低下人(如 AIDS)、卫生不良或发生菌群失调时,可侵犯人体多个部位而引起各种念珠菌病。

(1)皮肤、黏膜念珠菌病:皮肤感染多发生于皮肤皱褶处,如腋窝、腹股沟、乳房下、肛门周围以及甲沟等皮肤潮湿的部位,易与湿疹混淆。黏膜感染可见鹅口疮(婴儿易感)、口角炎、念珠菌性阴道炎等。鹅口疮最为常见,多见于口腔卫生不洁和营养不良的婴幼儿。患者在舌、口颊黏膜表面形成凝乳样白色斑膜,不易擦拭,若用力擦去,其下面的黏膜潮红、粗糙,伴有口干、灼痛感。念珠菌性阴道炎主要的临床表现为外阴瘙痒、灼痛,阴道黏膜充血水肿,白带增多、黏稠、呈豆腐渣样,同时伴有尿频、尿急和尿痛。

(2)内脏念珠菌病:如肺炎、支气管炎、肠炎、膀胱炎及肾盂肾炎等。

(3)中枢神经系统念珠菌病:如脑膜炎、脑脓肿等。多由原发病灶转移。

白念珠菌与艾滋病有关联吗?

口腔念珠菌感染常常是 HIV 感染后免疫力低下的最初表现,在口腔损害中最为常见,在病损的红色区域上可见白色斑点或斑块。流行病学调查表明,口腔念珠菌病在 HIV 感染人群中具有相当高的患病率,在 HIV 感染的不同阶段均有发生,最高可达 96%。

有人认为,口腔念珠菌感染可作为发现或预测艾滋病的指标。为避免念珠菌病的发生,个人应树立正确的人生观,生活中洁身自好并养成良好的生活卫生习惯,增强自身抵抗力,不给白念珠菌的侵袭、繁殖创造机会。作为一名临床检验工作者,应具备科学严谨的检验态度,并与临床医师及时沟通,提供准确的检验结果,以便及早采取措施控制病情的发展,担负起相关传染病防控的职责。

2. 防治

(1)预防:①养成健康的生活卫生(口腔及阴道卫生等)习惯,保持内衣干燥;②提高免疫力,积极治疗基础疾病;③合理使用抗生素和激素类药物防止菌群失调。

(2)治疗:口服氟康唑等抗真菌药物。皮肤和黏膜念珠菌病,可同时应用制霉菌素涂抹局部给药。对于鹅口疮可用2%~3%小苏打水清洗口腔,然后再用药,用药时间较长,一般白色斑膜看不见之后还需要再用药2~3周,以确保不复发。

(二)生物学特性

1. 形态与染色　为单细胞类酵母型真菌,G+,圆形或卵圆形(图17-3),直径3~6μm。以芽生方式繁殖,可形成芽生孢子和假菌丝。在血清中芽管形成快,无荚膜,此点有别于其他念珠菌。

2. 培养特性　在普通琼脂平板、血平板和SDA平板上生长良好。需氧,25℃或37℃培养1~3d长出类酵母型菌落:初为表面光滑,灰白色或奶油色,有酵母气味。继续培养,颜色变深,菌落增大呈蜂窝状,质地变硬有皱褶,产生向下生长的营养假菌丝。在玉米粉吐温-80培养基25℃培养1~3d,形成丰富的假菌丝,顶端有典型的厚膜孢子(图17-4),为白念珠菌与其他念珠菌的鉴别要点。

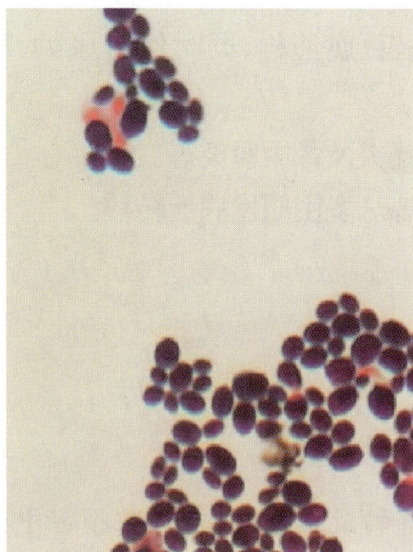

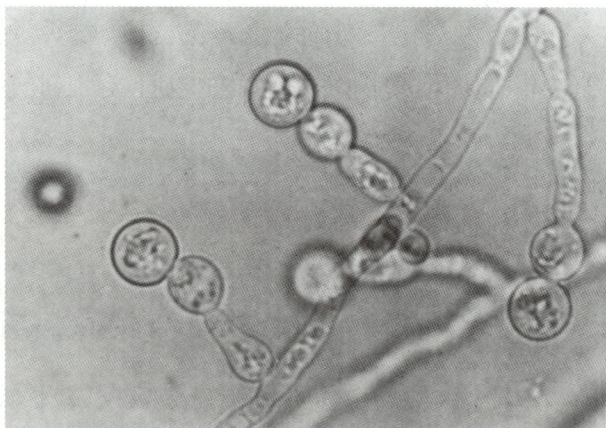

图17-3　白念珠菌形态　　图17-4　白念珠菌厚膜孢子及假菌丝

3. 生化反应 脲酶－,硝酸盐还原－。发酵葡萄糖、麦芽糖,同化葡萄糖、麦芽糖、半乳糖、蔗糖,不同化乳糖。

（三）微生物学检验

器材及试剂准备：显微镜、水浴箱、人或动物血清、10%KOH、SDA 培养基、玉米粉吐温 －80 培养基、快速显色培养基、糖同化试验培养基等。

1. 标本采集 根据临床所致疾病不同,可采取痰、黏膜分泌物、脑脊液等。

2. 检验程序（图 17-5）

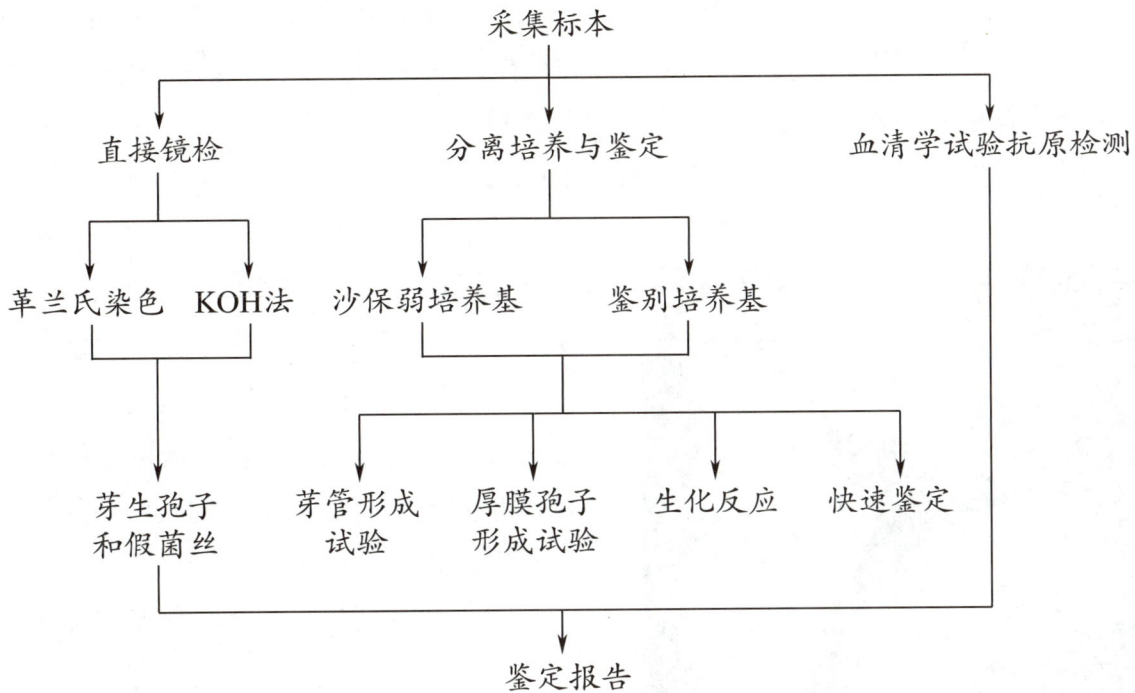

图 17-5 白念珠菌检验程序

3. 检验方法

（1）直接涂片染色镜检:可见 G$^+$,着色不均、圆形或卵圆形菌体以及成群的芽生孢子或假菌丝,即可初步报告。不透明标本用 10%KOH 消化后染色镜检。

（2）分离培养:标本接种在 SDA 平板上,25℃或 37℃培养,1~3d 可出现光滑、灰白或奶油色的类酵母型菌落,镜检可见芽生孢子和假菌丝。

（3）鉴定

1）脲酶试验:－,与新型隐球菌相区别。

2）硝酸盐还原试验:－。

3）糖（醇）同化试验:凡能发酵某种糖,一定能同化该糖,故只需做那些不被发酵糖的同化试验。白念珠菌能同化葡萄糖、麦芽糖、半乳糖、蔗糖（少数例外）、木糖、海藻糖,不同化乳糖。

方法:融化 20ml 糖同化试验基础培养基冷至 48℃,将培养 24~72h 的被鉴定菌株混悬于 4ml 无菌生理盐水中,调整浊度相当于麦氏比浊管(McFarLand)4 号管,全部菌液加入培养基中,混匀倾注成平板,凝固后,将含各种试验用糖的纸片贴在平板表面,于 25~30℃孵育 10~24h,若纸片周围有菌生长,即为该糖同化试验阳性。如观察不清楚,可继续孵育 24h。也可用液体培养法,待检菌接种于糖同化试验培养管,培养后观察有无混浊。

4)芽管形成试验:+,是一种简单快速地推断性鉴定白念珠菌的方法。

方法:将待检菌接种于 0.5~1.0ml 人或动物(小牛、兔等)血清中,充分振摇,混合数分钟后,置于 37℃水浴箱孵育 1~3h(不得超过 4h,以防其他产假菌丝的酵母菌发芽),每小时取一接种环血清于载玻片上,加盖玻片后镜检,连续检查 3 次。镜下观察真菌细胞是否形成放大镜柄状芽管,形成者为阳性;否则,为阴性。

5)厚膜孢子形成试验:+,是白念珠菌的重要鉴定试验。

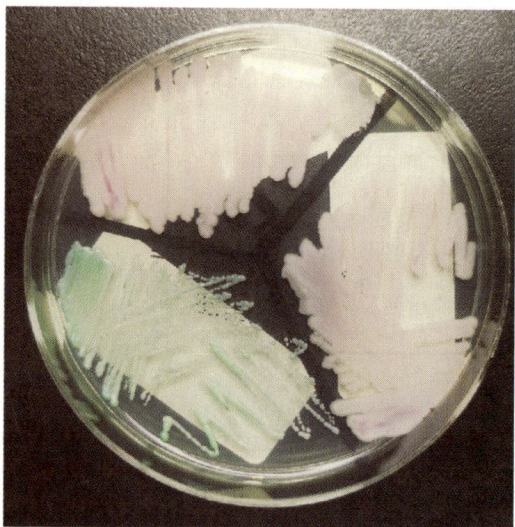

图 17-6　快速显色培养基上的白念珠菌

方法:将待检菌作密集划线接种于玉米粉吐温 -80 琼脂平板,置 25℃培养,每天进行镜下观察,72h 内镜检可见大量的假菌丝,顶端有 1~2 个典型的厚膜孢子。该菌在 30℃以上不产生厚膜孢子,是与都柏林念珠菌的重要鉴别特征。常见的其他念珠菌均不形成厚膜孢子。

(4)快速鉴定:白念珠菌在快速显色培养基上 37℃ 48h 孵育,可呈现有光泽的绿色或蓝绿色酵母型菌落,克柔念珠菌和近平滑念珠菌则呈现粉红色(图 17-6)。

4. 结果分析与报告　见表 17-2。

表 17-2　结果分析

菌种	形态	菌落	芽管形成试验	厚膜孢子形成试验	糖同化试验	快速显色培养基
白念珠菌						

【注意事项】

1. 真菌标本直接镜检时,加盖玻片时不能产生气泡,否则极易误认为孢子。皮屑、组织等较大较厚的标本,可用 10%KOH 消化、透明。

2. 脂肪微滴与出芽酵母菌容易混淆,注意区分,以免造成假阳性结果。

二、新型隐球菌

新型隐球菌属于隐球菌属，又称溶组织酵母菌。因该菌折光性强，用一般染色法不易着色而难以被发现，故名隐球菌。

案例导学

患者，男，36 岁，喜好养鸽子，因头痛伴发热 10 多天入院，经腰椎穿刺术取脑脊液检查，结果：细胞总数 $42 \times 10^6/L$，均为单个核细胞。墨汁负染色镜检可见带有宽厚荚膜的透亮圆形菌体。

请思考：

1. 患者可能感染了何种病原体？该病原体有哪些特征？

2. 如何对该病原体进行微生物学检验？

（一）临床意义

新型隐球菌广泛分布于自然界，是土壤、瓜果的腐生菌，常寄生于鸟类，尤以鸽粪中检出较高。人常由于吸入带菌的鸽粪、灰尘等感染，属外源性感染。

1. 致病物质　主要是荚膜。

2. 所致疾病　经呼吸道传播，引起新型隐球菌病，主要有以下两种：

（1）隐球菌性肺炎：经呼吸道传播，引起肺部感染，一般预后良好。

（2）隐球菌性脑膜炎：可由肺经血侵犯所有脏器组织，主要侵犯脑、脑膜，引起慢性脑膜炎，预后不良，病死率较高。也可侵犯皮肤、骨、关节及内脏等。

该菌好发于免疫力低下者，如艾滋病、糖尿病、白血病、器官移植、系统性红斑狼疮、恶性肿瘤及大量使用糖皮质激素者。新型隐球菌病是艾滋病常见的并发症之一，艾滋病合并隐球菌性脑膜炎约占艾滋病患者的 5%~10%，病死率高。我国已将新型隐球菌病与病毒性肝炎等同列为乙类传染病，是人类面临的一种严重真菌病。

3. 防治

（1）预防：增强抵抗力、减少鸽子数量或用碱处理鸽粪是预防的主要措施。

（2）治疗：治疗可用两性霉素 B、5- 氟胞嘧啶、氟康唑、伊曲康唑等。

（二）生物学特性

1. 形态与染色　为单细胞酵母型真菌，G^+，圆形或卵圆形，直径 4~6μm，外有宽厚荚膜，较菌体大 1~3 倍。以芽生方式繁殖，不形成假菌丝。菌体折光性强，不易着色，常用墨汁负染色，在黑色背景下可见圆形透亮的菌体周围有一层透亮的宽厚荚膜（图 17-7）。

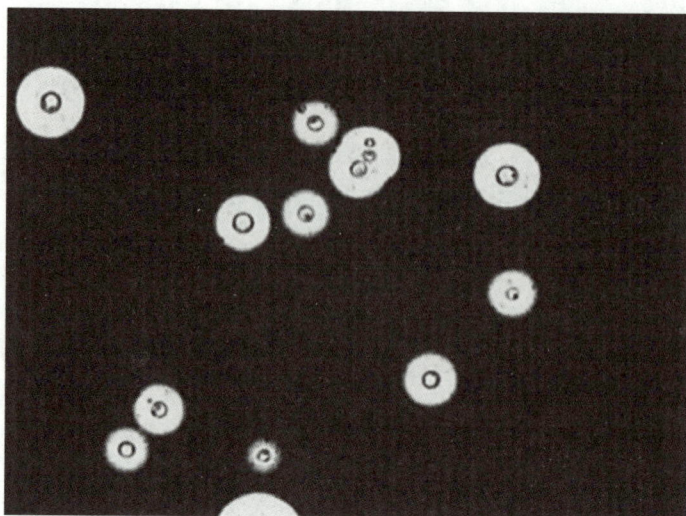

图 17-7　新型隐球菌（墨汁负染色）

2. 培养特性　在普通琼脂平板、血平板和 SDA 平板上生长良好,25℃和 35℃均能生长,非致病性的隐球菌 35℃则不能生长。培养 2~5d 后形成酵母型菌落,初为光滑、湿润、乳白色小菌落,继续培养,菌落增大、黏稠、混浊、变为橘黄色,终为棕褐色,中央凸起,逐渐低平,边缘整齐,背面无色。

3. 生化反应　脲酶 +（可与白念珠菌区别）,硝酸盐还原 -,不发酵糖,能同化葡萄糖、麦芽糖和蔗糖,不同化乳糖、密二糖。

（三）微生物学检验

器材及试剂准备:显微镜、SDA 培养基、10%KOH、生理盐水、墨汁、革兰氏染液等。

1. 标本采集　主要采集患者痰液、脑脊液等标本。

2. 检验程序（图 17-8）

3. 检验方法

（1）直接涂片染色镜检:标本或离心沉淀物直接涂片,黏稠标本应加盐水或用 10%KOH 处理后涂片。

1）革兰氏染色镜检:G^+,圆形或卵圆形菌体及芽生孢子。

2）墨汁负染色镜检:圆形透亮的菌体周围有一层透亮的宽厚荚膜。患者脑脊液作墨汁负染色检查是诊断隐球菌性脑膜炎最简便、快速的方法,但易误诊和漏诊。其他染色方法及结果见表 17-3。

（2）分离培养:将标本接种于两块含 50~125μg/ml 氯霉素的 SDA 平板上,氯霉素可抑制细菌生长,提高隐球菌阳性检出率。分别于 25℃和 35℃培养 2~5d,病原性隐球菌两种温度下均生长形成酵母型菌落,初为即乳白色、奶油样,渐变为橘黄色、黏稠样,非病原性隐球菌在 35℃条件下不生长。

（3）鉴定:取可疑菌落进行鉴定。

```
                              标本
                               │
              ┌────────────────┴────────────────┐
              │                                 │
           直接镜检                    分离培养(沙保弱培养基)
              │                                 │
      ┌───────┼───────┐                       菌落
      │       │       │                         │
   涂片病理  抗原检测  核酸检测          ┌────────┴────────┐
   检查染色  (ELISA)  (PCR)            │                 │
   (墨汁或                          染色镜检      生化反应:
   KOH染色)                                       脲酶+
      │       │       │                          硝酸盐还原-
      │       │       │                          不发酵糖类
      │       │       │                          能同化葡萄糖、麦芽糖和蔗糖
      │       │       │                          不同化乳糖
      └───────┼───────┘
              │
           鉴定报告
```

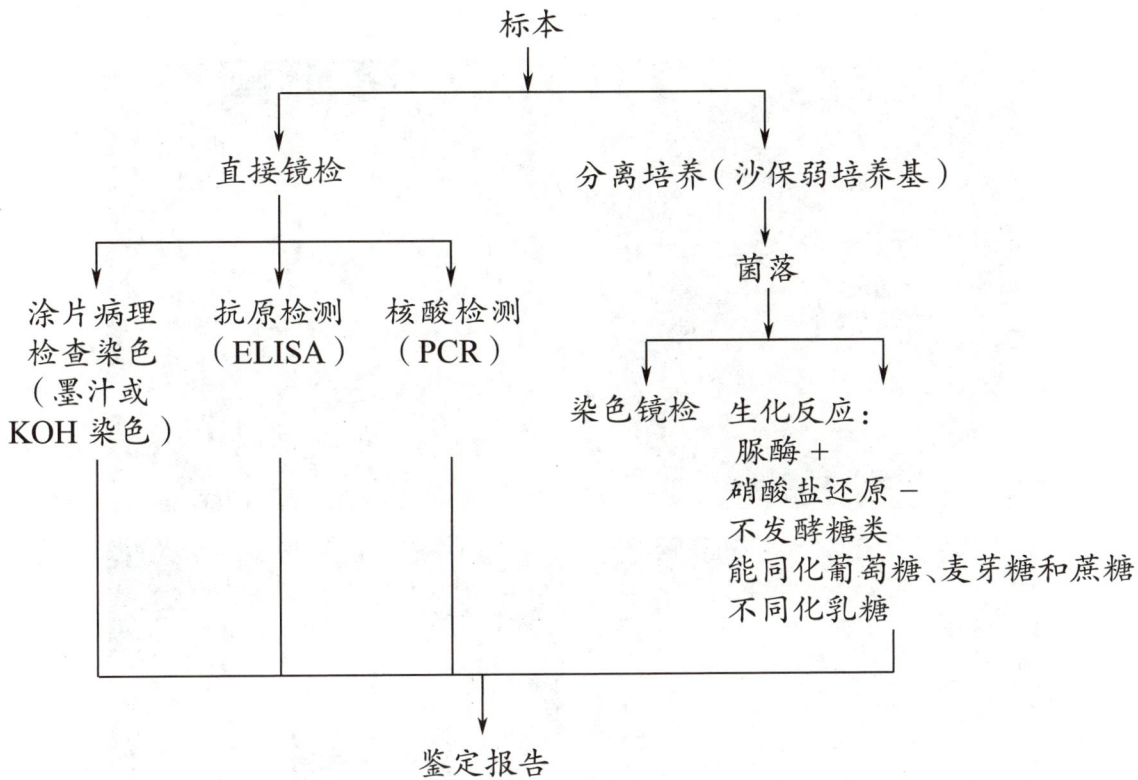

图 17-8 新型隐球菌检验程序

表 17-3 新型隐球菌各种染色方法及结果

染色方法	菌体颜色	荚膜显色
墨汁负染色	背景淡黑色、菌体透亮	透亮光圈
革兰氏染色	深蓝色	不着色
0.1%甲苯胺蓝染色	紫红色	不着色
黏蛋白-卡红(MCS)染色	紫红色	红色

1)墨汁负染色镜检:可见透亮的菌体及芽生孢子。

2)脲酶试验:+,可与白念珠菌区别(脲酶-)。

3)硝酸盐还原试验:-。

4)糖同化试验:不发酵糖类。能同化葡萄糖、麦芽糖和蔗糖,不同化乳糖、密二糖。

三、其他常见真菌

(一)曲霉与青霉

曲霉与青霉(图 17-9)的主要特性见表 17-4。

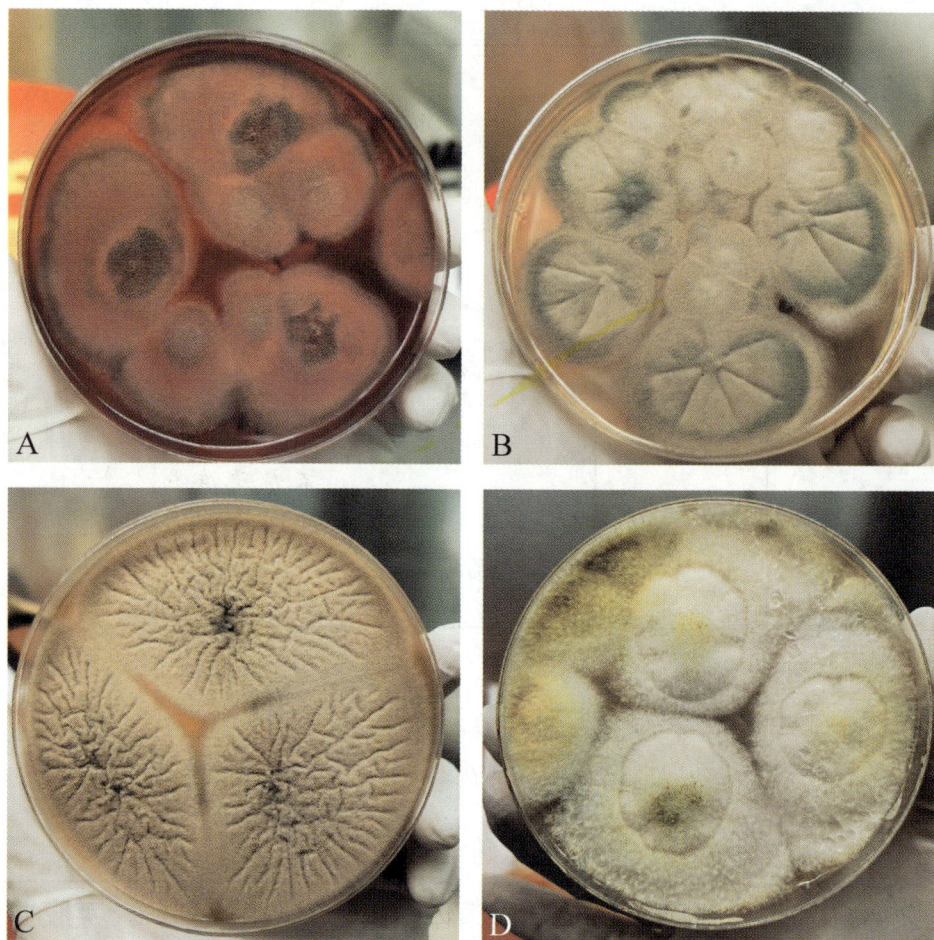

图 17-9　临床常见的霉菌
A. 马尔尼菲青霉；B. 青霉；C. 烟曲霉；D. 黄曲霉。

表 17-4　曲霉与青霉临床意义及形态对比

特性	曲霉	青霉
临床意义	分布广泛，条件致病，引起呼吸系统曲霉病，进而引起全身感染。黄曲霉产生黄曲霉毒素与原发性肝癌有关	分布广泛，条件致病，引起呼吸系统青霉病，进而引起全身感染
形态	菌丝有隔，有足细胞和顶囊，以分生孢子繁殖，分生孢子呈放射状排列，形成一个菊花样的分生孢子头	菌丝有隔，无足细胞和顶囊，以分生孢子繁殖，分生孢子呈扫帚状排列
颜色	因种类不同呈黄色、橙色、黑色	青绿色
分布	谷物、空气、土壤等	腐霉变质的水果、蔬菜、粮食、皮革等

（二）卡氏肺孢菌

卡氏肺孢菌曾称为卡氏肺孢子虫，因其核糖体 RNA 的核苷酸序列与真菌有更多的同源性，染色特性也类似真菌，因此，大多数学者认为卡氏肺孢菌应归属于真菌。但由于抗真菌药物对其无效，故有的学者提出将其归为类真菌。该菌广泛分布于自然界，可寄生于人和多种动物体内。

1. 临床意义　本菌的传播途径主要是空气传播，感染后大多为隐性感染。当机体抵抗力下降，潜伏的卡氏肺孢菌可在患者肺内大量增殖扩散，使肺泡上皮细胞受损，引起间质性肺炎，又称卡氏肺孢菌性肺炎（PCP）。此病是艾滋病最常见、最严重的并发症，病死率极高可达 70%~100%。

2. 形态　卡氏肺孢菌为单细胞，生活史有包囊（分为成熟包囊和未成熟包囊）和滋养体两种形态，包囊为感染型，滋养体为繁殖型，以二分裂法增殖。

3. 微生物学检验　临床可采集患者的痰液或支气管分泌物等标本直接涂片，经吉姆萨染色后镜检查包囊，可见成熟包囊内有 8 个孢子，胞质呈蓝色，核呈紫红色；或取肺灌洗液经离心沉淀后，取沉渣检查。

（刘东平）

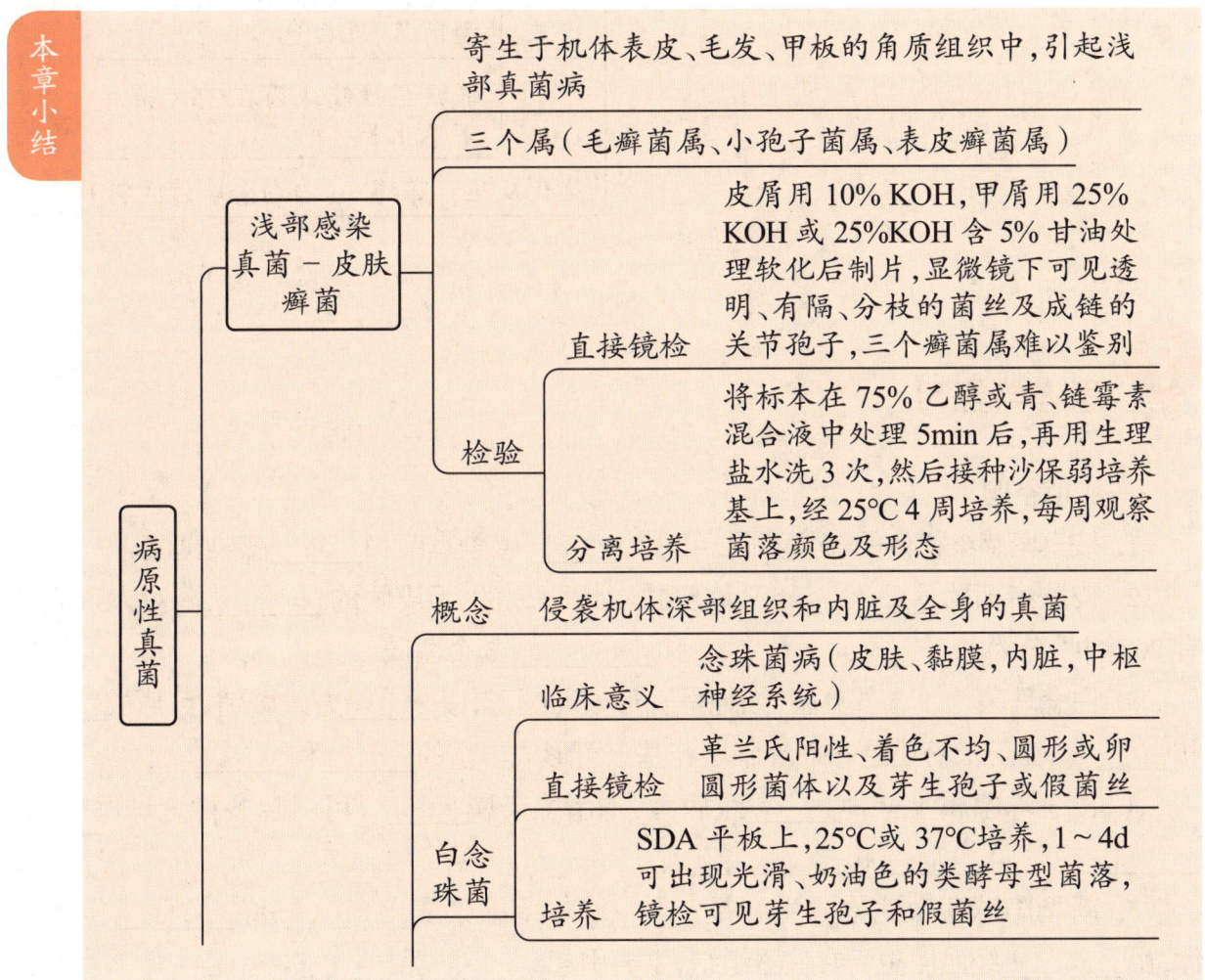

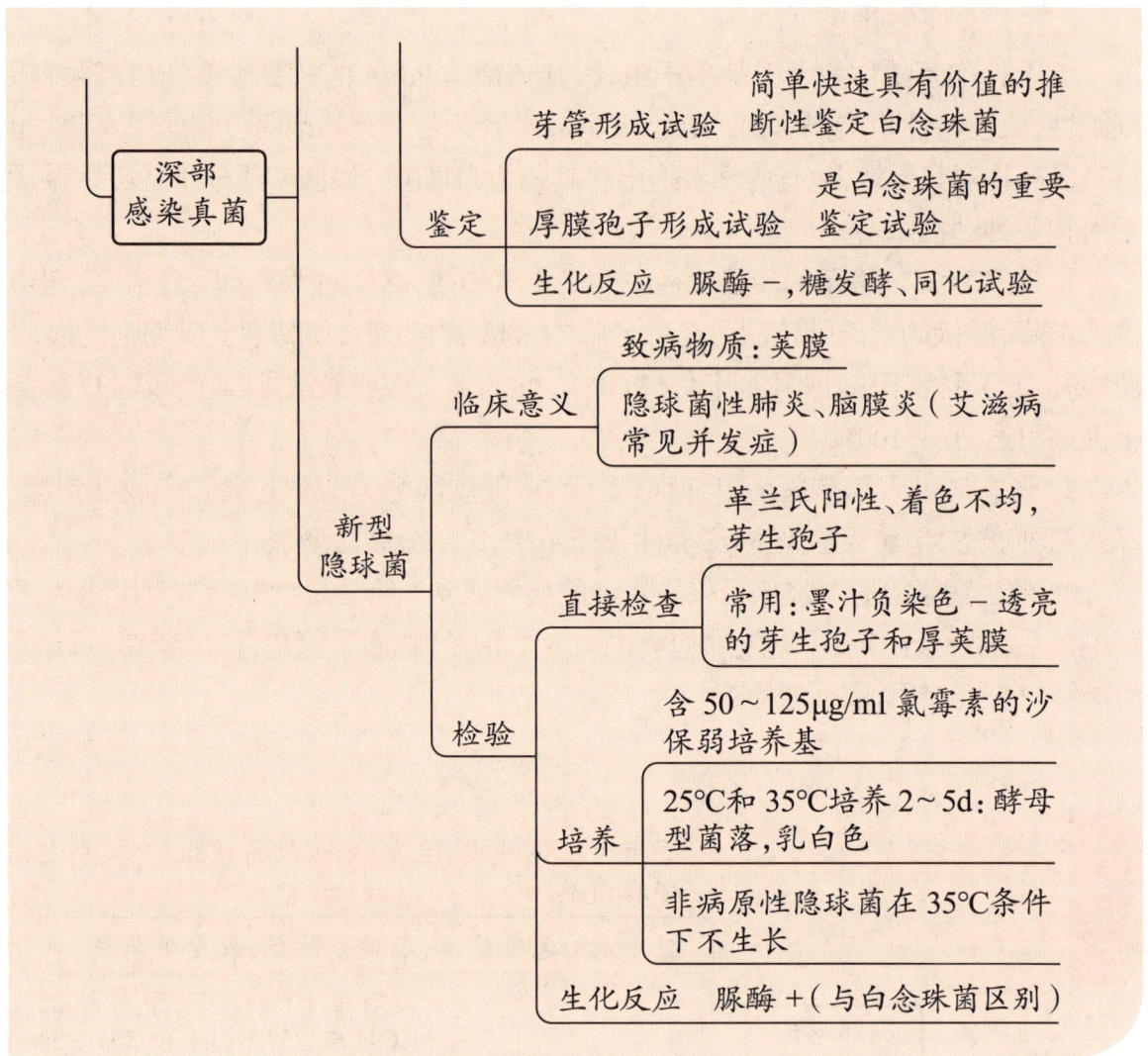

```
                                          简单快速具有价值的推
                       芽管形成试验   断性鉴定白念珠菌
              ┌─ 鉴定 ─┤
              │         ┌            是白念珠菌的重要
     深部      │         厚膜孢子形成试验  鉴定试验
    感染真菌    │
              │         生化反应  脲酶 -,糖发酵、同化试验
              │
              │                   致病物质:荚膜
              │         临床意义 ─┤
              │                   隐球菌性肺炎、脑膜炎(艾滋病
              │                   常见并发症)
     新型      │
    隐球菌      │                           革兰氏阳性、着色不均,
              │                   直接检查 ─┤ 芽生孢子
              └─ 检验 ─┤                   常用:墨汁负染色 - 透亮
                                           的芽生孢子和厚荚膜
                        │
                        │         含 50~125μg/ml 氯霉素的沙
                        │         保弱培养基
                        │
                        │ 培养 ─┤ 25℃和 35℃培养 2~5d:酵母
                        │         型菌落,乳白色
                        │
                        │         非病原性隐球菌在 35℃条件
                        │         下不生长
                        │
                        生化反应  脲酶 +(与白念珠菌区别)
```

❓ 思考与练习

一、填空题

1. 按真菌感染机体的部位不同,可分为_____感染真菌和_____感染真菌。

2. 皮肤癣菌为_____,又称皮肤丝状菌,寄生于皮肤的_____。对人致病的有 20 余种,分为_____、_____和_____3 个菌属。

3. 白念珠菌为_____真菌,细胞呈圆形或卵圆形,以_____方式繁殖,可形成_____和_____。在玉米粉吐温 -80 琼脂培养基上可形成丰富的_____和_____。

4. 白念珠菌属于一种_____致病菌,本菌感染属_____,可引起多种念珠菌病,如_____、_____和_____。

5. 新型隐球菌致病物质主要是_____本菌感染属_____,经_____侵入人体,由_____经血侵犯所有脏器组织,主要引起_____和_____。

6. 卡氏肺孢菌的传播途径主要是_____,感染后大多无症状。当机体抵抗力下降,潜伏的卡氏肺孢菌可在患者肺内大量增殖扩散,引起_____,又称卡氏肺孢菌性肺炎(PCP)。此病是_____最常见、最严重的并发症,病死率极高可达 70%~100%。

二、名词解释

1. 浅部感染真菌

2. 深部感染真菌

三、案例分析题

患者,男,32 岁。剧烈头痛 1 个月,近几天出现发热、恶心、说话含糊不清、颈项强直等。询问病史发现是 AIDS 患者。实验室检查:脑脊液中细胞增多,以淋巴细胞为主,发现荚膜酵母菌,墨汁负染镜下可见有透明菌体,菌体周围有宽厚的透明圈。

1. 患者可能感染了何种病原体?

2. 该病原体的鉴定依据有哪些?

第十八章 │ 病毒的基本性状

18章 数字资源

学习目标

知识目标：

1. 掌握：病毒的基本特征；病毒的大小、形态、结构、化学组成及功能。
2. 熟悉：病毒的增殖、干扰现象、抵抗力及病毒的实验室检验。
3. 了解：病毒的感染与免疫；病毒感染的防治原则。

能力目标：

能正确采集和处理病毒感染标本、选择合适的病毒检验项目。

素养目标：

1. 具有病毒感染标本检查的生物安全防护意识。
2. 具有病毒性传染病防控的宣传意识和责任担当。

案例导学

2018 年 8 月，我国辽宁省发现首例非洲猪瘟，之后疫情迅速扩散。截至 2019 年 1 月，中国曾有 24 个省份发生过家猪和野猪疫情，病猪病死率高达 100%，表现为发热，皮肤发绀，肾、胃肠等内脏广泛出血。

请思考：

1. 导致非洲猪瘟的病原体是什么？其生物学特性有哪些？

2. 非洲猪瘟是如何传播到中国的？如何检测？

3. 人类吃猪肉会感染非洲猪瘟吗？为防控非洲猪瘟的传播,检验工作者应具备怎样的责任担当？

病毒属于非细胞型微生物。其基本特性有:①个体微小、能通过滤菌器;②结构简单、只含有一种核酸(DNA或RNA);③必须在活的易感细胞内寄生;④以复制方式进行增殖;⑤传染性强、流行广泛,病毒性疾病占传染病的75%;⑥可引起急性感染和持续性感染(如乙肝病毒、单纯疱疹病毒、艾滋病毒等),还与肿瘤、先天畸形等疾病有关;⑦对抗菌药物不敏感,缺乏特效治疗药物,大多可用特异性疫苗进行预防。

第一节　病毒的形态与结构

一、病毒的大小与形态

1. 病毒的大小　完整成熟的病毒颗粒称为病毒体。病毒体的大小以纳米(nm)作为测量单位,各种病毒体的大小差别很大,大病毒如痘类病毒,直径约200~300nm,在光学显微镜下勉强可见;小病毒如脊髓灰质炎病毒,直径约20~30nm;绝大多数病毒属于中等大小,直径约80~150nm,必须用电子显微镜放大数千至数万倍才能看到。

2. 病毒的形态　病毒的形态多种多样(图18-1),人和动物病毒大多呈球形或近似球形,少数呈弹形(如狂犬病毒)、砖形(如痘类病毒);植物病毒多呈杆形;细菌病毒(噬菌体)多呈蝌蚪形。

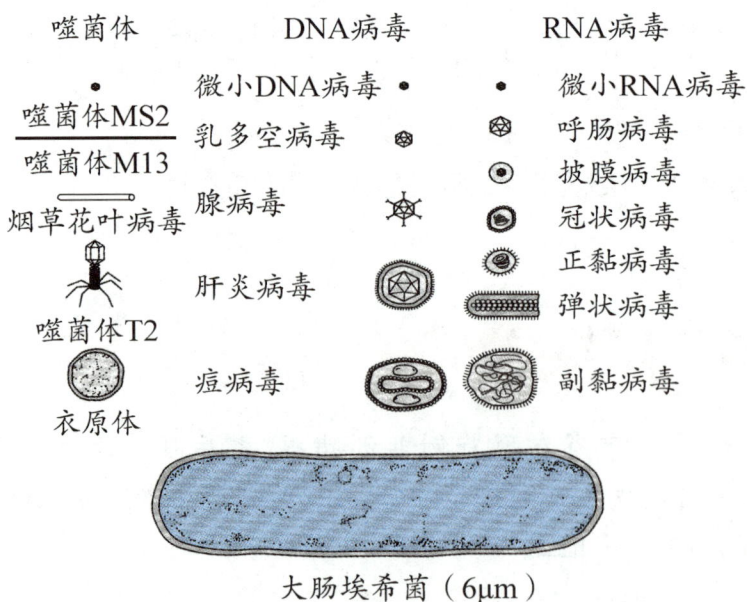

图18-1　病毒形态

二、病毒的结构与化学组成

1. 病毒的结构 病毒的基本结构有核心和衣壳,两者构成核衣壳。有的病毒衣壳外还有一层包膜,有包膜的病毒称包膜病毒,没有包膜的称为裸病毒(图18-2)。

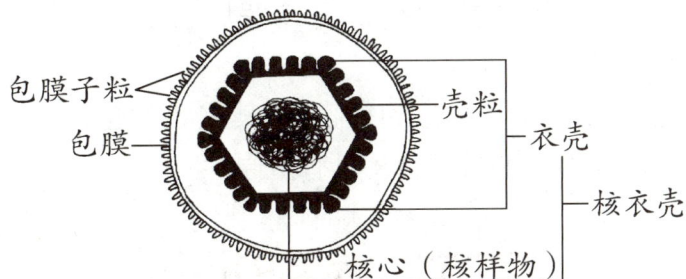

图 18-2 病毒结构模式图

（1）核心:主要成分是核酸(DNA 或 RNA),构成病毒的基因组。还有少量功能性蛋白质,主要是一些与核酸复制相关的酶类物质。

（2）衣壳:由一定数量的蛋白质亚单位(壳粒)组成,根据壳粒的排列方式不同,衣壳可分为螺旋对称型、20 面体立体对称型和复合对称型(图18-3)。

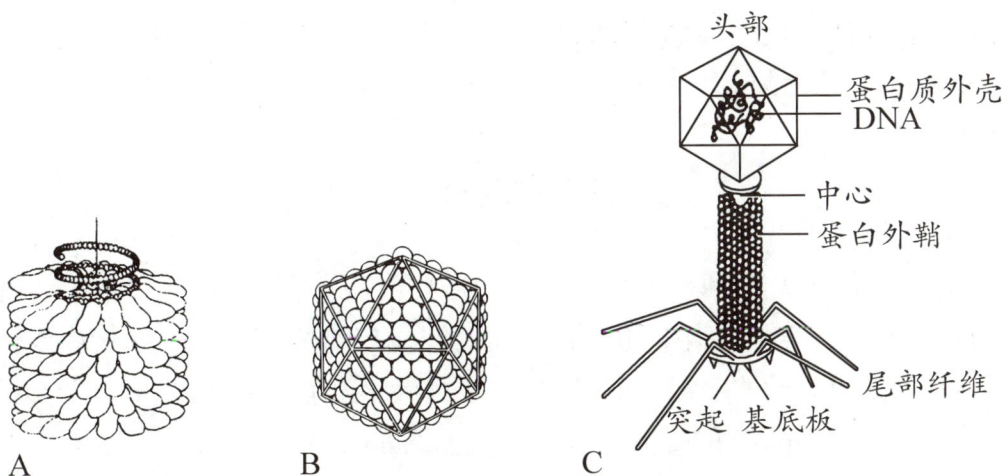

图 18-3 病毒衣壳对称类型
A. 螺旋对称;B. 20 面体立体对称;C. 复核对称。

（3）包膜:是包裹在核衣壳外面的膜状结构。是病毒在成熟过程中以出芽方式向细胞外释放时穿过核膜和/或细胞膜、空泡膜时获得的。因此,包膜成分主要是来源于宿主细胞膜或核膜的脂质,也含有病毒基因编码的蛋白质,蛋白质在包膜表面可形成各种形状的突起,称为包膜子粒或刺突。

2. 病毒的化学组成及功能

（1）核酸:一种病毒只含有一种类型的核酸(DNA 或 RNA),位于病毒体的核心。核酸是病毒的基因组,贮存全部遗传信息,其功能主要有 3 种。①控制病毒增殖:病毒进入活细胞后,以病毒核酸为模板复制出子代病毒核酸,并通过转录和翻译合成子代病毒的蛋白质;②决定病毒特性:病毒核酸携带全部遗传信息,决定了病毒的所有生物学性状;③具有感染性:除去衣壳后的核酸仍具有感染性,能进入细胞内增殖形成子代病毒,因而称为感染性核酸。感染性核酸不受宿主细胞表面受体的限制,故易感细胞范围较广,但感染性低,因易被体液中核酸酶等因素破坏。

（2）蛋白质:主要存在于衣壳和包膜上,其主要功能有保护核酸、参与吸附感染和具有抗原性。

（3）脂类和糖类:主要存在于病毒的包膜中,其主要功能有参与吸附和穿入宿主细胞（与宿主细胞膜融合而协助病毒穿入）及具有抗原性。

第二节　病毒的增殖

一、病毒的增殖方式

病毒的增殖方式为复制。由于病毒缺乏完整的酶系统,故只能在活的易感细胞内生存,在病毒核酸控制下借助宿主细胞供给原料、能量和必需的酶,复制出子代病毒核酸,并通过转录和翻译合成子代病毒蛋白质,再经过装配形成子代病毒,并以一定方式释放到细胞外,这种增殖方式称为复制。

二、病毒的增殖过程

病毒的增殖过程依次包括吸附、穿入、脱壳、生物合成及装配与释放五个阶段（图18-4）。

1. 吸附　在一定条件下病毒通过其表面的结构与易感细胞膜上的相应受体相互结合。不同细胞表面有不同的病毒受体,它决定了病毒感染宿主的范围,如人类免疫缺陷病毒（HIV）包膜糖蛋白gp120的受体是人Th细胞表面CD4分子。

2. 穿入　病毒吸附后,可通过不同方式进入细胞内,称为穿入。穿入的方式主要有以下三种:

（1）胞饮:细胞膜内陷将病毒体包裹其中,形成类似吞噬泡的结构,使病毒体整体进入细胞质。无包膜病毒体一般以此方式穿入。

（2）融合:有包膜的病毒体靠吸附部位的酶作用及包膜与细胞膜的同源性等,发生包膜与细胞膜的融合,使病毒核衣壳进入胞质内。

（3）直接穿入:少数无包膜病毒与细胞受体结合后,病毒衣壳发生构象改变,由细胞膜酶类协助病毒脱壳,病毒核酸直接进入细胞内,如噬菌体。

3. 脱壳　是病毒体脱去蛋白衣壳后,使基因组裸露的过程。脱去衣壳后,病毒核酸才能在宿主细胞中发挥作用。

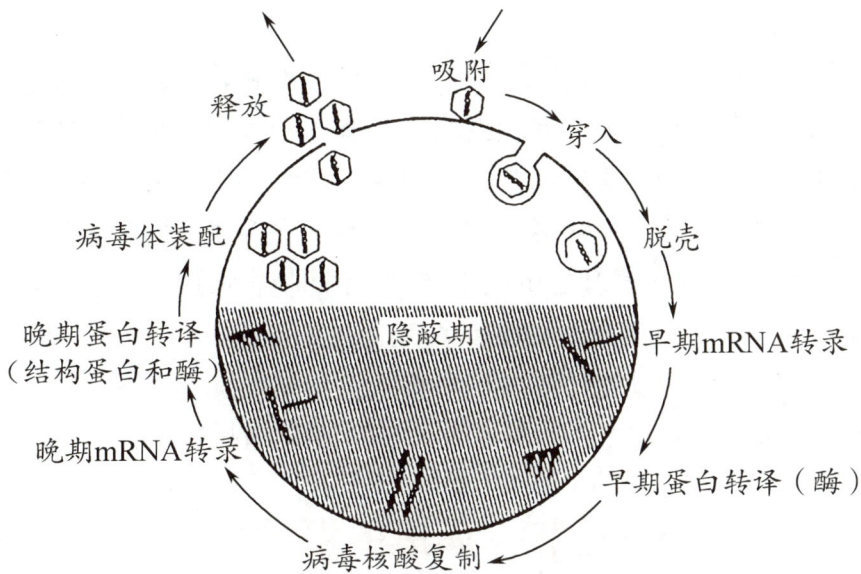
图 18-4　病毒的复制周期模式图

4. 生物合成　在宿主细胞内,以病毒核酸为模板,利用宿主细胞提供的原料复制子代核酸并合成子代蛋白质,此期在细胞内查不到完整的病毒体,称为隐蔽期。

5. 装配与释放　新合成的子代病毒核酸和蛋白质组装成新的病毒体。病毒体从宿主细胞游离出来的过程叫释放,释放方式主要有破胞释放(裸病毒)、芽生释放(包膜病毒)或细胞融合后在细胞间传播。

三、病毒的异常增殖与干扰现象

(一)病毒的异常增殖

1. 缺陷病毒　缺陷病毒是指因病毒基因组不完整或者基因某一位点改变而不能进行正常增殖的病毒。当缺陷病毒与其他病毒共同感染细胞时,若后者能为缺陷病毒提供所缺少的物质,则缺陷病毒可进行正常增殖,有辅助作用的病毒则称为辅助病毒。当缺陷病毒与同种完整病毒同时感染同一细胞时,缺陷病毒不能复制出完整的子代病毒,但却能干扰同种成熟病毒体的增殖,称为自身干扰现象,该类缺陷病毒又称为缺陷干扰颗粒。自然界中有些病毒是天然的缺陷病毒,需在另一病毒的辅助下才能完成增殖,如丁型肝炎病毒必须在乙型肝炎病毒辅助下才能增殖。

2. 顿挫感染　病毒进入宿主细胞,若细胞缺乏病毒复制所需的酶、能量和必要成分等,则病毒无法合成自身成分,或虽能合成病毒成分,但不能装配和释放出完整的子代病毒,此现象称为顿挫感染。如人腺病毒感染人胚肾细胞(容纳细胞)时能正常增殖,若感染猴肾细胞(非容纳细胞)则发生顿挫感染。

(二)病毒的干扰现象

当两种病毒同时或先后感染同一细胞时,可发生一种病毒抑制另一种病毒增殖的现象,称为干扰现象。干扰现象可发生在异种、同种、同型病毒之间,也可发生在灭活病毒和活病毒之间。

干扰现象发生的原因包括:①病毒诱导宿主细胞产生干扰素。干扰素是指由病毒或其他干扰素诱生剂诱使人或动物细胞产生的一类能抑制病毒复制的糖蛋白。它具有抗病毒、抗肿瘤及免疫调节等多种生物学活性,是病毒间发生干扰现象的主要原因。干扰素抗病毒特点有广谱性、种属特异性、间接性和高活性等。间接性是指干扰素不能直接抑制病毒的增殖,而是作用于细胞使其产生抗病毒蛋白,而抑制病毒蛋白的合成。②破坏宿主细胞。一种病毒破坏了宿主细胞表面受体或改变了宿主细胞的代谢途径等,影响另一病毒吸附、穿入、生物合成等复制过程。③缺陷病毒所引起的干扰。使用疫苗预防病毒性疾病时,应注意合理使用,以避免发生干扰现象而影响疫苗的效果。

第三节　病毒的抵抗力

一、物理因素

1. 温度　多数病毒耐冷不耐热。在0℃以下的温度,特别是在干冰温度(-70℃)和液态氮温度(-196℃)下,可长期保持其感染性。大多数病毒于50~60℃ 30min 或100℃数秒钟可被灭活(即病毒失去感染性)。因此,病毒标本应低温保存,一般用冷冻真空干燥法保存,但在冻融过程中易失去感染性的标本,冻存时应加入适当的保护剂,如甘油或二甲基亚砜。

2. 酸碱度　大多数病毒在 pH5.0~9.0 的范围内比较稳定,而在 pH5.0 以下或 pH9.0 以上迅速灭活,但不同病毒对 pH 的耐受能力有很大不同,如在 pH3.0~5.0 时肠道病毒稳定,而鼻病毒很快被灭活。所以,可根据病毒对 pH 的稳定性鉴别病毒,也可利用酸性、碱性消毒剂处理实验室污染器具及防疫。

3. 射线和紫外线　X 射线、γ 射线和紫外线均能灭活病毒。射线引起病毒核苷酸链发生致死性断裂;紫外线是引起病毒的核苷酸形成双聚体(如胸腺嘧啶核苷双聚体与尿嘧啶核苷双聚体),抑制病毒核酸的复制,导致病毒失活。但有些病毒(如脊髓灰质炎病毒)经紫外线灭活后,再用可见光照射可使灭活的病毒又复活(光复活),故不宜用紫外线灭活病毒法来制备灭活疫苗。

二、化学因素

1. 脂溶剂　有包膜的病毒可被脂溶剂(如乙醚、氯仿、去氧胆酸钠)溶解包膜中的脂类而被灭活。这类病毒通常不能在含有胆汁的肠道中引起感染。但脂溶剂对无包膜病毒(如肠道病毒)几乎无影响。故可用乙醚灭活试验鉴别包膜病毒和裸病毒。

2. 化学消毒剂　病毒对酚类、卤类、醇类、氧化剂等消毒剂敏感。如 1%~5% 苯酚、碘及碘化物、70% 乙醇、漂白粉等均有灭活病毒作用。不同的病毒对化学消毒剂的敏感性也不同,无包膜的病毒抵抗力较强。乙醇对乙型肝炎病毒无灭活作用,故乙醇浸泡器械等不能达到除去肝炎病毒的目的。甲醛消毒剂可破坏病毒感染性,保留其免疫原性,故常用其制备灭活的病毒疫苗。病毒对甘油抵抗力强,故常用50%甘油盐水保存送检病毒材料。

3. 抗生素和中草药 一般抗生素对病毒无抑制作用,在待检标本中加入抗生素以抑制细菌的生长便于分离病毒。有些中草药如板蓝根、大青叶、黄芪、大黄、柴胡等对某些病毒有一定的抑制作用。

第四节 病毒的感染

一、病毒的致病机制

(一)病毒对宿主细胞的直接作用

1. 杀细胞效应 病毒在宿主细胞内增殖成熟后,在短时间内一次释放大量子代病毒,细胞被裂解而死亡,这种作用称为病毒的杀细胞效应,主要见于无包膜、杀伤性强的病毒,如脊髓灰质炎病毒、腺病毒。

2. 稳定状态感染 某些病毒在感染细胞内增殖不引起细胞溶解死亡,称为稳定状态感染。多见于有包膜的病毒,如疱疹病毒等。这类病毒感染细胞后不阻碍细胞代谢,不使细胞溶解死亡,病毒复制后,子代病毒以出芽方式从感染细胞中逐个释放出来,再感染邻近宿主细胞。稳定状态感染主要体现在两个方面。①细胞膜出现新抗原:由病毒基因编码的抗原可以出现在细胞膜表面,这种新抗原是引起免疫病理损伤的基础之一;②细胞融合:有些病毒在感染细胞内增殖,使细胞膜互相融合,形成多核巨细胞,如麻疹病毒等。多核巨细胞的寿命不长,检测多核巨细胞有助于病毒的鉴定。

3. 包涵体形成 病毒感染细胞后,在普通光学显微镜下可见细胞质或细胞核内有嗜酸性或嗜碱性的圆形、椭圆形或不规则的斑块状结构,称为包涵体。其本质是:①有些病毒的包涵体就是病毒颗粒的聚集体;②有些是病毒增殖后剩余的病毒成分;③病毒感染引起的细胞反应物。因包涵体与病毒的增殖、存在有关,且病毒包涵体各自具有一定的特征,故可作为病毒感染的诊断依据。如从可疑狂犬病的脑组织切片或涂片中发现细胞内有嗜酸性包涵体,即内基小体(Negri body),可诊断为狂犬病;巨细胞病毒(CMV)感染细胞内包涵体最为典型,主要形成核内包涵体,圆形或椭圆形,周围通常有空晕,形成所谓鹰眼样表现。包涵体破坏了细胞的正常结构和功能而引起细胞死亡。

4. 基因整合与细胞转化 某些DNA病毒的全部或部分DNA以及反转录病毒合成的cDNA插入宿主细胞染色体DNA中的过程,称为基因整合。病毒基因组的整合会导致宿主细胞染色体整合处基因失活或激活,可引起细胞转化,即失去细胞间接触抑制,增殖变快,与肿瘤的形成有密切关系。

5. 细胞凋亡　病毒感染可启动宿主细胞凋亡基因使细胞发生凋亡,这一过程可能促进细胞中病毒释放,限制细胞生产的病毒体的数量。但有些病毒感染则可抑制宿主细胞的早期凋亡,提高细胞产生子代病毒体的数量。

（二）病毒感染引起免疫病理损伤

1. 体液免疫损伤　许多病毒如乙肝病毒、流感病毒等能诱发细胞表面新抗原出现,当特异性抗体与细胞表面的新抗原结合后,在补体的参与下,引起细胞损伤,导致Ⅱ型超敏反应。

2. 细胞免疫损伤　Tc细胞在杀伤病毒感染的靶细胞时,同时造成宿主细胞的损伤,Th细胞通过释放多种细胞因子引起组织损伤和炎症反应,导致Ⅳ型超敏反应。

3. 免疫抑制作用　如人类免疫缺陷病毒可直接杀伤$CD4^+T$细胞,使$CD4^+T$细胞减少,抑制免疫功能,形成获得性免疫缺陷综合征。

4. 细胞因子的病理作用　在抗病毒免疫过程中,Th细胞释放INF-γ、TNF-α、IL-1等细胞因子将导致代谢紊乱,并活化血管活化因子,引起休克、弥散性血管内凝血(DIC)等严重病理过程,严重者危及生命。

二、病毒的传播方式和途径

1. 水平传播　是指病毒在不同个体之间的传播。传播途径主要有呼吸道、消化道、接触、血液及血制品、昆虫叮咬或动物咬伤等。

2. 垂直传播　是指病毒经胎盘或产道等由亲代传给子代。很多病毒都可通过垂直传播方式由母体感染胎儿,如乙肝病毒、巨细胞病毒、风疹病毒及人类免疫缺陷病毒等,可引起死胎、早产或先天畸形等。某些存在于产道的病毒在分娩时可能感染新生儿。

三、病毒的感染类型

病毒侵入机体后,由于病毒数量、毒力以及机体抵抗力的强弱不同,可表现出不同的临床感染类型,根据临床症状的有无,可分为隐性感染和显性感染。

（一）隐性感染

病毒侵入机体后,机体免疫力较强,病毒不能大量增殖,机体不表现临床症状的感染称为隐性感染。隐性感染者本身虽无症状,但可向体外排出病毒,成为重要的传染源。如脊髓灰质炎病毒感染者大多表现为隐性感染。

（二）显性感染

病毒侵入机体后在宿主细胞内大量增殖,引起细胞损伤,致使机体出现明显症状称为显性感染。依据病情缓急不同又可分为急性感染与持续性感染两大类。

1. 急性感染　一般发病急、病程短(数日或数周),痊愈后体内无病毒,如流感、甲肝等。

2. 持续性感染　病毒可在机体内持续数月、数年甚至终生,可出现症状,也可不出现症状,但长期携带病毒,成为重要传染源。持续性感染有以下三种类型:

（1）潜伏感染：原发感染后，病毒长期潜伏在组织内，不表现症状也不易查到病毒。在机体抵抗力降低等条件下，潜伏的病毒被激活，出现感染急性发作，此时可检测出病毒。如单纯疱疹病毒引起唇疱疹。

（2）慢性感染：急性感染后病毒长期存在机体内，并可经常排毒，病毒容易检出，如慢性乙肝。

（3）慢发病毒感染：病毒感染后，潜伏期长，可达数年以上，一旦症状出现，疾病呈亚急性进行性加重甚至死亡，如HIV引起的获得性免疫缺陷综合征（AIDS），麻疹病毒再发后引起的亚急性硬化性全脑炎（SSPE）。

四、病毒感染的防治

由于病毒性感染缺乏特效药物治疗，因此采用人工免疫进行预防显得十分重要。人工免疫包括人工主动免疫和人工被动免疫。人工主动免疫是通过注射疫苗使机体主动产生免疫。目前使用的疫苗有灭活疫苗、减毒活疫苗、基因工程疫苗、亚单位疫苗、多肽疫苗等；人工被动免疫是通过注射丙种球蛋白或胎盘球蛋白使机体直接获得免疫力，可有效地紧急预防和治疗。

目前理想的抗病毒药物较少，干扰素有广谱抗病毒作用。

第五节　病毒的检验

一、标本的采集与运送

1. 标本的采集　应在发病初期或急性期采集，而且要注意根据不同病症采集不同标本，如鼻咽拭子、痰液、粪便、脑脊液、血液等。带有杂菌的标本应加入高浓度青霉素、庆大霉素，血液标本以肝素钠抗凝。作血清学诊断的标本应取双份血清（发病初期和恢复期），如抗体效价增高4倍以上具有诊断意义。

2. 标本的运送　病毒不耐热，室温易失活，标本应立即送检，若不能及时送检，可置4℃保存数小时，−70℃可较长时间保存。如需远距离传送时，应将标本置于装有冰块的冰壶内尽快送检。组织、粪便标本可置于含抗生素的50%甘油缓冲盐水中低温下保存运送。对于高致病性病毒标本，应加金属套罐，做好标记，由专人送检。

二、病毒的实验室检查

1. 显微镜检查
（1）电子显微镜检查病毒颗粒：可从病毒形态上作出初步的鉴别诊断。

（2）光学显微镜检查病毒包涵体：在普通光学显微镜下，病变组织或脱落细胞的胞质或胞核内的包涵体呈现嗜酸性或嗜碱性染色，大小和数量不等。包涵体检查可作为病毒检查的辅助诊断，不是特异性诊断。

2. 病毒的抗原、抗体和核酸的检测　可用免疫荧光技术、放射免疫技术、酶免疫技术、中和试验和补体结合试验等检测病毒抗原或抗体（IgG 或 IgM）。使用核酸杂交技术、PCR 技术检测病毒特异性核酸可提高诊断敏感性和特异性。

3. 病毒的分离培养　由于病毒必须在活细胞内才能增殖，因此需根据病毒的不同，选择敏感动物、鸡胚或离体活组织细胞来分离培养。

（1）动物接种：是最初的病毒分离培养法。常用的动物有小鼠、家兔、豚鼠等。根据病毒种类不同选择敏感动物和适合的接种部位，接种后一般以动物发病、死亡作为感染的指标。动物死亡后应立即剖检，确定病原体。

（2）鸡胚接种：鸡胚胎是正在发育中的机体，许多病毒能在鸡胚中繁殖，且具备来源充足、组织分化程度低、本身很少携带病毒和细菌、对接种病毒不产生抗体及病毒较易增殖等优点。主要用于流感病毒、腮腺炎病毒、疱疹病毒及痘病毒等的分离培养。一般采用孵化 9~12d 的鸡胚。常用接种途径有尿囊腔、羊膜腔、绒毛尿囊膜、卵黄囊及脑内。根据不同的病毒标本和培养目的选择合适的接种途径。如流感病毒的初次分离接种羊膜腔，传代培养接种尿囊腔。

（3）组织细胞培养：目前组织细胞培养技术是应用最为广泛的病毒培养方法。应用细胞培养技术已分离培养出数百种对人类致病病毒，细胞培养技术在病毒的培养鉴定、病毒学实验研究以及病毒疫苗的生产等方面发挥了重要作用。常用于病毒分离培养的细胞类型有 3 类。①原代细胞：人胚肾细胞（HEK）、猴肾细胞（PUK）、鸡胚成纤维细胞（CEF）、兔肾细胞（RK）；②二倍体细胞：人胚肺细胞（WI-38）、恒河猴胚细胞（HL-8）；③传代细胞：人宫颈癌细胞（Hela）、人喉上皮癌细胞（Hep-2）、人肺癌细胞（A-594）、幼地鼠肾细胞（BHK-21）、非洲绿猴肾细胞（Vero）。

4. 鉴定

（1）对分离培养的病毒可进行形态学鉴定及抗原、核酸的检测。

（2）病毒在细胞中增殖的鉴定指标

1）细胞病变：病毒在细胞内增殖时，可引起特有的细胞病变，称为细胞病变效应（CPE）。常见的 CPE 有细胞变圆、浓缩、聚集、融合、坏死、溶解、从培养瓶壁脱落（在单层细胞表面形成肉眼可见的空斑）或胞内形成包涵体等。

2）红细胞吸附：带有血凝素的病毒（如流感病毒）感染细胞后，细胞膜上可出现血凝素，能与加入的脊椎动物（豚鼠、鸡、猴等）的红细胞结合，此现象称红细胞吸附，常用作含有血凝素的正黏病毒与副黏病毒等的增殖指标。若有相应的抗血清，则能中和细胞膜上的血凝素，阻断吸附，称红细胞吸附抑制试验。据此可利用血凝试验和血凝抑制试验鉴别病毒。

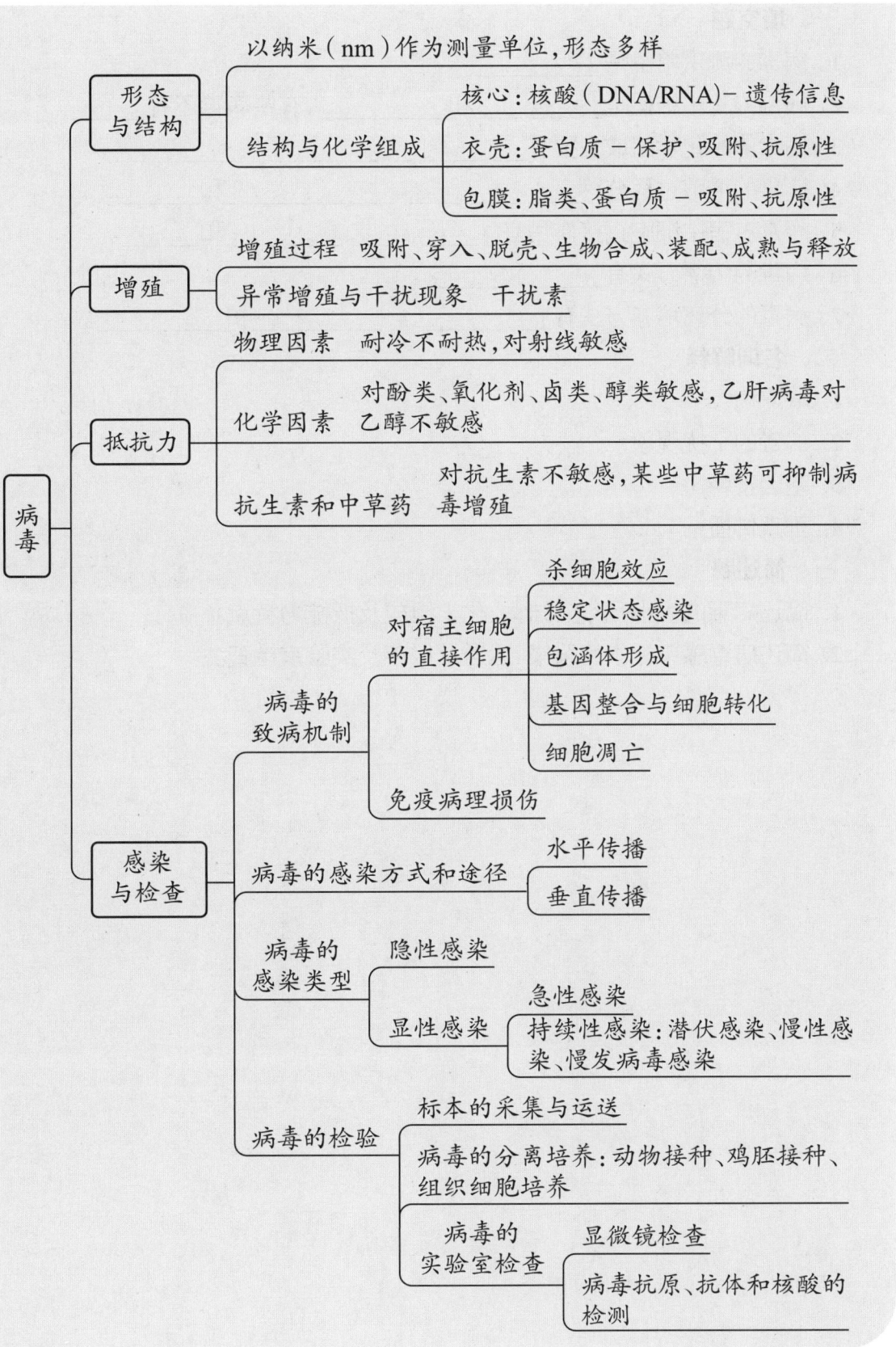

3) 细胞代谢改变:病毒感染细胞后可使细胞培养液的 pH 改变,说明在病毒感染后细胞代谢发生了变化。

(钟芝兰)

病毒

- 形态与结构
  - 以纳米(nm)作为测量单位,形态多样
  - 结构与化学组成
    - 核心:核酸(DNA/RNA)- 遗传信息
    - 衣壳:蛋白质 - 保护、吸附、抗原性
    - 包膜:脂类、蛋白质 - 吸附、抗原性

- 增殖
  - 增殖过程 吸附、穿入、脱壳、生物合成、装配、成熟与释放
  - 异常增殖与干扰现象 干扰素

- 抵抗力
  - 物理因素 耐冷不耐热,对射线敏感
  - 化学因素 对酚类、氧化剂、卤类、醇类敏感,乙肝病毒对乙醇不敏感
  - 抗生素和中草药 对抗生素不敏感,某些中草药可抑制病毒增殖

- 感染与检查
  - 病毒的致病机制
    - 对宿主细胞的直接作用
      - 杀细胞效应
      - 稳定状态感染
      - 包涵体形成
      - 基因整合与细胞转化
      - 细胞凋亡
    - 免疫病理损伤
  - 病毒的感染方式和途径
    - 水平传播
    - 垂直传播
  - 病毒的感染类型
    - 隐性感染
    - 显性感染
      - 急性感染
      - 持续性感染:潜伏感染、慢性感染、慢发病毒感染
  - 病毒的检验
    - 标本的采集与运送
    - 病毒的分离培养:动物接种、鸡胚接种、组织细胞培养
    - 病毒的实验室检查
      - 显微镜检查
      - 病毒抗原、抗体和核酸的检测

？ 思考与练习

一、填空题

1. 病毒的测量单位是_____。

2. 病毒的基本结构是_____和_____,有些病毒还有_____。

3. 病毒体的化学组成主要有_____、_____、_____。

4. 病毒的增殖过程分为_____、_____、_____、_____和_____。

5. 病毒对宿主细胞直接作用有_____、____、____和_____。

6. 病毒的传播方式有_____和_____。

7. 病毒的分离培养方法有_____、_____和_____。

二、名词解释

1. 缺陷病毒

2. 病毒的干扰现象

3. 基因整合

4. 垂直传播

三、简述题

1. 简述病毒的大小、形态、结构、化学组成及抵抗力特点。

2. 简述病毒感染标本的采集、运送及保存及实验室检查法。

第十九章 | 常见病毒检验

19章 数字资源

知识目标：

1. 掌握：流感病毒、冠状病毒、肝炎病毒、人类免疫缺陷病毒的临床意义、生物学特性及微生物学检验；肠道病毒的共同特征。
2. 熟悉：肠道病毒、疱疹病毒的临床意义、生物学特性及微生物学检验。
3. 了解：其他常见病毒的临床意义、生物学特征。

能力目标：

能对乙型肝炎病毒和人类免疫缺陷病毒进行常规检查及结果解释。

素养目标：

1. 具有敬佑生命的情感、爱国主义及甘于奉献的精神。
2. 具有严谨规范的工作态度和生物安全防护意识。
3. 具有保护患者隐私的意识及病毒性传染病防控的责任担当。

第一节 呼吸道病毒

呼吸道病毒是指一大类以呼吸道为侵入门户，引起呼吸道局部或以外的组织器官损害的病毒。呼吸道病毒感染具有传播速度快、传染性强、发病率高、可反复感染、常可造成大流行等特点。急性呼吸道感染中约 90% 以上由病毒引起，常见的呼吸道病毒见表 19-1。

表 19-1 常见的呼吸道病毒

病毒科	病毒种类
正黏病毒	甲、乙、丙型流行性感冒病毒
副黏病毒	副流感病毒、呼吸道合胞病毒、麻疹病毒、腮腺炎病毒

病毒科	病毒种类
披膜病毒	风疹病毒
小 RNA 病毒	鼻病毒
腺病毒	腺病毒
冠状病毒	SARS 冠状病毒、COVID-19 冠状病毒、其他冠状病毒

一、流行性感冒病毒

流行性感冒病毒（简称流感病毒），属正黏病毒科，分甲、乙、丙三型，是流行性感冒的病原体。其中甲型流感病毒最易发生变异，曾数次引起全球性流感大流行。

（一）临床意义

1. 致病性　流感病毒引起流行性感冒。传染源主要是显性或隐性感染的人和动物（禽、猪、马等），传播途径是经飞沫、气溶胶传播。潜伏期一般为 1~4d。

病毒感染呼吸道黏膜上皮细胞，可在细胞内迅速繁殖并扩散和感染邻近细胞，引起广泛的细胞变性脱落，黏膜充血水肿，发病初期 2~3d 鼻咽部分泌物中病毒含量最高，此时传染性最强。病情发展因人而异。①部分患者出现鼻塞、流涕、咳嗽、咽痛等上呼吸道卡他症状；②病毒一般不进入血液，但其毒素样物质可进入血液，引起畏寒、发热、乏力、全身酸痛等全身症状；③重者可发展为肺炎，出现高热不退、剧烈咳嗽、血痰、呼吸急促、发绀等系列肺炎表现；④小儿可发生抽搐和惊厥；⑤老人、婴幼儿、抵抗力较差的患者常继发细菌感染（如流感嗜血杆菌等），使病程延长，症状加重，可导致细菌性肺炎或混合性细菌性病毒性肺炎，甚至死亡。无并发症的患者一般病程不超过 1 周。

2. 免疫性　病后对同型病毒有短暂免疫力，呼吸道黏膜局部 sIgA 对清除病毒、抵抗再感染起主要作用，但只能留存几个月。

3. 防治

（1）一般预防：流感病毒传染性强，传播快，流行期间应尽量避免人群聚集，公共场所要注意空气流通，可用乳酸兑食醋熏蒸进行室内空气消毒。

（2）特异性预防：接种流感疫苗。但由于流感病毒变异性强，故需要选用流行病毒株，及时制备特异性预防疫苗。在流感流行高峰前 1~2 个月接种流感疫苗可有效减少接种者感染流感病毒的机会或减轻流感症状。疫苗经皮下接种可产生大量的 IgG 抗体，但产生局部 sIgA 抗体较少，需多次接种。

（3）治疗：目前尚无特异性的治疗药物，以抗病毒治疗、对症治疗和预防继发性细菌感染为主。盐酸金刚烷胺可抑制甲型流感病毒的穿入与脱壳过程。奥司他韦是一种神经氨酸酶抑制剂，可以选择性抑制甲型流感病毒的 NA 活性。利巴韦林、干扰素具有广谱的抗病毒作用。板蓝根、大青叶等中草药也有一定疗效。

（二）生物学特性

1. 形态与结构　多呈球形，直径 80~120nm。结构分 3 层（图 19-1）。

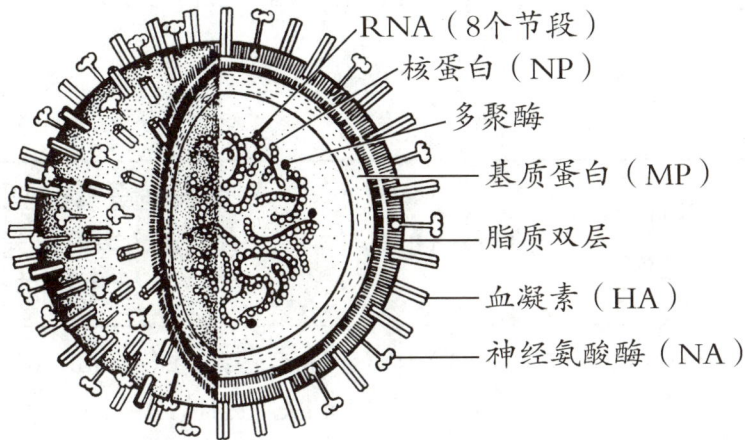

图 19-1　甲型流感病毒结构模式图

RNA（8个节段）
核蛋白（NP）
多聚酶
基质蛋白（MP）
脂质双层
血凝素（HA）
神经氨酸酶（NA）

（1）核心：由 RNA 和 RNA 多聚酶组成，RNA 为单负链分节段 RNA，有 7~8 个节段，每个节段均为独立基因组，可在复制中发生基因重组导致病毒变异。

（2）衣壳：是包绕 RNA 的核蛋白（NP），呈螺旋对称型。核蛋白结构稳定，很少变异，具有型特异性，是分型的依据。

（3）包膜：由内层的基质蛋白（MP）和外层的脂质双层组成，表面镶嵌有两种刺突，即血凝素（HA）和神经氨酸酶（NA）。MP 抗原结构稳定，有型特异性，是分型的依据。HA、NA 抗原结构不稳定，易发生变异，是分亚型的依据。HA 的特性有：①呈柱状，参与病毒吸附细胞；②具有抗原性，可诱生中和抗体，结合病毒后使病毒失去感染性；③可吸附红细胞，引起红细胞凝集，用血凝试验与血凝抑制试验可辅助检测流感病毒。NA 的特性有：①呈蘑菇状，参与病毒释放，主要是通过水解病毒感染细胞表面糖蛋白末端的神经氨酸（病毒受体），促进病毒从细胞膜上解离和扩散；②具有抗原性，可诱生抗体，无中和作用，但可阻止病毒的释放。

2. 培养特性　可用鸡胚和细胞培养。初次分离宜接种鸡胚羊膜腔，传代适应后再接种鸡胚尿囊腔。细胞培养常用人胚肾、猴肾细胞或狗肾细胞，不引起明显细胞病变效应（CPE），但感染细胞膜上可出现血凝素，可用红细胞吸附试验检查病毒感染与增殖情况。雪貂对流感病毒易感。

3. 分型及变异　根据核蛋白（NP）和基质蛋白（MP）的不同将流感病毒分成甲、乙、丙三型。甲型流感病毒的 HA、NA 的抗原结构不稳定，易发生变异，据此将甲型流感病毒又分成不同亚型。目前发现 HA 有 16 种抗原（H1~H16），NA 有 9 种抗原（N1~N9），目前人类感染的甲型流感病毒主要有 H1、H2、H3、H5 及 N1、N2 等组成的亚型。抗原变异幅度的大小直接影响到流感流行的规模。若变异幅度小，属量变，即亚型内变异,称为抗原性漂移,仅引起中、小规模流行;若变异幅度大,属质变,形成新的亚型,称为抗原性转变,由于人群普遍对新的亚型缺乏免疫力,故常引起大规模甚至世界性的大流行(表19-2)。乙型和丙型流感病毒抗原比较稳定,尚无新亚型。乙型流感病毒抗原变异较小,只引起局部、中小型流行,而丙型流感病毒未发现抗原变异,多为散发感染。

表 19-2　甲型流感病毒的抗原性变异与流感大流行

亚型名称	抗原结构	流行年代	代表病毒毒株型别 / 分离地点 / 毒株序号 / 分离年代(亚型)
Hsw1N1	H1N1	1918—1919	猪流感病毒(Swine influenza virus, SIV)相关(H1N1)
亚甲型(A1)	H1N1	1946—1957	A/FM/1/46(H1N1)
亚洲甲型(A2)	H2N2	1957—1968	A/Singapore/1/57(H2N2)
香港甲型(A3)	H3N2	1968—1977	A/HongKong/1/68(H3N2)
新 A1、A3	H3N2,H1N1	1977—	A/USSR/90/77(H1N1)
新甲型	H5N1,H1N1	1997—	A/California/7/2009(H1N1)

4. 抵抗力　抵抗力弱。对热、干燥、紫外线、脂溶剂及常用消毒剂敏感。耐冷,0~4℃能存活数周,-70℃以下可长期保存。

(三)微生物学检验

1. 标本采集与处理　采集发病 3d 内患者的鼻咽拭子、咽漱液,置于 pH7.2 的无菌肉汤振荡后,置 4℃自然沉淀 10min,取上清液 3ml,按每毫升加青霉素 250U 和链霉素 250μg,混匀置 4℃ 2h 即可接种。

2. 直接检查

(1)显微镜检查:用电镜直接检查标本,查找病毒颗粒。

(2)抗原检测:检测流感病毒抗原,常用的方法有血凝及血凝抑制试验、ELISA 和 IFA 等。

(3)核酸检测:可用 RT-PCR 技术检测标本中的核酸,有助于快速诊断。

3. 病毒分离培养与鉴定　取抗生素处理后的标本接种鸡胚羊膜腔,36℃孵育 3~4d 后,收获羊水进行血凝试验、血凝抑制试验进行鉴定和分型。

4. 血清学检查　取患者的急性期(发病 5d 内)和恢复期(病程 2~4 周)双份血清,

进行血凝抑制试验检测 HA 抗体效价,效价升高 4 倍以上即可诊断。补体结合试验可以检测 MP、NP 抗体,这些抗体出现早、消失快,可作为新近感染指标。

二、SARS 冠状病毒

SARS 冠状病毒(SARS-coronavirus,SARS-CoV)属冠状病毒科,是冠状病毒的一个变种。冠状病毒包膜上有刺突,整个病毒像皇冠而得名。SARS 冠状病毒是严重急性呼吸综合征(SARS)的病原体,SARS 是 2002 年底至 2003 年上半年在世界范围内流行的一种急性呼吸道传染病。

(一)临床意义

1. 致病性 SARS 冠状病毒引起 SARS,又称为传染性非典型病原体肺炎。患者是主要传染源,人群普遍易感。蝙蝠可能是其储存宿主。主要传播途径有:①飞沫、气溶胶传播;②接触传播,接触患者的呼吸道分泌物、消化道排泄物或其他体液,或接触被患者分泌液污染的物品,均可导致感染。操作与防护措施不当也可引发实验室人员感染。潜伏期 2~17d,平均 7d。

SARS 起病急,主要症状有发热(首发症状,大多 38.5℃以上)、乏力、头痛、肌肉关节酸痛等全身症状,随后出现干咳、胸闷、呼吸困难等呼吸道症状,部分患者伴有呕吐、腹泻等消化道症状。多数患者能够自愈或被治愈。重症患者可出现呼吸衰竭、休克和多脏器功能衰竭而死亡。已有潜在疾病者(冠心病、糖尿病、哮喘及慢性肺病等),病死率可高达 40%~50%。

2. 免疫性 病后可产生特异性 IgM 和 IgG 抗体,但免疫力短暂,可再感染。

3. 防治 目前尚无特异性的治疗药物和疫苗。传染病法将其列为乙类传染病,但是按照甲类传染病来管理。要做到早发现、早隔离、早治疗。

(1)一般预防:①对 SARS 患者和病毒携带者要及时进行严格的隔离和治疗;②流行期间注意加强自身防护,避免大型集会,保持室内空气流通;③注意手部卫生,要用流水洗手或使用含乙醇成分的免洗手消毒液;④不接触野生动物。

(2)治疗:主要采取抗病毒治疗、对症治疗和支持疗法。

(二)生物学特性

1. 形态与结构 SARS 冠状病毒呈不规则球形,核酸为单正链 RNA。直径 60~220nm,有包膜(图 19-2)。

2. 培养特性 可采用细胞培养(Vero-E6、FRhk-4 细胞)。细胞病变效应(CPE)的特点主要

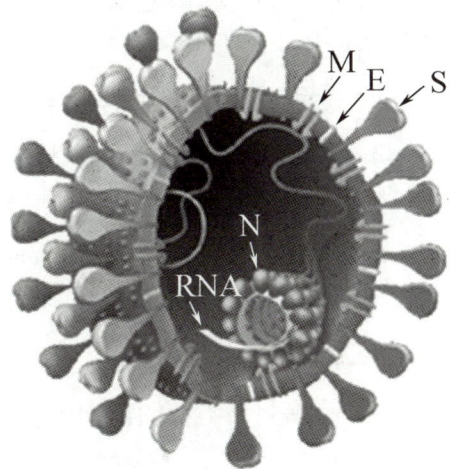

图 19-2　冠状病毒结构模式图

为病变细胞呈局灶性、变圆、折光变强,晚期呈葡萄状改变。

3. 变异性　冠状病毒的 RNA 和 RNA 之间重组率非常高,因此病毒基因易出现变异,导致其抗原性发生变化,致使原有免疫无效。

4. 抵抗力　抵抗力弱。对热、干燥、紫外线、脂溶剂及常用消毒剂敏感。

（三）微生物学检验

1. 标本采集与处理　用常规方法采集鼻咽拭子、咽洗液或粪便等标本,不能及时送检的放入病毒保存液或运输液内,2~8℃保存,长期保存需置于 -70℃冰箱。血清标本在发病初期（发病后 1 周内）和恢复期（发病后 3~4 周）采集。

2. 标本直接检查　检查方法与流感病毒相同。

3. 病毒分离培养与鉴定　SARS 相关样品处理、病毒培养和动物实验需要在生物安全三级（BSL-3）实验室中进行。利用细胞培养（Vero-E6）、器官培养来培养标本中的病毒,对分离的病毒可进行抗原检测和核酸检测进行鉴定。

4. 血清学检查　WHO 推荐 ELISA 或 IFA 检测患者血清中的抗体。

三、COVID-19 冠状病毒

COVID-19 即 2019 冠状病毒病（Corona Virus Disease）,其病原体是一种新型冠状病毒,称为 COVID-19 冠状病毒,亦称 2019 新型冠状病毒（2019-nCoV）,简称新冠病毒。

案例导学

患者,男,43 岁。2020 年 2 月入院就诊,就诊时主诉发热 3d,高达 39℃,全身乏力,干咳无痰。实验室检查:白细胞 $11 \times 10^9/L$。胸部影像学显示多发小斑片阴影及间质改变。现时期正处于全球新冠肺炎流行期,临床初步怀疑患者是新冠病毒感染。

请思考:

1. 该病原体是如何传播和致病的?
2. 需要做哪些微生物学检查进行确诊?
3. 检验过程中应如何做好生物安全防护?
4. 作为一名检验工作者,对于该病的防控应具备怎样的责任担当?

（一）临床意义

1. 致病性　COVID-19 冠状病毒引起新型冠状病毒肺炎。患者与无症状感染者是重要的传染源,人群普遍易感。主要经飞沫、气溶胶、接触等传播。潜伏期一般少于14d。

新冠肺炎起病缓,多数患者症状主要以发热(大多38.5℃以上)、乏力、干咳为主,伴有全身症状(头晕、头痛等)、其他的呼吸道症状(咽痛、流涕、鼻塞等),部分患者伴有呕吐、腹泻等消化道症状。极少一部分患者在一周后会迅速进展为重型肺炎,出现呼吸困难、急性呼吸窘迫综合征、代谢性酸中毒、凝血功能障碍,甚至可能引发多器官功能衰竭而死亡。

2. 防治　目前尚无特异性的治疗药物。

(1)一般预防:与SARS的预防措施相同。

(2)特异性预防:接种新型冠状病毒疫苗是减少该病毒感染和发病、降低重症和病死率的有效手段。

(3)治疗:主要采取抗病毒治疗、对症治疗和支持疗法。

(二)生物学特性

1. 形态与结构　COVID-19冠状病毒颗粒呈圆形或椭圆形,直径约65~140nm,基因组为线性单正链RNA。病毒有包膜,包膜上存在棘突。

2. 培养特性　可用上呼吸道细胞、Vero-E6和Huh-7(人肝癌细胞)培养。

3. 变异性　新冠病毒自然突变率较高,可能导致传播能力增强、对中和抗体敏感度降低、发生免疫逃逸,以及可能增加疾病严重程度与病死率。

4. 抵抗力　抵抗力弱。对热、干燥、紫外线、脂溶剂及常用消毒剂敏感。

(三)微生物学检验

微生物学检查方法与SARS冠状病毒相似,包括标本直接检查(显微镜检查、抗原检测、核酸检测)、病毒的分离培养与鉴定及血清学检查。

四、其他呼吸道病毒

其他呼吸道病毒的形态结构、致病性以及特异性防治见表19-3。

表19-3　其他呼吸道病毒

病毒名称	形态结构	致病性
麻疹病毒	单负链RNA、球形、有包膜	麻疹,早期患儿口颊处有柯氏斑,继而全身皮肤出现红色斑丘疹,少数合并肺炎、脑膜炎。2~17年后再发可致亚急性硬化性全脑炎。麻疹病毒减毒活疫苗预防
风疹病毒	单正链RNA、球形、有包膜	风疹,孕妇妊娠前3个月内感染可引起胎儿畸形、流产或先天性风疹综合征。风疹病毒减毒活疫苗预防

病毒名称	形态结构	致病性
腮腺炎病毒	单负链RNA、球形、有包膜	流行性腮腺炎,可并发睾丸炎、卵巢炎和脑膜炎。腮腺炎病毒减毒活疫苗预防
副流感病毒	单负链RNA、球形、有包膜	普通感冒、婴幼儿支气管炎、肺炎
呼吸道合胞病毒	单负链RNA、球形、有包膜	普通感冒、婴幼儿支气管炎、肺炎
鼻病毒	单正链RNA、二十面体、无包膜	普通感冒、婴幼儿支气管炎、肺炎
腺病毒	双链DNA、二十面体、无包膜	呼吸道感染、胃肠炎、流行性眼结膜炎、急性出血性膀胱炎

第二节　肠道病毒与急性胃肠炎病毒

一、肠道病毒概述

肠道病毒(enterovirus,EV)是一类经消化道传播,能在肠道中复制,引起胃肠道或肠道外组织器官病变(主要)的病毒。

肠道病毒在分类学上归属于小RNA病毒科下的肠道病毒属,小RNA病毒科主要种类及致病性见表19-4。

表19-4　小RNA病毒科的主要种类及致病性

属名	种名	血清型	致病性
肠道病毒属	脊髓灰质炎病毒	3个(Ⅰ~Ⅲ)	脊髓灰质炎、无菌性脑膜炎
	柯萨奇病毒A组(CVA)	23个(A1~A22、A24)	手足口病(CVA16)、疱疹性咽峡炎、急性结膜炎(CA24)、心肌炎、无菌性脑膜炎、皮疹、流行性胸痛、肺炎、腹泻
	柯萨奇病毒B组(CVB)	6个(B1~B6)	心肌炎、无菌性脑膜炎、皮疹、流行性胸痛、肺炎

属名	种名	血清型	致病性
肠道病毒属	埃可病毒（ECHOV）	31个（1~9、11~27、29~33）	心肌炎、无菌性脑膜炎、流行性胸痛、皮疹、腹泻
	新肠道病毒（EV）	4个（68~71）	手足口病（EV71）、急性出血性结膜炎（EV70）、无菌性脑膜炎（EV70、EV71）、儿童毛细支气管炎和肺炎（EV68）
鼻病毒属	人类鼻病毒	115个	普通感冒
肝病毒属	甲型肝炎病毒	1个	甲型肝炎

肠道病毒生物学性状相似，具有以下共同特征：

1. 形态　球形、体积小，直径约20~30nm。

2. 结构　核酸为单正链RNA，衣壳呈20面体立体对称，无包膜。

3. 抵抗力　耐乙醚，耐酸（pH3~5），不易被胃酸或胆汁灭活，在污水和粪便中可存活数月。对热、干燥、紫外线及各种强氧化剂都很敏感，56℃30min可灭活病毒。

4. 培养　用组织细胞培养，常用猴肾、人胚肾和HeP-2和HeLa传代细胞等。柯萨奇病毒需接种新生乳鼠，并根据对新生乳鼠的致病特点可将其分成A、B组。

5. 致病性　主要通过粪-口途径传播，多为隐性感染。在肠道细胞增殖后，可经病毒血症侵犯神经系统及其他组织，临床表现多样化。

二、肠道病毒的种类

（一）脊髓灰质炎病毒

脊髓灰质炎病毒是脊髓灰质炎的病原体，有3个血清型（Ⅰ、Ⅱ、Ⅲ型），主要损害脊髓前角运动神经细胞，引起肢体弛缓性麻痹，多见于儿童，故脊髓灰质炎又称小儿麻痹症。脊髓灰质炎病毒曾导致成千上万儿童瘫痪，是世界卫生组织（WHO）推行计划免疫进行重点防控的传染病之一。1988年WHO提出要在2000年全球消灭脊髓灰质炎病毒野毒株引起的麻痹型病例，这是继天花后被要求消灭的第二个传染病。2000年10月，WHO在日本京都召开会议，作出了脊髓灰质炎病毒野毒株已在包括中国在内的西太平洋地区消灭的结论。尽管全球根除脊髓灰质炎疫情取得了显著成果，但仍有许多障碍和挑战。一方面，野毒株死灰复燃，并导致邻国输入性感染。另一方面，疫苗存在返祖现象，全世界绝大部分地区使用的口服脊髓灰质炎减毒活疫苗可引起疫苗相关型麻痹病例。另外，还需警惕疫苗衍生脊髓灰质炎病毒所致的病例，世界各地都有发生。

1. 临床意义

（1）传播：传染源为患者和隐性感染者，主要经粪-口途径传播，人是唯一天然宿主，人群普遍易感，1~5 岁小儿发病率最高，夏秋季为发病高峰期。

（2）致病与表现：引起脊髓灰质炎，临床疾病过程与表现主要有以下几种：

1）隐性感染：病毒经口侵入人体，在咽部扁桃体、颈深淋巴结和肠道淋巴组织内繁殖形成隐性感染，绝大多数人无症状或症状轻微，如低热、咽红、腹部不适等，神经系统无明显异常。

2）顿挫型感染：免疫低下者（约 5%）病毒增殖后侵入血流，引起病毒血症，患者出现发热、头痛、恶心、呕吐、腹痛、腹泻等症状，病毒可刺激机体产生中和抗体，多在发病后 1~4d 内退热，迅速恢复。不引起神经系统感染，为顿挫型感染。

3）非麻痹性脊髓灰质炎：约 1%~2% 感染者因体内病毒量大、毒性强或机体免疫功能低下，病毒可随血液循环播散至全身淋巴组织和易感的非神经组织处并繁殖，然后再次入血，引起第二次病毒血症，体温再次上升，出现典型的"双峰热"。此时病毒可进入中枢神经系统或脑膜，在脊髓前角运动神经细胞内增殖，导致非麻痹性脊髓灰质炎或无菌性脑膜炎。出现神经系统症状如头痛，颈、背及四肢肌肉痛，感觉过敏。轻症患者 3~4d 体温下降，症状消失而病愈。

4）麻痹性脊髓灰质炎：只有极少数患者（0.1%~2.0%）起病 2~7d 后体温开始下降，发展为麻痹性脊髓灰质炎，出现肢体瘫痪。体温恢复正常后麻痹停止继续发展，病变累及颈部和腰部脊髓，以下肢瘫痪最多见。严重者病变可累及脑桥和延髓，可引起呼吸功能、心脏功能衰竭而死亡。

5）恢复期及后遗症期：急性期过后 1~2 周病肌以远端起逐渐恢复，腱反射也逐渐正常。轻症患儿 1~3 个月恢复功能，重症者常需 6~18 个月或更久才能恢复。1~2 年后仍不恢复可留有后遗症，长期瘫痪的肢体可发生肌肉痉挛、萎缩和变形，下肢受累者出现跛行，甚至不能站立。

（3）免疫性：感染后可获得牢固的型特异性免疫，主要为以中和抗体为主的体液免疫。母体内 IgG 可经胎盘传给胎儿，故婴儿在出生后 6 个月内较少发生脊髓灰质炎。

（4）防治：预防的基本措施是控制传染源、切断传播途径及提高免疫力。

1）一般性预防：隔离患者、消毒排泄物、保护水源及加强饮食卫生。

2）特异性预防：对婴幼儿及儿童接种脊髓质炎疫苗。对与患者有过密切接触的易感者，可以注射丙种球蛋白进行紧急预防，以避免发病或减轻症状。

3）治疗：一般采用常规的抗病毒和对症处理的方法。

2. 生物学特性

（1）形态结构：球形，直径27~30nm，核酸为单正链RNA，衣壳呈20面体立体对称，无包膜。

（2）培养特性：可用猴肾、人胚肾等敏感细胞培养，引起典型细胞病变，如圆缩、脱落等。

（3）抵抗力：抵抗力较强。耐低温、酸、乙醚、乙醇。对热、干燥、紫外线及各种强氧化剂（高锰酸钾、过氧化氢、漂白粉）等敏感。

3. 微生物学检验

（1）标本采集与处理：根据患者发病情况，可采集咽拭子、粪便、血液、脑脊液等标本。

（2）微生物学检验

1）标本直接检查：包括显微镜检查、抗原检测、核酸检测，进行快速诊断。

2）病毒的分离培养与鉴定：粪便标本需预处理，收集处理后的上清液接种于人胚肾或猴肾细胞中，37℃培养7~10d，观察CPE，作出诊断，再用中和试验、抗原检测、核酸检测鉴定其型别。

3）血清学检查：可用中和试验或IFA、ELISA等检测特异性抗体。

（二）柯萨奇病毒与埃可病毒

柯萨奇病毒（Coxsackie virus，CV）是因1948年在美国纽约Coxsackie镇，首次从两名临床症状疑似脊髓灰质炎的患儿粪便中分离出来的一组病毒而得名。埃可病毒（ECHO virus）是1951年在脊髓灰质炎流行期从健康儿童粪便中分离的能使培养细胞发生病变的病毒，因当时对该组引起CPE的病毒与何种疾病相关尚不清楚，故被命名为人类肠道细胞病变孤儿病毒（enteri cytopathogenic human orphan virus，ECHOV），英文缩写拼读为埃可病毒。

柯萨奇病毒对乳鼠有致病性，根据对乳鼠的致病性不同分为A、B两组。CVA有23个血清型，可使乳鼠产生广泛性骨骼肌炎，引起弛缓性麻痹；CVB有6个血清型，可引起乳鼠局灶性肌炎，致痉挛性麻痹。分离CVA以乳鼠为佳，CVB以人胚肾或猴肾细胞培养最好。

埃可病毒有31个血清型，对乳鼠无致病性，在猴肾细胞中增殖良好。

1. 临床意义　柯萨奇病毒与埃可病毒的形态结构、生物学特性及传播途径、免疫性等与脊髓灰质炎病毒相似，但致病特点不同：柯萨奇病毒和埃可病毒主要经粪－口途径传播，也可通过飞沫经呼吸道传播；病毒受体分布于多种组织和细胞，包括中枢神经系统、心、肺、胰、黏膜、皮肤等，因而引起的疾病谱复杂。

病毒感染后多为隐性感染，少数严重感染，主要有以下几种疾病类型：

（1）心肌炎：CVB是病毒性心肌炎常见的病原体，可引起成人和儿童的原发性心肌病，但新生儿患病毒性心肌炎病死率高。多数患者一般先有短暂的发热、感冒症状，或恶心、呕吐、腹泻等症状，继而出现心脏病的相应症状。

（2）手足口病：主要由CVA16、EV71引起，但EV71曾引起过多次大流行，其重症率和病死率均高于CVA16所致的手足口病。手足口病好发于6个月至3岁的儿童，疾病的特点为手、足、口舌黏膜、臀部皮肤的皮疹和水疱疹等，可伴有发热。多流行于夏秋季。

（3）疱疹性咽峡炎：主要由CVA2~6、8、10型引起，以夏秋季多见，患者主要为1~7岁儿童。典型症状是发热、咽痛，在软腭、悬雍垂周围出现水疱性溃疡损伤。

（4）急性结膜炎：主要由CVA24型引起。临床表现为结膜充血和水肿，分泌物增多，结膜下出血等。

（5）无菌性脑膜炎：几乎所有的肠道病毒都与无菌性脑膜炎、脑炎和轻瘫有关，但多由CVB和CVA7、CVA9引起。患者先出现发热，头痛和全身不适，然后出现颈项强直和脑膜刺激症状等。肠道病毒所致的无菌性脑膜炎几乎每年夏秋季均有发生，而埃可病毒3型、11型、18型、19型、EV71型等所致的病毒性脑膜炎曾引起过暴发性流行。

（6）流行性胸痛：通常由柯萨奇B组病毒引起，亦可由埃可病毒引起。突出的症状是突发性发热和单侧胸痛，胸部X射线检查多无异常。

2. 免疫性　柯萨奇病毒和埃可病毒感染人体后，可以刺激机体产生型特异性的保护性抗体，形成针对同型病毒的持久免疫力。

3. 防治　目前尚无有效疫苗用于预防，也没有特效的抗病毒药物。预防的基本措施是控制传染源、切断传播途径，即隔离患者、加强环境及排泄物的消毒处理。治疗一般采用常规的抗病毒和对症处理的方法。

（三）新型肠道病毒

随着肠道病毒型别的增多，又发现了一些与柯萨奇病毒和埃可病毒在性质上重叠的新病毒，国际病毒分类委员会（ICTV）在1976年决定，所有新发现的肠道病毒将不再进行脊髓灰质炎、柯萨奇病毒或埃可病毒的划分，而是统一按发现序号命名。因当时已分类的肠道病毒有67个血清型（有4个已归为其他病毒属），包括脊髓灰质炎病毒3个、CVA 23个、CVB 6个、ECHOV 31个，故新命名的肠道病毒为68、69、70和71等型。其中，除69型外其余3型均与人类疾病有关。68型主要引起儿童毛细支气管炎和肺炎，70型引起急性出血性结膜炎，71型引起无菌性脑膜炎和手足口病。尤其后两型在临床上更令人关注。

1. EV70　是急性出血性结膜炎的病原体。人群对该病毒普遍易感，可经手、毛巾、昆虫或眼科器械等通过直接接触传播，引起急性出血性结膜炎，又称流行性出血性结膜炎（俗称红眼病），临床表现为起病急，迅速出现眼睑水肿，结膜充血、流泪、眼痛等症状，2~3d后可有结膜下出血的典型表现，出血程度从小的出血点到片状出血。自限性感染，预后好，一般无后遗症。少数患者可在发病1~8周内出现神经系统症状，表现类脊髓灰质炎症状,可留后遗症。

目前尚无有效疫苗用于预防,也没有特效的治疗药物。预防的基本措施是控制传染源及切断传播途径,隔离患者,加强环境的消毒处理。干扰素滴眼液有较好的治疗效果。

2. EV71　于 1969 年在美国首次在脑膜炎患儿体内分离到。随后,世界上多个国家都有 EV71 感染导致的手足口病流行。我国于 1981 年首次报道此病,1995 年分离到 EV71,是我国近年来手足口病的主要病原体,已成为我国严重的公共卫生问题之一。

病毒经粪 – 口、呼吸道飞沫和密切接触传播,多为隐性感染,显性感染多为 6 岁以下儿童,引起多种临床综合征,主要为手足口病,预后良好,但可复发。少数可累及延髓和脑神经,引起脑膜炎、脑脊髓炎、心肌炎等,危及生命。

预防的基本措施是控制传染源及切断传播途径,加强环境及排泄物的消毒处理。目前我国已有 EV71 疫苗,可用于 EV71 感染所致手足口病的预防。

三、急性胃肠炎病毒

急性胃肠炎病毒是指经消化道传播、主要引起急性胃肠道感染的病毒。

大多数胃肠炎是由病毒所致。能够引起胃肠炎的病毒分属于 4 个病毒科:①呼肠病毒科的轮状病毒;②杯状病毒科的人类杯状病毒;③腺病毒科的肠道腺病毒;④星状病毒科的星状病毒等。它们所致的急性胃肠炎的临床表现相似,均以腹泻和呕吐症状为主。

轮状病毒(rotavirus,RV)是 1973 年澳大利亚学者 Bishop 等在研究儿童胃肠炎时在十二指肠黏膜上皮细胞中首次发现的,因为这些病毒颗粒外形酷似车轮,因而将其命名为轮状病毒。1983 年我国病毒学专家洪涛等发现了成人腹泻轮状病毒。轮状病毒引起的婴幼儿急性胃肠炎最常见。在因急性胃肠炎住院的儿童中,40%~50% 是由轮状病毒引起。

1. 临床意义

(1)传播:传染源为患者或隐性感染者。主要经粪 – 口途径传播,也可通过飞沫经呼吸道传播。人群普遍易感,主要感染 4 月龄~2 岁婴幼儿,多发生于秋冬季,是小儿秋季腹泻常见的病原体。

(2)致病

1)婴幼儿急性胃肠炎:由 A 组轮状病毒感染,潜伏期 24~48h,起病急骤,患儿先呕吐、发热,随即频繁腹泻至脱水,粪便呈水样便、白色牛奶样便或蛋花汤样酸性便(无黏液、脓血、恶臭)。免疫功能低下者可转变为慢性,粪便中可长期排出病毒,成为传染源。

2）成人急性胃肠炎：由 B 组轮状病毒感染，潜伏期 1~3d，起病急，患者粪便呈黄色水样便（无黏液和脓血），平均每日腹泻 5~10 次，重者可超过 20 次，伴有腹痛、腹胀、恶心、呕吐、脱水、乏力等，病程 3~6d。多为自限性。

（3）免疫性：sIgA 起主要保护作用。由于婴幼儿免疫系统发育不完善，产生 sIgA 含量低，因此病愈后还可发生重复感染。

（4）防治：控制传染源、切断传播途径是预防轮状病毒的主要措施。目前口服轮状病毒减毒活疫苗可以有效预防婴幼儿轮状病毒腹泻。

治疗一般采用常规的抗病毒和支持疗法（补液、纠正电解质紊乱和酸中毒等）。

2. 生物学特性

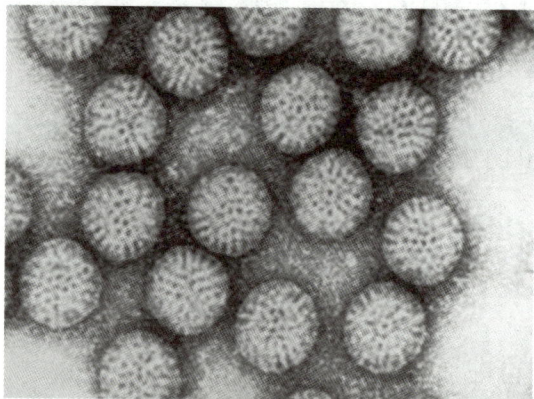

图 19-3　轮状病毒电镜图

（1）形态结构：球形，直径 60~80nm，核酸为双链 RNA，衣壳呈 20 面体立体对称，有双层衣壳，无包膜。内衣壳的壳微粒沿着病毒体边缘呈放射状排列，形同车轮辐条，负染后在电镜下观察，病毒外形酷似"车轮"（图 19-3）。

（2）培养特性：组织培养十分困难，需选用特殊的细胞株培养，如恒河猴胚肾细胞 MAl04 株和非洲绿猴肾传代细胞 CV-1 株。

（3）抵抗力：抵抗力较强。耐低温、耐乙醚、耐酸碱，pH3.5~10 仍具有感染性。对热、干燥、紫外线及各种消毒剂等敏感，95% 乙醇可有效灭活病毒。

3. 微生物学检验

（1）标本采集与处理：采集发病早期的腹泻粪便，密封后冷藏条件下送检。

（2）微生物学检验

1）标本直接检查：包括显微镜检查、抗原检测、核酸检测，进行快速诊断。WHO 已将 ELISA 双抗体夹心法检测抗原列为诊断轮状病毒感染的标准方法。

2）病毒的分离培养与鉴定：粪便标本需用胰蛋白酶预处理，以降解病毒多肽 VP3，该多肽能限制病毒在细胞中的增殖，收集处理后的上清液接种细胞进行分离培养与鉴定。

3）血清学检查：可用 ELISA 等方法检测特异性 IgM、IgG 抗体，咽部分泌物中可检测特异性 sIgA 抗体。

第三节　肝炎病毒

肝炎病毒（hepatitis virus）是一类能引起病毒性肝炎的病原体。目前公认的人类肝炎病毒主要有 5 种，即甲型肝炎病毒（hepatitis A virus，HAV）、乙型肝炎病毒（hepatitis

B virus，HBV）、丙型肝炎病毒（hepatitis C virus，HCV）、丁型肝炎病毒（hepatitis D virus，HDV）、戊型肝炎病毒（hepatitis E virus，HEV），其主要特性见表19-5。

表19-5　五种肝炎病毒的主要特性

特性	病毒				
	HAV	HBV	HCV	HDV	HEV
科	小RNA病毒科	嗜肝DNA病毒科	黄病毒科	未确定	戊肝病毒科
属	嗜肝病毒属	正嗜肝DNA病毒属	丙型肝炎病毒属	δ病毒属	戊肝病毒属
病毒体	27nm	42nm	60nm	35nm	30~32nm
包膜	无	有（HBsAg）	有	有（HBsAg）	无
基因类型	+ssRNA	dsDNA	+ssRNA	-ssRNA	+ssRNA
传播途径	粪-口	血液传播 母婴传播 性传播	血液传播 母婴传播 性传播	血液传播 母婴传播 性传播	粪-口
感染率	高	高	中	低、区域性	区域性
慢性化	从不	常见	常见	常见	从不
致癌性	无	有	有	有	无
疫苗	有	有	无	乙肝疫苗	有
检测指标	抗-HAV	HBsAg、HBsAb、HBeAg、HBeAb、HBcAb	抗-HCV HCV RNA	抗-HDV HDVAg	抗-HEV HEV RNA

一、甲型肝炎病毒

甲型肝炎病毒（HAV）是甲型肝炎的病原体，1973年Feinstone采用免疫电镜技术在肝炎急性期患者粪便中发现该病毒。HAV属小RNA病毒科。1979年成功地利用传代恒河猴肾细胞培养分离出该病毒，从而为HAV疫苗的研制奠定了基础。

（一）临床意义

1. 传播　HAV的传染源多为患者和隐性感染者，主要经粪-口途径传播。HAV随患者粪便排出体外,通过污染水源、食物、食具等传播而造成散发性流行或大流行。HAV可在污染的废水、海水及食品中存活数月或更久。1988年上海曾发生因生食HAV污染的毛蚶而暴发甲型肝炎流行,患者多达30余万,危害十分严重。

2. 致病性　HAV经口侵入人体,在口咽部或唾液腺中增殖,然后在肠黏膜与局部淋巴结中大量增殖,并侵入血流形成短暂的病毒血症,最终侵犯靶器官肝脏。在肝细胞增殖后随胆汁进入肠道并通过粪便排出体外。HAV感染多为隐性感染,少数为急性感染,一般不发展为慢性或携带者。患者表现为发热、肝大、疼痛、血清中丙氨酸转移酶(ALT)升高等肝脏炎症的典型临床特征,还可出现皮肤及巩膜黄染、尿色深黄和黏土样粪便等。甲型肝炎为自限性疾病,一般情况下,病程持续约3~4周,预后良好。

3. 免疫性　HAV感染后,机体可产生抗-HAV的IgM和IgG抗体,并可维持多年,对病毒的再感染有免疫力。

4. 防治

(1)一般性预防:加强卫生宣教工作,加强饮食业卫生管理,加强水源和粪便管理,严格消毒处理患者的排泄物、食具、物品和床单衣物等。

(2)特异性预防:接种HAV减毒活疫苗和灭活疫苗。注射丙种球蛋白可对甲肝进行紧急预防。

(3)治疗:甲型肝炎为自限性疾病,一般不需抗病毒治疗,临床上以对症治疗(保肝、降酶、退黄)及支持疗法(营养支持)为主。

(二)生物学特性

1. 形态结构　呈球形,直径约为27nm,核酸为线性单正链RNA,衣壳呈20面体立体对称,无包膜。仅有一个血清型。

2. 培养特性　HAV的易感动物有黑猩猩、狨猴、猕猴。经口或静脉注射可使上述动物发生肝炎。HAV可在原代狨猴肝细胞、传代恒河猴胚肾细胞、非洲绿猴肾细胞、人胚肺二倍体细胞等细胞中增殖,但病毒增殖非常缓慢,不引起细胞病变。因此,自标本中分离HAV常需数周甚至数月,并很难获得大量病毒。

3. 抵抗力　抵抗力较强,耐热(60℃ 1h不被灭活)、耐酸碱(pH2~10)、耐乙醚。对热、干燥、紫外线、常用消毒剂敏感。100℃ 5min可使之灭活。在淡水、海水、泥沙和毛蚶等水生贝类中可存活数天至数月。

(三)微生物学检验

HAV虽可在培养细胞中增殖,但生长缓慢,也不引起明显的细胞病变,难以判定病毒是否增殖,故实验室诊断一般不依靠培养分离病毒。目前HAV微生物学检验以测定病毒抗原或抗体为主。

1. 标本采集　采用血清或血浆标本,在4℃可保存数周。

2. 抗原检测　多用ELISA双抗体夹心法。

3. 抗体检测

（1）检测抗 –HAVIgM：抗 –HAVIgM 是 HAV 新近感染的重要指标。

（2）检测抗 –HAVIgG：若要了解既往感染、进行流行病学调查或分析人群的免疫力，则需检测抗 –HAVIgG。

4. 核酸检测　可用核酸杂交或 PCR 技术检测 HAV RNA。

二、乙型肝炎病毒

乙型肝炎病毒（HBV）是乙型肝炎的病原体。HBV 呈全球性流行，我国属于乙型肝炎高流行国家，人群 HBV 携带率约 10%，是导致肝硬化和肝癌的重要原因。

案例导学

患者，男，48 岁。因乏力，畏寒、发热、食欲减退、腹胀入院。查体：体温 39.3℃，全身皮肤和巩膜明显黄染，肝区深压痛阳性，未触及肝脾肿大，移动性浊音阳性。实验室检查：抗 –HAV（－），HBsAg（＋），抗 –HCV（－），抗 –HDV（－），抗 –HEV（－），HCV RNA（－），HDVAg（－）。

请思考：

1. 该患者感染了哪种病原体？该病原体是如何致病的？其特征有哪些？

2. 为明确诊断，需要哪些检验项目？检验中应如何做好生物安全防护？

3. 为防止该病原体感染，应具备怎样的健康生活理念及防控的责任担当？

（一）临床意义

1. 传播　HBV 传染源主要是患者或无症状携带者。HBV 携带者因无症状，不易被察觉，其作为传染源的危害性比患者更大。HBV 感染者的唾液、血液、精液及阴道分泌物等体液中均含有病毒，其传播途径主要有：

（1）血液传播：人对 HBV 非常易感，极少量污染血液进入人体即可导致感染。输血、注射、手术、拔牙、针刺、共用剃刀或牙刷均可传播。

（2）母婴传播：包括子宫内感染、围产期感染和产后密切接触（哺乳）三种，其中主要是围产期感染。

（3）性接触传播：同性恋及不安全性行为者是 HBV 感染的高危人群。

2. 致病　乙型肝炎的临床表现呈多样性，可由无症状携带至急性肝炎、慢性肝炎、重症肝炎等。细胞免疫应答的强弱与疾病的轻重及转归有密切关系。①急性肝炎：当病毒感染波及的肝细胞数量不多、免疫应答处于正常范围时，特异的 CTL 可摧毁病毒感染的细胞，释放至细胞外的 HBV 则可被抗体中和而清除，临床表现为急性肝炎，并可较快恢复痊愈；②重症感染：若受染的肝细胞数量多，机体的细胞免疫应答超过正常范围，引起大量细胞坏死、肝功能衰竭时，可表现为重症肝炎；③慢性感染：当机体免疫功能低下，病毒在感染细胞内复制，受到 CTL 的部分杀伤作用，病毒仍可不断释放，又无有效的抗体中和病毒时，病毒则持续存在并再感染其他肝细胞，造成慢性肝炎；④肝硬化、肝癌：慢性肝炎造成的肝病变又可促进成纤维细胞增生，引起肝硬化，甚至导致原发性肝癌。

3. 防治

（1）一般性预防：①严格筛选献血员，以降低输血后乙型肝炎的发生率；②患者的血液、分泌物和排泄物及用过的食具、药杯、衣物、注射器和针头等均须严格消毒；③注意个人卫生，避免共用牙刷、剃刀、指甲钳和其他可能污染血液的个人用品等。

（2）特异性预防

1）接种乙肝疫苗，是预防 HBV 感染最有效的方法，我国已纳入计划免疫。全程免疫接种 3 次，按 0、1、6 个月方案接种，可获得良好的免疫保护作用。

2）注射含高效价抗 –HBs 的免疫球蛋白（HBIG）可用于紧急预防。HBsAg 阳性母亲的新生儿，应在出生 24h 内注射 HBIG 1ml，然后再全程接种 HBV 疫苗，可有效预防新生儿感染。

（3）治疗：目前无特效药。临床上以抗病毒治疗为主，辅以对症治疗和支持治疗。常用的抗病毒药物有干扰素和核苷类似物（拉米夫定、恩替卡韦等），可干扰病毒的复制，延缓疾病进展，但不能清除病毒。

（二）生物学特性

1. 形态结构　电镜观察 HBV 感染者的血清，可见 3 种形态的病毒颗粒，即大球形颗粒、小球形颗粒和管形颗粒（图 19-4）。

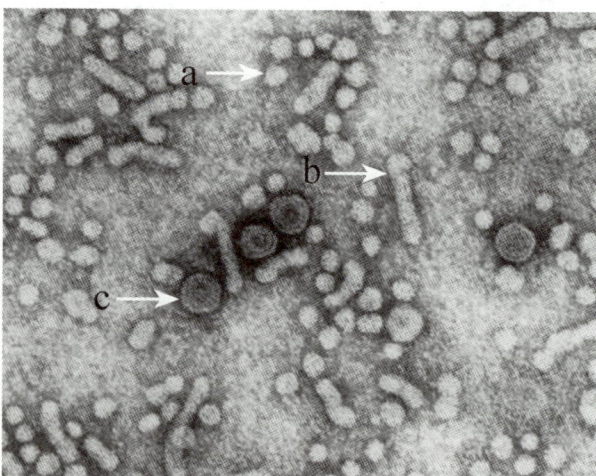

图 19-4　HBV 感染者血清电镜照片
（×400 000）

a. 小球形颗粒；b. 管形颗粒；c. 大球形颗粒。

（1）大球形颗粒：Dane 首先在乙肝病毒感染者的血清中发现该颗粒，故又称为 Dane 颗粒，是完整的有感染性的 HBV 颗粒，呈球形，直径为 42nm，具有双层衣壳。其外衣壳相当于病毒的包膜，由脂质双层与包膜蛋白组成。包膜蛋白包括小蛋白（S 蛋白）、中蛋白（M 蛋白）和大蛋白（L 蛋白）。S 蛋白为 HBV 表面抗原（hepatitis B surface antigen, HBsAg）。内衣壳相当于病毒的衣壳，呈 20 面体立体对称，直径为 27nm，内衣壳蛋白为 HBV 核心抗原（hepatitis B core antigen, HBcAg）。核心有病毒的未完全闭合的双链 DNA 和 DNA 聚合酶（图 19-5）。

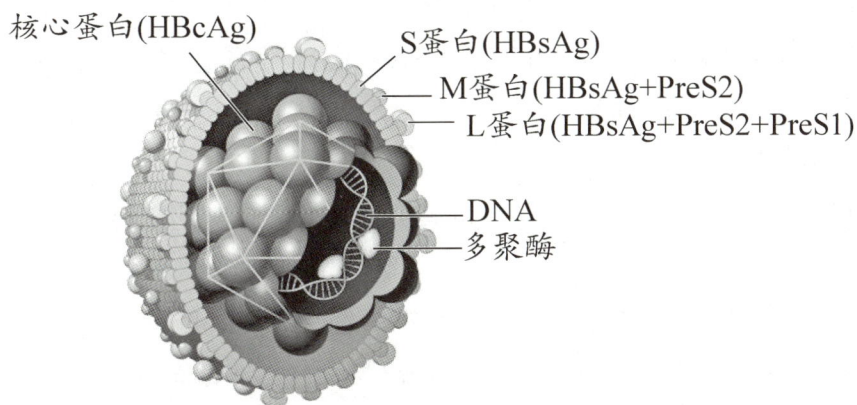

图 19-5 乙型肝炎病毒结构示意图

（2）小球形颗粒：为一种中空颗粒，直径为 22nm。是 HBV 在肝细胞复制时产生过剩的病毒衣壳装配而成，成分主要为 HBsAg，不含病毒 DNA 及 DNA 聚合酶，因此无感染性。

（3）管形颗粒：是由小球形颗粒"串联而成"，成分与小球形颗粒相同，直径 22nm，长 100~500nm，内无核酸，故亦无感染性。

2. 抗原组成

（1）HBsAg：是 HBV 感染后血清中第一个出现的标志物，是诊断 HBV 感染的重要指标之一，也是筛选献血员的必检指标。HBsAg 具有免疫原性，可诱导机体产生特异性中和抗体，即抗 -HBs（HBsAb），该抗体出现表示病情好转，是趋向痊愈的预兆或既往感染过。HBsAg 也是 HBV 疫苗的最主要成分，抗 -HBs 出现是免疫成功的标志，为保护性抗体。

（2）HBcAg：为内衣壳成分，其外被 HBsAg 所覆盖，不易在血液循环中检出。HBV 在肝细胞复制时，HBcAg 可形成于受染的肝细胞核内，也可存在于细胞质或细胞膜上。HBcAg 免疫原性强，能刺激机体产生强而持久的抗体，即抗 -HBc（HBcAb）。抗 -HBcIgM 产生早，提示体内 HBV 复制活跃；抗 -HBcIgG 可在血中持续存在数年，高滴度抗 -HBcIgG 表示急性感染，低滴度抗 -HBcIgG 表示既往感染或慢性乙肝。抗 -HBc 为非中和抗体，不能中和乙肝病毒。

（3）HBeAg：HBeAg 为可溶性蛋白质，HBV 在肝细胞复制时，可形成于受染的肝细胞并分泌进入血液中，故 HBeAg 为 HBV 复制活跃、具有强传染性的一个指标。HBeAg 可刺激机体产生抗体，即抗 -HBe（HBeAb），抗 -HBe 的出现提示 HBeAg 消失，表示病毒复制减慢，趋向恢复，但要注意突变株。抗 -HBe 为非中和抗体。

3. 培养特性　HBV 具有严格的种属特异性，宿主范围狭窄，自然状态下仅感染人和少数灵长类动物。黑猩猩是对 HBV 最敏感的动物，故常用来进行 HBV 的致病机制研究和疫苗效价及安全性评价。HBV 体外细胞培养非常困难，目前采用的细胞是人原代肝细胞或 HBV DNA 转染的肝癌细胞系。

4. 抵抗力　HBV 对外界环境的抵抗力较强,对热、干燥、紫外线、一般消毒剂均有耐受性,耐乙醇和乙醚。100℃ 10min 可灭活 HBV,0.5% 过氧乙酸、5% 次氯酸钠、2% 戊二醛、环氧乙烷常用于 HBV 的消毒。

（三）微生物学检验

HBV 感染的实验室诊断方法主要是血清标志物检测,包括抗原、抗体检测和病毒核酸检测等。

1. 标本采集　采用血清或血浆标本。标本应在采集后 6h 内处理,24h 内完成检测。HBV 具有高度感染性,在标本采集、运送及检查时务必做好安全防护。

2. 抗原、抗体检测　目前主要用免疫学方法检测 HBV 抗原和抗体,包括 HBsAg、抗 -HBs、HBeAg、抗 -HBe 及抗 -HBc(俗称"乙肝五项"或"两对半")。HBcAg 一般不易在血液循环中检出,不做常规检查。检查方法常用 ELISA、胶体金法、化学发光法(CLA)等。

3. 核酸检测　以 PCR 法检测病毒核酸(DNA)。

4. 抗原、抗体检测结果分析　HBV 抗原、抗体的血清学标志物与疾病的关系较为复杂,临床诊断时须进行综合分析(表 19-6)。

表 19-6　HBV 抗原、抗体检测结果的临床分析

HBsAg	抗 -HBs	HBeAg	抗 -HBe	抗 -HBc	结果分析
−	−	−	−	−	未感染,无免疫力
−	+	−	−	−	既往感染或接种过疫苗
+	−	−	−	−	HBV 感染者或无症状携带者,有传染性
+	−	+	−	+	急、慢性乙肝("大三阳"),传染性强
+	−	−	+	+	急性感染趋向恢复或慢性乙肝缓解中("小三阳"),复制减慢,有传染性
−	+	−	+	+	既往感染
−	−	−	−	+	既往感染

三、丙型肝炎病毒

丙型肝炎病毒(HCV)是丙型肝炎的病原体,呈全球性流行。

（一）临床意义

1. 传播与致病　HCV 的传染源为患者及携带者。传播途径与 HBV 相似,但主要是血液和血制品传播。HCV 引起丙型肝炎,可表现为急性肝炎、慢性肝炎或无症状携带者。

丙型肝炎重要特征是易于慢性化,急性期后 90% 易于发展成慢性肝炎,部分患者可进一步发展为肝硬化或肝癌。

2. 免疫性　HCV 感染患者体内出现 IgM 和 IgG 抗体,但由于 HCV 基因组易变异而导致抗原性改变,故抗体保护作用不强。

3. 防治　目前无有效的疫苗。切断传播途径尤其是控制血源性传播(严格筛选献血员、加强血制品的管理)仍是目前最主要的预防措施。

(二)生物学特性

1. 形态结构　HCV 呈球形,直径为 30~60nm,有包膜,核酸为单正链 RNA。

2. 培养特性　黑猩猩对 HCV 敏感,病毒可在其体内连续传代,是常用的动物模型。HCV 体外细胞培养比较困难,目前采用的是 HCV RNA 转染的肝癌细胞系。

3. 抵抗力　较低,对热、紫外线、一般消毒剂及脂溶剂敏感,加热 100℃ 5min 或 60℃ 1h 可将其灭活。

(三)微生物学检验

HBV 感染的实验室诊断方法主要是血清标志物检测,包括抗体检测和病毒核酸检测等。

1. 标本采集　采用血清或血浆。标本采集、运送及检查时务必做好安全防护。

2. 抗体检测　用 ELISA 法检测抗 −HCV,抗 −HCV IgG 或 IgM 阳性者表示已被 HCV 感染。

3. 核酸检测　常用 RT−PCR 法病毒核酸(RNA),为早期诊断的有效指标。

四、其他肝炎病毒

丁型肝炎病毒(HDV)、戊型肝炎病毒(HEV)主要特性见表 19−5。

第四节　逆转录病毒

逆转录病毒归类于逆转录病毒科,是一大类含有逆转录酶的 RNA 病毒,可将病毒基因组 RNA 逆转录为 DNA。

逆转录病毒的主要特性:①病毒呈球形,直径 80~120nm,有包膜,表面有刺突;②病毒基因组由两条相同的单正链 RNA 组成,核心内含有逆转录酶;③病毒复制需经逆转录过程,RNA 先经逆转录为双链 DNA,然后整合到宿主细胞染色体 DNA 中,构成前病毒;④易感宿主细胞受体决定病毒的细胞或组织嗜性;⑤成熟的病毒体以出芽方式释放。

对人致病的逆转录病毒主要有 δ 逆转录病毒属的人类嗜 T 细胞病毒(HTLV)和慢病毒属的人类免疫缺陷病毒(HIV)。

一、人类免疫缺陷病毒

人类免疫缺陷病毒的发现

1981年美国加州大学洛杉矶分校Michael S. Gottlieb最初描述了5例"卡氏肺囊虫肺炎"患者,均为青年同性恋者。同年,纽约大学医学中心Alvin E. Friedman-Kien发表的《男同性恋者中的卡波西肉瘤和卡氏肺囊虫肺炎》论文引起医学界的关注。报告中的患者均出现了严重的免疫缺陷,导致了感染及肿瘤的发生。研究证明该类免疫缺陷可通过血液制品以及性传播而获得,美国疾病控制与预防中心将其命名为获得性免疫缺陷综合征(acquired immune deficiency syndrome, AIDS),俗称艾滋病。1983年法国病毒学家Luc Montagenier与Francoise Barre-Sinoussi等分离到病毒,命名为人类免疫缺陷病毒(HIV),俗称艾滋病毒,两位科学家因此获得诺贝尔奖。

人类免疫缺陷病毒(human immunodeficiency virus, HIV)是获得性免疫缺陷综合征(acquired immunodeficiency syndrome, AIDS, 艾滋病)的病原体,分为HIV-I型和HIV-II型。HIV-I在全球流行,HIV-II主要在西部非洲和西欧局部流行。自分离出HIV-I以来,AIDS迅速蔓延,全球已有数千万人感染HIV。

(一)临床意义

1. 传播　HIV的传染源是患者和无症状携带者,其传播途径主要有性传播、血液传播和母婴传播。

2. 致病机制　HIV的受体是CD4分子,当HIV侵入人体后,病毒选择性侵犯$CD4^+$细胞($CD4^+T$细胞、单核/巨噬细胞等),并在其中大量繁殖,引起细胞变性、坏死,导致以$CD4^+T$细胞缺陷为主的严重免疫缺陷,并继发免疫缺陷综合征。

3. 临床分期　HIV的潜伏期长,自感染到发病可长达10年之久。临床上将HIV感染病程主要分为四个阶段:急性感染期、无症状潜伏期、艾滋病(AIDS)相关综合征期和典型艾滋病(AIDS)期。

(1)急性感染期:HIV感染人体后开始在$CD4^+T$细胞内大量复制,引起病毒血症。患者出现类似流感的非特异性表现,如发热、咽炎、乏力、淋巴结肿大、皮疹等,也可不表现任何临床症状。在感染的急性期,可从感染者血液中检测到HIV抗原P24,此时患者体内尚未产生HIV抗体,处于"窗口期"。

HIV感染4~8周后,可检测到HIV抗体。出现抗体的平均时间为45d。

（2）无症状潜伏期：急性期之后进入无症状的潜伏期。此期持续时间可长达10年，时间长短与感染病毒的数量、感染途径、机体免疫状况的个体差异、营养及生活习惯等有关。HIV在此期继续不断低水平复制，血清中HIV抗体阳性，具有传染性。

（3）艾滋病（AIDS）相关综合征期：随着HIV不断复制，免疫功能进行性损伤。其症状可有持续发热、盗汗、体重下降、间歇性腹泻等前期症状，酷似结核病。随后出现全身淋巴结肿大、口腔及阴道黏膜炎症、出现痒疹、疱疹和软疣等。实验室检查CD4+T细胞计数低于400个/μl、CD4+T/CD8+T<1（正常范围为1.8~2.2）、HIV抗体阳性。

（4）典型艾滋病（AIDS）期：一般在感染后7~8年发展为艾滋病。此期实验室检查血浆病毒载量明显升高、CD4+T细胞计数低于200个/μl，引起严重的免疫缺陷，导致各种机会感染和恶性肿瘤，并出现中枢神经系统等多系统损害，多在2年内死亡。

机会感染多是由对正常机体无致病作用的细菌、真菌、病毒、寄生虫引起，常见的机会感染有四种。①细菌感染：主要有结核分枝杆菌、李斯特菌、某些沙门菌和链球菌引起的疾病；②真菌感染：主要有白念珠菌引起的白念珠菌病（如鹅口疮等）、卡氏肺孢子菌引起的肺孢子菌肺炎（最常见）、新型隐球菌病（肺炎、脑膜炎等）、组织胞质菌病等；③病毒感染：常见的有巨细胞病毒、单纯疱疹病毒和水痘－带状疱疹病毒等引起的病毒性疾病；④原虫感染：主要有隐孢子虫腹泻、弓形体病等。

常见AIDS相关恶性肿瘤包括：①疱疹病毒8型（HHV-8）引起的卡波西肉瘤；②多克隆B细胞恶变产生的恶性淋巴瘤；③EB病毒所致的Burkitt淋巴瘤；④HPV所致的生殖道恶性肿瘤等。许多AIDS患者还会出现神经系统疾患，如AIDS痴呆综合征等。

4. 免疫性　HIV感染使机体产生体液免疫（抗体）和细胞免疫（CD8+T细胞、NK细胞）。抗体主要降低血清中的病毒数量，但不能清除细胞内病毒。CD8+T细胞、NK细胞的杀伤作用对HIV感染细胞的杀伤十分重要，但也不能彻底清除潜伏状态的病毒。

5. 防治　尚无有效的HIV疫苗。

目前主要采用以切断传播途径为主的预防措施。防控措施主要包括：①普遍开展预防AIDS的宣传教育是首要的措施；②建立HIV感染的监测网，及时掌握疫情；③对献血、献器官、献精液者必须作HIV抗体检测，并辅助以抗原检测及核酸检测；④HIV抗体阳性妇女，应避免妊娠或母乳喂养。

目前治疗HIV感染使用多种抗HIV药物的联合方案，称为高效抗逆转录病毒治疗（俗称鸡尾酒疗法）。鸡尾酒疗法中常联合使用2种核苷类药（逆转录酶抑制剂）+1种非核苷类药（逆转录酶抑制剂）或蛋白酶抑制剂。高效抗逆转录病毒治疗可阻断病毒的复制，控制病情，延长患者寿命，同时降低传染他人的风险。

（二）生物学特性

1. 形态结构 病毒呈球形，直径 100~120nm，由核心和包膜两部分组成。核心为 20 面体对称的衣壳（衣壳蛋白 P24），呈圆锥状，内含两条相同的单正链 RNA、核衣壳蛋白（P7）、逆转录酶、整合酶、蛋白酶和 RNA 酶 H。脂质双层包膜嵌有 gp120 和 gp41 两种特异的糖蛋白。gp120 为刺突，是 HIV 与宿主细胞表面 CD4 分子结合的部位；gp41 为跨膜蛋白，介导病毒包膜与宿主细胞膜的融合。包膜与核心之间有基质蛋白（P17）（图 19-6）。

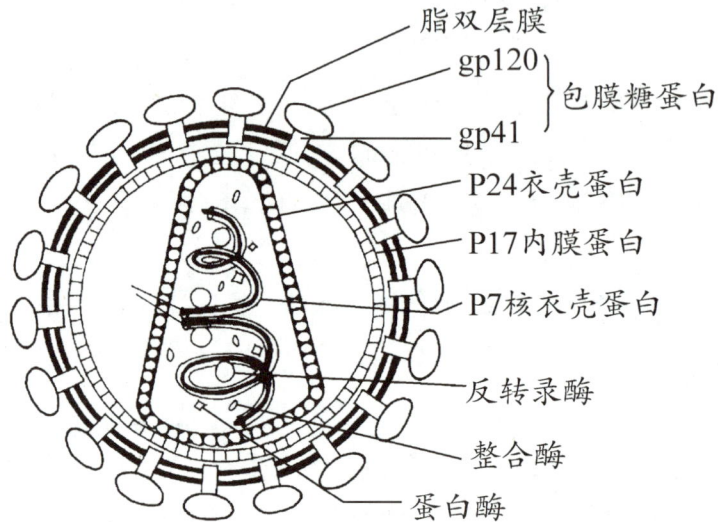

图 19-6 HIV 的结构模式图

2. 培养特性 在体外，HIV 仅感染表达 CD4 分子的细胞（CD4$^+$T 细胞、单核/巨噬细胞），实验室常用新分离的正常人 T 细胞培养病毒，出现 CPE（最明显的是多核巨细胞）。恒河猴及黑猩猩可作为 HIV 感染的动物模型，但其感染过程和产生的症状与人类不同。

3. 抵抗力 抵抗力较弱，对热及常用消毒剂敏感，56℃ 30min、70% 乙醇、50% 乙醚、0.3%H_2O_2、0.2% 次氯酸钠、0.1% 漂白粉等室温处理 10~30min 均可灭活病毒。冻干血制品加热 68℃ 72h 可彻底灭活病毒。目前 WHO 推荐的逆转录病毒的灭活方法是 100℃ 20min。对紫外线、γ 射线不敏感，因此不能用射线灭活 HIV。

（三）微生物学检验

HIV 感染的实验室检测主要包括 HIV 抗体检测（P24 抗体、gp120 和 gp41 抗体）、抗原检测（P24）、HIV 病毒载量检测（体内游离病毒 RNA 含量）、CD4$^+$T 细胞计数等，各项检测应依据《全国艾滋病检测技术规范》的要求进行。

1. 标本采集与处理 采集患者的血液、体液等，应在 12h 内送至筛检实验室，若不能立即检测应将标本冷藏（1 周内）或置于 −20℃ 甚至更低温度保存。

2. HIV 抗原检测 P24 检测可用于"窗口期"及 HIV-I 抗体阳性的母亲所生婴儿早期的辅助鉴别诊断。常用 ELISA 双抗体夹心法、间接免疫荧光法检测。

3. HIV 抗体检测 HIV 抗体检测分为筛查试验和确认试验。筛查试验阳性，须做确认试验。筛查试验阴性,一般不需做确认试验。常用 ELISA 法、IFA、明胶颗粒凝集试验、胶体金法检测血清和体液中的抗体,阳性者须再用免疫印迹试验检测 P24 抗体、gp120 和 gp41 抗体进行确认,若同时检出两种或两种以上的抗体,可确认感染 HIV。

4. HIV 核酸检测　HIV 核酸检测包括定性检测和定量检测,可用于 HIV 感染的辅助诊断、病程监控、指导治疗方案及疗效判定、预测疾病进展等。临床常用于测定感染者体内游离病毒的 RNA 含量即病毒载量。以血浆、体液或组织作为检测样品,采用原位杂交、RT-PCR、核酸序列扩增等方法测定 RNA 含量。由于每一种检测方法都存在最低检测限,因此病毒核酸检测阴性,只可报告本次试验结果阴性,不能排除 HIV 感染;病毒核酸检测阳性,可作为诊断 HIV 感染的辅助诊断指标,不能单独用于 HIV 感染的诊断。

5. CD4$^+$T 细胞计数　CD4$^+$T 细胞作为 HIV 感染的靶细胞对免疫系统的影响极其重要。CD4$^+$T 细胞的绝对值检测在判定 HIV 感染状态、监测疾病进程、评估预后、制定抗病毒治疗方案、评估治疗效果等方面具有重要作用。目前主要是应用流式细胞仪检测,可以得出 CD4$^+$T 细胞的数量及占淋巴细胞的百分比。

知识拓展

艾滋病自我检测

艾滋病自我检测是指自己采集样本、检测、判定结果的过程。目前在我国获得国家药监部门批准的只有尿液自检试剂。自我检测时,要严格按照试剂说明书操作。特别是有以下情形的人群都可以进行自我检测:①有过危险性行为;②共用针具或者注射器;③使用非法的静脉注射药物;④在非正规医疗机构拔牙、文身等。尿液试纸的窗口期在高危接触后 3 周到 3 个月,一般建议在高危接触后 4 周、6 周以及 3 个月后进行检测,如果检测结果均为阴性,那么基本可排除艾滋病病毒感染。自检阳性者提示可能感染 HIV,但不能确定,需要尽快到正规医疗卫生机构进行确证试验。每一个人都应该敬佑生命,在生活中应树立正确的人生观和健康的生活理念。检验工作者应具备科学严谨的检验态度、及时准确地为临床医师提供检验结果,并在艾滋病防控上担负起监测、防治知识宣传、维护公众健康的职责担当。

二、人类嗜 T 细胞病毒

人类嗜 T 细胞病毒(human T-cell lymphotropic virus, HTLV),是 20 世纪 70 年代后期发现的第一个人类逆转录病毒,分为 Ⅰ 型(HTLV-Ⅱ)和 Ⅱ 型(HTLV-Ⅱ),分别引起成人 T 淋巴细胞白血病和毛细胞白血病。

HTLV-Ⅰ传播类似HIV，进入机体后与易感细胞的CD4分子结合引起感染，HTLV-Ⅰ感染通常是无症状的，仅约5%成人受染者发展为成人T淋巴细胞白血病。受染细胞可能发生转化而恶变，主要表现为白细胞数异常升高、淋巴结肿大、肝脾肿大，皮肤损伤等。

第五节　其他病毒

一、疱疹病毒

疱疹病毒（Herpes virus）归为疱疹病毒科，目前已鉴定有100余种。其中与人感染相关的疱疹病毒称为人类疱疹病毒（human herpes virus，HHV），已发现8种，HHV1~8型，分别又称单纯疱疹病毒Ⅰ型、单纯疱疹病毒Ⅱ型、水痘-带状疱疹病毒、EB病毒、巨细胞病毒、人类疱疹病毒6型、人类疱疹病毒7型和人类疱疹病毒8型。

疱疹病毒的共同特征是：①病毒体呈球形，直径约为120~200nm。核酸为双链线性DNA，衣壳呈20面体立体对称，有包膜，包膜表面有刺突；②除EB病毒外，HHV均能在人二倍体细胞内增殖，引起明显细胞病变，核内形成嗜酸性包涵体。病毒可以使受染细胞融合，形成多核巨细胞；③病毒感染后，引起多种类型感染，包括急性感染、潜伏感染、整合感染、先天性感染或细胞永生化（EB病毒）等。

（一）单纯疱疹病毒

单纯疱疹病毒（herpes simplex virus，HSV）是一种嗜神经的双链DNA病毒，是最早发现的HHV。人类是唯一宿主。HSV有两个血清型：HSV-1和HSV-2。

1. 临床意义

（1）传播：HSV感染非常普遍。患者和病毒携带者为传染源。HSV-1主要通过唾液经密切接触传播，如亲吻和共用餐具等。HSV-2主要经性接触或间接接触传播。

（2）感染类型

1）原发感染：多为隐性感染。

HSV-1：主要发生于5岁以内，以腰部以上部位感染为主，可引起龈口炎、唇疱疹、疱疹性角膜结膜炎及脑炎（见于免疫缺损患者）。口咽部感染常见。唇疱疹表现为发热、口腔内水疱性溃疡。脑炎可出现神经系统后遗症。

HSV-2：以腰以下部位感染为主，主要引起生殖器疱疹。胎儿或新生儿可经宫内、产道及产后接触感染，引起流产、畸形或新生儿疱疹，若引发脑膜炎及全身播散性感染，病死率高达80%，存活者常伴有神经系统后遗症。

2）潜伏感染：原发感染后，若机体不能彻底清除病毒，病毒由感觉神经轴突上行到感觉神经节,以非复制的状态潜伏在神经细胞,持续终生。潜伏期不复制,对抗病毒药物不敏感。

HSV-1:潜伏于三叉神经节和颈神经节。

HSV-2:潜伏于骶神经节。

3）复发性感染:当机体受非特异性刺激,如发热、寒冷、日晒、月经期、情绪紧张,或其他细菌、病毒感染,或短暂细胞免疫抑制时,潜伏病毒被激活,沿感觉神经轴突下行到末梢,在其支配的皮肤细胞中增殖,引起复发性局部疱疹。可表现为反复发作,复发频率因人而异。

HSV-1:复发引起唇疱疹,常见于口唇、鼻腔黏膜皮肤交界处的成群水疱。亦可引起脑炎。

HSV-2:复发引起生殖器疱疹,在宫颈癌发生中主要起协同作用。孕期复发可导致流产、畸形、新生儿疱疹等。

（3）防治:目前尚无有效疫苗。

1）一般预防:避免接触活动期 HSV 感染者,避免接触污染的浴巾、马桶等。

2）治疗:可应用阿昔洛韦、更昔洛韦等抗病毒药物进行治疗,但不能清除病毒。可给新生儿注射丙种球蛋白作紧急预防及治疗。

2. 生物学特性　HSV 呈球形,直径约 120~300nm。核酸为双链线性 DNA,衣壳呈 20 面体立体对称,有包膜。

HSV 能在多种细胞中增殖,常用原代兔肾、人胚肺、人胚肾细胞或地鼠肾等传代细胞分离培养。感染细胞很快出现细胞肿胀、变圆、核内嗜酸性包涵体或形成多核巨细胞等改变。

抵抗力较弱,易被脂溶剂灭活。在 pH 小于 5 或大于 10、温度高于 56℃环境中 30min 可使 HSV 失去感染性。

3. 微生物学检验

（1）标本采集:采集水疱液、脑脊液、角膜拭子、阴道拭子、病损组织等。

（2）显微镜检查:损伤部位采集的细胞或组织经固定、染色后镜检,可见细胞核内出现嗜酸性包涵体及多核巨细胞等。

（3）抗原检测:IFA 检测 HSV 抗原。

（4）核酸检测:用原位核酸杂交技术、PCR 等方法检测标本中 HSV DNA。

（5）分离培养与鉴定:常用原代兔肾、人胚肺、人胚肾细胞或地鼠肾等传代细胞分离培养。感染细胞很快出现 CPE,再用中和试验进行鉴定。

（6）抗体检测:ELISA 法检测抗 -HSV IgG 和 IgM 两种抗体。

（二）水痘－带状疱疹病毒

水痘－带状疱疹病毒（varicella-zoster virus,VZV）是引起水痘和带状疱疹的病原体。VZV 只有一个血清型。

1. 临床意义　人类是 VZV 唯一自然宿主,皮肤是主要靶器官。儿童易感。传染源主要是水痘患者,病毒通过飞沫或接触等多途径进入人体,经病毒血症播散至皮肤。

（1）原发感染:主要表现为水痘,以全身性斑丘疹、水疱疹、发热、乏力为特征。皮疹分布一般为向心性,以躯干较多。数天后结痂,脱痂后不留痕迹。儿童水痘一般为自限性,症状较轻。成人水痘一般病情较重,20%~30% 并发病毒性肺炎,病死率较高。孕妇患水痘临床症状严重,并可传给胎儿导致流产或死胎;新生儿水痘呈播散性,病死率高,水痘性脑炎可致永久性后遗症。

（2）复发感染:主要表现为带状疱疹。原发感染后,VZV 长期潜伏在脊髓后根神经节或三叉神经节中。当机体受到某些刺激、细胞免疫功能低下时,潜伏的病毒被激活引起复发感染。VZV 将沿感觉神经轴突到达该神经所支配的皮肤细胞内增殖,引起串联成带状的疱疹（故名带状疱疹）,疼痛剧烈。带状疱疹多见于胸、腹或头颈部。

患水痘后机体产生特异性免疫,终身不再感染。但对长期潜伏于神经节中病毒不能清除,故不能阻止病毒激活而发生带状疱疹。

预防水痘可接种 VZV 减毒活疫苗。可给新生儿注射丙种球蛋白作紧急预防及治疗。

正常儿童一般不需采用抗病毒治疗。抗病毒药物主要用于使用免疫抑制患儿的水痘、成人水痘和带状疱疹。对 VZV 有效的抗病毒药物包括阿糖腺苷、阿昔洛韦和干扰素等。大剂量 IFN 能限制疾病的发展和缓解局部症状。

2. 微生物学检验　水痘 – 带状疱疹的临床症状典型,一般不需作微生物学诊断。必要时可刮取疱疹基底部细胞涂片染色检查嗜酸性核内包涵体和多核巨细胞,亦可进行抗原、抗体检测和核酸检测。

（三）巨细胞病毒

巨细胞病毒（CMV）可引起巨细胞包涵体病。由于巨细胞病毒所感染的细胞发生肿胀、核增大形成巨核细胞,核内出现周围绕有一轮"晕"的巨大嗜酸性包涵体,如"猫头鹰眼"状,故因此而得名。

人是巨细胞病毒的唯一宿主,在人群中感染非常广泛,其致病性主要有:①引起巨细胞病毒单核细胞增多症,表现为疲劳、肌痛、发热、肝功能异常及单核细胞增多等;②是引起先天性畸形最常见的病原体;③免疫低下者可引起严重疾病,如肺炎、肝炎和脑膜炎等;④巨细胞病毒是艾滋病患者最常见的机会感染的病原体之一,常引起视网膜炎。

原发感染通常为隐性感染,感染后病毒潜伏在唾液腺、乳腺、肾脏、外周血单核细胞和淋巴细胞,长期随唾液、乳汁、尿液、阴道分泌物以及精液等体液排出。传播方式有四种。①母婴传播:病毒可通过胎盘或产道传播;②接触传播:通过人 – 人密切接触或接触带病毒的分泌物污染的物品,在幼儿园里常见;③性传播:通过性接触传播;④医源性传播:包括输血和器官移植等。

（四）EB 病毒

EB 病毒是由 Epstein 和 Barr 在 1964 年最先从非洲儿童的恶性淋巴瘤（Denis Burkitt 最先发现，又称为 Burkitt 淋巴瘤）体外培养的淋巴瘤细胞系中，用电镜发现的一种新的疱疹病毒。

EB 病毒（Epstein-Barr virus，EBV）是一种嗜 B 淋巴细胞的人类疱疹病毒。传染源为隐性感染者和患者，主要通过唾液和性接触传播。人群普遍易感，3~5 岁儿童 EBV 抗体阳性率达 90% 以上，病毒感染后长期潜伏，可终生无症状携带。青春期原发感染较大剂量的 EB 病毒或免疫力低下病毒活化引起复发感染时，可引起传染性单核细胞增多症、Burkitt 淋巴瘤、霍奇金病、鼻咽癌等，是一种重要的肿瘤相关病毒。可采集咽部分泌物、血液标本进行抗原、抗体及核酸检测。

二、虫 媒 病 毒

虫媒病毒是指通过吸血节肢动物叮咬在人、畜和野生动物间传播的病毒。节肢动物既是病毒的传播媒介，又是储存宿主。大多数虫媒病毒病既是自然疫源性疾病，也是人兽共患病。由于节肢动物的分布、消长和活动与自然环境和季节密切相关，因此虫媒病毒病具有明显的地方性和季节性。我国流行的虫媒病毒主要有流行性乙型脑炎病毒、登革病毒和森林脑炎病毒等。重要的虫媒病毒特性见表 19-7。

表 19-7　重要的虫媒病毒特性

病毒	流行性乙型脑炎病毒	登革病毒	森林脑炎病毒
形态结构	球形，有包膜，+ssRNA	球形，有包膜，+ssRNA	球形，有包膜，+ssRNA
传播媒介	三带喙库蚊	埃及伊蚊、白纹伊蚊	蜱
储存宿主	家畜（尤其是幼猪）	人、灵长类动物	鸟类、啮齿类动物等
致病性	流行性乙型脑炎	登革热、登革出血热/登革休克综合征	森林脑炎（蜱传脑炎）
临床表现	高热（39~40℃以上）意识障碍（嗜睡、昏迷）惊厥或抽搐（痉挛性瘫痪）脑膜刺激征（头痛、呕吐、颈项强直）后遗症（失语、瘫痪及精神失常）	高热、头痛、肌肉关节疼痛、淋巴结肿大及皮疹，部分病例可有出血倾向（牙龈出血、鼻出血、呕血、黑便、皮下出血以及内脏出血等）	高热（39.5~41℃）意识障碍肌肉弛缓性瘫痪（颈肌、肩胛肌及上肢）脑膜刺激征后遗症

病毒	流行性乙型脑炎病毒	登革病毒	森林脑炎病毒
防治	防蚊、灭蚊、疫苗接种 对猪群进行免疫	防蚊、灭蚊	疫苗接种
检查	标本直接检查（抗原检测、核酸检测）、分离培养、抗体检测		

三、出血热病毒

出血热病毒是指由啮齿类动物或节肢动物传播,引起发热、出血伴有低血压等症状的一类病毒。在我国已发现的有汉坦病毒、新疆出血热病毒等。常见的出血热病毒及其特性见表19-8。

表19-8　常见的出血热病毒及其特性

病毒	汉坦病毒 （肾综合征出血热病毒）	克里米亚-刚果 出血热病毒 （新疆出血热病毒）	埃博拉病毒
形态结构	球形,有包膜,-ssRNA	球形,有包膜,+ssRNA	细长丝状,有包膜, -ssRNA
储存宿主	啮齿类动物（粪便、唾液、尿液污染环境） 厉螨、小盾恙螨	野生啮齿动物和家畜等	未确定 人及灵长类是终末宿主
传播媒介	厉螨、小盾恙螨	蜱	未确定
传播途径	动物源性传播（呼吸道、消化道、接触） 虫媒传播（螨虫叮咬）	动物源性传播 虫媒传播（蜱叮咬） 人-人传播	人-人/灵长类传播 （接触血液、呼吸道分泌物、排泄物）
致病性	肾综合征出血热	新疆出血热	埃博拉出血热
临床表现	发热、出血、肾脏损害,因皮肤、组织充血、出血导致"三痛、三红"	高热、头痛、肌痛、出血 严重者可由有鼻出血、呕血、血尿、血便	高热、头痛、肌痛 恶心、呕吐、腹泻 出血（黏膜出血、呕血、血便）
防治	灭鼠、灭虫 疫苗接种（灭活疫苗）	加强个人防护	综合性预防措施（隔离、严格消毒等）

四、狂犬病病毒

狂犬病病毒是狂犬病的病原体,属于弹状病毒科狂犬病病毒属,是一种嗜神经病毒。狂犬病为人兽共患的自然疫源性疾病,病死率近乎 100%,至今尚无有效的治疗方法。预防狂犬病的发生尤其重要。

(一)临床意义

狂犬病病毒主要在家畜(如犬、猫等)和野生动物(如狐狸、狼、松鼠、野鼠等)体内,吸血的蝙蝠可能是病毒在自然界的重要储存宿主。患病动物唾液中含有大量病毒,发病前 5d 即有传染性。人被咬伤后易感,潜伏期一般 1~3 个月,但也有短至 1 周或长达数年的。潜伏期长短与咬伤部位离头远近、伤口深浅、病毒数量、伤者年龄及免疫力等有关。病毒通过伤口进入体内后,先在咬伤部位肌纤维细胞中增殖;然后沿传入神经上行至中枢神经系统,在神经细胞内大量增殖,损伤脑干、小脑等中枢神经系统;最后病毒又经传出神经侵入全身各组织和器官(舌、唾液腺、泪腺、毛囊、肾上腺、心、肺等),损伤迷走神经核、舌咽神经核及舌下神经核。患者早期表现为不安、发热、头痛、乏力、流泪、流涎、伤口周围感觉异常等;继而出现极度兴奋、躁动不安、呼吸肌、喉头肌痉挛、呼吸困难、吞咽困难等,患者恐声、恐光、恐水,甚至听到流水声,也出现喉头肌痉挛,故又称恐水症,发病 3~5d 后转入麻痹期,最后昏迷、呼吸及循环系统衰竭而死亡。

(二)生物学特性

病毒呈子弹状,长约 100~300nm,直径 60~80nm(图 19-7),核酸为单负链 RNA,衣壳呈螺旋对称,有包膜,表面有刺突。

狂犬病病毒宿主范围很广,可感染家畜和野生动物等,病毒主要侵犯中枢神经细胞,如大脑海马回锥体细胞,增殖后可在细胞质中形成嗜酸性、圆形或椭圆形包涵体,称为内基小体(Negri body),具有诊断价值。

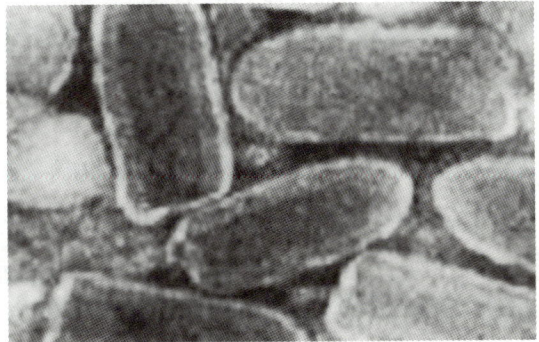

图 19-7　狂犬病病毒电镜照片(×200 000)

病毒抵抗力不强,对热、紫外线、酸碱、乙醇、碘酒、甲醛、脂溶剂、氧化剂及肥皂、苯扎溴铵等表面活性剂敏感。

(三)防治

1. 严格管理动物　通过对犬等动物进行预防接种、严格管理以及捕杀野犬等措施,可有效地降低狂犬病的发病率。

2. 咬伤后处理

(1)伤口处理:人被可疑患病动物咬伤后,应立即对伤口进行处理。可用 3%~5% 肥皂水或 0.1% 苯扎溴铵等充分清洗伤口后再用清水清洗；对于严重咬伤者较深的伤口，应该对伤口深部进行灌流清洗，再用 75% 乙醇或碘伏涂擦消毒。

（2）及时接种狂犬病疫苗：分别于第 0、3、7、14 和 28 天进行肌内注射狂犬病疫苗。全程免疫后可以在 7~10d 产生中和抗体，并保持免疫力 1 年左右。

（3）在伤口严重等特殊情况下，应联合使用人抗狂犬病免疫球蛋白；必要时再联合使用 IFN 以增强保护效果，并在疫苗全程注射后加强免疫接种 2~3 次。

3. 高危人群　对于长期接触家畜、野生动物或者进行狂犬病病毒研究的高危人群，可以进行暴露前全程免疫接种。定期检查抗体水平，及时进行加强免疫。

（四）微生物学检验

根据动物咬伤史和典型的临床症状，通常可以诊断狂犬病。但对于处在潜伏期、发病早期或咬伤不明确的可疑患者，需要及时进行微生物学检查辅助确诊。

1. 标本　唾液、脑脊液、尿沉渣、角膜印片或死后脑组织。

2. 微生物学检验　①直接镜检：取脑组织切片，HE（苏木精－伊红）染色后镜下检查内基小体；②病毒分离培养：可用动物接种分离病毒，以中和试验鉴定；③抗原检测；④核酸检测：RT-PCR 检测标本中的狂犬病病毒 RNA。

五、人乳头瘤病毒

人乳头瘤病毒（human papillomavirus，HPV）属于乳头瘤病毒科乳头瘤病毒属，主要引起人类皮肤、黏膜增生性病变。目前已发现 100 多个型别，其中高危型 HPV（16 型、18 型）与宫颈癌等恶性肿瘤发病密切相关，低危型 HPV（6 型、11 型）引起尖锐湿疣。

（一）临床意义

人是 HPV 唯一的天然宿主。HPV 的传播途径及致病主要有三种。①接触传播：通过直接接触感染者病损部位或间接接触病毒污染的物品而传播，引起皮肤疣；②性接触传播：引起生殖器尖锐湿疣和宫颈癌；③产道传播：新生儿通过产道时引起感染，引起新生儿咽喉乳头瘤。

HPV 感染一般仅停留在局部皮肤和黏膜增殖，不产生病毒血症，易形成持续性感染。HPV 感染后机体可产生特异性抗体，但该抗体并无保护作用。

知识拓展

宫颈癌疫苗

宫颈癌疫苗又称为人乳头瘤病毒疫苗，或者 HPV 疫苗，是一种预防宫颈癌发病的疫苗。医学界研究表明,99.7%的子宫颈癌都是由于HPV病毒导致的,该疫苗通过预防HPV病毒的感染,进而有效地预防了宫颈癌的发生。国际研究的数据显示二价(16、18型)和四价(6、11、16、18型)HPV疫苗可以预防大约有70%的宫颈癌,九价HPV疫苗,它的覆盖率高达92%以上。

(二)生物学特性

病毒呈球形,直径52~55nm,核酸为双链环状DNA,衣壳呈20面体立体对称,无包膜。目前HPV在体外细胞尚未培养成功。

(三)微生物学检验

1. 标本　局部皮肤黏膜病变组织或血清。

2. 鉴定　①核酸检测:利用PCR技术检测HPV DNA,用于诊断和分型;②抗原检测:采用免疫组化法检测病变组织中的HPV抗原;③抗体检测。

六、朊　病　毒

1982年,美国一位学者Prusiner SB首次证实羊瘙痒病致病因子的本质是一种传染性蛋白颗粒(proteinaceous infectious particle),并将其命名为"prion",即朊粒。Prusiner SB因在prion研究的杰出贡献而获1997年诺贝尔生理学或医学奖。

朊粒(prion)又称朊病毒,是一种由宿主细胞基因编码的、构象异常的蛋白质,不含核酸,具有自我复制能力和传染性,又称朊蛋白(prion protein, PrP)。

(一)生物学特性

1. 形态结构　朊病毒本质是一种异常折叠的PrP,即由正常细胞朊蛋白(PrP^C)转变成羊瘙痒病朊蛋白(PrP^{Sc})。正常人和动物的神经细胞能编码细胞朊蛋白(cellular prion protein, PrP^C),其分子构象主要以α螺旋为主,对蛋白酶K敏感,对人和动物没有致病性,也没有传染性。某些因素作用下可引起PrP^C错误折叠,使其构象发生异常改变,形成具有致病作用的羊瘙痒病朊蛋白(scrapie prion protein, PrP^{Sc}),即朊病毒。PrP^{Sc}的分子构象以β折叠为主,仅存在于感染的人和动物组织中,对蛋白酶K有抗性,具有致病性和传染性。

诱发PrP^C转变为PrP^{Sc}的因素有:①外源性朊粒侵入的催化作用;②基因突变;③自发异常折叠。

2. 抵抗力　朊病毒抵抗力强,对热有很强的抗性(121.3℃、20min不能使其失去活性),能抵抗甲醛、乙醇、蛋白酶、紫外线和电离辐射等。对酚类、漂白剂、丙酮和乙醚等敏感。目前灭活朊粒主要采用化学处理和高压蒸汽灭菌相结合的方法:室温(20℃)1mol/L NaOH溶液作用1h后,再高压蒸汽灭菌(134℃,≥2h)灭活朊粒。

（二）临床意义

朊粒引起人和动物传染性海绵状脑病（transmissible spongiform encephalopathy，TSE），又称朊粒病。

朊粒病是一种慢性、进行性和致死性的中枢神经系统变性脑病。该病的特点有：①潜伏期长，可达数年至数十年；②一旦发病，病程呈亚急性、进行性发展，最终死亡；③患者临床表现以痴呆、共济失调、震颤等中枢神经系统症状为主；④病理学特征表现为脑皮质神经元空泡变性、死亡，星形胶质细胞增生，脑皮质疏松呈海绵状，并有淀粉样斑块形成，脑组织中无炎症反应；⑤朊粒免疫原性低，不能刺激宿主产生特异性免疫应答。

人类朊粒病主要有库鲁病和克－雅病等。动物朊粒病有羊瘙痒病和牛传染性海绵状脑病（疯牛病）等。

克－雅病（Creutzfeld-Jakob disease，CJD）是人类最常见的 TSE，由两位神经病理学家 Creutzfeld 和 Jakob 分别于 1920 年和 1921 年首先报道，故名为克－雅病。典型临床表现为进行性发展的痴呆、肌痉挛、小脑共济失调、运动性失语，并迅速发展为半瘫、癫痫，甚至昏迷。患者最终死于感染或中枢神经系统功能衰竭。CJD 分为散发性（PrP^C 自发性异常折叠为 PrP^{Sc}）、家族性（基因突变）和传染性（外源性 PrP^{Sc} 感染）三种类型。

知识拓展

库　鲁　病

库鲁病（Kuru disease）是一种古老的人类传染性海绵状脑病。此病仅发生于大洋洲巴布亚新几内亚高原 Fore 部落里的土著人，美国学者 Gajdusek DC 于 1957 年首次报道。该病潜伏期达数年到 30 年，临床表现以共济失调、颤抖等神经系统症状为主，故称 Kuru（当地土语 Kuru 为颤抖之意）。Gajdusek DC 因研究库鲁病的成就获 1976 年诺贝尔生理学或医学奖。

（三）微生物学检验

朊粒病的临床诊断可依据流行病学、临床表现、脑组织神经病理检查等，但此病的确诊需要在脑组织中检出致病因子 PrP^{Sc}。

免疫组化检测脑组织 PrP^{Sc} 是目前确诊病毒感染最可靠的方法。

免疫印迹检测 PrP^{Sc} 及生物标记物 14-3-3 蛋白是目前国际上诊断朊粒病的常规检测方法。

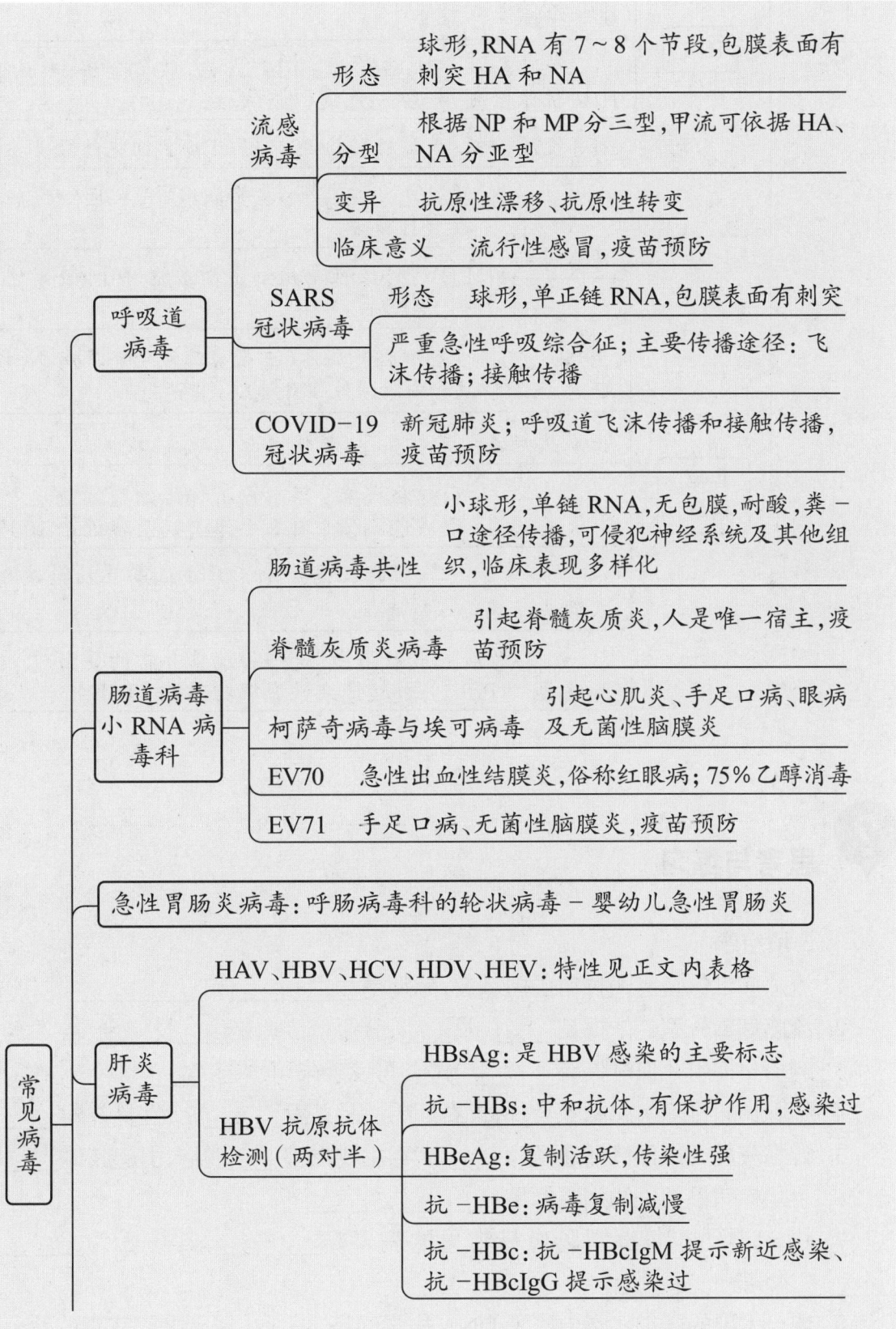

ELISA 法检测适用于大批量筛查。阳性者需用免疫组化和免疫印迹确证。也可以检查 PrP 基因,以确定 PrP 基因型及是否发生突变。

(钟芝兰 张佳伦)

本章小结

呼吸道病毒
- 流感病毒
  - 形态　球形,RNA 有 7~8 个节段,包膜表面有刺突 HA 和 NA
  - 分型　根据 NP 和 MP 分三型,甲流可依据 HA、NA 分亚型
  - 变异　抗原性漂移、抗原性转变
  - 临床意义　流行性感冒,疫苗预防
- SARS 冠状病毒
  - 形态　球形,单正链 RNA,包膜表面有刺突
  - 严重急性呼吸综合征;主要传播途径:飞沫传播;接触传播
- COVID-19 冠状病毒　新冠肺炎;呼吸道飞沫传播和接触传播,疫苗预防

肠道病毒 小 RNA 病毒科
- 肠道病毒共性　小球形,单链 RNA,无包膜,耐酸,粪-口途径传播,可侵犯神经系统及其他组织,临床表现多样化
- 脊髓灰质炎病毒　引起脊髓灰质炎,人是唯一宿主,疫苗预防
- 柯萨奇病毒与埃可病毒　引起心肌炎、手足口病、眼病及无菌性脑膜炎
- EV70　急性出血性结膜炎,俗称红眼病;75% 乙醇消毒
- EV71　手足口病、无菌性脑膜炎,疫苗预防

急性胃肠炎病毒:呼肠病毒科的轮状病毒-婴幼儿急性胃肠炎

常见病毒
- 肝炎病毒
  - HAV、HBV、HCV、HDV、HEV:特性见正文内表格
  - HBsAg:是 HBV 感染的主要标志
  - HBV 抗原抗体检测(两对半)
    - 抗-HBs:中和抗体,有保护作用,感染过
    - HBeAg:复制活跃,传染性强
    - 抗-HBe:病毒复制减慢
    - 抗-HBc:抗-HBcIgM 提示新近感染、抗-HBcIgG 提示感染过

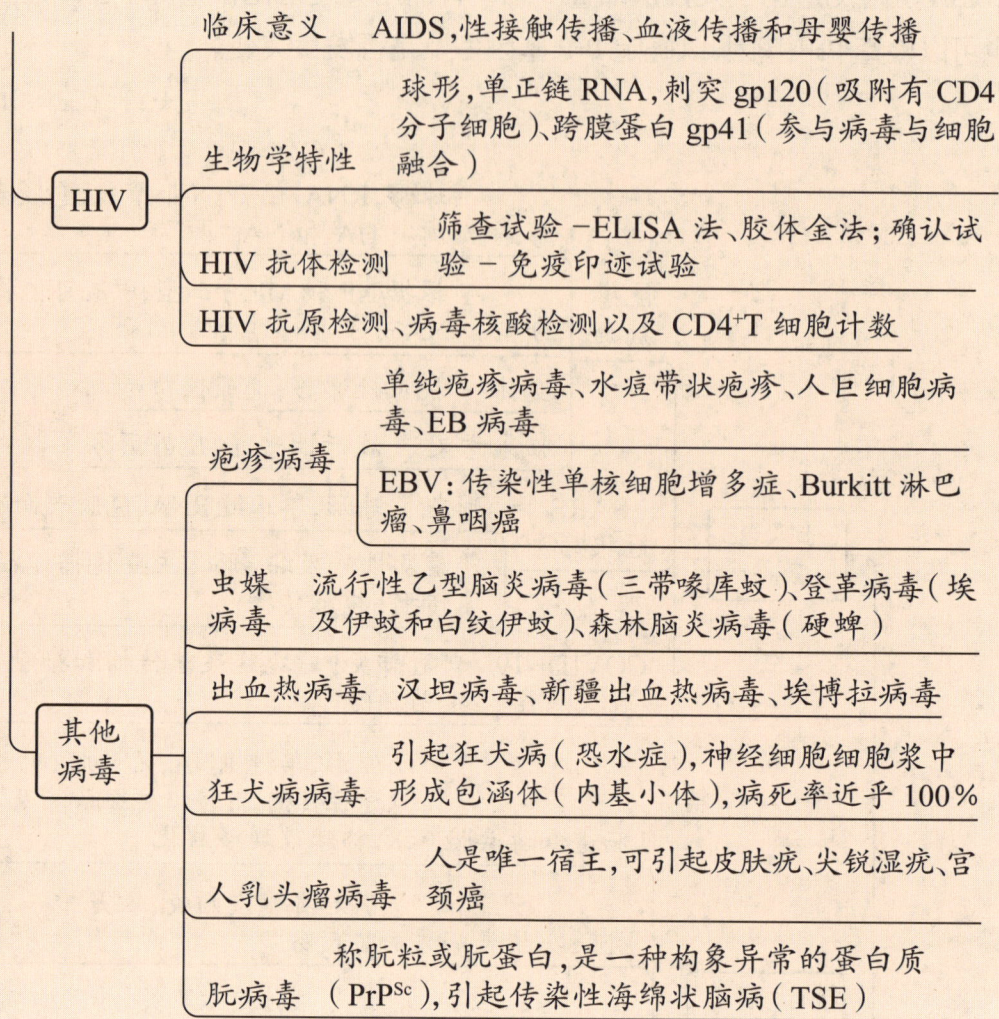

```
                    临床意义      AIDS,性接触传播、血液传播和母婴传播

                              球形,单正链 RNA,刺突 gp120(吸附有 CD4
                              分子细胞)、跨膜蛋白 gp41(参与病毒与细胞
            生物学特性        融合)
    HIV
                              筛查试验 -ELISA 法、胶体金法;确认试
            HIV 抗体检测      验 - 免疫印迹试验

            HIV 抗原检测、病毒核酸检测以及 CD4+T 细胞计数

                         单纯疱疹病毒、水痘带状疱疹、人巨细胞病
                         毒、EB 病毒
            疱疹病毒
                              EBV:传染性单核细胞增多症、Burkitt 淋巴
                              瘤、鼻咽癌

            虫媒     流行性乙型脑炎病毒(三带喙库蚊)、登革病毒(埃
            病毒     及伊蚊和白纹伊蚊)、森林脑炎病毒(硬蜱)

            出血热病毒   汉坦病毒、新疆出血热病毒、埃博拉病毒
    其他
    病毒                   引起狂犬病(恐水症),神经细胞细胞浆中
            狂犬病病毒    形成包涵体(内基小体),病死率近乎 100%

                          人是唯一宿主,可引起皮肤疣、尖锐湿疣、宫
            人乳头瘤病毒   颈癌

                      称朊粒或朊蛋白,是一种构象异常的蛋白质
            朊病毒    (PrPSc),引起传染性海绵状脑病(TSE)
```

❓ 思考与练习

一、填空题

1. 流感病毒包膜有两种糖蛋白刺突,分别是_____和_____。

2. 流感病毒分型的依据是_____及____,分亚型依据是____及_____。

3. 麻疹早期患儿口颊处有_____斑。再发感染可引起_____。

4. 腮腺炎病毒除引起腮腺炎外,青春期男性易并发_____,女性易并发_____。

5. 脊髓灰质炎病毒传播途径为____,病毒主要损害____细胞,引起肢体_____。

6. 手足口病最常见的病原体是_____、_____。

7. 引起婴幼儿急性胃肠炎最常见的病毒是_____,其核心为_____,具有_____衣壳。

8. 现已发现的肝炎病毒中属于 DNA 病毒的是_____,属于缺陷病毒的是____。

9. 乙型肝炎病毒对外界因素抵抗力____,耐乙醇和乙醚,加热100℃____分钟可使病毒失去传染性。用于 HBV 的消毒剂有_____、_____、_____、_____。

10. 临床上 HBV "两对半" 指的是_____、_____、_____、_____、_____。

11. 诊断狂犬病可取脑组织切片检查_____。

12. HIV 的传染源是_____和_____,传播方式主要有_____、_____和_____。

13. HIV 感染的实验室检测主要包括_____、_____、_____、_____。检查 HIV 抗体的初筛方法是_____,确证方法是_____。

二、名词解释

1. 抗原性转变

2. 抗原性漂移

3. Dane 颗粒

4. 朊病毒

三、简述题

1. 简述肠道病毒的主要种类及共同特点。

2. 简述乙肝两对半的检测指标及临床意义。

3. HIV 感染的临床分期及实验室常用检测方法有哪些?

4. 简述疱疹病毒的种类、传播及致病。

5. 简述虫媒病毒、出血热病毒的种类、传播及致病。

6. PrP^{sc} 和 PrP^{c} 的主要区别。

第二十章 | 微生物检验的微型化与自动化

20章 数字资源

知识目标:

1. 掌握:微生物数码鉴定法的原理。
2. 熟悉:自动血培养、自动微生物鉴定与药敏系统的原理及应用。

能力目标:

1. 能熟练操作自动化的血培养、微生物鉴定和药敏试验分析系统。
2. 能够规范使用与维护常用医学检验仪器设备。

素养目标:

1. 具有自主探究学习的意识。
2. 具有爱护公物及实验室仪器设备的维护保养意识。

微生物检验的微型化和自动化技术近十几年得到了快速发展。数码分类技术集数学、计算机、信息及自动化分析为一体,采用商品化和标准化的配套生化反应鉴定和抗菌药物敏感试验卡或条板,可快速准确地对临床数百种常见分离菌进行自动分析鉴定和药敏试验。目前自动化微生物鉴定和药敏分析系统已在世界范围内临床实验室中广泛应用。

第一节　微生物数码鉴定法

早在 20 世纪 70 年代中期,一些国外公司就研究出借助生物信息编码鉴定细菌的新方法。这些技术的应用,为医学微生物检验工作提供了一个简便、科学的细菌鉴定程序,大大提高了细菌鉴定的准确性。目前,微生物数码鉴定技术已经得到普遍应用,并已商品化和形成独特的不同细菌鉴定系统。

一、数码鉴定法的原理

数码鉴定法是通过数学的编码技术将细菌的生化反应模式转换成数字模式,给每种细菌的生化反应结果赋予一组数码,建立数据库或编成检索本。通过对未知菌进行有关生化试验并将生化反应结果转换成数字(编码),查阅数据库或检索本,得到细菌名称。随着电脑技术的进步,这一过程已变得非常容易。数码鉴定系统有手工鉴定系统和自动微生物数码分类鉴定系统。

二、细菌微量生化反应编码鉴定方法(手工法)

器材准备:菌种(大肠埃希菌、铜绿假单胞菌)、培养基(肠道杆菌、非发酵菌鉴定用微量生化反应管)、试剂(靛基质试剂、VP 试剂、苯丙氨酸脱氨酶试剂、硝酸盐还原试剂、氧化酶试剂、生理盐水等)、器材(显微镜、接种环、麦氏比浊仪、液体石蜡、培养箱、编码本等)。

(一)肠道杆菌微量生化反应编码鉴定

1. 将分离培养的菌落涂片、革兰氏染色、镜检,如为革兰氏阴性杆菌,做氧化酶试验,若氧化酶试验阴性,则选择肠杆菌科细菌的生化编码微量鉴定系统。

2. 制备细菌悬液:挑取平板上的单个菌落混悬于 1ml 无菌的生理盐水中,使菌液浓度达 0.5 麦氏比浊度(约相当于 1.5 亿 /ml 细菌数)。

3. 接种　将上述菌悬液接种于表中所列的各种微量生化反应管中(表 20-1,氨基酸脱羧酶试验需在菌悬液上加无菌液体石蜡),35℃培养 18~24h。

4. 加入试验所需相应试剂,观察结果。

5. 结果判定　每 3 项生化反应为一组,并赋予一组数码"4 2 1",即 3 项生化反应对应的数值分别是 4、2、1,阳性结果获得该试验分值,阴性结果为 0 分,把每组试验分值相加,得到每组编码。15 项生化反应共分为 5 组,得到 5 个编码,再检索编码册,即可得出对应的细菌名称。微量生化反应编码鉴定编码的计算方法见表 20-1。

表 20-1　微量生化反应编码鉴定编码的计算方法

试验	VP	硝酸盐还原	苯丙氨酸脱氨	硫化氢	吲哚	鸟氨酸	赖氨酸	丙二酸盐	尿素	七叶苷	ONPG	阿拉伯糖	侧金盏花醇	肌酐	山梨醇
数值	4	2	1	4	2	1	4	2	1	4	2	1	4	2	1
结果	+	−	−	+	+	+	−	−	+	−	+	−	−	+	−
得分	4	0	0	4	2	1	0	0	1	0	2	0	0	2	0
编码		4			7			1			2			2	

6. 结果记录　记录待检菌的检测结果见表 20-2。

表 20-2　微量生化反应编码鉴定编码的检测结果

试验	VP	硝酸盐还原	苯丙氨酸脱氨	硫化氢	吲哚	鸟氨酸	赖氨酸	丙二酸盐	尿素	七叶苷	ONPG	阿拉伯糖	侧金盏花醇	肌酐	山梨醇
数值	4	2	1	4	2	1	4	2	1	4	2	1	4	2	1
结果															
得分															
编码															

7. 结果分析与报告　根据每组编码检索编码册即可得到待检菌名称。

（二）非发酵菌微量生化反应编码鉴定

1. 将分离培养的菌落涂片、革兰氏染色、镜检,如为革兰氏阴性杆菌,做氧化酶试验,若氧化酶试验阳性,则选择非发酵菌的编码鉴定系统。

2. 鉴定方法及结果判断　按照非发酵菌的微量生化编码鉴定原则进行操作。

【注意事项】

1. 同一种菌可因菌株的不同而有不同的生化反应结果,故可有多个编码,编码本中在每个菌名后均附有鉴定概率,概率越大,说明该编码的细菌的生化反应与典型的生化反应模式符合程度越大,反之越小。当概率太小,除了考虑是非典型菌株,需增加鉴定试验以区别外,还应考虑接种的菌株不纯,使生化反应紊乱的情况。

2. 遇到重码,应增加其他试验区别。

3. 查不到编码,可能有以下几种情况:①生化反应做不对,应继续观察看是否有些是迟缓反应或设阴阳对照重做;②菌株不纯,生化反应不统一;③非典型菌株,应加做试验确定;④未收入该编码本的菌株。

第二节　自动化血液培养检测系统

血流感染是一种全身性,最为严重的感染性疾病。血流感染常可危及生命,通过血培养来检测血液循环中的微生物早已被作为诊断的标准。自动血液培养检测系统可以快速检测血液和其他标本中是否存在微生物。与手工培养及检测系统相比,自动血液培养检测系统提高了检测的阳性率,明显缩短了检验周期,重复性好,操作简单。

一、自动血液培养检测系统的基本结构和检测原理

（一）基本结构

自动血液培养检测系统包括培养系统或恒温孵育系统、检测系统、计算机及外围设备。培养系统设有恒温装置和震荡培养装置,其中培养瓶的支架根据容量不同分为50瓶、120瓶、240瓶等。自动血培养检测系统根据各自检测原理设有相应的检测系统。计算机及外围设备用于判断发出阴性、阳性结果报告,记录和打印结果,进行数据储存和分析等。

（二）检测原理

自动血培养检测系统的检测原理是通过连续检测细菌在代谢过程中产生的 CO_2 的量以判断细菌的生长情况。CO_2 检测主要有二氧化碳感受器（光电比色）、荧光增强检测和气压感应三种检测技术,见表20-3。

表20-3　血培养系统检测原理

自动血培养检测系统	微生物检测机制
BACTEC 系列	通过荧光变化检测 CO_2 的产生
BacT/Alert	通过颜色变化检测 CO_2 的产生
VersaTREK	运用气压监测技术（CO_2 和其他气体）

1. BACTEC 系列自动血培养系统　细菌在代谢过程中利用培养基内营养成分,释放出 CO_2,将激活瓶内底部荧光感应物质而发出荧光,荧光信号变化与 CO_2 变化成正比。系统每10min自动测定一次荧光信号,经一组运算公式的运算,得出荧光信号变化的各种参数,从而判断培养瓶内是否有微生物生长。

2. BacT/Alert 自动血培养系统　血培养瓶底部有一个固相感应器,感应器上有半渗透性薄膜将培养基与感应装置隔离,只有 CO_2 能通过薄膜。当培养瓶内有微生物生长,代谢过程中产生的 CO_2 可经过半透膜渗透至感应器,产生颜色变化,这一过程由一个置

于检测组件内部的光反射检测计进行连续监测。通过计算机处理后,在曲线图上反映、分析、判断阴性或阳性结果,并及时报警。

3. VersaTREK 自动血培养系统　细菌新陈代谢产生或者消耗各种气体(O_2、CO_2、H_2、N_2 等),由此引起培养瓶内气压改变。该系统采用气压感应技术,通过压力传感器监测瓶内压力变化绘制曲线,自动判别阴阳性。

二、血培养瓶

与自动血培养检测系统配套的血培养瓶是血培养系统重要的核心技术。根据微生物对营养和气体环境的要求、患者的年龄和体质差异及培养前是否使用抗生素等因素,设置不同血培养瓶,以最大限度检出所有阳性标本,防止假阴性。

目前常用的培养瓶种类一般有标准需氧/厌氧培养瓶、树脂或活性炭(中和抗菌药物)需氧/厌氧培养瓶、儿童树脂培养瓶等。血培养瓶采用的抗凝剂是聚苯乙烯磺酸钠(SPS)。肝素、乙二胺四乙酸(EDTA)、枸橼酸盐和草酸盐对微生物有毒性,聚苯乙烯磺酸钠能够中和溶菌酶、抑制吞噬作用,使一些氨基糖苷类药物失活和抑制一部分补体的级联反应。

血标本量与培养瓶中培养基的比例是 1:10,以稀释血液中的杀菌物质。

(一)标准培养瓶

用于未使用抗菌药物的患者,经济实用,节约成本,适合各种细菌和酵母菌的生长。

(二)树脂培养瓶

适合已使用抗菌药物患者的标本,树脂包括亲水树脂和疏水树脂两种剂型,可吸附标本中绝大多数的抗菌药物,裂解红细胞释放养分供细菌使用,裂解白细胞释放已被吞噬的细菌,断开链球菌及葡萄球菌簇以加速细菌生长。

(三)儿童培养瓶

专门为儿童设计,添加特殊促进细菌生长因子,并含树脂,可提高血培养阳性率。

三、检测与报告

采血后应及时送检,检验者收到血培养瓶后应尽快放入血培养仪中培养。若不能及时送检,应将血培养瓶放置在室温保存或置于 35~37℃ 孵箱中,切勿冷藏。

1. 报警阳性的血培养瓶的处理　应及时取出,无菌抽取培养物,涂片作革兰氏染色,发现细菌应尽快向临床医师报告染色结果,并根据染色特征,选择合适的培养基转种,进行分离培养。当平板生长菌落后,立即进行细菌鉴定及标准化药物敏感试验,最后报告"经 ×× 天培养,生长 ×× 细菌",并报告药敏试验结果。若镜检为阴性,应立即将培养瓶放回仪器继续培养。

2. 报警阴性的血培养瓶的处理　对培养报警阴性的血培养瓶,需再接种血平板进行终末传代,以防止假阴性结果。对临床需要了解血培养信息者,肉汤增菌24、48、72h仍为阴性标本,及时通知临床医师,以便作出相应处理。

一般细菌培养7d仍为阴性的标本应进行3次以上盲种,仍无细菌生长者报告"经需氧或/和厌氧培养7d无细菌生长";对临床有特殊要求的标本,可持续培养至2周或更长时间,方可发阴性报告。

第三节　自动化微生物鉴定和药敏试验分析系统

随着微生物数码分类原理、微量快速培养基、蛋白质组学、基因组学的迅猛发展,微生物鉴定和药敏分析的自动化得到了快速发展。目前,多种自动化微生物鉴定和药敏试验分析系统在临床微生物实验室得以广泛应用,提高了工作质量,促进了临床微生物检验工作的开展。

一、自动化微生物鉴定系统的工作原理

1. 基于表型的鉴定方法　不同的细菌对底物的反应不同是生化反应鉴定细菌的基础,而试验结果的准确度取决于鉴定系统配套培养基的制备方法、培养物浓度、孵育条件和结果判定等。大多鉴定系统采用细菌分解底物后反应液中pH的变化、色原性或荧光原性底物的酶解、测定挥发或不挥发酸,或识别是否生长等方法来分析鉴定细菌。

2. 基于蛋白的鉴定方法　利用质谱分析仪器——基质辅助激光解吸电离/飞行时间质谱仪(matrix-assisted laser desorption/ionization time of flight mass spectrometry, MALDI-TOF MS)是分析不同高度保守的微生物核糖体蛋白电离后的电子飞行时间进行鉴定。每种微生物都有其独特的蛋白质组成,在经过MALDI-TOF质谱仪分析后会得到待测微生物的蛋白质指纹图谱,通过将待测细菌的质谱图与数据库中的参考图谱进行比对,从而完成对微生物的检测和鉴定。MALDI-TOF MS已经成为临床微生物实验室感染性疾病的常用诊断方法。

3. 基于基因型的鉴定方法　采用下一代测序(next generation sequencing, NGS)技术,整个细菌基因组数据可以在几小时内产生,这些数据可以提供大量的细菌鉴定或比较所需的基因信息,通过生物信息学的分析,可以达到快速鉴定菌种的目的。

二、药敏试验分析系统的基本原理

采用微量肉汤稀释方法,每块测试板提供不同抗生素且具有多种不同稀释浓度。加入细菌的菌悬液,孵育后通过仪器或目测法判读测试板小孔中细菌生长与否,得出该微生

物的抗生素最低抑菌浓度（minimal inhibitory concentration，MIC）。根据判断标准报告最终结果为敏感、中介或耐药。仪器采用光电比浊法测定细菌浓度、荧光标记法测定荧光强度的变化来检测抗生素 MIC 方法。

本章小结

　　自动血液培养检测系统通过荧光变化、气压检测、光电比色等连续监测微生物产生 CO_2 的量来确定细菌等微生物生长的状态，从而快速检测血液等标本中是否存在微生物。自动血培养已成为诊断血流感染的核心技术。从实验室角度，通过自动化和平均 5d 的培养周期，明显提升了检测效率。

　　自动化微生物鉴定系统采用数码鉴定法，鉴定的速度和准确性大大提高。自动化微生物药敏试验分析系统的基本原理是微量肉汤稀释方法，根据判断标准报告最终结果为敏感、中介或耐药。

（周武松）

第二十一章 │ 微生物检验的质量保证

学习目标

知识目标：

熟悉微生物检验前、中、后的质量控制。

能力目标：

1. 能按照微生物检验质量控制要求进行检验、初步分析、审核检验报告单、及时报告危急值。
2. 能运用丰富的临床实际工作经验和娴熟的专业技能控制检验质量。

素养目标：

1. 具有良好的工作责任心，具备服务至善、质量第一的职业理念。
2. 具有良好的医患沟通及与临床医师的沟通协作能力。
3. 具有实验室安全意识及责任担当。

　　临床微生物检验结果必须具备准确性、可靠性和重复性。为了实现此目标，必须实施质量控制。质量控制贯穿于微生物检验的全过程，涉及检验所需试剂、设备、人员、技术和专业知识等。以标本为主线，临床微生物检验的质量控制过程可分为检验前、检验中、检验后的质量保证。

第一节　检验前质量保证

　　检验前程序，又叫分析前期，指从临床医生开医嘱开始，到分析检验程序启动时的过程。包括：检验申请、标本的采集与运送、标本的接收、实验室内传输。

一、检验申请

　　每一份标本都应有申请单，包含足够的信息，以便识别患者、申请者和相关的临床资料。

　　检验申请信息应包括：①患者姓名、性别、出生日期、科室、床号、住院号或门诊号；

②标本类型、来源、标本采集时间、实验室接收标本时间、临床诊断；③检验项目；④与患者相关的临床资料，旅行史和接触史等；⑤感染类型或目标微生物及抗菌药物的使用情况；⑥申请医生姓名或其他唯一识别号。

二、标本的采集与运送

标本的正确采集与运送是保证微生物检验结果准确的前提。实验室应制定标本的采集与运送指南，提供合适的容器，监控标本运送，制定标本接收和拒收准则，以保证标本质量。

标本的采集与运送指南包括患者准备、不同部位标本的采集方法、标本运送要求、延迟运送时标本的贮藏方法、安全运送标本的方法、标本标识等。

对不合格的标本要拒收，并向送检人员说明拒收原因，告知正确的送检要求并重新送检标本。若被检物不稳定，并且标本不可替代或很重要，可以先处理，待申请医师或标本采集者识别并确认后，再发送报告。不合格标本拒收的标准主要包括：①申请单标识不清，信息不全；②标本量不符；③标本污染；④标本类型不符（图21-1）；⑤标本容器错误（图21-2）。

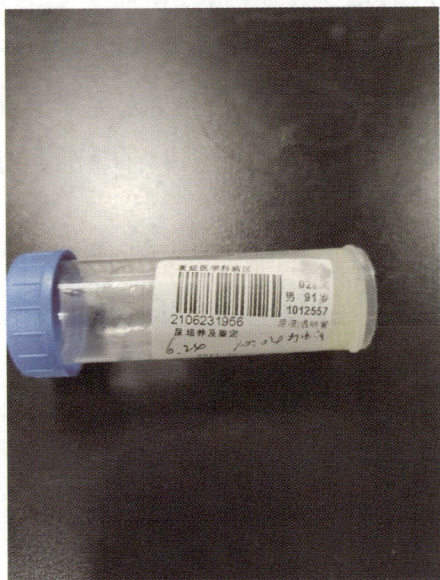

图 21-1　标本类型不符

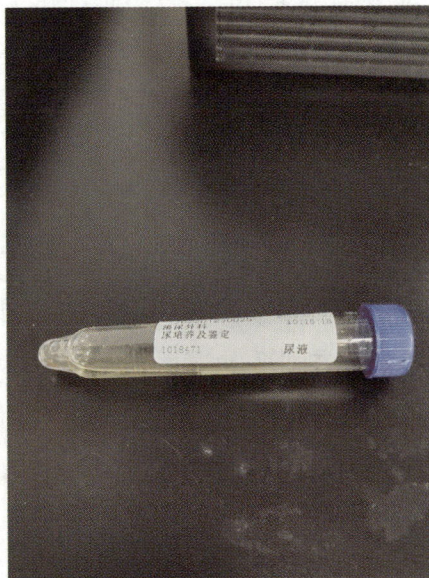

图 21-2　标本容器错误

第二节　检验中质量保证

检验中质量保证主要包括方法学、检验过程、人员、培养基、试剂、仪器等因素。实验室应制定相应的文件及程序（图21-3），监控这些因素，及时发现错误，采取纠正措施，保证检验质量。

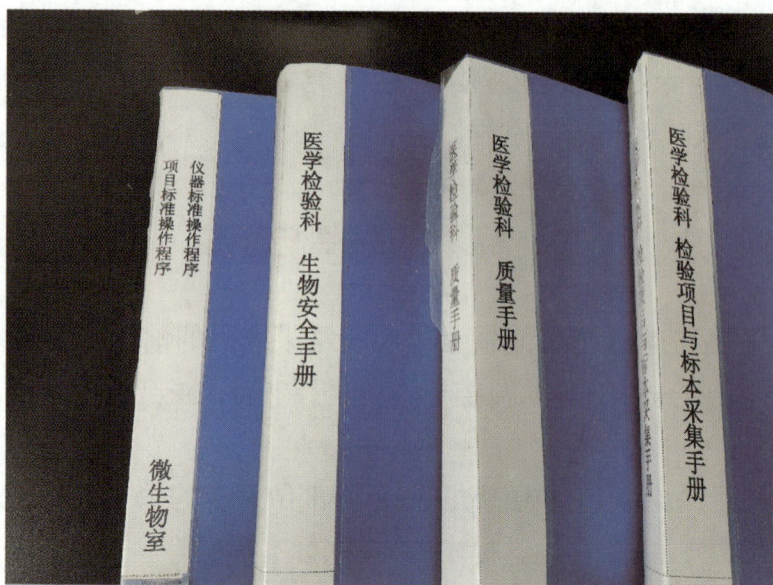

图 21-3　程序文件

一、人　　员

临床微生物检验是一门专业性很强的复杂性工作,要求从业人员应具有:①良好的职业道德、科学严谨的工作作风;②扎实的基础理论知识、丰富的临床实际工作经验和娴熟的专业技能,并熟悉实验室质量管理流程;③良好的沟通能力,为临床提供必要的咨询和解释服务;④具有病原微生物实验室生物安全意识和安全知识,具备生物安全防范、消防、应急等技能。

应定期培训工作人员,并评估、记录其进行微生物检验的能力。培训内容包括微生物专业技术及知识、质量控制、生物安全知识、实验室制定的微生物检验活动涉及的所有文件、厂家安排的培训活动等。

二、试剂、培养基、设备

实验室使用的试剂都要有标识,包括名称、浓度、配制日期、失效日期、生物危害性、注意事项等,并建立使用台账。试剂的质量保证包括新批号、新货次投入临床使用前的性能评估,以及日常质控。各种试剂日常质控频率不尽相同。不经常使用的试剂可在每次使用前进行质控。经常使用的染色液、药敏试验纸片、质控菌株等质控可每周一次或每批一次。

培养基可以自制也可以购买。培养基应有良好的外观,即表面平滑、水分适宜、无污染、适当的颜色和厚度等。培养基有明确的标识,包括生产日期、批号、保质期、配方、质量控制、储存条件等信息。自制培养基,每批产品都应进行质量控制。购买的培养基,若生产者遵循一定的质量保证标准,实验室可免除质量控制。

培养基的一般性状:液体培养基应透明、清亮,颜色符合要求。固体培养基应表面湿润但无水汽、平整光滑,厚薄均匀,一般厚度在3mm(M-H平板厚度不得<4mm。斜面的长度不得超过试管长度的2/3)。pH应在规定值±0.2的范围内。

培养基的质量控制主要包括三方面的内容:pH测试、无菌试验以及已知菌生长试验(性能试验)。如果使用商品化脱水培养基,严格按照说明操作,一般不必再进行pH测试。如果使用基础物质进行培养基制备,在培养基冷却后须进行pH测试。如果pH测得值与预期值相差0.2单位,则需要酸碱调节;无菌试验一般为随机抽样3%~5%,在35℃条件下培养48h。如果抽样中每个培养基上出现2个以上菌落,证明本批培养基已被污染;已知菌生长试验要用已知标准菌株按照NCCLS推荐的方法测定培养基性能是否符合要求。一般平板培养基于2~8℃可储存1~2周,血平板保存1周。

微生物实验室设备包括基础设备及专业设备。常用基础设备包括显微镜、培养箱、水浴箱、冰箱、离心机、生物安全柜、压力灭菌器等。常用专业设备包括为微生物质谱仪、自动化微生物鉴定/药敏分析系统、血培养系统等。

与检测相关的所有设备均应制定标准化操作程序,定期维护、保养、监测并记录(图21-4),新设备或经搬运、维修后的设备应进行评估及性能验证。专用设备的使用、维护、保养、监测等需遵循制造商的建议。

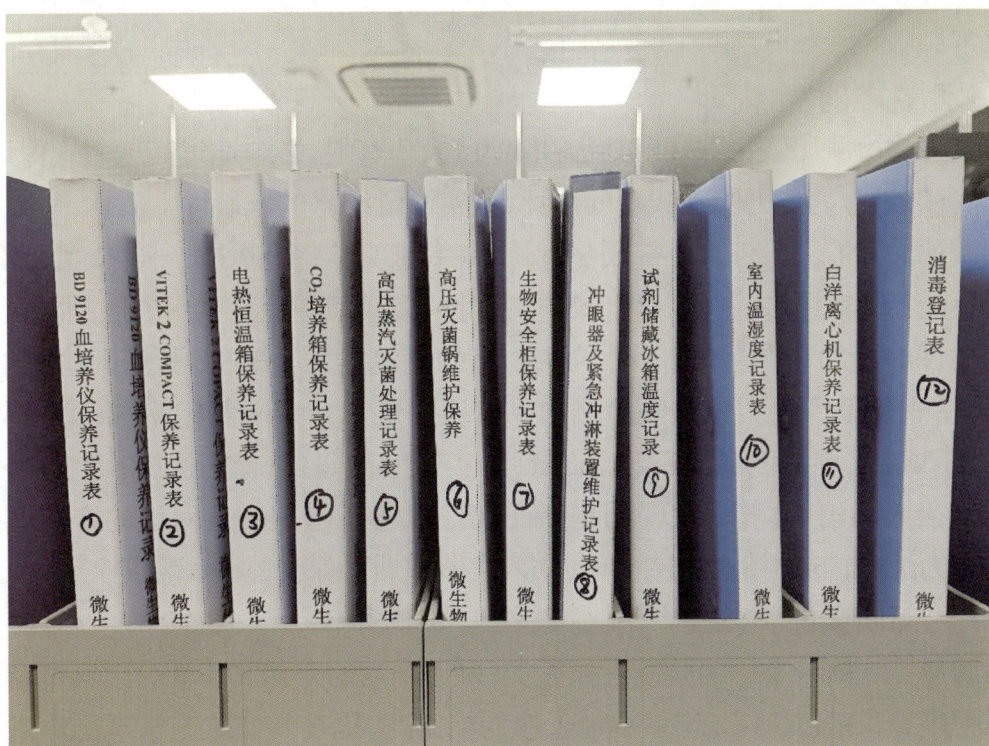

图21-4　各种记录文件

三、检 验 过 程

检验过程涉及检验方法的选择、评估及确认；制定标准化操作程序；评估标本质量、生物参考区间；测量准确性；内部质量控制体系等方面。

（一）检验方法的确认

微生物学检验方法必须准确可靠，通常选择在已出版的公认的、权威的教科书，或经同行评议的书刊、杂志，或国际、国家、地区的法规中所明确的程序。如果使用的是内部的规程，则应确认其符合相应的用途。所选择的检验方法和程序还应与所提供的服务相适宜，并且方便操作。所有的方法和程序在应用于患者标本检测之前需要评估其准确性、精确性、灵敏度、特异性、检出限、可报告范围，并与已有的检验方法进行比对。

（二）标准化操作程序

各实验室应制定标准操作程序，统一标准要求，规范操作，减少差距，提高检验结果的一致性、准确性。标准操作程序（standard operating procedure, SOP）包括实验的所有重要信息及技术说明，供实际操作中遵照执行。

所有的程序，包括实验原理、临床意义、质量控制程序、操作步骤、标本质量评估、接种、分离、鉴定、染色、药敏试验、结果报告、特殊病原体的识别、隔离、报告，以及特殊处理等都应形成文件，由实验室负责人批准、发布，方便相关人员取阅。不再使用的文件应适当标识，避免误用。标准化操作程序包括实验室的所有重要信息及技术说明，供实际操作中遵照执行。

（三）测量准确性

临床微生物检测比较特殊，能够溯源的项目极为有限，必须通过其他方式保证结果的准确性，如参加相应的能力验证或室间质评，证实测量结果的准确性。

室间质评又称能力验证或外部质量评价，是多家实验室分析同一样本，由外部独立机构收集和反馈实验室结果，并以此评价实验室对某类或某些检验项目的检测能力。

室间质评的目的和作用是：①评价实验室的检测能力，识别实验室间检测结果的差异，为参与室间质量评价实验室间检测结果的可比性和一致性奠定基础；②发现问题并采取相应的改进措施，切实提高检验质量，为实验室改进实验方法分析能力提供参考；③确定重点投入和培训需求，发现问题，采取措施；④实验室质量保证的客观证据，医患纠纷中的有力证据；⑤支持实验室认可，作为实验室质量保证的外部监督工具。

（四）内部质量控制体系

室内质量控制体系是由实验室工作人员，采用一定的方法和步骤，连续评价实验室工作的可靠程度，意在监控本实验室常规工作的精密度，提高本实验室常规工作中批内、批间样本检测的一致性，以确定实验结果是否可靠，可否发出报告的一项工作。

室内质控物质的检测方法、检测次数、操作者必须与临床标本一致。质控频率遵循有关标准,满足检测系统的要求。出现室内质控失控时,立即报告主管或实验室负责人,并记录所采取的纠正措施。经评估室内质控结果在可接受范围时,才可发送患者检测报告。

(五)标本质量评估

标本质量评估指标包括标本量(如足够的脑脊液量以接种于多种培养基、合格的血量以提高血培养阳性率)、标本采集次数(如多次采集粪便标本可提高腹泻致病菌检测阳性率)、标本的质量(如痰液显微镜检查白细胞、上皮细胞数量,评价痰液质量)及血液、体液、尿标本等的污染率。

第三节　检验后质量保证

检验后程序,又叫分析后期,指检验后的全部过程,包括检验结果的系统性评审、报告的规范格式与解释、报告的发送、标本的储存、废弃物的处置等。

一、检验结果的评审与报告

临床微生物检验越来越系统化、自动化,所以,检验人员之间的配合也越来越多。从患者信息的录入、标本编号到检测、审核检验结果、发送检验报告单以及检验结果的信息反馈等各个环节都是一环套一环,上述各个环节都有可能出现瑕疵或者错误。这就要求在向临床发出报告前,检验人员必须要认真分析和审核检测结果,以便第一时间发现问题和错误,并及时改,审核内容包括:

1. 将鉴定结果与原始分离平板上的细菌菌落形态、染色情况、生化和血清学鉴定等进行比较,是否吻合,核实后再作出正确鉴定结果。

2. 鉴定结果必须结合临床实际,要根据标本的采集质量、感染的部位、病原体的变迁、有无污染的可能等因素进行综合分析和审核,作出客观、恰当的鉴定结果。

3. 审查当日检验过程中的质控情况,如培养基、染色液、细菌鉴定系统、药敏等是否在控,在确认无失控的情况下,才可发出细菌鉴定报告。

在此基础上,还要强化检验结果的分析比较,一旦检验结果超出了医学水平,检验人员应当立刻与近期结果进行比较,有效分析各参数之间关系,并与临床资料作分析比较,保证结果的准确性。

二、与临床沟通

当出现检验结果与临床诊断不相符合的情况,检验人员应及时和临床医生进行沟通,必要时还要深入临床一线,了解患者病情以及标本采集的具体状况,从而保证检测结果的合理、准确和有效。

当检验结果出现危急值、法定传染病病原体、多重耐药菌时,在确保检验结果无误后,应迅速将结果报告给临床医师或相关人员。

三、检验后标本的处置

病原体的培养基、标本和菌种、毒种保存液等高危险废物,先在产生地点进行压力蒸汽灭菌,然后按感染性废物收集处理。其他标本按照医疗废物管理要求处置。

> **本章小结**
>
> 临床微生物检验的质量保证包括检验前、检验中、检验后全部过程,为感染性疾病的诊断、治疗、预防提供科学依据的根本保障。主要措施有:①检验前,应结合感染性疾病患者的症状和体征等,科学地提出合理、规范的检验申请。按照标本采集指南采集和运送标本。做好标本登记和验收,制定标本接收或拒收准则,以保证标本质量;②检验中,要从检验人员、培养基、试剂、设备、方法学确认和验证及检验过程等因素进行全程质量监控,严格按照SOP文件规范操作,并做相应记录,及时发现和纠正错误;③检验后,检验结果要进行评审,报告要求准确、及时,危急值及时到达临床,标本的处置方法适宜,符合生物安全要求,重视检验报告的流程与规范。
>
> 微生物检验中的所有环节应以文件的形式明确规定,内容符合相关标准,并定期评审,及时更新。检验过程严格按照文件规范操作,并做相应记录。

（周武松）

❓ 思考与练习

案例分析题

患者尿路感染,尿常规白细胞2+,进行尿培养检测,培养结果大于3种微生物生长,建议重新留取标本检测,请问如何获得合格的尿标本?如何与临床进行沟通?

附 录

临床常用抗菌药物及选择原则

一、临床常用抗菌药物

（一）抗菌药物的分类

临床常用的抗菌药物主要有 β- 内酰胺类、氨基糖苷类、喹诺酮类、大环内酯类、糖肽类、磺胺类、四环素类、氯霉素类、林可酰胺类及合成抗菌药物等。

1. β- 内酰胺类 β- 内酰胺类抗菌药物的化学结构中均含有 β- 内酰胺环,改变其侧链可形成许多不同抗菌谱及不同临床药理学特性的抗菌药物。临床常用的 β- 内酰胺类抗菌药物有青霉素类、头孢菌素类,以及非典型 β- 内酰胺类,如碳青霉烯类、拉氧头孢类、单环 β- 内酰胺类及 β- 内酰胺酶抑制剂的复合制剂等。

各种 β- 内酰胺类抗菌药物作用相似,通过抑制细菌细胞壁合成而发挥抑菌和杀菌作用。细菌细胞壁合成是通过青霉素结合蛋白（PBP）催化完成。青霉素结合蛋白又被称为下列酶:转糖基酶、转肽酶、D- 羧肽酶、内肽酶。β- 内酰胺类抗菌药物通过与青霉素结合蛋白结合,抑制上述酶的活性从而抑制细菌细胞壁合成。

（1）青霉素类:青霉素类抗菌药物与青霉素结合蛋白结合,抑制细菌细胞壁合成。青霉素类抗生素的种类及抗菌活性见附表 1-1。

附表 1-1 青霉素类抗生素的种类及抗菌活性

青霉素类别	代表抗菌药物	作用对象
天然青霉素	青霉素 G、青霉素 V	不产青霉素酶的革兰氏阳性球菌、革兰氏阴性球菌、厌氧菌
耐青霉素酶青霉素	甲氧西林、奈夫西林、苯唑西林、氯唑西林、双氯西林、氟氯西林	产青霉素酶的葡萄球菌
广谱青霉素		
氨基组青霉素	氨苄西林、阿莫西林	青霉素敏感的细菌、大部分大肠埃希菌、奇异变形杆菌、流感嗜血杆菌等
羧基组青霉素	羧苄西林、替卡西林	产 β- 内酰胺酶肠杆菌科细菌和假单胞菌,对克雷伯菌和肠球菌无效,可协同氨基糖苷类抗菌药物作用肠球菌
脲基组青霉素	美洛西林、阿洛西林、哌拉西林	产 β- 内酰胺酶肠杆菌科细菌和假单胞菌

青霉素类别	代表抗菌药物	作用对象
青霉素与β–内酰胺酶抑制剂	氨苄西林–舒巴坦、阿莫西林–克拉维酸、替卡西林–克拉维酸、哌拉西林–他唑巴坦	产β–内酰胺酶的革兰氏阴性和革兰氏阳性细菌

（2）头孢菌素类：头孢菌素类抗菌药物是一组广谱半合成药物，与青霉素结合蛋白结合，发挥抑菌和杀菌作用。根据问世的先后和抗菌作用不同，将其命名为第一代、第二代、第三代、第四代头孢菌素。

第一代头孢菌素有头孢噻啶、头孢噻吩、头孢氨苄、头孢唑林、头孢拉定、头孢匹林、头孢羟氨苄等；第二代头孢菌素有头孢孟多、头孢呋辛、头孢尼西、头孢雷特、头孢克洛、头孢丙烯、氯碳头孢等；第三代头孢菌素有头孢噻肟、头孢曲松、头孢他啶、头孢唑肟、头孢哌酮、头孢克肟、头孢噻腾、头孢地尼、头孢泊肟等；第四代头孢菌素有头孢匹罗、头孢吡肟、头孢噻利、头孢吡普等。

头孢菌素与青霉素比较，其特点是：对β–内酰胺酶的稳定性高于青霉素，抗菌谱较青霉素广、抗菌作用强、变态反应少、毒性小。对于革兰氏阳性球菌的效果：一代头孢菌素＞二代头孢菌素＞三代头孢菌素；对于革兰氏阴性杆菌的效果：三代头孢菌素＞二代头孢菌素＞一代头孢菌素；四代头孢菌素对于革兰氏阳性球菌和革兰氏阴性杆菌的作用几乎相同，并具有抗假单胞菌作用。

（3）碳青霉烯类：碳青霉烯类抗菌药物除了对嗜麦芽窄食单胞菌、耐甲氧西林葡萄球菌（MRS）、屎肠球菌和某些脆弱类杆菌耐药外，几乎对所有由质粒或染色体介导的β–内酰胺酶稳定，具有快速杀菌作用。碳青霉烯类抗菌药物包括亚胺培南、美罗培南、比阿培南、帕尼培南、多利培南等。

（4）拉氧头孢类：①头霉烯类有头孢西丁、头孢替坦、头孢美唑等，对革兰氏阳性菌有较好的抗菌活性，对厌氧菌有高度抗菌活性，但对非发酵菌无效；②氧头孢烯类代表药物为拉氧头孢和氟氧头孢，具有第三代头孢菌素的特点，抗菌谱广，对革兰氏阴性菌作用强，对产酶的金黄色葡萄球菌也具有一定的抗菌活性。

（5）单环β–内酰胺类：单环β–内酰胺类的代表药物有氨曲南和卡芦莫南。对革兰氏阴性菌作用较强，对革兰氏阳性菌和厌氧菌几乎无作用。大多不动杆菌属细菌、洋葱伯克霍尔德菌、嗜麦芽窄食单胞菌对该药不敏感。

（6）β–内酰胺酶抑制剂：β–内酰胺酶抑制剂包括克拉维酸、舒巴坦和他唑巴坦。其中舒巴坦对不动杆菌属的作用强，他唑巴坦酶抑制作用优于克拉维酸和舒巴坦。

β–内酰胺酶抑制剂与β–内酰胺类抗菌药物联合主要用于产β–内酰胺酶的革兰氏阴性和阳性细菌。种类包括：①氨苄西林–舒巴坦；②替卡西林–克拉维酸；③阿莫西林–克拉维酸；④哌拉西林–他唑巴坦；⑤头孢哌酮–舒巴坦。

2. 氨基糖苷类　氨基糖苷类抗菌药物按其来源分为：①由链霉菌属发酵滤液提取获得，有链霉素、卡那霉素、妥布霉素、核糖霉素、巴龙霉素、新霉素；②由小单胞菌属发酵滤液中提取，有庆大霉素、福提霉素；③半合成氨基糖苷类，有阿米卡星、奈替米星、地贝卡星等。氨基糖苷类抗菌药物对需氧革兰氏阴性杆菌有强大的抗菌活性，如大肠埃希菌、克雷伯菌属、肠杆菌属、变形杆菌属、志贺菌属；对沙雷菌属、气单胞菌属、产碱杆菌属、卡他莫拉菌、不动杆菌属、沙门菌属、分枝杆菌属也有一定活性；但对革兰氏阴性球菌如淋病奈瑟菌等效果差,对阳性球菌有一定活性,对肠球菌完全无作用。

3. 喹诺酮类 第一代喹诺酮类为窄谱抗菌药物,对革兰氏阳性球菌无作用,主要作用于大肠埃希菌,且迅速出现耐药,已较少应用于临床。第二代喹诺酮类对革兰氏阴性和阳性细菌均有作用,比较其药物的抗菌活性强度依次为环丙沙星、氧氟沙星、洛美沙星、培氟沙星、诺氟沙星、氟罗沙星。第三代喹诺酮类为广谱抗菌药物,对耐甲氧西林葡萄球菌、多重耐药肺炎链球菌等优于第二代,对厌氧菌均有作用,有司帕沙星、妥舒沙星,左氟沙星等。

4. 大环内酯类 目前国内常用的有红霉素、乙酰吉他霉素、麦迪霉素、乙酰螺旋霉素。抗菌谱和青霉素相仿,主要是革兰氏阳性菌,对流感嗜血杆菌、脑膜炎奈瑟菌、淋病奈瑟菌等也敏感,对除脆弱类杆菌、梭杆菌属外的各类厌氧菌也具有强大的抗菌活性,对某些螺旋体、肺炎支原体、非结核分枝杆菌、立克次体、衣原体等有抑制作用。和红霉素相比,抗菌谱扩大,抗菌活性增强。

5. 糖肽类 临床上常用的有万古霉素和替考拉宁,它们对革兰氏阳性球菌具有强大的活性,对MRS非常敏感,多黏菌素 B 和 E 对革兰氏阴性菌有强大的抗菌作用,对各类革兰氏阳性菌均无作用。

6. 磺胺类 磺胺类分成三类:①口服吸收好,可用于全身感染的药物,按清除速度又分为短效、中效、长效三类,有磺胺甲噁唑、磺胺嘧啶、磺胺林;②口服吸收差,主要在肠道起作用的药物,有柳氮磺嘧啶银、磺胺二甲氧嘧啶;③主要用作局部应用的药物,有磺胺米隆、磺胺醋酰钠。

7. 四环素类 四环素为广谱抗生素,包括对革兰氏阳性菌和阴性菌,如部分葡萄球菌、链球菌、肺炎链球菌、大肠埃希菌等有一定的抗菌作用,对立克次体、支原体、螺旋体、阿米巴等敏感。四环素类抗生素抗菌活性的顺序为:米诺环素 > 多西环素 > 美他环素 > 地美环素。临床上常作为衣原体、立克次体感染的首选药物。

8. 氯霉素类 氯霉素类抗生素包括氯霉素、甲砜霉素,该类抗生素脂溶性强,易进入脑脊液和脑组织。由于人和哺乳动物线粒体也含有 70S 核糖体,因而氯霉素可抑制宿主线粒体蛋白合成,可引起与剂量相关的骨髓抑制和灰婴综合征。

9. 林可酰胺类 林可酰胺类抗生素有盐酸林可霉素、克林霉素。主要作用于革兰氏阳性球菌和白喉棒状杆菌、破伤风梭菌等革兰氏阳性杆菌。各种厌氧菌,特别是对红霉素耐药的脆弱类杆菌对该药敏感。沙眼衣原体对该类抗生素敏感。克林霉素是治疗肺部厌氧菌感染、衣原体性传播性疾病的首选药物。

10. 其他抗菌药物

(1)硝基呋喃类:硝基呋喃类药物有呋喃妥因和呋喃唑酮,对革兰氏阳性球菌和部分革兰氏阴性杆菌具有较强的抑菌和杀菌作用,但由于本类药品口服吸收后在体内很快被代谢灭活,不适于治疗全身感染而用于肠道、尿路感染和外用消毒。

(2)硝基咪唑类:硝基咪唑类药物对革兰氏阳性、阴性厌氧菌,包括脆弱类杆菌有较好的抗菌作用,对需氧菌无效。临床上常用的有甲硝唑和替硝唑。

(二)常规药敏试验药物选择原则

临床微生物实验室分离出病原体时,必须选择合适的抗菌药物和合适的方法进行药物敏感试验。抗菌药物的选择应遵循有关指南,并与医院感染科、药事委员会和感染控制委员会的专家共同讨论决定。在我国,主要遵循美国临床实验室标准化委员会(Clinical and Laboratory Standards Institute,CLSI)制定的抗菌药物选择原则。A 组,包括对特定菌群的常规试验并常规报告的药物;B 组,包括一些临床上重要的,特别是针对医院内感染的药物,也可用于常规试验,但只在 A 组药物耐药、过敏、无效时选择性报告;C 组,包括一些替代性或补充性的抗菌药物,在 A、B 组药物过敏或耐药时选用;U 组,仅用于治疗尿路感染的药物;O 组,对该组细菌有临床适应证,但一般不允许常规试验并报告的药物。2018 年 CLSI 推荐的非苛养菌和苛养菌药敏试验和报告抗菌药物的建议分组见附表 1-2~附表 1-4。其他细菌见 CLSI 文件。

附表 1-2　2018 年 CLSI 非苛养菌常规药敏试验和报告抗菌药物的建议分组

	肠杆菌科	铜绿假单胞菌	葡萄球菌属	肠球菌属
A 组 首选试验 并常规报告	氨苄西林	头孢他啶	阿奇霉素或 克拉霉素或 红霉素	氨苄西林 青霉素
	头孢唑林	庆大霉素 妥布霉素		
	庆大霉素 妥布霉素	哌拉西林 – 他唑巴坦	克林霉素	
			* 苯唑西林 头孢西丁（替代苯唑西林）	
			青霉素	
			甲氧苄啶 – 磺胺甲噁唑	
B 组 首选试验 选择性报告	阿米卡星	阿米卡星	头孢洛林	* 达托霉素
	阿莫西林 – 克拉维酸 氨苄西林 – 舒巴坦 头孢他啶 – 阿维巴坦 Ceftolozane– 他唑巴坦 哌拉西林 – 他唑巴坦	氨曲南	* 达托霉素	利奈唑胺 特地唑胺
		头孢吡肟	利奈唑胺 特地唑胺	
		头孢他啶 – 阿维巴坦 Ceftolozane– 他唑巴坦		
	头孢呋辛	环丙沙星 左氧氟沙星	多西环素 米诺环素 四环素	
	头孢吡肟			
	头孢替坦 头孢西丁		* 万古霉素	万古霉素
	头孢噻肟或 头孢曲松	多尼培南 亚胺培南 美罗培南		
	环丙沙星 左氧氟沙星		利福平	
	多尼培南 厄他培南 亚胺培南 美洛培南			
	甲氧苄啶 – 磺胺甲噁唑			

	肠杆菌科	铜绿假单胞菌	葡萄球菌属	肠球菌属
C组 补充试验 选择性报告	氨曲南		氯霉素	庆大霉素(仅用于筛选高水平耐药株)
	头孢他啶		环丙沙星或左氧氟沙星或莫西沙星	链霉素(仅用于筛选高水平耐药株)
	头孢洛林			
	氯霉素			*达巴万星
			庆大霉素	*奥利万星
	四环素		*达巴万星	*特拉万星
			*奥利万星	
			*特拉万星	
U组 补充试验仅用于尿路感染	头孢唑林(无并发症尿道感染的替代试验)		呋喃妥因	环丙沙星 左氧氟沙星
			磺胺异噁唑	
	磷霉素		甲氧苄啶	磷霉素
	呋喃妥因			呋喃妥因
	磺胺异噁唑			四环素
	甲氧苄啶			

注:*仅用于最低抑菌浓度(MIC)法,纸片扩散法不可靠。

附表 1-3　2018 年 CLSI 非苛养菌常规药敏试验和报告抗菌药物的建议分组

	不动杆菌属	洋葱伯克霍尔德菌	嗜麦芽窄食单胞菌	其他非肠杆菌科菌
A组 首选试验 并常规报告	氨苄西林-舒巴坦	*左氧氟沙星	甲氧苄啶-磺胺甲噁唑	头孢他啶
	头孢他啶	美罗培南		
	环丙沙星 左氧氟沙星			庆大霉素 妥布霉素
	多利培南 亚胺培南 美罗培南	甲氧苄啶-磺胺异噁唑		
	庆大霉素 妥布霉素			

	不动杆菌属	洋葱伯克霍尔德菌	嗜麦芽窄食单胞菌	其他非肠杆菌科菌
B 组 首选试验 选择性报告	阿米卡星	头孢他啶	*头孢他啶	阿米卡星
	哌拉西林－他唑巴坦	米诺环素	左氧氟沙星	氨曲南
	头孢吡肟		米诺环素	头孢吡肟
	头孢噻肟 头孢曲松			环丙沙星 左氧氟沙星
	多西环素			亚胺培南 美罗培南
	米诺环素			哌拉西林－他唑巴坦
	甲氧苄啶－磺胺甲噁唑			甲氧苄啶－磺胺甲噁唑
C 组 补充试验 选择性报告		*氯霉素	*氯霉素	头孢噻肟 头孢曲松
				氯霉素
U 组 补充试验仅用于 尿路感染	四环素			磺胺异噁唑 四环素

注：*仅用于最低抑菌浓度（MIC）法，纸片扩散法不可靠。

附表 1-4 2018 年 CLSI 苛养菌常规药敏试验和报告抗菌药物的建议分组

	流感嗜血杆菌和副流感嗜血杆菌	淋病奈瑟菌	肺炎链球菌	β-溶血性链球菌	草绿色溶血性链球菌
A 组 首选试验 并常规报告	氨苄西林	头孢曲松 头孢克肟	红霉素	克林霉素	*氨苄西林 *青霉素
			青霉素（苯唑西林纸片）	红霉素	
		环丙沙星	甲氧苄啶－磺胺异噁唑	青霉素或氨苄西林	
		四环素			

	流感嗜血杆菌和副流感嗜血杆菌	淋病奈瑟菌	肺炎链球菌	β-溶血性链球菌	草绿色溶血性链球菌
B组 首选试验 选择性报告	氨苄西林－舒巴坦		*头孢吡肟 *头孢噻肟 *头孢曲松	头孢吡肟或 头孢噻肟或 头孢曲松	头孢吡肟 头孢噻肟 头孢曲松
	头孢噻肟或 头孢他啶或 头孢曲松		克林霉素	万古霉素	万古霉素
	环丙沙星或 左氧氟沙星或 莫西沙星		多西环素		
			左氧氟沙星 莫西沙星		
	美罗培南		*美罗培南		
			四环素		
			万古霉素		
C组 补充试验 选择性报告	阿奇霉素 克拉霉素		*阿莫西林 *阿莫西林－克拉维酸	头孢洛林	Ceftolozane－他唑巴坦
	氨曲南		*头孢呋辛	氯霉素	氯霉素
	阿莫西林－克拉维酸		头孢洛林	*达托霉素	克林霉素
	头孢克洛 头孢丙烯		氯霉素	左氧氟沙星	红霉素
	头孢地尼或 头孢克肟或 头孢泊肟		*厄他培南 *亚胺培南	利奈唑胺 特地唑胺	利奈唑胺 特地唑胺
			利奈唑胺	*达巴万星	*达巴万星
	头孢洛林			*奥利万星	*奥利万星
	头孢呋辛				
	氯霉素		利福平	*特拉万星	*特拉万星
	厄他培南或 亚胺培南				
	利福平				
	四环素				
	甲氧苄啶－磺胺异噁唑				

注：*仅用于最低抑菌浓度（MIC）法纸片扩散法不可靠。

二、部分药物纸片扩散法及稀释法结果解释

部分药物纸片扩散法及稀释法结果解释如附表1-5所示。

附表1-5　部分药物纸片扩散法及稀释法结果解释标准（CLSI）

药物及菌名	纸片含量（μg/片）	抑菌圈直径/mm			相应的 MIC/$(\mu g \cdot ml^{-1})$		
		耐药	中介	敏感	耐药	中介	敏感
（1）β-内酰胺类							
阿莫西林/克拉维酸							
不产青霉素酶葡萄球菌	20/10	≤19		≥20	≥8/4		≤4/2
其他细菌	20/10	≤13	14~17	≥18	≥32/16	16/8	≤8/4
氨苄西林/舒巴坦	10/10	≤11	12~14	≥15	≥32/16	16/8	≤8/4
替卡西林/克拉维酸							
假单胞菌属	75/10	≤14		≥15	≥128/2		≤64/2
其他革兰氏阴性杆菌	75/10	≤14	15~19	≥20	≥128/2	32/2~64/2	≤16/2
葡萄球菌	75/10	≤22		≥23	≥16/2		≤8/2
（2）青霉素类							
氨苄西林							
肠杆菌科	10	≤13	14~16	≥17	≥32	1	≤8
嗜血杆菌属	10	≤18	19~21	≥22	≥4	2	≤1
肠球菌属	10	≤16		≥17	≥16		≤8
链球菌属	10	≤21	22~29	≥30	≥4	0.25~2	≤0.12
不产青霉素酶葡萄球菌	10	≤28		≥29	≥0.5		≤0.25
羧苄西林							
肠杆菌科	100	≤19	20~22	≥23	≥64	32	≤16
假单胞菌属	100	≤13	14~16	≥17	≥512	256	≤128
美洛西林							
肠杆菌科	75	≤17	18~20	≥21	≥128	32~64	≤16
假单胞菌属	75	≤15		≥16	≥128		≤64
苯唑西林							
金黄色葡萄球菌/里昂葡萄球菌	1	≤10	11~12	≥13	≥4		≤2
凝固酶阴性葡萄球菌	1	≤17		≥18	≥0.5		≤0.25
哌拉西林							
肠杆菌科	100	≤17	18~20	≥21	≥128	32~64	≤16

（江伟敏）

常用染色液的配制及用途

1. 革兰氏（Gram）染色液

【配制】

（1）结晶紫染色液：取结晶紫 2g，95% 乙醇 20ml，草酸铵 0.8g，蒸馏水 80ml。将结晶紫溶解于乙醇中，然后与草酸铵溶液混合，静置 24h 后，过滤备用。

（2）碘液：碘 1g，碘化钾 2g，蒸馏水 300ml。先将碘化钾溶解在少量水中，再将碘溶解在碘化钾溶液中，待碘全溶后，再加蒸馏水至 300ml。

（3）脱色液：95% 的乙醇溶液。

（4）沙黄复染液：将 2.5g 沙黄溶解于 100ml 95% 的乙醇中制成贮存液，取贮存液 10ml 于 90ml 蒸馏水中混匀即成应用液。

复染液也可以用稀释苯酚（石炭酸）复红液，其制备方法是：取苯酚复红液 10ml 加入蒸馏水 90ml 即成。

【染色方法】详见第五章。

【用途】用于革兰氏染色。染成紫色为革兰氏阳性菌，染成红色为革兰氏阴性菌。

2. 齐 – 内（Ziehl–Neelsen）抗酸染色液

【配制】

（1）苯酚（石炭酸）复红液：

A 液：碱性复红 3g，95% 乙醇 100ml。

B 液：苯酚 5.0g，蒸馏水 100ml。

配制方法：将碱性复红在研钵中研磨后，逐渐加入 95% 乙醇，继续研磨使其溶解，配成 A 液。将苯酚溶于水中，配成 B 液。A 液 10ml 与 B 液 90ml 混合即成。

（2）3% 盐酸乙醇液：取浓盐酸 3ml，与 95% 乙醇 97ml 混合。

（3）亚甲蓝（美蓝）液（吕氏亚甲蓝液）：

亚甲蓝乙醇饱和溶液：30ml（亚甲蓝 2g 溶于 100ml 95% 乙醇中）。

10% 氢氧化钾：0.1ml。

蒸馏水：100ml。

【染色方法】详见第五章。

【用途】用于抗酸染色。抗酸菌（分枝杆菌、诺卡菌）呈红色，非抗酸菌及背景呈蓝色。

3. 亚甲蓝染色液

【配制】吕弗勒氏碱性亚甲蓝液（称取亚甲蓝 2g，溶于 95% 乙醇 100ml 中，配成饱和液，取饱和液 30ml，再加入蒸馏水 100ml 及 10%KOH 水溶液 0.1ml 即成）。

【染色方法】将涂片固定后滴加亚甲蓝染液于玻片上，染 1~2min，水洗，待干，镜检。

【用途】是一种单染色方法，菌体和细胞均染成蓝色。

4. 墨汁负染色液

【配制】印度墨汁或 5% 黑色素水溶液。

【染色方法】

（1）将标本与 1 滴染色液在玻片上混合,加上盖玻片,轻轻压一下,使标本混合液变薄。

（2）在低倍镜下寻找有荚膜的细菌,找到后转换高倍镜确认。

【用途】常用于隐球菌荚膜检查。背景呈黑色,菌体无色,荚膜不着色,包绕在菌体周围,为一层透明的空圈。

5. 芽孢染色液

【配制】

（1）苯酚复红液:配方见抗酸染色液。

（2）脱色液:95% 乙醇。

（3）吕氏亚甲蓝液:配方见抗酸染色液。

【染色方法】将有芽孢的细菌制成涂片,自然干燥后固定。滴加苯酚复红液于涂片上;并弱火加热,保持涂片被染液浸泡,避免烘干,使染液冒蒸汽约 5min,冷后水洗,并用 95% 乙醇脱色 2min,水洗,亚甲蓝液复染 0.5min,水洗,干后镜检。

【用途】用于细菌芽孢染色。芽孢呈红色,菌体呈蓝色。

6. 荚膜染色液

【配制】

（1）黑色素水溶液:黑色素 5g,蒸馏水 100ml,福尔马林（40% 甲醛）0.5ml。将黑色素在蒸馏水中煮沸 5min,然后加入福尔马林作防腐剂。

（2）黑斯荚膜染色液:结晶紫染液（结晶紫饱和乙醇液 5ml 与 95ml 蒸馏水混合）、200g/L 硫酸铜溶液。

【染色方法】荚膜染色时,将有荚膜的细菌涂片,在空气中自然干燥,加热固定。滴加结晶紫染液,在火焰上略加热,使染液冒蒸汽为止。用 20% 硫酸铜溶液将涂片上的染液洗去,切勿再用水洗,以吸水纸吸干后镜检。

【用途】用于细菌荚膜染色。菌体及背景呈紫色,荚膜呈淡紫色或无色包绕在菌体周围。

7. 鞭毛染色液（改良 Ryu 鞭毛染色法染色液）

【配制】

A 液:5% 苯酚 10ml,鞣酸 2g,饱和硫酸铝钾液 10ml。

B 液:结晶紫乙醇饱和液。

应用液:A 液 10 份,B 液 1 份,混合,室温存放。

【染色方法】

（1）要求用新的载玻片:使用前须在 95% 乙醇中浸泡 24h 以上。用时从乙醇中取出,以干净纱布擦干后使用。

（2）在玻片上滴蒸馏水 2 滴:一张玻片可同时制 2 个涂片。

（3）用接种环挑取血平板上菌落少许,将细菌点在玻片上的蒸馏水滴的顶部。一般只需点一下,仅允许极少量细菌进入水滴,不可搅动,以免鞭毛脱落。

（4）玻片置室温自然干燥。

（5）滴加染液于玻片上，染色。

（6）约 10~15min 后，用蒸馏水缓慢冲去染液。冲洗时应避免使染液表面的金属光泽液膜滞留在玻片上影响镜检，所以冲洗前不要倒掉玻片上的染液，而是直接用蒸馏水缓慢冲洗。

（7）玻片自然干燥后，镜检时应从涂片的边缘开始，逐渐移向中心，寻找细菌较少的视野，鞭毛容易观察。细菌密集的地方，鞭毛被菌体挡住，不易观察。

【用途】用于细菌鞭毛染色。菌体和鞭毛均被染成红紫色。

8. 异染颗粒染色液（改良 Albert 染色法染色液）

【配制】

A 液：甲苯胺蓝 0.15g，孔雀绿 0.2g，95% 乙醇 2ml，冰醋酸 1ml，蒸馏水 100ml。

将甲苯胺蓝和孔雀绿置于研钵中，加乙醇研磨使之溶解，再加入蒸馏水和冰醋酸，混合后贮入瓶中，静置 24h 后，过滤备用。

B 液：碘 2g，碘化钾 3g，蒸馏水 300ml。

先将碘和碘化钾溶入少量蒸馏水内，充分振摇，待完全溶解后再加蒸馏水至 300ml。

【染色方法】

（1）涂片经火焰固定，加 A 液，染 3~5min，水洗。

（2）滴加 B 液，染 1min，水洗。

（3）干后镜检。

【用途】用于细菌异染颗粒染色，菌体呈绿色，异染颗粒呈蓝黑色。白喉棒状杆菌经此染色后，异染颗粒可明显地被显示出来。

9. 镀银染色液

【配制】

（1）吐温 -80 储备液：吐温 -80 液 10ml、95% 乙醇 100ml。

（2）固定液：吐温 -80 储备液 2ml、浓甲酸 5ml、95% 乙醇 10ml。

（3）染色液：硝酸银 5g、蒸馏水 10ml。

（4）显影液：将对苯二酚 200mg、吡啶 2.5ml 置于饱和松香液 1ml（松香 100g、无水乙醇 100ml）中溶解；另将无水亚硫酸钠 50mg 置于 40ml 蒸馏水中溶解，可略加热。然后再将上述两种溶液混合，成为乳状液即可使用。

【染色方法】

（1）血涂片的制作：在玻片上加一滴蒸馏水，再加患者血液一滴。用另一玻片角将两者充分混匀，涂成血膜或推成厚血片待干。

（2）固定：在血片上加固定液作用 5min 后，水洗。

（3）染色：置于 60~70℃加热器上以染液染色 5~7min 后，倒去染色液。

（4）显影：加显影液，边加边轻轻摇动玻片，显影数秒至 1min。如标本涂抹处呈现棕黄色，水洗，干后镜检。

【用途】常用于螺旋体染色。背景为淡黄色，钩端螺旋体呈棕褐色。

10. 乳酸酚棉蓝染色液

【配制】

苯酚 20ml、乳酸 20ml、甘油 40ml、蒸馏水 20ml。将 4 种成分混合,稍加热溶解,再加入棉蓝 50mg,混匀,过滤备用。

【染色方法】用接种环挑取标本涂于玻片上,滴加一滴染液,加上盖玻片后镜检。

【用途】用于真菌染色,菌丝呈蓝色。

11. 黏蛋白卡红(MCS)染色液

【配制】

(1)铁苏木紫液:①甲液:铁苏木紫 1.0g、95% 乙醇 10ml;②乙液:28% 氧化铁 4ml、蒸馏水 95ml、浓盐酸 1ml。临用时等量混合。

(2)黏蛋白卡红稀释液:卡红 1.0g、氧化铝 0.5g、蒸馏水 2ml,将三者混合成黑色糊状,用 95% 乙醇 1.0ml 稀释,放置 24h 过滤,再用蒸馏水按 1:4 稀释后备用。

(3)皂黄液:皂黄 0.25g、蒸馏水 100ml、冰醋酸 0.25ml。

(4)二甲苯。

(5)无水乙醇、95% 乙醇。

【染色方法】

(1)切片脱脂,先用二甲苯,再用 95% 乙醇。水洗。

(2)用新鲜配制的苏木紫染液染色 7min,水洗 5~10min。

(3)置于黏蛋白卡红稀释液中 30~60min,立即用蒸馏水冲洗。

(4)用皂黄液染色 1min 后,立即用蒸馏水水洗,再用 95% 乙醇洗一次,因为皂黄染色过深可遮住黏蛋白卡红染色。

(5)无水乙醇脱水 2 次,二甲苯洗 3 次,封片,镜检。

【用途】用于真菌染色。隐球菌细胞壁和荚膜呈红色,细胞核呈黑色;孢子、菌丝细胞壁也染成红色,细胞核黑色,背景黄色。

12. 真菌荧光染色液

【配制】

(1)0.1% 吖啶橙 1ml。

(2)20%KOH 9ml。将吖啶橙缓慢滴入 KOH 溶液中,临用时配制。

【染色方法】

(1)直接涂片法:滴少量 0.1% 吖啶橙与 20%KOH 溶液于皮屑、甲屑和毛发等标本上,加盖玻片,微加温;将制好的标本涂片置荧光显微镜下,观察菌丝或孢子的荧光反应,阳性证明有真菌存在,但不能确定菌种。

(2)培养涂片法

1)丝状菌落:取少量标本置载玻片上,滴 0.1% 吖啶橙溶液,加上盖片后观察。

2)酵母型菌落:首先在试管内加入 0.1% 吖啶橙溶液,与酵母菌混合 2~5min,离心后弃去上清液;再加生理盐水 5ml,振荡后再离心,弃去上清液;最后用生理盐水 2ml 制成悬液,滴少许于玻片上,加盖片后观察。

（3）组织切片染色法：先用铁苏木紫染色 5min，使背景呈黑色，遮去非真菌性荧光物质；水洗 5min 后，用 0.1% 吖啶橙溶液染 2min；水洗后用 95% 乙醇脱色 1min，再用无水乙醇脱水 2 次，每次 3min；最后用二甲苯清洗 2 次后，用无荧光物质封片、镜检。

【用途】用于真菌染色。深部真菌可以呈现不同的荧光反应。白念珠菌呈黄绿色，新型隐球菌呈红色，组织胞质菌呈红色，曲霉菌呈绿色。

13. 结核分枝杆菌荧光染色液

【配制】

（1）0.1% 金胺染液：金胺 0.1g，加入 5% 苯酚液 100ml 中，混匀。

（2）1∶1 000 高锰酸钾液。

（3）亚甲蓝液。

（4）3% 盐酸乙醇。

【染色方法】

（1）按常法涂片，干燥后经火焰固定。

（2）滴加金胺染液，加温使其冒蒸汽，染色 5min 后水洗。

（3）盐酸乙醇脱色约 15~20s，水洗。

（4）以 1∶1 000 高锰酸钾液处理 5s，水洗。

（5）亚甲蓝液染 30s，以熄灭涂片中不应发光部分。水洗，干后镜检。

【用途】用于结核分枝杆菌染色，菌体发出明亮的黄绿色荧光。此法也可用于麻风分枝杆菌、淋病奈瑟菌及某些螺旋体的检查。

14. 布鲁氏菌柯兹罗夫斯基染色液

【配制】

（1）甲液：0.5% 沙黄溶液。

（2）乙液：0.5% 孔雀绿（或煌绿）溶液。

【染色方法】

（1）将涂片在火焰上固定。滴加甲液，并徐徐加热至出现蒸汽为止，约 2min 后，水洗。

（2）滴加乙液复染 40~50s，水洗，镜检。

【用途】用于布鲁氏菌染色，菌体呈红色，其他细菌及细胞则呈绿色。

15. 细胞壁染色法

【染色方法】

（1）细菌涂片自然干燥。

（2）滴加 100g/L 鞣酸液于菌膜上，染色 15min，水洗。

（3）滴加 5g/L 结晶紫溶液染 3~5min，水洗，吸干镜检。

【用途】有细胞壁的细菌仅菌体周边染成紫色，菌体内部无色；无细胞壁的细菌（如 L 型细菌）染料可渗入菌体，使整个菌体染成紫色。

（崔艳丽）

常用培养基的配制和用途

基础培养基

1. 肉膏汤培养基

【成分】蛋白胨 10g、牛肉膏 3g、氯化钠 5g、蒸馏水 1 000ml。

【制法】按上述成分混合，溶解后调 pH 至 7.4，分装后，121℃高压灭菌 15min。

【用途】用作一般细菌培养或作为其他培养基的基础液。

2. 肝浸液及肝浸液琼脂

【成分】猪肝或牛肝 500g、蛋白胨 10g、氯化钠 5g、蒸馏水 1 000ml。

【制法】将猪肝或牛肝洗净绞碎，加水 500ml，经流通蒸汽加热 30min，取出调匀，再蒸 90min，过滤。滤液中加入蛋白胨、氯化钠并加水至 1 000ml，加热溶解，调 pH 至 7.0，再蒸 30min，取上清液过滤、分装。高压（68.45kPa）灭菌 15min 后备用。

【用途】用于布鲁氏菌等营养要求较高的细菌的培养。

3. 营养琼脂（普通琼脂）培养基

【成分】蛋白胨 10g、牛肉膏 3g、氯化钠 5g、琼脂 20~25g、蒸馏水 1 000ml。

【制法】将除琼脂外的各成分溶解于蒸馏水中，校正 pH 至 7.2，加入琼脂，溶化后分装于烧瓶内，121℃，高压灭菌 15min 备用。

【用途】此培养基可供一般细菌培养之用，可倾注平板或制成斜面。如用于菌落计数，琼脂量为 1.5%；如制成平板或斜面，则应为 2%。此培养基因含糖极少，可作鉴别培养基（中国蓝琼脂、SS 等）的基础成分用。

4. 半固体琼脂培养基

【成分】牛肉膏 5g、蛋白胨 10g、琼脂 2~5g、蒸馏水 1 000ml。

【制法】溶化后调 pH 至 7.4，分装于试管中，121℃灭菌 15min，取出直立待凝固。

【用途】此培养基用于观察细菌的动力、厌氧菌的分离、菌种鉴定及保存菌种等。该培养基含糖量极少，故也可用作糖发酵培养基的基础成分。

营养培养基

5. 血琼脂培养基

【成分】营养琼脂 100ml，脱纤维羊血（或兔血）5~10ml。

【制法】先将灭菌营养琼脂培养基加热溶化，冷至 50℃，以无菌操作加入脱纤维羊血或兔血，轻轻摇匀（勿使有气泡），倾注平板。或分装灭菌试管，制成斜面。

【用途】此培养基用途广泛，可用于分离和保存一般不易在普通培养基上生长的细菌。

6. 巧克力色琼脂培养基

【成分】肉汤琼脂 100ml，脱纤维羊血（或兔血）5~10ml。

【制法】先将灭菌营养琼脂培养基加热溶化，冷至 50℃，以无菌操作加入脱纤维羊血或兔血，轻轻摇匀（勿使有气泡），再置 85℃水浴中放置 10~15min，使之由鲜红色转变为巧克力色。取出并冷至 50℃，倾注平皿或制成试管斜面。

【用途】用于分离流感嗜血杆菌、脑膜炎奈瑟菌等。

7. 吕氏血清斜面培养基

【成分】1% 葡萄糖肉汤（pH7.6）1 份，无菌血清（牛或兔血清）3 份。

【制法】①以无菌操作将 3 份无菌血清加入 1 份无菌葡萄糖肉汤中；②混匀后分装于无菌试管，每管 3~5ml；③将试管斜置于血清凝固器内，80~85℃ 1h 灭菌，并使血清凝固成斜面，置室温或 35℃温箱 18~20h。如此反复 3 次，进行间歇灭菌后备用。

【用途】常用于白喉棒状杆菌分离培养及鉴定，还可用于观察细菌产生的色素，也可用于观察细菌液化及凝固蛋白质的能力。

［注］①该培养基内加入 5%~10% 的中性甘油，则白喉杆菌的异染颗粒更为明显；②分装试管时应避免产生气泡，加热时温度不可上升太快，亦不宜超过 90℃。

鉴别培养基

8. 糖、醇类基础培养基

【成分】蛋白胨水培养基 1 000ml，1.6% 溴甲酚紫乙醇溶液 1~2ml，pH7.6。另配制 20% 糖溶液（葡萄糖、乳糖、蔗糖等）各 10ml。

【制法】①将上述含指示剂的蛋白胨水培养基（pH7.6）分装于试管中，在每管内放一倒置的小玻璃管，使之充满培养液。②将已分装好的蛋白胨水和 20% 的各种糖溶液分别灭菌，蛋白胨水 121℃灭菌 20min；糖溶液 112℃灭菌 30min。③灭菌后，每管以无菌操作分别加入 20% 无菌糖溶液 0.5ml（按每 10ml 培养基中加入 20% 的糖液 0.5ml，则成 1% 的浓度）。

【用途】用于单糖发酵试验。

9. 蛋白胨水培养基

【成分】蛋白胨 20g 或胰蛋白胨 10g、氯化钠 5g、蒸馏水 1 000ml。

【制法】将上述成分混合于蒸馏水中，调 pH 至 7.4，分装小试管，高压灭菌（68.45kPa）15min 后备用。

【用途】用于靛基质试验。

10. 葡萄糖蛋白胨水培养基

【成分】蛋白胨 5g、葡萄糖 5g、磷酸氢二钾 5g、蒸馏水 1 000ml。

【制法】将上述成分混合于蒸馏水中，加热溶解，调 pH 至 7.2。分装试管，高压灭菌（68.95kPa）20min 后备用。

【用途】用于甲基红试验和 VP 试验。

11. 西蒙枸橼酸盐琼脂

【成分】氯化钠 5g、硫酸镁 0.2g、磷酸二氢铵 1g、磷酸氢二钾（K_2HPO_4）1g、枸橼酸钠 5g、琼脂 20g、蒸馏水 1 000ml、1% 溴麝香草酚蓝乙醇溶液 10ml。

【制法】将上述成分（溴麝香草酚蓝乙醇溶液除外）加热溶解，调 pH 至 6.8，过滤，加 1% 溴麝香草酚蓝乙醇溶液混匀，分装试管，每管约 2ml。121℃高压灭菌 15min 后，制成斜面备用。

【用途】用于枸橼酸盐利用试验。

12. 硝酸盐（亚硝酸盐）培养基

【成分】硝酸钾（亚硝酸盐）0.5g、水解酪蛋白 10g、酵母膏 3g、蒸馏水 1 000ml。

【制法】将上述成分溶于蒸馏水中，校正 pH 至 7.4，分装试管，每管约 5ml，121℃高压灭菌 15min。

【用途】硝酸盐还原试验用。

13. 尿素培养基

【成分】蛋白胨 1g、葡萄糖 1g、氯化钠 5g、KH_2PO_4 2g、0.4% 酚红 2ml、琼脂 20g、50% 尿素 20ml、蒸馏水 1 000ml。

【制法】将上述成分（除尿素、琼脂、酚红以外）混于水中，加热溶解，校正 pH 至 7.2。加入琼脂及酚红，加热溶化后分装烧瓶，每瓶 49ml。121℃高压灭菌 15min，冷至 50~55℃，加入经过滤除菌的尿素溶液 1ml，混匀后分装于灭菌试管内，制成斜面备用。

【用途】用于脲酶试验。

14. 葡萄糖氧化发酵（O/F，HL）培养基

【成分】蛋白胨 2g、氯化钠 5g、1% 溴麝香草酚蓝水溶液 3ml、琼脂 2g、K_2HPO_4 0.2g、葡萄糖 10g、蒸馏水 1 000ml。

【制法】将上述各成分（除溴麝香草酚蓝外）溶解于水中，调节 pH 为 7.0，加入指示剂，分装试管，每管 3ml，（$0.068MPa/cm^2$）20min 高压灭菌，培养基应呈绿色。试验时将待检菌接两管氧化发酵培养基，于一管加一层（1cm 厚）无菌石蜡或无菌熔化凡士林，另一管不加。置温箱孵育过夜，观察颜色变化，若无颜色变化需连续观察 7d，每日观察一次，判读型别，仅在未加石蜡一管产酸，表示细菌氧化葡萄糖（O 型）；两管都产酸，表示发酵葡萄糖（F 型）；两管都无变化表示细菌不能利用糖（阴性或产碱型）。

【用途】用于检测细菌对葡萄糖的代谢类型。如肠杆菌科细菌、假单胞菌、粪产碱杆菌等。

［注］①最好选用酪蛋白胨，因不含糖，以免试验结果受干扰；②培养基调 pH，灭菌后以 6.8 为好，若 pH 过高，则产酸量少的细菌，不易显出颜色变化；③蛋白胨脱氨后可中和少量的酸而影响结果观察，故培养基中蛋白胨采用 0.2%。

15. 动力 - 靛基质 - 脲酶（MIU）培养基

【成分】蛋白胨 10g，K_2HPO_4 2g、氯化钠 5g、琼脂 3g、葡萄糖 1g、0.4% 酚红溶液 2ml、20% 尿素溶液 100ml、蒸馏水 1 000ml。

【制法】除指示剂、尿素外，将上述成分混于水中，加热溶解，矫正 pH 至 7.0，再加入酚红指示剂，121℃高压灭菌 15min，冷至 50℃左右，以无菌操作加入 20% 无菌尿素溶液 100ml，混匀，分装于无菌试管中，每管约 3ml，备用。

【用途】用于检验细菌动力、色氨酸酶、尿素酶，以鉴别肠道杆菌。

16. 克氏双糖铁（KIA）琼脂

【成分】乳糖 10g、葡萄糖 1g、蛋白胨 10g、牛肉膏 3g、氯化钠 3g、硫代硫酸钠 0.2g、硫酸亚铁 0.2g、琼脂 16g、0.4% 酚红 6ml、蒸馏水 1 000ml。

【制法】除酚红、乳糖及葡萄糖外，其他成分混合于水中加热溶解。矫正 pH 至 7.4，再加入糖类与酚红混匀，过滤分装于小试管中，每管约 3ml，高压灭菌（68.45kPa）15min，制成斜面（斜面与底层各占一半且直立段不小于 1cm 为宜）备用。

【用途】鉴别肠杆菌科细菌用。

17. 七叶苷培养基

【成分】胰蛋白胨 1.5g、胆汁 2.5ml、枸橼酸铁 0.2g、七叶苷 0.1g、琼脂 2g、蒸馏水 100ml。

【制法】将上述成分混合后,加热溶解,调 pH 至 7.0,过滤后分装试管,每管约 1ml。高压灭菌(68.45kPa)20min,趁热制成斜面,待凝固后贮存备用。

【用途】用于鉴别肠球菌。肠球菌分解七叶苷为七叶素,可与铁离子结合产生黑色沉淀使培养基变黑。其他链球菌可生长,但不变黑。

18. 脱氧核糖核酸(DNA)酶试验琼脂

【成分】DNA2g、氯化钠 5g、胰酶消化酪素 15g、琼脂 15g、胃蛋白酶消化大豆汤 5g、蒸馏水 1 000ml。

【制法】将上述成分(除 DNA 外)混合溶解,矫正 pH 至 7.4,高压灭菌(103.43kPa)15min,冷至 50℃,加入 DNA,混匀后倾注平板备用。

【用途】用于 DNA 酶的检测。多用于葡萄球菌和沙雷菌的鉴定。

19. ONPG 培养基

【成分】邻硝基酚 β-D-半乳糖苷(ONPG)60mg、0.01mo1/L 磷酸钠缓冲液(pH7.5)10ml、1% 蛋白胨水(pH7.5)30ml。

【制法】将 ONPG 溶于缓冲液内,加入蛋白胨水,过滤法除菌,分装于 10mm×75mm 试管,每管 0.5ml。

【用途】β-半乳糖苷酶试验培养基用于迟缓发酵乳糖细菌的快速鉴定。

20. 氨基酸脱羧酶培养基

【成分】氨基酸 1g、蛋白胨 0.5g、牛肉膏 0.5g、葡萄糖 0.05g、吡哆醛 0.05g、0.2% 溴甲酚紫 0.5ml、0.2% 甲酚红 0.25ml、蒸馏水 1 000ml。

【制法】将蛋白胨、牛肉膏、葡萄糖、吡哆醛加水溶解,矫正 pH 至 6.0。加入氨基酸、溴甲酚紫及甲酚红,混匀。分装于含有一薄层无菌液体石蜡的小试管中,高压灭菌(68.45~103.43kPa)15min 后备用。

【用途】氨基酸脱羧酶试验用。

21. 苯丙氨酸脱氨酶培养基

【成分】DL-苯丙氨酸 2g 或 L-苯丙氨酸 1g、酵母浸膏 3g、磷酸氢二钠 1g、氯化钠 5g、琼脂 12g、蒸馏水 1 000ml。

【制法】上述成分混合加热溶解后分装试管,高压灭菌(68.45kPa)15min,制成斜面备用。

【用途】用于苯丙氨酸脱氨酶试验。

22. 紫牛乳培养基

【成分】新鲜牛乳、1.6% 溴甲酚紫乙醇液。

【制法】将牛乳置于三角烧瓶中,用流通蒸汽加热 30min。冷却后置 4℃ 冰箱内 2h,吸出牛乳注入另一烧瓶中,弃去上层乳脂,即得脱脂牛乳。每 1 000ml 牛乳中加入 1.6% 溴甲酚紫 1ml,混匀,分装试管,每管 5ml,表面加已溶化的凡士林,厚约 5mm,高压灭菌(55.16kPa)10min 后备用。

【用途】用于厌氧菌(产气荚膜梭菌)的鉴定。

选择培养基

23. 卵黄琼脂

【成分】肉浸液 1 000ml、蛋白胨 15g、氯化钠 5g、琼脂 25~30g、50% 无菌葡萄糖水溶液、50% 无菌卵黄盐水溶液。

【制法】将蛋白胨、氯化钠、琼脂加入肉浸液中,溶化分装,每瓶100ml。121℃高压灭菌15min,冷却至55℃,每瓶内加50%葡萄糖水溶液2ml和50%卵黄盐水悬液15ml,混匀后倾注平板。

【用途】用于厌氧芽孢梭状菌的分离培养和卵磷脂酶试验。

24. 高盐卵黄琼脂

【成分】10%氯化钠肉浸液琼脂(pH7.4)600ml、卵黄悬液150ml(一个卵黄混悬于150ml无菌盐水中)。

【制法】将已灭菌的10%氯化钠肉浸液琼脂加热溶化,待冷至55℃左右,加入卵黄悬液,混匀后倾注平板,凝固后备用。

【用途】用于分离金黄色葡萄球菌。

[注]①本培养基含有较高浓度的氯化钠,可抑制肠道杆菌的生长,而对金黄色葡萄球菌则无明显的影响。因此适用于假膜性肠炎患者分离粪便中的金黄色葡萄球菌,并可加大粪便标本的接种量;②大部分金黄色葡萄球菌能产生卵磷脂酶,使菌落周围形成白色沉淀圈,易于辨认,有利于金黄色葡萄球菌的检出。

25. 卵黄双抗琼脂(EPV)

【成分】50%卵黄生理盐水悬液100ml、多黏菌素B 4.2mg或2.5万U、万古霉素3.3mg、蛋白胨10g、氯化钠5g、牛肉膏3g、玉米淀粉1.67g、琼脂20g、蒸馏水1 000ml。

【制法】将蛋白胨、氯化钠、牛肉膏溶解后,调pH至7.6,加入玉米淀粉及琼脂,混合后121℃高压灭菌20min。待培养基冷至50℃左右,加入卵黄生理盐水悬液和多黏菌素B及万古霉素,轻轻摇匀后倾注平板备用。

【用途】用于鼻咽分泌物标本分离脑膜炎奈瑟菌。

[注]①50%卵黄盐水的制备:取新鲜鸡蛋,用肥皂水及清水洗净蛋壳,再浸于75%乙醇中30min,取出以无菌纱布擦干,以无菌镊子在蛋壳尖端开一小孔,将蛋白全部流弃,再将蛋壳上小孔扩大,将蛋黄收集于置有玻璃珠的无菌三角烧瓶中摇匀,再加等量无菌盐水混匀即成;②多黏菌素B对多种革兰氏阴性菌有抑制作用,如铜绿假单胞菌、大肠埃希菌、克雷伯菌及嗜血杆菌等;万古霉素为窄谱抗生素,仅对革兰氏阳性菌有效,如溶血性链球菌、肺炎链球菌及肠球菌等,对耐药金黄色葡萄球菌尤为敏感。

26. 中国蓝琼脂

【成分】无菌肉膏汤琼脂(pH7.4)1 000ml、乳糖1g、1%无菌中国蓝水溶液1ml、1%玫瑰红酸乙醇溶液1ml。

【制法】将1g乳糖置于已无菌的肉膏汤琼脂瓶内,加热溶化琼脂并混匀。待冷至50℃左右,加入中国蓝、玫瑰红酸溶液,混匀后立即倾注平板,凝固后备用。

【用途】分离肠道致病菌用。

[注]①中国蓝(酸性蓝色、碱性微蓝至无色)与玫瑰红酸(酸性黄色,碱性红色)此培养基pH约为7.4,制好后应呈淡紫红色。过碱呈鲜红色,过酸则呈蓝色,均不适用;②玫瑰红酸能抑制革兰氏阳性细菌的生长,但对大肠埃希菌没有抑制作用,故粪便标本接种量不宜太多;③多数肠道致病菌不分解乳糖,其菌落为透明或半透明、淡红色,大肠埃希菌分解乳糖产酸,形成大而浑浊的蓝色的菌落;④中国蓝水溶液需煮沸或高压灭菌(0.068MPa/cm^2)15min后应用。玫瑰红酸乙醇溶液,无须灭菌,但

加入时应避开火焰。

27. 麦康凯（MAC）琼脂

【成分】蛋白胨 20g、猪胆盐（或牛、羊胆盐）5g、氯化钠 5g、琼脂 20g、蒸馏水 1 000ml、乳糖 10g、0.5% 中性红水溶液 5ml。

【制法】将各成分混合（除乳糖、中性红），校正 pH 至 7.2，加入乳糖、中性红，高压灭菌（68.45kPa）15min，冷至 50℃，倾注平板备用。

【用途】供分离肠道杆菌用。

［注］①胆盐能抑制革兰氏阳性细菌的生长，但能促进某些革兰氏阴性病原体的生长；②因含有乳糖及中性红指示剂，故分解乳糖的细菌（如大肠杆菌），菌落呈红色；不分解乳糖的细菌（病原体），菌落无色。

28. 伊红亚甲蓝（EMB）琼脂培养基

【成分】蛋白胨 10g、乳糖 10g、磷酸氢二钾 2g、琼脂 15g、2% 无菌伊红水溶液 20ml、0.5% 无菌亚甲蓝水溶液 20ml、蒸馏水 1 000ml。

【制法】将蛋白胨、磷酸氢二钾、乳糖和琼脂溶解于蒸馏水中，校正 pH 至 7.2，分装于烧瓶内，高压灭菌（68.45kPa）15min，冷至 60℃，加入已灭菌的伊红及亚甲蓝溶液，摇匀后，倾注平板备用。

【用途】用于分离肠道致病菌。

29. SS 琼脂（沙门菌 - 志贺菌琼脂）

SS 琼脂是分离沙门菌属及志贺菌属的强选择性培养基，它对大肠埃希菌有较强的抑制作用，而对肠道病原体则无明显抑制作用。因此，可以增加粪便等标本的接种量，从而提高病原体的检出率，故 SS 琼脂为目前公认比较满意的肠道病原体选择性培养基。

【成分】SS 琼脂配方较多，但其效果基本一致。主要成分包括营养物质（牛肉膏、蛋白胨）、抑制剂（胆盐、煌绿、硫代硫酸钠、枸橼酸钠）、鉴别用糖（乳糖）、指示剂（中性红）。

【制法】使用国产 SS 琼脂粉比较方便，效果亦好，可按瓶签使用说明配制使用。一般取 70g SS 琼脂干粉加入 1 000ml 水中，混合后加热溶解，待冷至 50~60℃时倾注平板，等凝固后备用。

【用途】用于粪便标本分离培养沙门菌属和志贺菌属。

［注］①培养基中的抑制剂有胆盐、煌绿、硫代硫酸钠、枸橼酸钠等，能抑制非病原体的生长。胆盐又能促进病原体，特别是沙门菌的生长；②大肠埃希菌能分解乳糖，而多数病原体不分解乳糖，据此可鉴别肠道内的病原体与非病原体，大肠埃希菌分解乳糖产酸，通过中性红指示剂呈红色菌落，同时由于与胆盐结合成胆酸而发生沉淀，故菌落中心浑浊。沙门菌及志贺菌属不分解乳糖而分解蛋白质产生碱性物质，故呈现透明无色菌落。枸橼酸铁能使产生硫化氢的细菌菌落中心呈黑色。

30. 亚碲酸钾血琼脂培养基

【成分】3% 肉浸液琼脂（pH7.4）100ml、1% 亚碲酸钾水溶液 2ml、0.5% 胱氨酸水溶液 2ml、脱纤维羊血或兔血 5~10ml。

【制法】加热溶化已灭菌肉浸液琼脂，待冷至 50℃左右，加入已灭菌的亚碲酸钾溶液、胱氨酸溶液及无菌脱纤维羊血，混匀，倾注平板，凝固后备用。

【用途】用于分离白喉棒状杆菌。

［注］①白喉杆菌能使亚碲酸钾还原为碲，故菌落带黑色；②亚碲酸钾能抑制标本中革兰氏阴性菌、葡萄球菌和链球菌的生长，有利于白喉杆菌的检出；③胱氨酸及血液能促进白喉杆菌的生长；④胱

氨酸及亚碲酸钾溶液均不耐高温,应用间歇灭菌或滤菌器过滤除菌。

31. 碱性蛋白胨水

【成分】蛋白胨 10g、氯化钠 5g、蒸馏水 1 000ml。

【制法】将蛋白胨与氯化钠溶于蒸馏水中,煮沸,待冷。调 pH 至 8.4,过滤,分装试管,121℃高压灭菌 15min 后备用。

【用途】供粪便、肛拭增菌及培养霍乱弧菌用。

32. 碱性琼脂平板

【成分】蛋白胨 10g、氯化钠 5g、牛肉膏 3g、琼脂 25g、蒸馏水 1 000ml。

【制法】将上述成分混合后加热溶解,调 pH 至 8.6,用纱布过滤,121℃高压灭菌 15min,待冷至 50℃左右倾注平板,凝固后冷藏备用。

【用途】用于分离霍乱弧菌。

33. 硫代硫酸盐 - 枸橼酸盐 - 胆盐 - 蔗糖(TCBS)

【成分】牛胆盐 8g、蛋白胨 10g、氯化钠 6%、枸橼酸铁 10g、酵母膏粉 5g、溴麝香草酚蓝 0.04g、硫代硫酸钠 10g、麝香草酚蓝 0.04g、枸橼酸钠 10g、琼脂 14g、蔗糖 20g、蒸馏水 1 000ml。

【制法】将上述各成分(除指示剂及琼脂外)加热溶解于水中,矫正 pH 至 8.6,加入指示剂及琼脂,煮沸使之完全溶解,待冷至 50℃左右倾注平板,凝固后冷藏备用。

【用途】用于分离培养霍乱弧菌及副溶血性弧菌。

34. M-H 琼脂

【成分】琼脂 17.5g、牛肉浸液 600ml、可溶性淀粉 1.5g、酪蛋白水解物 17.5g、蒸馏水 400ml。

【制法】上述各成分加入蒸馏水中混合,调 pH 至 7.2,分装三角瓶,121℃高压灭菌 15min,冷却至 50℃,倾注平板,琼脂厚度为 4mm,凝固后备用。

【用途】用于抗菌药物敏感试验。

35. L 型细菌培养基

【成分】牛肉浸液 800ml、蛋白胨 20g、氯化钠 50g、血浆(灭活人血浆)200ml、琼脂 8g。

【制法】将上述各成分(除血浆外)加热溶解于牛肉浸液中,调 pH 至 7.4,分装于三角烧瓶中,每瓶 80ml,121℃高压灭菌 20min,冷至 56℃时加入血浆 20ml,迅速混匀,倾注平板备用。

【用途】用于 L 型细菌的分离培养。

36. 庖肉培养基

【成分】牛肉渣 0.5g、肉汤(或肉膏汤,pH7.4)5ml。

【制法】取去筋膜、去脂肪的新鲜牛肉 500g,剁碎,置 1 000ml 蒸馏水中,以弱火煮 1h,用纱布过滤;取牛肉汤 5ml 置于试管中,将牛肉渣 0.5g 加入肉汤中,在每管液面上加入已溶化的凡士林,厚约 5mm,121℃高压灭菌 15min,备用。

【用途】分离培养厌氧菌。

[注]使用时应将肉渣培养基先置于水浴中煮沸 10min,以驱除管内存留的氧气。

37. 布氏肉汤

【成分】胰蛋白胨 10g、动物组织蛋白酶消化物 10g、酵母浸出物 2g、葡萄糖 1g、氯化钠 5g、亚硫酸钠 0.1g、5mg/ml 氯化血红素 1ml、1% 维生素 K_1 0.1ml、蒸馏水 1 000ml。

【制法】将上述成分混合,加热溶解,调整 pH 至 7.0,分装后高压灭菌备用。如加入 1.5%~2% 的琼脂,1% 维生素 K₁ 调整为 10μg/ml 即为布氏琼脂,再加入 5%~10% 脱纤维羊血,即为布氏血琼脂。

【用途】培养难分离或生长缓慢的厌氧菌,也可用于厌氧菌药敏试验。

38. 葡萄糖肉汤

【成分】葡萄糖 3g、酵母浸膏 3g、枸橼酸钠 3g、磷酸氢二钾 2g、0.5% 对氨基苯甲酸 5ml、24.7% 硫酸镁 20ml、牛肉汤 1 000ml。

【制法】将上述成分混合(葡萄糖及硫酸镁外),加热溶解,矫正 pH 至 7.6,再煮沸 5min,用滤纸过滤,分装于 100ml 三角烧瓶内,每瓶 50ml,包扎瓶口,高压灭菌(68.45kPa)20min。将葡萄糖配成 10% 水溶液,硫酸镁配成 24.7% 水溶液,分别高压灭菌(55.16kPa)15min。于每 50ml 无菌肉汤中加入无菌葡萄糖 1.5ml,硫酸镁水溶液 1ml 混匀,35℃培养 2d 无细菌生长后,存于冰箱内备用。

【用途】血液标本增菌用培养基。

[注]①枸橼酸钠为抗凝剂,不使血液凝固,因此可减少白细胞对细菌的吞噬作用;②对氨苯甲酸能中和血液中磺胺类药物的抑菌作用。硫酸镁能破坏血液中的四环素、金霉素、土霉素、新霉素、多黏菌素及链霉素的抑菌作用;③如患者经青霉素治疗,则培养基内应加入青霉素酶,按每 50ml 培养基中加入 100 单位,以破坏青霉素。

39. 四硫磺酸钠煌绿(TTB)增菌液

【成分】胨胨 5g、CaCO₃ 10g、硫代硫酸钠 30g、蒸馏水 1 000ml。碘液(碘化钾 5g,碘 6g 溶于 20ml 水中,储存于棕色玻璃瓶中备用)。

【制法】将各成分加入蒸馏水中,加热溶解,分装每瓶 100ml。分装时应随时振荡,使其中的 CaCO₃ 混匀。121℃灭菌 15min,每 100ml 培养基中加入碘溶液 2ml、0.1% 煌绿 1ml,分装试管。

【用途】用于沙门菌增菌培养。

[注]本增菌液中的碘可氧化硫代硫酸钠而形成四硫磺酸钠,对大肠埃希菌有抑制作用,对痢疾杆菌也有一定抑制作用,而有利于沙门菌的生长。碳酸钙有缓冲作用,可使沙门菌不致因培养液酸碱度改变而死亡。

40. GN(革兰氏阴性杆菌)增菌液

【成分】胰蛋白胨 20g、葡萄糖 1g、甘露醇 2g、枸橼酸钠 5g、去氧胆酸钠 0.5g、磷酸氢二钾 4g、磷酸二氢钾 1.5g、氯化钠 5g、蒸馏水 1 000ml。

【制法】将上述成分溶于蒸馏水中,加热使溶解,校正 pH 至 7.0,过滤,分装于试管中,高压灭菌(68.45kPa)15min。

【用途】用于志贺菌及沙门菌增菌。

[注]①本培养基含有枸橼酸钠和去氧胆酸钠,对革兰氏阴性菌有抑制作用,大肠埃希菌、铜绿假单胞菌及变形杆菌,在接种 6h 内生长缓慢,而痢疾杆菌可相对地得到增殖;②标本接种后即计算时间,在通常室温或 37℃下培养,均有增菌作用。增菌培养 6h,即移种到肠道选择性培养基上(如 SS 琼脂或中国蓝琼脂平板等),以分离致病菌。

41. E1ek 琼脂

【成分】胨 20g、麦芽糖 3g、乳糖 0.7g、氯化钠 5g、琼脂 15g、40% 氢氧化钠溶液 1.5ml、蒸馏水 1 000ml。

【制法】用 500ml 蒸馏水溶解上述各成分(琼脂除外),煮沸并用滤纸过滤。校正 pH 至 7.8。用另外 500ml 蒸馏水加热溶解琼脂。将两液混合,121℃高压灭菌 15min,冷却至 50℃,倾注平板,凝固后备用。

【用途】用于白喉外毒素的检测。

42. Bordet-Gengou 琼脂（包-金二氏琼脂）

【成分】马铃薯 250mg、氯化钠 9g、琼脂 50g、胨腺 2g、甘油 20ml、脱纤维的羊或兔血（每 100ml 培养基加入 25ml）、青霉素溶液（每 100ml 培养基加入 25U）、蒸馏水 2 000ml。

【制法】将去皮切碎的马铃薯、氯化钠加蒸馏水 500ml 混合，煮沸至马铃薯熟烂为止，补足失去水分，过滤即得马铃薯浸出液；将琼脂加入 1 500ml 蒸馏水中，加热溶化，加入马铃薯浸出液、甘油和胨腺，溶解后，调 pH 至 7.0，分装（每瓶 100ml）。121℃高压灭菌 20min，待冷至 50℃左右，以无菌操作加入无菌脱纤维血液和青霉素溶液，混匀，倾注平板，凝固后，冷藏备用。

【用途】分离百日咳鲍特菌用。

43. cBAP-thio 培养基（改良 Campy-BAP 弯曲菌选择培养基）

【成分】胰蛋白胨 10g、琼脂粉 15g、蛋白胨 10g、葡萄糖 1g、万古霉素 10mg、酵母浸出汁 5g、先锋霉素 115mg、氯化钠 5g、多黏菌素 B 2500U、重亚硫酸钠 0.1g、两性霉素 B 2mg、硫乙醇酸钠 1.5g、脱纤维羊血 50ml、蒸馏水 1 000ml。

【制法】将上述各成分（除抗生素及脱纤维羊血）混合溶解后，调 pH 至 7.4，灭菌（68.45kPa）20min，冷却至 50℃左右，加入 4 种抗生素及脱纤维羊血，倾注平板或制成斜面。

【用途】用于分离培养空肠或结肠弯曲菌。

44. 罗氏培养基

【成分】磷酸二氢钾 2.4g、枸橼酸镁 0.6g、硫酸镁 0.24g、天门冬素 3.6g、甘油 12ml、蒸馏水 600ml、马铃薯粉 30g、新鲜鸡蛋液 1 000ml（约 30 个）、2% 孔雀绿水溶液 20ml。

【制法】①加热溶解磷酸二氢钾、枸橼酸镁、硫酸镁、天门冬素及甘油于蒸馏水中；②将马铃薯加入上述溶液中，边加边搅，使成均匀糊状，在沸水浴中加热半小时；③将鸡蛋用清水洗净壳，用 75% 乙醇浸泡 30min，取出后用无菌纱布擦干，无菌操作划破卵壳，将卵液一并收集，摇散混匀后，置于上述已冷至 65℃的溶液中；④再加入 2% 无菌孔雀绿水溶液 200ml，充分摇匀后用双层无菌纱布过滤，然后分装于无菌试管中，斜置血清凝固器内，间歇灭菌后备用。

【用途】用于培养结核分枝杆菌。

45. Hayflick 培养基

【成分】牛心消化液（或浸出液）1 000ml、蛋白胨 10g、氯化钠 5g、琼脂 14g、无菌小牛血清 20ml、青霉素 G（20 万 U/ml）0.5ml、25% 酵母浸出液 10ml、20% 灭菌葡萄糖溶液 5ml、1% 醋酸铊 2.5ml。

【制法】将牛心消化液、蛋白胨、氯化钠、琼脂混合溶解，调 pH 至 7.8，分装于烧瓶内，每瓶 70ml，121℃高压灭菌 15min。冷却至 80℃加入无菌小牛血清 20ml、青霉素 G（20 万 U/ml）0.5ml、25% 酵母浸出液 10ml、20% 灭菌葡萄糖溶液 5ml、1% 醋酸铊 2.5ml，混匀后倾注平板。若培养基内不加琼脂，葡萄糖为 1%，并加 0.1% 酚红水溶液 2ml，即为液体培养基。

【用途】用于分离培养支原体。

46. 柯索夫（Korthof）培养基

【成分】蛋白胨 0.4g、氯化钠 0.7g、氯化钾 0.02g、氯化钙 0.02g、碳酸氢钠 0.01g、磷酸氢二钠 0.48g、磷酸二氢钾 0.09g、蒸馏水 500ml。

【制法】将上述各成分混合成溶液，100℃加热 20min，冷却后，用滤纸过滤，调 pH 至 7.2。定量分装于三角烧瓶中,121℃高压灭菌 15min。待冷却后,加入 8% 新鲜无菌兔血清溶液,混匀,分装于无菌试管中,在 56℃水浴 1h。

【用途】用于培养钩端螺旋体。

47. 沙保弱(Sabourand)琼脂

【成分】蛋白胨 10g、葡萄糖 40g、琼脂 15g、氯霉素 0.1g、蒸馏水 1 000ml。

【制法】将上述各成分加入蒸馏水中,搅拌并加热煮沸至完全溶解,调 pH 至 6.0,高压灭菌(68.45kPa)15min,冷却至 50℃,倾注平板,凝固后备用。

【用途】用于真菌的分离培养。

48. TTC 沙保弱培养基

【成分】1%TTC(氯化三苯四氮唑)溶液 5ml、葡萄糖 40g、蛋白胨 10g、琼脂 15g、氯霉素 50mg、蒸馏水 1 000ml。

【制法】将上述各成分(除 TTC、氯霉素)混合溶解,高压灭菌(68.45kPa)15min,加入氯霉素和 1%TTC 水溶液,充分混匀。分装试管并趁热制成斜面或倾注平板。

【用途】用于临床标本中酵母及酵母样真菌的分离。

49. 玉米粉吐温 -80 琼脂

【成分】玉米粉 40g、吐温 -80 10ml、琼脂 20g、蒸馏水 1 000ml。

【制法】将玉米粉加入蒸馏水中,65℃加热 1h,过滤,补足水量,加入吐温 -80 和琼脂,121℃灭菌 15min,分装于无菌试管或无菌平板中备用。

【用途】用于观察白念珠菌的假菌丝及厚膜孢子。

50. 皮肤癣菌鉴别琼脂(DTM)

【成分】葡萄糖 10g、蛋白胨 10g、金霉素 0.1g、琼脂 20g、0.8mol/1HC16ml、放线菌酮 0.5g(溶于 2ml 丙酮中)、0.02% 酚红水溶液 6ml、硫酸庆大霉素 0.1g(溶于 2ml 水中)、蒸馏水 1 000ml。

【制法】将上述各成分(除抗生素外)混合,高压灭菌(69.45kPa)10min,再加抗生素后分装备用。

【用途】用于分离皮肤癣菌。

51. 胆盐肉膏汤

【成分】基础液(牛肉膏 5g,蛋白胨 10g,氯化钠 5g,胆盐 3g,水 1 000ml,硫酸铝钾 0.3g)。每 500ml 基础液的上清液加葡萄糖 10g,20% 枸橼酸钠 10ml。

【制法】

(1)先将基础液中各物混合于水中,加热溶解,矫正 pH 至 7.8,分装于 1 000ml 盐水瓶中,包扎瓶口,高压灭菌(0.103MPa/cm^2)30min。

(2)用虹吸法取基础液的上清液,量其总量,按上述比例加入葡萄糖及枸橼酸钠,矫正 pH 至 7.6。

(3)上述成分混合溶解后,分装于 20mm×180mm 试管 6～7cm 高,塞上棉塞,高压灭菌(0.068MPa/cm^2)20min。

【用途】供血液增菌培养伤寒杆菌和副伤寒杆菌用。

52. 文 - 腊二氏保存液

【成分】海盐 20g,硼酸氯化钾混合液 250ml,0.8% 氢氧化钠溶液 133.5ml,蒸馏水 1 000ml。

【制法】上述成分混合煮沸数分钟,矫正 pH 至 9.2,滤纸过滤,分装于试管或青霉素瓶 3~5ml,高压灭菌(0.103MPa/cm^2)15min 后备用。

【用途】供作保存粪便标本中的霍乱弧菌用。

［注］硼酸氯化钾混合液的配制方法是：准确称取硼酸 12.405g，氯化钾 14.912g，蒸馏水 800ml，加热溶解，待冷后加蒸馏水至 1 000ml 备用。

如无市售海盐，可以按下列配方用化学试剂配制：称取氯化钠 27g，氯化钾 1g，氯化镁（$MgCl_2 \cdot 6H_2O$）3g，硫酸镁（$MgSO_4$）1.75g。将上述成分研细混匀，装瓶密封备用。

53. 3.5% 氯化钠蛋白胨水

【成分】蛋白胨 10g，氯化钠 35g，蒸馏水 1 000ml。

【制法】将蛋白胨、氯化钠加于蒸馏水中加热溶解。矫正 pH 至 8.8~9.0，继续加热 20min，用滤纸过滤。

【用途】供副溶血性弧菌增菌培养用。

［注］①本培养基含较高浓度的氯化钠，同时 pH 较高，能抑制非嗜盐性细菌的生长，而有利于副溶血性弧菌的生长，经 6h 培养该菌已发育繁殖；②于高盐胨水中加入 2% 琼脂即成高盐琼脂。

54. 碱性胆盐琼脂

【成分】蛋白胨 20g，氯化钠 5g，琼脂 20g，牛肉膏 5g，胆盐 2.5，蒸馏水 1 000ml。

【制法】

（1）将上述成分混合，加热溶解，加 15% 氢氧化钠约 6ml，矫正 pH 至 8.2~8.4，煮沸。

（2）高压灭菌（0.068MPa/cm）15min，并留置灭菌器内过夜。

（3）次日将凝固的琼脂倒出，切去底部沉淀部分，再加热溶解以绒布过滤。

（4）再矫正 pH 至 8.2~8.4，分装，高压灭菌（0.103MPa/cm²）15min 后，冷至 50℃ 左右倾注平板，保存冰箱或室温备用。

【用途】分离霍乱弧菌用。

55. 庆大霉素碱性胆盐琼脂

【成分】碱性胆盐琼脂（见 54）。无水亚硫酸钠 3g，枸橼酸钠 10g，蔗糖 10g，庆大霉素 300~500 单位，多黏菌素 B 或 E 300 单位，水 1 000ml。

【制法】

（1）将碱性胆盐琼脂加热溶化，冷至 50℃ 左右加入下列成分：

①亚硫酸钠、枸橼酸钠、蔗糖混合液（简称 SCS 液）25ml。

SCS 液配制：将蒸馏水 100ml 分成三份，分别加入无水亚硫酸钠 12g，枸橼酸钠 40g，蔗糖 40g，因不易溶解，故可加热煮沸 15~20min，再将三种成分混合，使最后量为 100ml，置冰箱内备用。

②庆大霉素 200 单位 /ml 2.5ml。

③多黏菌素 B 或 E 1200 单位 /ml 2.5ml。

抗生素用无菌蒸馏水配制，保存于冰箱，在 1 周内用完。配制时间过久，不宜使用。

（2）上列成分加完后必须摇匀，倾注平板，保存冰箱或室温内备用。

【用途】作为供粪便培养分离霍乱弧菌用的强选择性培养基。

［注］①胆盐能抑制革兰氏阳性球菌的生长；②亚硫酸钠等有刺激霍乱弧菌的生长作用；③庆大霉素在培养基中含量以 0.3~0.35 单位 /ml 最为适宜。若浓度低于 0.3 单位 /ml，则对某些大肠杆菌的抑制作用不明显；若含量在 0.5 单位 /ml，虽大多数大肠杆菌被抑制，但霍乱弧菌的生长也受一定的影响；④培养基中加入的黏菌素 B 或 E 3 单位 /ml，可使大肠杆菌受明显抑制，有利于 El Tor 弧菌的生长。

56. 高盐淀粉琼脂

【成分】蛋白胨 20g, 酵母浸膏 2g, 玉米淀粉 5g, 氯化钠 30g, 琼脂 20g, 蒸馏水 1 000ml, 青霉素 2~5 单位 /ml（最终浓度）。

【制法】

（1）将以上成分（青霉素除外）混合于蒸馏水中, 加热溶化, 矫正 pH 至 8.0。

（2）高压灭菌（0.103MPa/cm^2）15min, 待冷至 50℃时, 加入青霉素 200~500 单位（用少量水稀释）混匀, 趁热倾注平板。

【用途】分离副溶血性弧菌用。

［注］副溶血性弧菌能水解淀粉, 菌落周围有水解环。

57. 高盐甘露醇琼脂

【成分】蛋白胨 10g, 牛肉膏 1g, 氯化钠 75g, 琼脂 20g, 甘露醇 10g, 蒸馏水 1 000ml, 0.1% 酚红溶液 25ml。

【制法】

（1）将蛋白胨、牛肉膏、氯化钠、琼脂及水混合后加热溶解。

（2）矫正 pH 至 7.4, 以绒布过滤, 趁热加入甘露醇及酚红溶液, 充分混匀。

（3）分装于三角烧瓶高压灭菌（0.068MPa/cm^2）15min。

（4）等冷至 50~60℃倾注平板, 凝固后冷藏备用。

【用途】分离致病性葡萄球菌用。

［注］多数致病性葡萄球菌能在含有大量盐分的培养基中生长, 并可分解甘露醇使培养基与菌落呈淡橙黄色。血浆凝固酶阴性的葡萄球菌不分解甘露醇, 菌落为白色或柠檬色。微球菌及大部分革兰氏阴性杆菌在此培养基上不生长。

58. 鸡蛋斜面培养基

【成分】新鲜全蛋 1 000ml, 1% 葡萄糖肉汤 500ml, 甘油 120ml。

【制法】

（1）以无菌手续打开蛋壳（见"卵黄双抗培养基"）, 将全部蛋液倒入盛有玻璃珠的三角烧瓶内, 充分摇匀。

（2）量取蛋液 1 000ml, 加入 1% 葡萄糖肉汤 500ml 混匀后用两层纱布过滤。

（3）加入甘油, 混匀并注意勿使产生气泡。

（4）分装试管, 每管 3~4ml, 置血清凝固器内制成斜面并行灭菌（方法与"血清斜面培养基"相同）。

【用途】分离白喉杆菌用。

59. 牛心、牛脑液培养基

【成分】牛心浸出液 250ml, 蛋白胨 10g, 牛脑浸出液 200ml, 磷酸氢二钠 2.5g, 葡萄糖 2g, 半胱氨酸 0.5g, 氯化钠 5g, 蒸馏水加至 1 000ml。

【制法】

（1）牛心、牛脑浸出液的制备：将去筋膜并绞碎的牛心和牛脑各 500g, 分别置于两只三角烧瓶内, 各加 1 000ml 蒸馏水。4℃冰箱浸泡过夜。次日除去浮油, 分别放 45℃水浴中加热 1h, 再煮沸 30min 以上。用脱脂棉或滤纸过滤, 补足失去的水分, 经高压（0.068MPa/cm^2）15min 灭菌后备用。

（2）将培养基各成分混合, 加热溶解, 冷却后调 pH 至 7.2~7.4。经高压（0.068MPa/cm^2）20min 蒸汽灭菌后,保存冰箱备用。

[注]①本培养基对临床常见的专性厌氧菌能提供良好的生长所需的营养,故可作为各种培养基的基础。如能加入酵母提取物 5g,培养效果更好。②本培养基可用做血培养和脓液等标本采集小瓶中液体培养液用。作此用途时,在每 1 000ml 培养基中加入维生素 K_1 1mg(最终浓度为 1μg/ml 培养基)、氯化血红素 5mg(最终浓度为 5μg/ml 培养基)和 0.025% 刃天青 4ml。③刃天青是一种氧化还原指示剂,有氧时呈粉红色,无氧时无色。平时可配成 0.025% 刃天青水溶液,室温避光保存。含有刃天青指示剂的培养液也应避光保存,以免失活。④氯化血红素可配成 0.5% 水溶液,经高压(0.068MPa/cm²)15min 蒸汽灭菌后,4℃冰箱保存备用。维生素 K 可用注射安瓿制剂(一般为 10mg/ml)无菌操作配成 1mg/ml 溶液,4℃冰箱保存备用。

60. 牛心、牛脑浸液血琼脂平板

【成分】牛心浸出液 250ml,磷酸氢二钠 2.5g,牛脑浸出液 200ml,半胱氨酸 0.5g,氯化钠 5g,琼脂 20g,蛋白胨或胰蛋白胨 10g,蒸馏水加至 1 000ml。

【制法】将上述各成分混合,加热溶解,冷却,调 pH 至 7.4~7.5,分装三角烧瓶,每瓶 100ml 或 200ml,用高压(0.103MPa/cm²)5~20min 蒸汽灭菌。待冷却至 55℃时,按 100ml 培养基加入氯化血红素 0.5mg、维生素 K_1 1mg、无菌脱纤维羊血 5~10ml,倾注平板备用。

【用途】适用于各种厌氧菌的分离培养。如分离产黑色素类杆菌,可将 5%~10% 脱纤维羊血改为 5%~10% 冻溶羊血,即将无菌羊血放冰格中反复冻溶三次便可使用。

61. 硫乙醇酸钠液体培养基

【成分】胰酶消化乳酪 17g,亚硫酸钠 0.1g,木瓜酶消化豆粉 3g,琼脂 0.7g,硫乙醇酸钠 0.5g,葡萄糖 6g,氯化钠 2.5g,氯化血红素 5mg,半胱氨酸 0.25g,蒸馏水加至 1 000ml。

【制法】混合上述各成分加热溶解,冷却后矫正 pH 至 7.2~7.4。高压灭菌(0.068MPa/cm²)20min 备用。

【用途】是厌氧菌基础培养基,可用制备厌氧血培养瓶,亦可作为药物敏感试验的增菌液。

62. Cary-Blair 运送培养基

【成分】硫乙醇酸钠 1.5g,蒸馏水 991ml,磷酸氢二钠(Na₂HPO₄·12H₂O)1.1g,琼脂粉 5g,氯化钠 5g。

【制法】将上述药品溶解后冷至 50℃左右,加 1% 氯化钙溶液 9ml,矫正 pH 至 8.4,用高压(0.068MPa/cm²)20min 蒸汽灭菌备用。

【用途】弯曲菌标本采集运送用。

63. 明胶培养基

【成分】明胶 12g,肉浸液 100ml。

【制法】

(1)100ml 肉浸液中加入明胶 12g,隔水加热溶解,矫正 pH 至 7.2,趁热以绒布过滤。

(2)分装小试管中,高压蒸汽灭菌(0.068MPa/cm²)15min 后备用。

【用途】供明胶液化试验用。

[注]①明胶加热溶解及灭菌温度不可过高,时间不能太长,以免破坏明胶凝固能力。②明胶培养基在 20℃以下凝成固体,24℃以上自行液化。

64. 高渗盐增菌培养基

【成分】蛋白胨 20g,氯化钠 40~50g,牛肉浸液 1 000ml。

【制法】将上述成分加热溶解，调整 pH 至 7.4~7.6，然后分装小三角烧瓶内，每瓶 15ml，加塞，高压蒸汽灭菌（0.103MPa/cm²）15min。

【用途】用于血液、胸腹水及骨髓等抽出液标本的 L 型菌增菌培养。

65. 高渗糖增菌培养基

【成分】蛋白胨 20g，氯化钠 30g，蔗糖 15g，牛肉浸液 1 000ml。

【制法】将上述成分加热溶解，调整 pH 至 7.4~7.6，分装小三角烧瓶内，每瓶 15ml，高压蒸汽灭菌（0.103MPa/cm²）15min。

【用途】用于血液、胸腹水及骨髓等抽出液标本的 L 型菌增菌培养。

66. 甲苯胺蓝核酸琼脂

【制法】将甲苯胺蓝 O 按 0.1g/L 加入上述 DNA 琼脂培养基中，即成甲苯胺蓝核酸琼脂。因甲苯胺蓝 O 对革兰氏阳性菌有抑制作用，因此用于葡萄球菌的鉴定时，应将甲苯胺蓝 O 的浓度降低至 0.05g/L，且细菌大量接种。

【用途】用于葡萄球菌耐热 DNA 酶的测定。

67. 放线菌酮 – 氯霉素琼脂培养基

【成分】葡萄糖 40.0g，琼脂 20.0g，蛋白胨 10.0g，蒸馏水 1 000ml，放线菌酮 500mg（溶于 10ml 丙酮中），氯霉素 50.0mg（溶于 10ml 的 95% 乙醇中）。

【制法】上述前 4 项成分溶于蒸馏水中，高压蒸汽灭菌（103.4kPa）10min 后，加入氯霉素乙醇液和放线菌酮丙酮液，分装，备用。

【用途】用于浅部真菌的培养。

68. 4 号琼脂

【成分】蛋白胨 10g，无水亚硫酸钠 3g，牛肉膏 3g，猪胆汁粉（或鲜猪胆汁），氯化钠 5g，柠檬酸钠，1% 雷佛奴尔 3ml，十二烷基硫酸钠 0.5g，蒸馏水 1 000ml。

【制法】将以上成分混合后调 pH 为 8.0；加琼脂 20g，煮沸溶化，待冷至 60℃左右加入 10g/L 亚碲酸钾 1ml 及含 500U/ml 庆大霉素 1ml，混匀倾注平皿。

【用途】用于分离培养霍乱弧菌。

69. 糖同化试验培养基

【成分】硫酸铵 5.0g，磷酸二氢钾 1.0g，结晶硫酸镁 0.5g，酵母浸膏 0.5g，琼脂 20.0g，蒸馏水 1 000ml。

【制法】上述成分溶于蒸馏水，103.4kPa、15min 高压蒸汽灭菌，分装备用。将各种碳水化合物制成滤纸片备用。

【用途】用于真菌糖同化试验。

70. 我妻氏培养基（Kanagawa 现象用）

【成分】酵母浸膏 5g，氯化钠 70g，蛋白胨 10g，1g/L 结晶紫溶液 1ml，甘露醇 5g，琼脂 15g，K_2HPO_4 5g，蒸馏水 1 000ml。

【制法】结晶紫除外，将上述成分加热溶解，调整 pH7.6 装瓶，每瓶 100ml，68.95kPa 高压灭菌 10min，待冷至 50℃每瓶加脱纤维兔血 5ml 混匀，倒入已凝固的营养琼脂平皿内，制成双层平板，供当天用。

【用途】用于鉴定副溶血性弧菌。

［注］结晶紫抑制革兰氏阳性菌；兔血红细胞用于检测副溶血性弧菌是否具有特定溶血素。副溶血性弧菌菌落周围有透明的β溶血环，溶藻弧菌菌落周围无溶血环。

71. Skirrow 血琼脂培养基

【成分】血琼脂基础 40g，多黏菌素 B 2500U，万古霉素 10mg，冻融脱纤维马血 50~70ml，蒸馏水 1 000ml，TMP（甲氧苄啶）5mg。

【制法】将血琼脂基础溶于蒸馏水中，68.95kPa 高压蒸汽灭菌 15min，冷至 50℃时加入其他各成分，混匀，倾注无菌平皿，备用。

【用途】用于从粪便中分离空肠弯曲菌。

（崔艳丽）

教学大纲（参考）

一、课程性质及任务

微生物检验技术是中等卫生职业教育医学检验技术专业的一门重要的专业核心课程。本课程介绍了从事微生物检验工作必备的基本理论、基本知识、基本技能，其中融入素养教育，使学生德技并修，具备综合职业能力和素养，能胜任各级医疗卫生机构检验科微生物检验岗位的基本工作任务，能及时、准确地对临床标本作出病原学诊断和抗菌药物敏感性的报告，为临床感染性疾病的诊断、治疗和预防提供科学依据，因此本教材在整个专业课程体系中具有重要的地位和作用，对医学检验技术专业人才培养具有重要的支撑作用。

二、课程目标

依据中等卫生职业教育医学检验技术专业教学标准、微生物检验职业岗位工作任务及职业能力需求确定本课程的学习目标。

（一）知识目标

1. 掌握微生物检验技术的基本理论和基本知识。
2. 掌握正确采集、运送、处理和保存各种微生物检验标本的基本流程与规范。
3. 掌握各种常见病原微生物的生物学特性、检验方法及鉴定结果分析。
4. 掌握生物安全规范和防护知识。
5. 熟悉各种常见病原微生物的临床意义。
6. 熟悉常用检验仪器的基本原理、使用与维护的基本知识。
7. 熟悉常见暴露的处理方法及检验医疗废物的处理方法。
8. 了解各种非常见病原微生物的临床意义、特性及检验方法。
9. 了解微生物检验质量控制要求。

（二）能力目标

1. 会熟练采集、处理、运送和保存各种临床微生物检验标本。
2. 能对常见病原微生物的显微镜下形态进行正确地辨认。
3. 能正确进行各种常见病原微生物感染的临床标本的微生物检验、结果分析与报告。
4. 能熟练操作常用的微生物检验仪器设备并具有良好的仪器日常保养能力。

（三）素养目标

1. 具有良好的职业道德和人文素养，具有家国情怀和热爱本职工作。
2. 具有医者仁心、团队协作、乐于奉献的职业理念。
3. 具有规范严谨、精益求精、追求品质和实践创新的检验精神。
4. 具有生物安全防护意识和传染病防控的责任。
5. 具有良好的医患沟通能力及与相关医务人员的专业交流能力。

三、教学内容与学时安排

（一）学时安排

教学内容	学时
微生物检验概论	12
细菌检验	110
真菌检验	8
病毒检验	10
临床微生物检验自动化与质量保证	4
合计	144

（二）教学内容和要求

单元	教学内容	教学要求	教学活动参考	参考学时
微生物检验概论	一、微生物及微生物学检验			12
	（一）微生物			
	1. 微生物的概念及特点	掌握		
	2. 微生物的分类及命名	熟悉		
	3. 微生物与人类的关系	了解		
	（二）微生物学检验	了解		
	二、微生物感染与免疫			
	（一）微生物的致病性	掌握		
	（二）感染的发生与发展	了解		
	1. 感染的来源	了解	多媒体教学	
	2. 感染的发生与发展	熟悉	案例分析	
	3. 抗感染免疫	了解	启发引导	
	（三）医院内感染	熟悉	问题探究	
	三、微生物与环境		小组讨论	
	（一）微生物的分布		学以致用	
	1. 在自然界的分布	了解		
	2. 在人体的分布	熟悉		
	3. 微生物分布检查	掌握		
	（二）消毒与灭菌	掌握		
	四、实验室生物安全			
	（一）实验室生物安全概述	了解		
	（二）病原微生物危害度分类管理	熟悉		
	（三）病原微生物实验室分级和设备要求	了解		
	（四）生物安全实验室操作技术规范	掌握		

单元	教学内容	教学要求	教学活动参考	参考学时
细菌检验	五、细菌检验基本技术		多媒体教学 项目教学 理实一体(案例导学、任务驱动、分组实施、问题探究、启发引导、小组讨论、操作练习、学以致用) 德技一体(知识、技能、素养有机融合)	30
	(一)标本的采集与处理	熟悉		
	(二)细菌形态学检验			
	1. 显微镜的使用及细菌形态与结构检查	掌握		
	2. 染色标本检验	掌握		
	3. 不染色标本检验	熟悉		
	4. 其他显微镜检查	了解		
	(三)接种与培养			
	1. 细菌的生长繁殖与代谢	掌握		
	2. 培养基的制备	熟悉		
	3. 接种与培养	掌握		
	(四)鉴定			
	1. 生化反应鉴定	掌握		
	2. 其他鉴定试验	了解		
	(五)细菌对抗菌药物敏感性检验			
	1. 临床常用抗菌药物	了解		
	2. 基本概念	掌握		
	3. 常用的药敏试验方法			
	1)纸片扩散法	掌握		
	2)稀释法	了解		
	3)E-test 法	熟悉		
	4)联合药物敏感试验	熟悉		
	(六)细菌的遗传和变异			
	1. 细菌的遗传物质与变异现象	了解		
	2. 细菌的变异机制	了解		
	3. 细菌遗传与变异的应用	熟悉		
	六、球菌检验		多媒体教学 项目教学 理实一体(案例导学、任务驱动、分组实施、问题探究、启发引导、小组讨论、操作练习、学以致用)	18
	(一)葡萄球菌属			
	1. 临床意义	熟悉		
	2. 生物学特性	掌握		
	3. 微生物学检验	掌握		

続表

单元	教学内容	教学要求	教学活动参考	参考学时
细菌检验	（二）链球菌属 1. 临床意义 2. 生物学特性 3. 微生物学检验 （三）肠球菌属 1. 临床意义 2. 生物学特性 3. 微生物学检验 （四）奈瑟菌属 1. 临床意义 2. 生物学特性 3. 微生物学检验	熟悉 掌握 掌握 熟悉 掌握 掌握 熟悉 掌握 掌握	德技一体（知识、技能、素养有机融合）	18
	七、革兰氏阴性肠杆菌目细菌检验 （一）概述 （二）肠杆菌科 1. 埃希菌属 2. 沙门菌属 3. 志贺菌属 4. 肠杆菌属 5. 克雷伯菌属 6. 柠檬酸盐杆菌属 （三）摩根菌科 1. 变形杆菌属 2. 普鲁威登菌属与摩根菌属 （四）耶尔森菌科 1. 耶尔森菌属 2. 沙雷菌属	熟悉 掌握 掌握 掌握 掌握 掌握 了解 掌握 了解 熟悉 了解	多媒体教学 项目教学 理实一体（案例导学、任务驱动、分组实施、问题探究、启发引导、小组讨论、操作练习、学以致用） 德技一体（知识、技能、素养有机融合）	24
	八、革兰氏阴性弧菌科检验 （一）弧菌属 （二）气单胞菌属和邻单胞菌属	掌握 了解	多媒体教学 项目教学 理实一体（案例导学、任务驱动、分组实施、问题探究、启发引导、小组讨论、操作练习、学以致用） 德技一体（知识、技能、素养有机融合）	4

单元	教学内容	教学要求	教学活动参考	参考学时
细菌检验	九、革兰氏阴性非发酵菌检验 (一)假单胞菌属 1. 铜绿假单胞菌 2. 其他临床常见的假单胞菌 (二)其他非发酵菌 1. 产碱杆菌属 2. 不动杆菌属	掌握 了解 掌握 掌握	多媒体教学 项目教学 理实一体(案例导学、任务驱动、分组实施、问题探究、启发引导、小组讨论、操作练习、学以致用) 德技一体(知识、技能、素养有机融合)	6
	十、革兰氏阴性弯曲菌检验 (一)弯曲菌属 (二)螺杆菌属 1. 临床意义 2. 生物学特性 3. 微生物学检验	了解 熟悉 掌握 掌握	多媒体教学 项目教学 理实一体(案例导学、任务驱动、分组实施、问题探究、启发引导、小组讨论、操作练习、学以致用) 德技一体(知识、技能、素养有机融合)	4
	十一、革兰氏阴性苛养菌检验 (一)嗜血杆菌属 (二)鲍特菌属 (三)军团菌属 (四)布鲁氏菌属	熟悉 熟悉 熟悉 熟悉	多媒体教学 项目教学 理实一体(案例导学、任务驱动、分组实施、问题探究、启发引导、小组讨论、操作练习、学以致用) 德技一体(知识、技能、素养有机融合)	4
	十二、革兰氏阳性杆菌检验 (一)革兰氏阳性无芽孢杆菌 1. 白喉棒状杆菌 2. 单核细胞增生李斯特菌 3. 阴道加德纳菌 (二)革兰氏阳性需氧芽孢杆菌 1. 炭疽杆菌 2. 蜡样芽孢杆菌	掌握 了解 了解 掌握 了解	多媒体教学 项目教学 理实一体(案例导学、任务驱动、分组实施、问题探究、启发引导、小组讨论、操作练习、学以致用) 德技一体(知识、技能、素养有机融合)	4

单元	教学内容	教学要求	教学活动参考	参考学时
细菌检验	十三、厌氧菌检验 （一）概述 1. 分类与临床意义 2. 微生物学常规检验 （二）梭状芽孢杆菌属 1. 破伤风梭菌 2. 产气荚膜梭菌 3. 肉毒梭菌 4. 艰难梭菌 （三）无芽孢厌氧菌	熟悉 熟悉 掌握 熟悉 熟悉 了解 了解	多媒体教学 项目教学 理实一体（案例导学、任务驱动、分组实施、问题探究、启发引导、小组讨论、操作练习、学以致用） 德技一体（知识、技能、素养有机融合）	4
	十四、抗酸性分枝杆菌检验 （一）结核分枝杆菌 1. 临床意义 2. 生物学性状 3. 微生物学检验 （二）麻风分枝杆菌 （三）非典型分枝杆菌	熟悉 掌握 掌握 了解 了解	多媒体教学 项目教学 理实一体（案例导学、任务驱动、分组实施、问题探究、启发引导、小组讨论、操作练习、学以致用） 德技一体（知识、技能、素养有机融合）	6
	十五、其他原核细胞型微生物检验 （一）螺旋体 1. 钩端螺旋体属 2. 密螺旋体属 3. 其他螺旋体 （二）支原体 （三）衣原体 （四）立克次体 （五）放线菌	熟悉 掌握 了解 熟悉 熟悉 了解 了解	多媒体教学 项目教学 理实一体（案例导学、任务驱动、分组实施、问题探究、启发引导、小组讨论、操作练习、学以致用） 德技一体（知识、技能、素养有机融合）	6
真菌检验	十六、真菌的基本性状 （一）真菌的形态与结构 （二）真菌的繁殖与培养 （三）真菌与环境 （四）真菌感染的检查方法	熟悉 熟悉 熟悉 熟悉	多媒体教学 项目教学 理实一体（案例导学、任务驱动、分组实施、问题探究、启发引导、小组讨论、操作练习、学以致用）	8

单元	教学内容	教学要求	教学活动参考	参考学时
真菌检验	十七、常见病原性真菌检验	了解	德技一体（知识、技能、素养有机融合）	8
	（一）浅部感染真菌			
	1. 皮肤癣真菌	熟悉		
	2. 表面感染真菌	了解		
	3. 皮下组织感染真菌	了解		
	（二）深部感染真菌			
	1. 白念珠菌	掌握		
	2. 新型隐球菌	熟悉		
	3. 其他常见真菌	了解		
病毒检验	十八、病毒的基本性状		多媒体教学 项目教学 理实一体（案例导学、任务驱动、分组实施、问题探究、启发引导、小组讨论、操作练习、学以致用） 德技一体（知识、技能、素养有机融合）	10
	（一）病毒的形态与结构	掌握		
	（二）病毒的增殖	掌握		
	（三）病毒的抵抗力	熟悉		
	（四）病毒的感染	了解		
	（五）病毒的检验	熟悉		
	十九、常见病毒检验			
	（一）呼吸道病毒			
	1. 流行性感冒病毒	掌握		
	2. SARS 病毒	熟悉		
	3. COVID-19 冠状病毒	熟悉		
	4. 其他呼吸道病毒	了解		
	（二）肠道病毒与急性胃肠炎病毒			
	1. 肠道病毒概述	掌握		
	2. 肠道病毒种类	熟悉		
	3. 急性胃肠炎病毒	熟悉		
	（三）肝炎病毒			
	1. 甲型肝炎病毒	掌握		
	2. 乙型肝炎病毒	掌握		
	3. 丙型肝炎病毒	掌握		
	4. 其他肝炎病毒	了解		

单元	教学内容	教学要求	教学活动参考	参考学时
病毒检验	（四）逆转录病毒 1. 人类免疫缺陷病毒 2. 人类嗜 T 细胞病毒 （五）其他病毒 1. 疱疹病毒 2. 虫媒病毒 3. 出血热病毒 4. 狂犬病病毒 5. 人乳头瘤病毒 6. 朊病毒	掌握 了解 熟悉 了解 了解 熟悉 了解 了解		10
微生物检验的自动化与质量控制	二十、微生物检验的微型化与自动化 （一）微生物数码鉴定法 （二）自动化血液培养检测系统 （三）自动化微生物鉴定和药敏试验分析系统 二十一、微生物检验的质量保证	 熟悉 熟悉 熟悉 了解	多媒体教学 项目教学 理实一体 临床见习 德技一体	4

四、说明

（一）教学安排

本课程主要供中等卫生职业教育医学检验技术专业教学使用,第三、四学期开设,总学时为 144 学时。

（二）教学要求

本课程的教学目标分为知识目标、能力目标及素养目标三个维度。知识目标包含掌握、熟悉、了解三个层次：掌握是指对基本知识、基础理论有较深刻的认识；熟悉是指能够领会有关知识和理论的基本含义,解释现象；了解是指对有关知识和理论有一定的认识,能够记忆其中的知识要点。能力目标是指具备医学检验技术基本操作能力,并能运用基本知识、基础理论解决实际问题。素养目标是指从事医学检验工作所需具备的德智体美劳全面发展的人文及职业素养。

（三）教学建议

1. 本课程依据医学检验技术岗位的工作任务、职业能力及素养要求而构建,提倡开展项目教学、理实一体、德技一体的教学模式,通过采取案例导学、任务驱动、分组实施、问题探究、启发引导、小组讨论、操作练习、学以致用等多种教学活动实现知识与技能的协同提升,同时在知识、技能的学习中有机融合素养教育,最终使学生具备能灵活运用知识和技能解决实际问题的能力及综合职业素养。

2. 教学评价中,采取多元化、全方位的评价模式,即采用理论考试、技能考核、自评、互评、企业实践等多种形式进行评价,同时在每一种评价方式中都渗透有素养的考核,从而形成对知识、技能及职业素养的综合测评。评价内容不仅关注学生对知识的理解和技能的掌握,更要关注学生将知识运用于临床实践以解决实际问题的能力水平,同时重视职业素养的形成。

参 考 文 献

［1］崔艳丽 . 微生物检验技术［M］. 3 版 . 北京：人民卫生出版社，2016.

［2］李凡，徐志凯 . 医学微生物学［M］. 9 版 . 北京：人民卫生出版社，2018.

［3］张秀珍，朱德妹 . 临床微生物检验问与答［M］. 2 版 . 北京：人民卫生出版社，2014.

［4］甘晓玲，李剑平 . 微生物学检验［M］. 4 版 . 北京：人民卫生出版社，2015.

［5］段巧玲，李剑平 . 微生物学检验实验指导［M］. 2 版 . 北京：人民卫生出版社，2016.

［6］刘晶晶 . 医学微生物学［M］. 8 版 . 北京：人民卫生出版社，2016.

［7］许正敏 . 病原生物与免疫学［M］. 2 版 . 北京：人民卫生出版社，2020.

［8］倪语星，尚红 . 临床微生物学检验［M］. 5 版 . 北京：人民卫生出版社，2013.

［9］刘运德，楼永良 . 临床微生物学检验技术［M］. 北京：人民卫生出版社，2017.

［10］李剑平，吴正吉 . 微生物学检验［M］. 5 版 . 北京：人民卫生出版社，2020.